Hans Bankl • Arbeitsbuch Pathologie III, Teil 2

D1725351

FACULTAS STUDIENBÜCHER MEDIZIN
Band 12, Teil 2

Hans Bankl

Arbeitsbuch Pathologie III

Spezielle Pathologie, Teil 2

2., verbesserte Auflage

Facultas Universitätsverlag

Univ.-Prof. Dr. Hans Bankl
Vorstand des Institutes für Klinische Pathologie des Krankenhauses St. Pölten
Propst-Führer-Straße 4
A-3100 St. Pölten

Die Deutsche Bibliothek - CIP-Einheitsaufnahme

Bankl, Hans:
Arbeitsbuch Pathologie / Hans Bankl. 2., verb. Aufl. - Wien : Facultas-Univ.-Verl.
3. Spezielle Pathologie Teil 2. - (2000)
(Facultas-Studienbücher : Medizin ; Bd. 12)
ISBN 3-85076-536-9

2., verbesserte Auflage 2000
Copyright © 1999 Facultas Universitätsverlag, Berggasse 5, A-1090 Wien
Alle Rechte, insbesondere das Recht der Vervielfältigung und der Verbreitung
sowie das Recht der Übersetzung, sind vorbehalten.
Umschlaggestaltung: A+H Haller
Umschlagbild: Mag. Harald Köck. Aus dem Zyklus „Leib ohne Seele"
Satz und Druck: WUV Universitätsverlag
Printed in Austria
ISBN 3-85076-536-9

Inhaltsverzeichnis

56. Niere

56.1 Entwicklung, Struktur und Funktion

Die Niere des Menschen entsteht durch Interaktion des metanephrogenen Blastems mit der Ureterknospe.

Die **Ureterknospe** ist eine beidseitige Abzweigung aus dem WOLFF-schen Gang, wächst kranialwärts und bildet jeweils den Ureter, das Nierenbecken sowie die Sammelrohre.

Das **metanephrogene Blastem** ist mesenchymalen Ursprungs, stammt aus den kaudalen Ursegmentstücken und bildet das Tubulussystem sowie die viszeralen Deckepithelien der Glomerula. Dazu kommt noch das Gefäßsystem im intra- und extraglomerulären Bereich.

Pronephros (Vorniere) und Mesonephros (Urniere) werden bei menschlichen Embryonen zwar passager gebildet, verschwinden jedoch normalerweise wieder.

Die Transformation von metanephrogenem Mesenchym zu Nierenepithel wird genetisch gesteuert: Transskriptionsfaktoren PAX-2 und PAX-8. Wichtig für die normale Nierenentwicklung ist ein Tumorsuppressor-Gen: WT1 auf Chromosom 11p13 (dies ist das WILMS-Tumorgen).

Die normale Nierenentwicklung hängt von einem regelrechten Kontakt zwischen Ureterknospe und metanephrogenem Blastem ab.

Glomerula

Jede Niere enthält etwa 1,5 Millionen Nephrone, wobei täglich etwa 150 Liter Primärharn ausgeschieden wird. Die Glomerula bestehen aus lappenförmig angeordneten, anastomosierenden Kapillaren, die sich am Gefäßpol zum *Vas efferens* vereinigen. Im axialen Zentrum der Glomerulumläppchen liegen **Mesangiumzellen**. Sie besitzen Strukturmerkmale von Perizyten und glatten Muskelzellen, die Fähigkeit zur Phagozytose sowie kontraktile Eigenschaften, die durch Angiotensin II, Vasopressin, Katecholamine u. a. aktiviert werden können. Die Proliferation der Mesangiumzellen wird durch Zytokine gesteuert (PDGF, IL-1, TNF-a).

Die kapillären **Endothelien** sind fenestriert, d. h. enthalten Poren und sind einer glomerulären Basalmembran angelagert, der außen als Fortsetzung der proximalen Tubuluszellen, die **viszeralen Deckepithelien (Podozyten)** mit ihren Fußfortsätzen aufliegen. Die Podozyten sind aktiv an der Bildung der glomerulären Basalmembran beteiligt. An der Oberfläche werden sie von einer Schicht von *sialinsäurehaltigen Mukopolysacchariden* bedeckt. Wahrscheinlich spielt die *Sialinsäure* neben der Filterwirkung der Basalmembran eine wesentliche Rolle bei der Durchlässigkeit für Makromoleküle.

Das viszerale (Podozyten) und das parietale Blatt der BOWMAN-schen[1] Kapsel sind Epithelzellen.

Die **glomeruläre Basalmembran** ist eine spezialisierte extrazelluläre Matrix, die von Endothel- und viszeralen Epithelzellen gebildet wird. Sie wirkt als eine *Filtrationsbarriere* mit selektiver Permeabilität, d. h. sie ist für Moleküle mit einem größeren Molekulargewicht als Albumin normalerweise nicht passierbar. Sie besteht aus einem Netzwerk von *Mikrofibrillen*, enthält *Kollagen Typ IV,* zusätzlich *Laminin.*

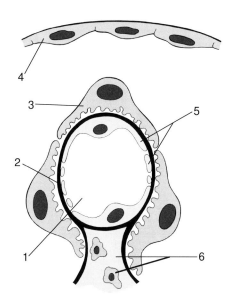

Abb. 56.1: Normale Glomerulumkapillarschlinge (Schema):
1 Kapillarlichtung
2 Basalmembran
3 Podozyt (viszerale Deckepithelzelle) mit Fußfortsätzen
4 Parietale Epithelzellen der BOWMANschen Kapsel
5 Porenhaltige (fenestrierte) Endothelzelle
6 Mesangiumzelle und mesangiale Matrix.

Juxtaglomerulärer Apparat

Polkissen: Myoepitheliale (epitheloide) Zellen der Tunica media der afferenten Arteriole, die Granula enthalten (wahrscheinlich Renin).
GOORMAGHTIGHsche[2] Zellen: Interarteriläre Zellen, zwischen Vas afferens und Vas efferens gelegen. Haben eine funktionelle Bedeutung bei der Blutdruckregulation.
Macula densa: Besonders modifizierter Abschnitt des distalen Tubulus contortus mit Rezeptorfunktion für den Natriumgehalt der distalen, tubulären Flüssigkeit. Dadurch wird die Reninabgabe gesteuert.

---

1 BOWMAN, Sir William (1816–1892), Anatom und Chirurg in London. Er entdeckte die Kapsel der Nierenglomeruli und die vordere Kornealmembran.
2 GOORMAGHTIGH, Norbert (1890–1960), Pathologe in Gent.

Tubulussystem
Hauptstück mit gewundenem (Tubulus contortus I) und geradem (Pars recta) Abschnitt: Resorption und Sekretion
Überleitungsstück (dünner Teil der HENLEschen[3] Schleife)
Mittelstück (dicker Teil der HENLEschen Schleife)
Schaltstück (Tubulus contortus II): Kontakt mit dem Gefäßpol des Glomerulums (Macula densa)
Sammelrohr

Interstitium
Enthält Gefäße, Fibroblasten, Histiozyten und dendritische Retikulumzellen. Es scheint eine wichtige Rolle im Stoff- und Elektrolyttransport zu spielen, da eine diffuse Verbreiterung des Interstitiums zu einer verschlechterten Ausscheidung führt. Die enge Wechselwirkung zwischen tubulärem Epithel und Interstitium wird durch den Begriff **tubulointerstitielles Kompartment** ausgedrückt. Hier befinden sich auch jene Zellen, welche Erythropoietin bilden.

Gefäße
Die Arteria renalis gibt vor dem Hilus zwei Hauptäste ab, die sich wieder in drei bis vier Segmentarterien (Lobärarterien) teilen → Interlobärarterien → Arteriae arcuatae, die an der Rinden-Mark-Grenze entlang ziehen → Interlobulärarterien → afferente Arteriolen. Die efferenten Arteriolen versorgen den Tubulusapparat der Rinde und die äußeren Teile des Marks, während die innere Markzone ihr Blut vorwiegend aus den Arteriolae rectae verae bekommt (kein funktionsfähiges Glomerulum zwischengeschaltet).
Die Niere kann akzessorische Arterien von der A. suprarenalis, der A. mesenterica superior oder den Testikulararterien erhalten.

Akzessorische Arterien: Ziehen strangförmig von der Kapsel in das Nierenparenchym und reißen meist beim Kapselabziehen durch. Solche „überzähligen" Gefäße sind häufig; sie ermöglichen hämorrhagische Infarkte (Affluxus arteriosus in das nekrotische Areal), die Verschonung ihres Versorgungsgebietes bei Verschluß einer Hauptarterie am Hilus, oder sie bewirken bei eigener Lichtungseinengung und Mangeldurchblutung umschriebene Parenchymatrophie. Akzessorische Arterien am Nierenhilus können den Ureter abklemmen!

Die **Nierenfunktion** beruht auf drei Vorgängen:
1. Passive Filtration
2. Rückresorption
3. Aktive Sekretion

Glomeruläre Funktion
Bildung eines plasmaisotonen, fast eiweißfreien Ultrafiltrates (**Primärharn**):
Der durch Engstellung des Vas efferens erzeugte **Filtrationsdruck** (60–80 mm Hg) übersteigt den entgegenwirkenden, kolloidosmotischen Druck und den intrakapsulären Druck. Bei Absinken des Filtrationsdruckes (länger dauernde Hypotonie, Verengung der Vasa afferentia) Versiegen der Harnfiltration → Anurie.

Tubuläre Funktion
1. **Schlackenausscheidung:** Harnstoff, Harnsäure, Kreatinin.
2. **Regulation des Wasserhaushaltes:** durch Wasserrückresorption.

3. **Rückresorption von körperwichtigen Substanzen:** Glukose, Aminosäuren.
4. **Aufrechterhaltung des Säure-Basen-Gleichgewichtes und der Elektrolytkonzentration:** Rückresorption von Na^+ und K^+ (durch Aldosteron gefördert). Rückresorption von Ca^+ (Parathormon). Partielle Rückresorption der Phosphate im proximalen Tubulussystem, Phosphatsekretion (beeinflußt durch Parathormon) im distalen Tubulussystem.

56.2 Niere und Hypertonie

Die Regulation des Blutdruckes durch die Nieren erfolgt einerseits mehr „passiv" über die exkretorische Nierenfunktion (verminderte Salz- und Wasserausscheidung → Hypervolämie → Blutdruckanstieg) und andererseits mehr „aktiv" über ein renales Rezeptorsystem (juxtaglomerulärer Apparat). Meist wirken beide Regulationsmechanismen zusammen. Der juxtaglomeruläre Apparat reagiert sowohl auf Druckschwankungen (Barorezeptor) als auch auf die Na-Ionenkonzentration des distalen Tubulusinhaltes (Chemorezeptor). Die Blutdruckerhöhung wird durch Freisetzung von Renin eingeleitet, welches aus Angiotensinogen Angiotensin I abspaltet. Ein weiteres Enzym ACE (*„angiotensin converting enzyme"*) wandelt Angiotensin I in Angiotensin II um. Letzteres bewirkt eine sehr starke und rasche Vasokonstriktion. Neben dieser konstriktiven Wirkung auf die glatte Muskulatur der Gefäßwand aktiviert Angiotensin II auch die Aldosteronausschüttung aus der Nebenniere, welches wiederum die Na- und damit auch die Wasserrückresorption steigert (→ Hypervolämie).

Die **Entstehung einer renalen Hypertonie** (s. Allgemeine Pathologie) scheint aber wesentlich komplexer zu sein, da auch andere Regelkreise miteinbezogen werden. Es lassen sich zwei Hypertonieformen unterscheiden, aber im Einzelfall oft nicht voneinander trennen.

Der eine Typ ist mit einer **Aktivierung des Rezeptorsystems** verbunden und durch hohen Plasmareninspiegel und niedriges Plasmavolumen charakterisiert. Ein typisches Beispiel bildet die einseitige Nierenarterienstenose (experimentell: GOLDBLATT[4]-*Versuch* = einseitige Drosselung der Nierenarterie bei Hunden → Hypertonie).

Der zweite Hochdrucktyp entsteht bei beidseitigen Nierenerkrankungen und ist mehr auf eine **Zunahme des Plasmavolumens** (wenig bis gar keine Plasmareninaktivität) als auf eine periphere Widerstanderhöhung zurückzuführen.

Ein nicht renal induzierter Hochdruck kann sich infolge der Verengung der Vasa afferentia (Arteriosklerose)

---

3 HENLE, Friedrich Gustav Jakob (1809–1885), Anatom in Zürich, Heidelberg und Göttingen.
4 GOLDBLATT, Harry (1891–1977), Physiologe in Cleveland.

nicht auf den juxtaglomerulären Apparat auswirken. Dadurch Fehlinformation des juxtaglomerulären Apparates und keine Verminderung der Reninausschüttung. Der normale Reninspiegel ist aber relativ zu hoch. Daher kommt zum primären extrarenalen, hochdruckinduzierenden Faktor noch eine zusätzliche renale Komponente hinzu.

56.3 Nierenversagen, Niereninsuffizienz

Siehe „Allgemeine Pathologie", Kapitel 27, Urämie.

Quantitative Störungen der Harnbildung

Anurie: Völliges Sistieren der Harnbildung.
Oligurie: Quantitative Verminderung der Harnbildung.
Polyurie: Quantitative Vermehrung der Harnausscheidung.
Wasserdiurese: Hemmung der Wasserrückresorption infolge Mangels an Vasopressin *(Diabetes insipidus);* Harn blutisoton.
Osmotische Diurese: Anpassung der Nierenfunktion an eine notwendige Steigerung der Ausscheidung von im Blut gelösten Substanzen *(Diabetes mellitus).*

Es ist ein großer Unterschied zwischen einem **akuten Nierenversagen** und einer **chronischen Niereninsuffizienz**.

56.3.1 Akutes Nierenversagen

Plötzlicher, aber reversibler Funktionsausfall der Nieren. Ätiologie

1. **Prärenal:** Zirkulatorisch-ischämische Nierenschädigung. Bei Blutdruckabfall und renaler Mangeldurchblutung kommt es zur Verminderung des Glomerulumfiltrates und zu hypoxischen Tubulusschädigungen. Wichtigste und häufigste Ursache ist ein **Schock**.

Klinik: **Oligurische oder anurische Phase:** Setzt innerhalb von 24 Stunden nach Schockbeginn ein und dauert meist vier bis sechs Tage. Anstieg von Harnstoff, Kreatinin und Kalium (Wirkung auf Herz) im Blut.

Therapie: frühzeitige Schockbekämpfung und Versuch der Aufrechterhaltung der Nierenfunktion (Diuretika, „Nierenstarter"), später Hämo- oder Peritonealdialyse.

Frühe diuretische Phase: Ansteigen der Harnmenge bei bleibender Konzentrationsunfähigkeit. Polyurie, Isosthenurie, Elektrolytverlust! (Natrium, Kalium, Chlor). Bereits langsames Absinken des Blutspiegels von Harnstoff und Kreatinin.

Späte diuretische Phase: Konzentrationsfähigkeit wird allmählich wiedererlangt. Die Prognose hängt von der auslösenden Ursache ab.

2. **Renal:** Tubulusschädigung durch nephrotoxische Substanzen; glomeruläre oder interstitielle Nierenerkrankungen.
3. **Postrenal:** Abflußhindernis in den ableitenden Harnwegen.

56.3.2 Chronische Niereninsuffizienz

Allmählich progredienter, irreversibler Funktionsverlust der Nieren. Anstieg der harnpflichtigen Substanzen im Blut, fast immer Verminderung der Ausscheidungsmenge.

Das terminale Stadium der chronischen Niereninsuffizienz ist das Urämie-Syndrom.
(Allgemeine Pathologie, Kapitel 27)

Wesentliche pathophysiologische Konsequenzen

- **Oligurie, Anurie:** Verminderte Wasserausscheidung mit Ödembildung
- **Metabolische Azidose:** Verminderte Ausscheidung von Chloriden, Phosphaten und Sulfaten sowie Basenverlust durch tubuläre Insuffizienz
- **Hyperkaliämie:** Verminderte Ausscheidung
- **Retention von Harnstoff und Kreatinin**
- **Retention von Phosphat:** Parathormonausschüttung führt zur renalen Osteopathie
- **Anämie durch Erythropoetinmangel**

Organbefunde bei Urämie
Auslösende Nierenerkrankung
Pericarditis uraemica
Urämische Myokardiopathie
Urämische Gastroenterokolitis
Hirnödem, Hirnschwellung
Urämische Wasserlunge
Renale Osteopathie
Renale Anämie
Extraossäre Verkalkungen
Blutgerinnungsstörung

Die Prognose der chronischen Niereninsuffizienz wurde durch die Möglichkeit einer Nierenersatztherapie (Dialyse, Transplantation) erheblich verbessert. Jährlich erreichen etwa 100 Menschen pro 1 Million Einwohner das Stadium der terminalen Insuffizienz und müssen in ein Dialyse- und Transplantationsprogramm aufgenommen werden.

Todesursachen bei Urämie sind Herzrhythmusstörungen durch Hyperkaliämie, Hirnödem und evtl. unstillbare intestinale Blutung.

56.4 Nephrotisches Syndrom

Das nephrotische Syndrom ist ein (vor allem klinisch) charakteristisches Krankheitsbild, gekennzeichnet durch:
- **Proteinurie:** hochgradige Eiweißausscheidung mit dem Harn,
- **Hypoproteinämie:** Eiweißverarmung im Blut,
- **onkotische Ödeme,**
- **Hyperlipidämie.**

> Die pathogenetische Hauptschädigung besteht in einer **gesteigerten Permeabilität der glomerulären Basalmembran für Proteine.**

Die Hypoproteinämie stimuliert die Lipoproteinsynthese in der Leber; dadurch kommt es zu einer Hyperlipidämie, wobei vor allem LDL-Proteine und Cholesterin vermehrt sind. Es entsteht ein großes Spektrum metabolischer Folgesyndrome.

Folgeveränderungen in der Niere
Durch die vermehrte Rückresorption der im Primärharn in großer Menge enthaltenen Proteine und Lipoproteine entsteht in den Tubulusepithelzellen eine hyalin-tropfige Eiweißspeicherung: **Proteinspeicherungsnephrose** bzw. eine Lipoidspeicherung: **Lipoidnephrose.**
Wenn die Tubulusepithelien zugrunde gehen, werden Proteine und Lipoidsubstanzen von Makrophagen des Interstitiums aufgenommen.

Wichtige Ursachen eines nephrotischen Syndroms
1. **Glomerulonephritis mit starker Eiweißverlust-Komponente**
   Klinischer Jargon: „Nephritis mit nephrotischem Einschlag".
2. **Idiopathische glomeruläre Minimalveränderungen**
   Meist Kinder im Vorschulalter, keine Vorerkrankungen. Selektive, kausal ungeklärte Lipoproteinurie führt zu einer „Lipoidnephrose". Morphologisch lediglich geringe Mesangiumverbreiterung und eine Verschmelzung der Podozytenausläufer in den Glomerula nachweisbar.
3. **Nierenbeteiligung bei immunologischen Systemerkrankungen**
   Lupus erythematodes u. a.

4. **Amyloidose**
5. **Schwangerschafts-Glomerulopathie**
6. **Medikamentennebenwirkung sowie Schwermetallvergiftung**
7. **Nierenbeteiligung bei Infektionskrankheiten**
8. **Paraneoplastisches Syndrom**
9. **Rechtsherzinsuffizienz** mit chronisch venöser Nierenstauung.

Eventuell kann die differentialdiagnostische Abklärung eines (klinischen) nephrotischen Syndroms durch eine Nierenbiopsie erfolgen.

Übersicht

Nephrotisches Syndrom: Proteinurie
Hypoproteinämie
Onkotische Ödeme
Hyperlipidämie

Aus dieser Konstellation entsteht eine Vielfalt **metabolischer Folgesyndrome**, z. B. Hyperlipidämie → Arteriosklerose → weitere Komplikationen der Arteriosklerose.
Dem seltenen **idiopathischen nephrotischen Syndrom** (glomeruläre Minimalveränderungen mit Lipoidnephrose) stehen häufig vorkommende **symptomatische nephrotische Syndrome** gegenüber, welche sekundär bei verschiedenen Grundkrankheiten vorkommen.

56.5 Fehlbildungen, Lage- und Formanomalien

Größe und Gewicht
Durchschnittliche Größe 12 : 6 : 4 cm, je 160 g schwer.
- **Starke Verkleinerung:** Angeborene Fehlbildung (Tab. 56.1); Schrumpfnieren, Endstadiumsnieren (s. 56.13).
- **Starke Vergrößerung:** Angeborene Mißbildung, d. h. bestimmte Typen von Zystennieren (s. 56.6); angeborene Hyperplasie (Gigantismus des Organs); kompensatorische Hypertrophie (Hyperplasie nach unilateraler Nierenagenesie bzw. einseitiger Nephrektomie); Pseudovergrößerung bei Hydronephrose.

Zahl, Form und Lage
- **Bilaterale Agenesie, Arenie:** Keine Nierenanlage, keine Nierenarterien, keine Ureteren. Häufigkeit etwa 1 bei 4000 Totgeburten. 30 % mit Genitalmißbildungen kombiniert, 10 % ohne Nebennie-

ren. Renofaziale Dysplasie mit typischer Gesichtsform der POTTER-Sequenz.

POTTER-Sequenz (früher: POTTER[5]-Syndrom)
Synonym: Dysplasia renofacialis
Sammelbegriff für unterschiedliche Fehlbildungen, deren Gemeinsamkeit im Ausfall der fetalen Nierenfunktion besteht.
1. Bilaterale Nierenagenesie bzw. Nierenmißbildungen mit Funktionsausfall.
2. POTTER-Gesicht: greisenhafter Gesichtsausdruck des Neugeborenen, tiefstehende dysplastische Ohrmuschel mit Knorpelmangel, Hypertelorismus, Epikanthus, Retrogenie, Verbreiterung und Abflachung der Nasenwurzel (Papageiennase).
3. Lungenhypoplasie mit teils atelektatischen, teils überblähten Arealen.
4. Klumpfüße, Gelenkkontrakturen.
5. Wirbelfehlbildungen, Genitalfehlbildungen, anorektale Fehlbildungen.

- **Agenesie einer Niere:** Ipsilateral keine Nierenarterie, evtl. kurzer Uretersproß; Genitalmißbildungen. Kontralaterale Niere oft verlagert, kompensatorisch vergrößert.
- **Überzählige Niere:** 2 orthotope Nieren; dazu eine vollständig getrennte 3. Niere; meist kaudal gelegen. Ureter dieser Seite entweder geteilt oder vollständig gedoppelt mit 3. Ostium. Extreme Rarität.

Angeborene Form- und Lageanomalien
- **Hufeisennieren (Ren arcuatus):** Meist ist der untere Pol beider Nieren vor der Aorta und V. cava inferior verbunden. Ureteren liegen ventral. Häufigkeit 1 bei 500 Menschen.
- **Sonderformen von Verschmelzungsnieren:** *Asymmetrische Hufeisenniere* mit einem unvollkommen entwickelten Teil.
  Ring- oder Diskusniere mit Verwachsung auch der oberen Pole.
  Sigmoidniere mit Verwachsung eines unteren mit dem kontralateralen oberen Pol; dadurch entsteht eine S-Form.
  Unilaterale Verschmelzungsniere: Beide Nieren liegen meistens rechts und sind vertikal verschmolzen. Normale Ureterenmündungen, d. h. ein Ureter kreuzt.
  Tandemniere: Am unteren Pol einer normalen Niere ist horizontal die andere Niere verwachsen; es entsteht eine L-Form.
  Becken-Klumpen-Niere: Beide Nieren zu einem formlosen Klumpen verschmolzen. Die Nierenarterien kommen aus der linken und rechten A. iliaca, die Ureterenmündungen sind regulär.
  Kuchenniere: Ventrale Position des Nierenbeckens.
  Heterotopie, Dystopie: Niere liegt an atypischer Stelle abdominal, pelvin oder kontralateral.

Erworbene Lageanomalien
- **Wanderniere (Ren mobilis, Nephroptose, erworbene Dystopie):** Bei abnorm langem Gefäßstiel sowie Schwund des retroperitonalen Fettgewebes und konstitutionsbedingter Nierenmobilität liegt die Niere bei aufrechter Körperhaltung abnorm tief. Folge ist meist eine Harnstauung wegen Ureterknickung.

Bei **angeborenen Lageanomalien** entspringen die Nierenarterien aus der distalen Aorta oder den Iliakalarterien. Die **erworbenen Lageanomalien** zeigen elongierte, jedoch regulär entspringende Nierenarterien.

56.6 Zystennieren

Angeborene, meist beidseitige, zystische Nierenveränderung, die durch zystische Ausweitung des Nephrons in verschiedenen Abschnitten des tubulären Systems entsteht. Zwischen Nephron und Zyste bleibt eine Verbindung bestehen.

- **Zystenniere vom Erwachsenen-Typ, POTTER III**
  Bilaterale polyzystische Nieren: Beide Nieren stark vergrößert, durchsetzt von zahllosen Zysten in der Größe von meist 1–3 cm. Die normale Nierenstruktur ist völlig aufgehoben, bereits an der Oberfläche buckeln sich die unzähligen Zysten vor, am Schnitt sind Rinde und Mark von zahlreichen Zysten durchsetzt. Dieselben enthalten Harn, aber auch Blut. Zwischen den Zysten sind schmale Parenchymstränge erhalten (Tafel 43).
  In 30 % der Fälle kombiniert mit Leberzysten, in 15 % mit Hirnarterienaneurysmen, selten mit Pankreaszysten. Niereninsuffizienz im höheren Erwachsenenalter, Lebenserwartung 50–60 Jahre; in 2/3 der Fälle Hypertonie.

---

5 POTTER, Edith Louise (geb. 1901), Pathologin in Chicago.

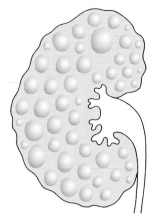

Abb. 56.2: Zystenniere vom Erwachsenen-Typ = POTTER III.

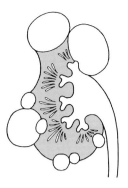

Abb. 56.4: Zystische Nierendysplasie = POTTER II.

- **Infantile Zystenniere, Schwammniere, POTTER I**
  Bilaterale polyzystische Nieren: Beide Nieren stark vergrößert, durchsetzt von zahllosen Zystchen in der Größe von 1–3 mm; diese Zystchen sind radiär angeordnet und oval bis zylindrisch: es handelt sich um ausgeweitete Sammelrohre. Die Veränderung wird auch als bilaterale angeborene Riesennieren bezeichnet. Fast immer kombiniert mit Leberzysten, evtl. auch Gallengangsadenomen; manchmal auch Zysten im Pankreas und in der Lunge.
  Meist Totgeburt oder maximale Überlebensdauer nur wenige Stunden.

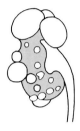

Abb. 56.5: Zystische Nierenhypoplasie = POTTER II B.

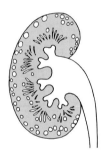

Abb. 56.6: Obstruktive juvenile Zystenniere = POTTER IV. Pathogenetisch wesentlich ist eine distal gelegene Stenose.

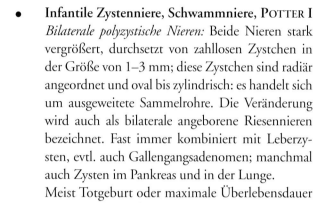

Abb. 56.3: Infantile Zystenniere = POTTER I.

- **Zystische Nierendysplasie, POTTER II**
  Betroffen können sein: Beide Nieren, eine Niere, Teil einer Niere. Das Organ ist vergrößert, jedoch in jedem Fall deformiert, es finden sich multiple, teils große, teils kleine Zysten.

- **Zystische Nierenhypoplasie, POTTER II B**
  Einseitig oder doppelseitig; das unterentwickelte Organ hat eine verminderte oder überhaupt fehlende Funktion: zystische Nierenhypoplasie.

- **Obstruktive juvenile Zystenniere, POTTER IV**
  Angeborene Stenose im Verlauf der harnableitenden Wege. Je nach Sitz der Stenose ein- oder beidseitig. Kleine Zysten vorwiegend in der Nierenrinde, meist Hydronephrose. Tod im frühen Kindesalter.

- **Markschwammniere**
  Ein oder mehrere Markkegel von bis 5 mm großen Zysten durchsetzt. Häufig kombiniert mit Nephrolithiasis, Pyelonephritis und sekundärem Hyperparathyreoidismus.

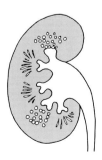

Abb. 56.7: Markschwammniere.

- **Juvenile Nephrophthise FANCONI[6]**
  Bilaterale, geschrumpfte, oberflächlich granulierte Nieren. Multiple Zysten (1 mm bis 1 cm) überwiegend an der Rinden-Mark-Grenze. In 85 % der Fälle familiär, manchmal mit Retinadysplasie gekoppelt. Klinisch „Salzverlustsyndrom" mit progressivem Nierenversagen im Jugendalter.

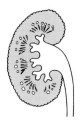

Abb. 56.8: Juvenile Nephrophthise.

Tab. 56.1: Schematische Übersicht angeborener, extrem kleiner Nieren: Aplasie, Hypoplasie, Dysplasie

Bezeichnung	Diagnostische Merkmale
Einfache Hypoplasie	Verkleinert auf weniger als 60 g, Renculi
• Unilaterale Hypoplasie	zahlenmäßig vermindert, sonst normal
• Bilaterale Hypoplasie	
Oligonephronische	Histologie: auf 20 %
Hypoplasie	reduzierte Nephronenzahl
Zystische Hypoplasie,	Multiple kleine Zysten im
POTTER II B	verkleinerten Organ
Totale Dysplasie	
• Solide Dysplasie	Kompaktes, mißgestaltetes Gebilde
• Multizystische Dysplasie	Zystisches, mißgestaltetes Gebilde
Partielle Dysplasie/	Dysplastisches und normales
Aplasie	Nierengewebe nebeneinander
ASK-UPMARK[7]-**Niere**	Segmental hypoplastisches Areal, ist durch eine Furche von der Restniere getrennt; meist unilateral

56.7 Nierenzysten

- **Erworbene Retentionszysten:** Bei allen schrumpfenden und mit Narbenbildung einhergehenden Nierenprozessen. Multipel, unterschiedlich groß. (Millimeter bis Zentimeter), in der Rinde häufiger als im Mark (siehe Einführung, Abb. 17.22).
- **Angeborene, einseitige, multilokuläre Nierenzysten:** Im Rahmen einer Nierendysplasie.
- **Solitäre, einfache Zysten:** Bis mehrere Zentimeter groß. Entweder angeboren oder nach Tubulusobstruktion entstanden.

- **Peripelvine Lymphzysten:** Lymphangiektasien in der Hilusgegend bei Lymphabflußbehinderung.

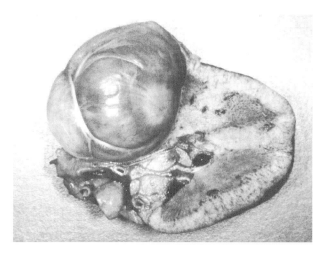

Abb. 56.9: Solitäre Nierenzyste. Zysten dieser Größe sind ein raumfordernder Prozeß und müssen klinisch von einem Neoplasma abgegrenzt werden: Punktion → Zytologie, Operation → Histologie.

> Nierenzysten sind angeborene oder erworbene Hohlraumbildungen infolge Entwicklungsstörung oder Abschnürung einzelner Tubuli.

56.8 Niere bei Stoffwechselstörungen

Hier sind alle jene Stoffwechselstörungen zusammengefaßt, deren Auswirkungen zu einer Funktionsstörung der Niere (mit oder ohne morphologische Veränderungen) führen.

Die Ursache kann sowohl in der Niere als auch außerhalb derselben liegen.

Für den Transport (Ausscheidung oder Rückresorption) zahlreicher Substanzen ist der tubuläre Apparat verantwortlich. Die Störungen des Stofftransportes lassen sich grundsätzlich in drei Gruppen gliedern:

1. Hohe Konzentration einer Substanz im Plasma → tubuläre Rückresorption wird überfordert („Überfließen") → die Substanz erscheint im Harn.
2. Normaler Plasmaspiegel, aber infolge eines tubulären Defektes (Enzymdefekt) verminderte Rückresorption → die Substanz erscheint im Harn.
3. Niedriger Plasmaspiegel, aber vermehrte Sekretion → die Substanz erscheint im Harn.

---

6 FANCONI, Guido (1892–1977), Pädiater in Zürich.
7 ASK-UPMARK, Erik, Pathologe in Lund (Schweden). Erstbeschreibung 1929.

56.8.1 Stoffwechselstörungen mit Amino-azidurie

Unter Aminoazidurie versteht man die Harnausscheidung von Aminosäuren bzw. deren unmittelbare Metaboliten. Siehe „Allgemeine Pathologie", Kapitel 27.

- **DE TONI-DEBRE[8]-FANCONI-Syndrom:** Defekt der Rückresorption von Glukose, Phosphat und Aminosäuren. Dazu häufig eine Zystinspeicherung *(Zystinose)*.
- **Zystinose:** Autosomal-rezessiv erbliche Zystinspeicherkrankheit.
- **Zystinurie:** Rückresorptionsstörung von Zystin und anderen Aminosäuren → Übersättigung des Harns → Bildung von Zystensteinen.
- **Phenylketonurie:** Störung des Tyrosinstoffwechsels.
- **Homozystinurie:** Störung des Abbaues von Homozystin.
- **Alkaptonurie mit Ochronose:** Störung des Abbaues von Tyrosin.
- **Oxalose:** Störung des Abbaues von Glyzin.
- **Ahornsirupkrankheit:** Vermehrte Ausscheidung von Leuzin, Isoleuzin und Valin.
- **HARTNUP[9]-Syndrom:** Komplexe Aminosäurestoffwechselstörung mit Tryptophan-Mangel.
- **Hepatolentikuläre Degeneration WILSON:** Kupferspeicherkrankheit mit Schädigung der Tubulusepithelien → Aminoazidurie.

56.8.2 Stoffwechselstörungen mit Steinbildung

56.8.2.1 Kalzium-Nephropathie

Störungen im Ca-Metabolismus führen zur Ablagerung von Ca-Salzen in unterschiedlichen Teilen der Niere (**Nephrokalzinose**) oder begünstigen die Steinbildung im Hohlraumsystem. Sowohl die Ca-Ablagerungen als auch die Steinbildung können Anlaß zur Bildung von z. T. ausgedehnten Narben geben und führen dann zur Funktionseinschränkung.

Die Ursachen liegen in:
a) einer vermehrten Zufuhr oder Aufnahme von Ca,
b) einer vermehrten Ca-Mobilisation aus dem Skelett-System.
(Siehe „Allgemeine Pathologie", Kapitel 27).

Vermehrte Zufuhr oder Aufnahme von Kalzium

- **Infantile idiopathische Hyperkalzämie:** Sehr seltene Stoffwechselstörung bei Kleinkindern mit Anreicherung von Substanzen mit Vitamin D-ähnlicher Wirkung.
- **Idiopathische Hyperkalziurie:** Überschießende Ca-Aufnahme durch den Darm. Vorwiegend mittleres Lebensalter und häufiger Männer betroffen. Vermehrte Ausscheidung von Ca im Harn bei normalem Phosphat- und Ca-Spiegel im Serum. Häufig Steinbildung.

- **BOECKsche Sarkoidose:** Durch gesteigerte intestinale Ca-Aufnahme entsteht eine Hyperkalzämie und Hyperkalziurie. Gleichzeitig besteht eine Vitamin D-Überempfindlichkeit (direkte Sonnenbestrahlung vermeiden!). Nephrokalzinose und Steinbildung sind häufige Komplikationen.
- **Milch-Alkali-Syndrom:** Hyperkalzämie und Alkalose durch lang andauernde Zufuhr von Milch und alkalischen Antazida (zur Therapie chronischer peptischer Geschwüre). Die exzessive Ca-Aufnahme (Milch, Antazida) zusammen mit Flüssigkeitsverlust (Erbrechen) führt zur verminderten Ausscheidung von Flüssigkeit und Ca → Nephrokalzinose.
- **Vitamin D-Intoxikation:** Hyperkalzämie und Hyperkalziurie. Folgen sind metastatische Verkalkungen.

Vermehrte Kalziummobilisation aus dem Skelettsystem

- **Primärer Hyperparathyreoidismus:** Adenom der Nebenschilddrüsen schüttet vermehrt Parathormon aus → Hyperkalzämie, Hyperkalziurie, Hypophosphatämie, hohe alkalische Phosphatase. Häufig Ursache für Nephrokalzinose und rezidivierende Steinbildung.
- **Sekundärer Hyperparathyreoidismus:** Sekundäre Hyperplasie der Epithelkörperchen bei chronischen Nierenerkrankungen. Hyperphosphatämie.
- **Tumoren:** Häufig Hyperkalzämie durch Knochendestruktion (primäre Knochentumoren, Plasmozytom, osteolytische Knochenmetastasen) oder als paraneoplastisches Syndrom: Tumor produziert Parathormon-ähnliche Substanzen.
- **Immobilisation des Skeletts:** Vermehrter Knochenabbau bei Inaktivitätsatrophie.

Dystrophische Verkalkung und andere Ursachen

- **Kortikale oder tubuläre Nekrosen** (Schwermetallvergiftungen, z. B. Quecksilberchlorid) können zu Verkalkungen führen. Das nekrotische Gewebe ist stark alkalisch und wirkt als Kalkfänger.
- **Renale tubuläre Azidose** (LIGHTWOOD–ALBRIGHT[10]): Funktionelle Störung des distalen Tubulusabschnittes mit entweder Defekt der H^+-Ionensekretion oder der Bikarbonat-Resorption. Dadurch sinkt das pH und der Karbonatspiegel im Blut ab, und es entsteht eine *„hyperchlorämische Azidose"*.

Kalziumablagerungen in der Niere erfolgen meist in Form von Hydroxylapatit. Die Veränderung heißt **Nephrokalzinose**.

Lokalisation der Kalkablagerungen:
1. Intrazellulär: in Mitochondrien und Lysosomen der Tubulusepithelien.
2. Basalmembran: vor allem in distalen Tubulusabschnitten.
3. Interstitium: Kalkschollen werden als „Kalkinfarkte" bezeichnet.
4. Intraluminär: Kalkzylinder in Sammelröhren, Konkremente im Nierenbecken.

---

8 DE TONI, Giovanni (1896–1973), Pädiater in Genua. Herbert DEBRE (1882–1978), Pädiater in Paris.
9 HARTNUP hieß die erste 1956 entdeckte Familie mit diesem Stoffwechseldefekt.
10 LIGHTWOOD, Reginald, zeitgenössischer Pädiater in London. Fuller ALBRIGHT (1900–1969), Endokrinologe in Boston.

56.8.2.2 Urat-Nephropathie

Über Gicht und Gichtnephropathie s. „Allgemeine Pathologie", Kapitel 27.

- **Gichtniere**
  Komplexe Nierenveränderung. Neben Uratablagerungen mit sekundären, entzündlichen Reaktionen häufig auch vaskuläre und pyelonephritische Veränderungen. Ausgang in **Gichtschrumpfniere**. Die Uratablagerungen sind makroskopisch als weißliche Stippchen oder radiäre Streifen im Nierenmark zu erkennen. Uratkristalle fallen in den Kanälchen und im Interstitium aus und geben hier Anlaß zur Bildung von Fremdkörpergranulomen. Die Steinbildung im Nierenbecken begünstigt sekundäre Infektionen (Pyelonephritis).

- **Harnsäureinfarkte**
  Goldgelbe Streifchen an den Papillenspitzen wenige Tage alter Kinder. Bestehen aus Ammoniumuratkristallen (Tafel 44).
  Ursache: Temporäre Hyperurikämie durch Zerfall der Erythroblasten nach der Geburt. Keine klinischen Folgen.

56.8.3 Andere Stoffwechsel- und Elektrolytstörungen

56.8.3.1 Amyloidose der Niere

Bei den meisten Formen der Amyloidose (s. Allg. Pathologie, Kapitel 27) ist eine Mitbeteiligung der Nieren möglich.

Klinisch: Beginn mit Proteinurie, später nephrotisches Syndrom.
Blutdruckerhöhung und Niereninsuffizienz erst in fortgeschrittenen Fällen.
Seltene Komplikation: Nierenvenenthrombose.

Makro: Vergrößert, steif und starr, jedoch plastisch (Fingerdruck!) und leicht schneidbar; Schnittfläche speckig-wachsartig glänzend, Farbe der Rinde meist graugelb, die Pyramiden dagegen bläulichrot, genannt „*hortensienrot*".
Makroskopischer Amyloidbeweis durch LUGOL[11]-Lösung und Schwefelsäure (s. Einführung 13.8).

Histo: Vergrößerte, zellarme Glomerula. Das Amyloid wird unregelmäßig im Mesangium sowie subendothelial und subepithelial abgelagert. Dies führt schließlich

zur Verödung der Glomerula und zur Tubulusatrophie → *Amyloidschrumpfniere* (makroskopisch kleine Nieren). Amyloid wird auch im interstitiellen Bindegewebe und in der Wand von Blutgefäßen abgelagert.
Amyloid bei Färbung mit Kongorot → rot, im polarischen Licht → grünleuchtende Doppelbrechung.

Prognose: Langsam bis zur Niereninsuffizienz fortschreitende Erkrankung.

56.8.3.2 Nierenveränderungen bei Diabetes mellitus

Ein über einen längeren Zeitraum bestehender Diabetes mellitus (s. Allgemeine Pathologie, Kapitel 27) kann in den Nieren folgende Veränderungen auslösen:

- **Diabetische Glomerulosklerose**
- **Diabetische Mikroangiopathie**
- **Pyelonephritis mit Papillennekrosen**
- **Glykogen-Nephrose**

Das makroskopische Aussehen der verkleinerten Nieren ist gekennzeichnet durch eine granulierte Oberfläche mit vaskulären Narben und großflächigen, pyelonephrischen Narben sowie durch sichtbare, arteriosklerotische Veränderungen an den größeren Gefäßen.
Farbe des Nierenparenchyms „*ziegelrot*" = gelbrot: entsteht als Oxidationsprodukt zwischen Luftsauerstoff und gespeicherten Fett-, Glykogen- und Glukosesubstanzen, d. h. ein nach etwa 15 min entstandenes Farbartefakt.

Die makroskopischen Nierenveränderungen erlauben nur den „*Verdacht auf Diabetes mellitus*", d. h. eine diesbezügliche Frage an den klinischen Arzt. Die Nierenveränderungen bei Diabetes können nur histologisch diagnostiziert und klassifiziert werden.

Diabetische Nephropathie
Ausführliche Darstellung: Allgemeine Pathologie, Kapitel 27
1. **Diabetische Glomerulosklerose**
   Verdickung der Basalmembranen, Vermehrung der Mesangiumzellen und der mesangialen Matrix: **Diffus** oder **nodulär.**
2. **Diabetische Mikroangiopathie**
   Hyaline Arteriolosklerose der Vasa afferentia und efferentia (!)
3. **Eitrige Pyelonephritis mit Papillennekrosen**
4. **Glykogen-Nephrose**
   Glykogenspeicherung in Tubulusepithelien

---

11 LUGOL, Jean George (1786–1851), Arzt in Paris. Es handelt sich um eine Jod-Jodkalium-Lösung.

56.8.3.3 Plasmozytomniere (Myelomnephrose)

Bei den verschiedenen Formen des plasmazellulären Myeloms (s. 36.6.9) besteht eine meist monoklonale Hyperglobulinämie. Außerdem scheiden mehr als 50 % der Patienten im Harn einen niedermolekularen Eiweißkörper (BENCE-JONESsches Protein) aus, der bei Erhitzen auf 55–60° C ausfällt und bei höheren Temperaturen wieder in Lösung geht (light-chain-Polypeptid).
Bei mehr als 50 % der Plasmozytomfälle bestehen Nierenfunktionsstörungen.

Pathologische Nierenveränderungen
- **Amyloidose:** Niere nicht regelmäßig betroffen, meist auf Gefäßwände beschränkt, Glomerula bleiben frei.
- **Myelomnephrose:** Meist vergrößerte Nieren mit verbreiterter Rinde und glatter Oberfläche.
  Glomerula meist unverändert, manchmal Verbreiterung der mesangialen Grundsubstanz. *Tubuli* enthalten homogene oder feingranulierte *Zylinder*. Um diese entstehen synzytiale, epitheliale Riesenzellen. Später Atrophie der Tubuli mit interstitieller, entzündlicher Reaktion. Nephrokalzinose infolge Hyperkalzämie (Knochendestruktion der Myelomherde).

56.8.3.4 FABRYsche[12] Erkrankung
(s. Allgemeine Pathologie 23)

Seltene, heterosomal (X-Chromosom) vererbte Störung des Lipid-Stoffwechsels (es fehlt das Enzym Ceramid-Trihexosidase), die nach der Pubertät mit Hautveränderungen beginnt: *Angiokeratoma corporis diffusum*. Ceramid wird in Herz, Augen, ZNS, Gefäßwänden und Nieren (Podozyten, Tubulusepithel, Endothelzellen) abgelagert → chronisches Nierenversagen und Hypertonie.

56.8.3.5 BARTTER-Syndrom

Seltene, autosomal-rezessiv erbliche Erkrankung des Kindesalters mit Hyperplasie des juxtaglomulären Apparates → vermehrte Produktion von Renin, Angiotensin und Aldosteron. Besonders letzteres führt zur Hypokaliämie (Muskelschwäche, Tetanie), Hypochlorämie und metabolischer Alkalose. Da trotz erhöhtem Renin- und Angiotensinspiegel keine Hypertonie eintritt, nimmt man an, daß die vermehrte Produktion eines Vasodepressors (wahrscheinlich Prostaglandin E2) die Reninausschüttung stimuliert.

Es werden 3 Syndrome mit dem Namen des amerikanischen Endokrinologen BARTTER[13] benannt.

1. **BARTTER-Syndrom:** Angiotensinresistenz, daher Stimulation des Renin-Angiotensin-Aldosteron-Systems und gleichzeitig vermehrte, renale Prostaglandinproduktion.
2. **Pseudo-BARTTER-Syndrom:** Diuretika- und/oder Laxantienabusus bewirkt renalen/intestinalen Natrium-, Kalium- und Wasserverlust → regulative Stimulation des Renin-Angiotensin-Aldosteron-Systems.
3. **SCHWARTZ-BARTTER-Syndrom:** Abnorme, evtl. ektop-paraneoplastische ADH-Sekretion → Antidiurese, Wasserretention mit Verdünnungshyponatriämie.

56.8.3.6 Idiopathische Hypophosphatämie

Synonym: Vitamin D-resistente Rachitis.
Familiär gehäuft, X-chromosomal vererbt. Phosphatverlust durch verminderte, tubuläre Rückresorption. Die Hypophosphatämie führt zu einem **Rachitis-ähnlichen Krankheitsbild**, das nur durch hohe Dosen von Vitamin D beherrscht werden kann. Keine wesentlichen Nierenveränderungen außer Nephrokalzinose als Folge der hohen Vitamin D-Zufuhr.

56.8.3.7 ALPORT[14]-Syndrom

Autosomal dominant vererbte, progressiv verlaufende **Nierenerkrankung verbunden mit einer Innenohrtaubheit.** Die Ursache liegt in einer Aufbaustörung der glomulären Basalmembran (Enzymdefekt der Podozyten?). Uncharakteristisches histologisches Bild (reicht von glomerulärer Minimalveränderung über mesangiale Sklerose bis zum Untergang der Glomerula. Verwechslung mit Glomerulonephritis möglich). Die Diagnose wird elektronenmikroskopisch aufgrund charakteristischer Basalmembranaufsplitterungen gestellt. Niereninsuffizienz tritt beim männlichen Geschlecht zwischen dem 10. und 40. Lebensjahr, bei Frauen meist später ein.

---

12 FABRY, Johannes (1860–1930), Dermatologe in Dortmund.
13 BARTTER, Frederic (1914–1983), Endokrinologe in Bethesda/Maryland. 1962 Erstbeschreibung der Angiotensinresistenz. 1967 gemeinsam mit William SCHWARTZ (geb. 1922), Kardiologe in Boston, Beschreibung der abnormen ADH-Sekretion.
14 ALPORT, Arthur Cecil (1880–1959), Arzt in Südafrika.

56.9 Störungen der Blutzirkulation in der Niere

56.9.1 Venöse Stauung

Konsistenz stark erhöht, Rinde dunkelgrau-rot, Pyramiden dunkelblau („zwetschkenblau").

Die zyanotische Farbe der Marksubstanz erklärt sich daraus, daß die Vasa recta in den Pyramiden die längsten Prä- und Postkapillaren des Körpers sind.

Sonderformen:

- **Chronisch venöse Stauung:** Rinde gelb, Mark blau („Fettniere des Herzkranken").
- **Zyanotische Atrophie:** Die Stauungsniere wird kleiner und die Oberfläche uneben.
- **Hämosiderose:** Bei massiverem Erythrozytenzerfall infolge der Stauung tritt ein brauner Farbton in den Vordergrund.

Ursache der venösen Stauung ist entweder eine lokale Abflußbehinderung oder generalisierte, kardiale Stauung bei Rechtsherzinsuffizienz.

56.9.2 Arteriosklerotische Narben

Meist mehrere, jedoch isoliert liegende, wenige Millimeter große, sternförmige, zackig begrenzte Einziehungen mit dunkel-graurotem Grund. **Es handelt sich nicht um Nekrosen** mit narbigem Ersatz, sondern um lokalisierte Parenchymatrophien infolge Mangeldurchblutung (Einführung, Tafel 33).

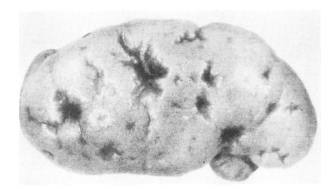

Abb. 56.10: Niere mit sternförmigen, eingesunkenen arteriosklerotischen Narben.

56.9.3 Arteriolosklerose = Angiolosklerose

Gesamte Nierenoberfläche gleichmäßig feinhöckrig granuliert; die kleinen Höckerchen sind graurot bis braunrot, die Konsistenz des Organs ist erhöht. Nach längerer Dauer führt eine Parenchymatrophie zur Schrumpfniere: *rote Granularatrophie.*

Angiosklerose der Nieren ist ein wichtiger morphologischer Hinweis für eine länger bestehende *Hypertonie* (Einführung, Abb. 17.23).

> **Nieren mit arterio- und arteriolosklerotischen Narben sind häufig und werden vaskuläre Narbennieren = benigne Nephrosklerose genannt.**

56.9.4 Arteriolonekrose Fahr[15] (maligne Nephrosklerose)

Charakterisiert durch fibrinoide Nekrose der Arteriolenwand, begleitet von einer entzündlichen Umgebungsreaktion. Morphologisches Substrat der **malignen Hypertonie** (s. Allgemeine Pathologie 27).

Histo: In der Wand der Arteriolen fibrinoide Nekrose (kann auch bis in die Glomerula hineinreichen), meist mit Verschluß des Lumens, Endothelzell-Proliferationen und entzündlichen Infiltraten der Umgebung (Infarkte möglich).

Die Arteriolonekrose führt zu Gefäßwandrupturen mit der Folge von kleinen **Blutungen**.

Arterio- und/oder Arteriolosklerose mit zahlreichen punktförmigen Blutungen in der Nierenrinde (und evtl. kleinsten Infarkten): Verdacht auf Übergang der Hypertonie in eine maligne Verlaufsform → *maligne Hypertonie* → *maligne Nephrosklerose.*

> Bei **Hypertonie** können
> 1. beide Nieren gleich groß und oberflächlich glatt sein,
> 2. beide Nieren angiolosklerotische Veränderungen zeigen,
> 3. maligne Nephrosklerose aufweisen,
> 4. angiolosklerotische Schrumpfnieren vorliegen,
> 5. Narben unterschiedlicher Ätiologie an beiden Nieren auftreten,
> 6. eine granulierte Niere mit Narben vorliegen und die andere Niere durch eine Stenose der A. renalis zwar vor den Hypertoniefolgen geschützt, aber durch die Mangeldurchblutung gleichmäßig atrophisch sein: in der großen Niere herrscht Hypertonie, in der kleinen Niere Hypotonie.

---

15 Fahr, Theodor (1877–1945), Pathologe in Hamburg.

56.9.5 Niereninfarkt

Arterieller Gefäßverschluß führt zu einer (meist) ischämischen Nekrose.

- **Ischämischer Infarkt:** An der Oberfläche wie am Schnitt zackig begrenzt, lehmfarben-gelb, trocken, hyperämischer Randsaum. Wenn keilförmig, dann Verschluß einer A. interlobaris; wenn trapezförmig, Verschluß einer A. arcuata.
  Der Stadienablauf entspricht einem Myokardinfarkt.

- **Hämorrhagischer Infarkt:** Der Infarktbezirk ist dunkelrot, evtl. scheckig. Ursache des „Hineinblutens" ist ein Affluxus arteriosus vom Rand her und/oder ein Refluxus venosus bei Stauung.
  Ein Niereninfarkt heilt mit einer weißen Narbe aus.

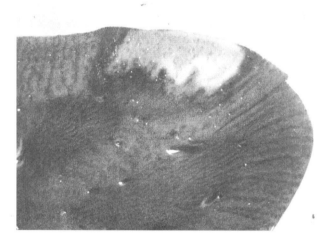

Abb. 56.11: Ischämischer Niereninfarkt.

Ursachen von Nierenarterienverschlüssen

Thromboembolien
- Parietale Thromben aus Herz oder Aorta
- Endokarditis
- Paradoxe Embolie

Thrombosen
- Trauma, Angiographie
- Arteriitis
- Maligne Nephrosklerose
- Transplantatabstoßung

Folgen von Nierenarterienverschlüssen
Totalinfarkt, solitäre oder multiple Infarkte, Subinfarkt, vaskuläre Atrophie.

- **Subinfarkt**
  Langsamer Verschluß der Arteria renalis oder eines Astes führt zu arterieller Mangelversorgung →

Atrophie des Parenchyms. Keine Nekrosen! Dicht gelagerte, undifferenzierte Tubuli mit wasserhellem Epithel (Bild ähnlich einer endokrinen Drüse).

Meist partielle Schrumpfung (Atrophie) des Nierengewebes, territorial in der Gegend eines Nierenpoles; es kann aber auch die ganze Niere betroffen sein. Glatte bis feingranulierte, flächig ausgedehnte, graurote Areale. Ursache ist eine globale oder partielle Mangeldurchblutung.

Totaler Subinfarkt: Gesamte Niere klein, feinstgranuliert oder fast glatt, dunkelgraurot, Rinde stark verschmälert. Nierenarterienstenose meist extrarenal: *zentralarterielle Schrumpfniere.*

Territorialer Subinfarkt: Nur ein Teil der Niere, meist ein Polgebiet betroffen. Stenose einer akzessorischen Nierenarterie.

56.9.6 Andere vaskuläre Narben

Eine Mischung von „arteriosklerotischen Narben", „angiolosklerotischen Veränderungen, atrophischen Parenchymbezirken, Infarkten, Blutungen" und evtl. hyperplastisch-kompensatorisch regenerativen Arealen findet man z. B. bei *Panarteriitis nodosa* und anderen Immunerkrankungen, welche mit *Vakulitiden* einhergehen (s. Kapitel 33.4).

Vaskuläre Narben nichtarteriosklerotischer Ursache gehen praktisch immer auf eine Gefäßwandentzündung (Vaskulitis) zurück.

56.9.7 Schockniere

Pathogenese: Schock (jeglicher Ursache) führt zu einer Reduktion der Nierendurchblutung mit Verminderung des Glomerulumfiltrates sowie hypoxischer Tubulusschädigung (s. 56.3.1). Die Hypoxie bewirkt ein Versagen der Natriumpumpe, die verminderte Natriumrückresorption führt zu einem Anstieg der Natriumkonzentration im distalen Tubulusapparat (Macula densa) und löst damit den Renin-Angiotensin-Mechanismus aus. Zugleich wird die Reagibilität der glatten Muskelzellen des Vas afferens gegenüber Angiotensin II so gesteigert, daß der Filtrationsdruck im Glomerulum praktisch auf null absinkt: **akutes Nierenversagen.** Wenn sich wieder genügend Nephrone erholen, kommt die Harnproduktion wieder in Gang.

Makro: Beide Nieren vergrößert (flüssigkeitsreich), mit vorquellendem Schnittrand. Die Schnittfläche ist feucht, die Rinde verbreitert, blaßgelblich (ischämisch) und steht in Kontrast zum (dunkel-)roten Mark (Dilatation der Vasa recta).

Histo: Glomerula nicht spezifisch verändert, meist blutleer, bei Endotoxinschock Mikrothromben in den Glomerulumkapillaren möglich. Der tubuläre Apparat ist diffus erweitert, die Epithelzellen sind abgeflacht, Einzelzellnekrosen sind möglich.

In den distalen Tubulusabschnitten finden sich nicht selten Proteinzylinder.

56.9.8 Dissemierte intravasale Gerinnung

    (siehe Allgemeine Pathologie)

Ursache: Erhöhter Verbrauch von Gerinnungsfaktoren bei Schock, besonders Endotoxinschock (GRAMnegative Sepsis).

Folge: Nierenrindennekrosen hervorgerufen durch Fibrinthromben in Gefäßen → akute Anurie, Prognose sehr schlecht.

56.9.9 Hämolytisch-urämisches Syndrom
GASSER[16]

Charakteristische Trias: Thrombozytopenie, akutes Nierenversagen, Hämolyse meist durch eine Infektion mit enterohämorrhagischen Stämmen von E. coli ausgelöst → Colitoxine schädigen Glomerulumendothelien → Mikrothromben. Dadurch Behinderung der Zirkulation und mechanische Fragmentierung der Erythrozyten zu Schistozyten → Hämolyse.

Ähnliche Veränderungen finden sich bei der **thrombotisch-thrombozytopenischen Purpura MOSCHCOWITZ**[17] (s. Allgemeine Pathologie 23).

56.9.10 Schwangerschaftsglomerulopathie

Bei EPH-Gestose (s. 50.6.1). Ursächliche Faktoren sind: Glomerulotoxische Substanzen aus der Plazenta, Gerinnungsprodukte (DIC), Hypertonie.

Morphologie: Die Glomerula sind vergrößert, Endothelzellen geschwollen (keine Zellvermehrung, DD: Glomerulonephritis). Zwischen dem Endothel und der glomerulären Basalmembran sind Fibrinablagerungen nachweisbar. In der Regel Abheilung post partum.

---

16 GASSER, Konrad (1912–1982), Pädiater in Zürich. Erstbeschreibung 1955.
17 MOSCHCOWITZ, Eli (1879–1964), Arzt in New York. Erstbeschreibung 1924.

56.9.11 Nierenvenenverschlüsse

- **Erhöhte Blutgerinnungsbereitschaft:** Nephrotisches Syndrom, paraneoplastisches Syndrom, Dehydratation (Neugeborene und Säuglinge!), Sepsis, Schwangerschaft, Kontrazeptiva.
- **Gestörter Blutstrom:** Venenkompression von außen, Trauma, Tumoreinbruch in die V. renalis.

Folgen von Nierenvenenverschlüssen: Hämorrhagische Infarzierung mit blutiger Nekrose der Rinde.

Leitsymptom:
Kleinfleckige oder punktförmige Blutungen
Eine **Purpura** an Nierenoberfläche und Schnittfläche ist ein Indiz für verschiedenste Erkrankungen:
– disseminierte intravasale Koagulation (Sepsis? Endotoxinschock?),
– Blutgerinnungsstörungen jeder Genese,
– thrombotisch-thrombozytopenische Purpura MOSCHCOWITZ,
– maligne Nephrosklerose,
– Vaskulitis,
– LÖHLEIN-Herdnephritis bei Endocarditis lenta,
– verschiedene Glomerulonephritiden,
– Fettembolie,
– hämolytisch-urämisches Syndrom GASSER.

REKAPITULATION

1. Definiere die Mesangiumzellen und die Podozyten (56.1)!
2. Was sind akzessorische Nierenarterien? (56.1)
3. Erläutere die Beziehung Niere – Hypertonie (56.2)!
4. Erkläre die Unterschiede zwischen akutem Nierenversagen und chronischer Niereninsuffizienz (56.3)!
5. Schildere Pathophysiologie und Organbefunde bei Urämie (56.3.2)!
6. Erkläre das nephrotische Syndrom, insbesondere die Ursachen (56.4)!
7. Was versteht man unter POTTER-Sequenz? (56.5)
8. Was ist eine Hufeisenniere? (56.5)
9. Worin liegt der Unterschied zwischen angeborenen und erworbenen Lageanomalien der Niere? (56.5)
10. Gib einen Überblick der verschiedenen Typen von Zystennieren (56.6)!
11. Erläutere detailliert den Typ POTTER III (56.6)!
12. Was ist der Unterschied zwischen Zystennieren und Nierenzysten? (56.7)
13. Was meint man mit „Nephrokalzinose"? (56.8.2.1)
14. Welche 2 Möglichkeiten der „Urat-Nephropathie" gibt es? (56.8.2.2)
15. Was ist eine Plasmozytomniere? (56.8.3.3)
16. Definiere die „3 BARTTER-Syndrome" (56.8.3.5)!
17. Was sind vaskuläre Narbennieren? (56.9.2 und 56.9.3)

19. Was bedeutet „maligne Nephrosklerose"? (56.9.4)
20. Was ist der Unterschied zwischen einem Niereninfarkt und einem Subinfarkt? (56.9.5)
21. Erkläre die Pathogenese der Schockniere (56.9.7)!
22. Ursachen von Nierenvenenverschlüssen (56.9.11)!

56.10 Glomerulonephritis (GN)

Definition:
Beidseitige, entzündliche Erkrankung der Glomerula, die durch immunologische Vorgänge bedingt ist.

56.10.1 Pathogenese

Bei den immunologisch induzierten Glomerulonephritiden handelt es sich um akute oder chronische Entzündungsprozesse in den Nierenglomerula, ausgelöst durch:

- **Ablagerung von zirkulierenden Antigen-Antikörper-Komplexen**
- **Formation dieser Komplexe vor Ort im Glomerulum („in situ")**
- **Direkte Reaktion von Autoantikörpern mit Antigenen der glomerulären Basalmembran oder anderen glomerulären Strukturen**
- **Zelluläre Immunreaktionen.**

Das Glomerulum scheint in mehrfacher Hinsicht für immunologische Schäden prädisponiert zu sein:
Durch den Filtrationsprozeß, der zur Primärharnbildung führt, wird die Ablagerung von Immunkomplexen wie auch die Komplexbildung in situ an der glomerulären Basalmembran begünstigt.
Das glomeruläre Kapillarendothel weist eine Fenestrierung auf, was den direkten Kontakt des Plasmas mit der Basalmembran ermöglicht.
Die Mesangialregion (Mesangiumzellen und Matrix) ist vom Kapillarlumen nicht durch eine Basalmembran getrennt, was den Zutritt von Plasmaproteinen sehr erleichtert.
Durch die **Aktivierung der Komplementkaskade** werden biologisch aktive Komponenten erzeugt, die eine Vielzahl von Wirkungen besitzen. Von besonderer Bedeutung ist hierbei die Aktivierung der terminalen **Komponenten C5b-9 des Komplementsystems**, die einen sog. **„Membran-Attacken-Komplex" (MAC)** formieren. Ferner kann die Rekrutierung und die Aktivierung von Monozyten und Makrophagen sowie ihre Ein-

wanderung in die glomerulären Strukturen bei Antikörper-induzierten, glomerulären Läsionen **komplementunabhängige Reaktionen** verursachen. Die viszeralen und parietalen Epithelzellen sind insbesondere bei den prognostisch ungünstigen, rasch progressiven Glomerulonephritiden mit „Halbmondbildungen" von Bedeutung. Die durch Proliferation der Epithelzellen gebildeten Halbmonde entstehen in der Regel als Folge einer nekrotisierenden, glomerulären Entzündung, wie sie häufig bei der WEGENERschen Granulomatose, der mikroskopischen Panarteriitis oder der Antibasalmembran-Nephritis auftritt.

Klinische Symptomatik der Glomerulonephritis
Sie ist uneinheitlich und abhängig vom Schweregrad und der Dauer der Schädigung. Eine Glomerulonephritis kann sich klinisch unter sechs verschiedenen Bildern manifestieren:
1. *Akutes nephritisches Syndrom:* Hämaturie, Proteinurie, Oligurie, Flüssigkeitsretention, Ödeme (häufig im Gesicht), Hypertonie
2. *Nephrotisches Syndrom:* Starke Proteinurie, Hypoproteinämie, Ödeme, Hyperlipdämie.
3. *Asymptomatische Proteinurie oder Hämaturie*
4. *Akutes oligurisches Nierenversagen*
5. *Chronisches Nierenversagen*
6. *Hypertonie.*

56.10.2 Definition der morphologischen Begriffe

Der Befall der Glomerula kann sein:
- **diffus** = alle Glomerula betroffen
- **global** = alle Schlingen eines Glomerulums verändert
- **fokal** = nicht alle Glomerula betroffen
- **segmental** = nur einzelne Schlingen eines Glomerulums verändert.

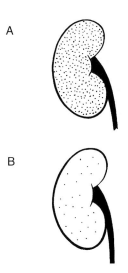

Abb. 56.12: A Diffuser Befall aller Glomerula.
B Bei fokalem Befall sind nicht alle Glomerula betroffen.

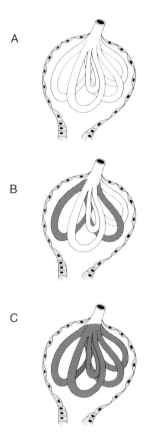

A

B

C

Abb. 56.13: A Unverändertes Glomerulum,
B Segmental betroffene Glomerulumkapillarschlingen,
C Globaler Befall aller Schlingen.

Halbmonde (Lunetten): Jede Zerstörung der glomerulären Basalmembran (z. B. durch Komplementaktivierung) führt zum Austritt von Plasma in den Kapselraum, wo das Fibrin gerinnt → Abräumung des Fibrins durch Proliferation des Kapselepithels und Transformierung zu Fibroblasten, bzw. Einwandern von Fibroblasten durch die BOWMANsche Kapsel →

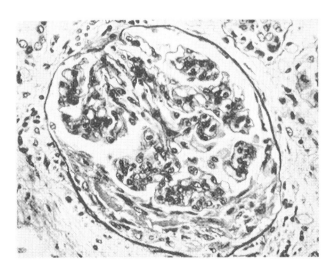

Abb. 56.14: Halbmondbildung durch Proliferation des Kapselepithels. Meist entstehen „mondsichelähnliche" Gebilde.

totaler oder partieller Halbmond. Diese Zellen können phagozytieren und Basalmembran-ähnliche Substanz sowie kollagene Fasern bilden → Fibrose des Halbmondes. Halbmonde können bei allen GN-Formen entstehen.

Kapselsynechien: Aus der gleichen Ursache kann es zwischen einzelnen Glomerulumkapillarschlingen und der BOWMANschen Kapsel zu Verklebungen kommen, die oft mit Partialhalbmonden kombiniert sind.

Stadien der Entzündungen

Sie sind nicht bei allen Formen in gleich starker Ausprägung vorhanden.

- **Exsudative Phase:** Gekennzeichnet durch neutrophile Granulozyten in den Glomerulumkapillarschlingen und im Kapselraum.
- **Proliferative Phase:** Vermehrung der Mesangium- und Endothelzellen, Verbreiterung des Mesangiums und Einengung des Kapillarlumens.
- **Sklerosierende Phase:** Wieder annähernd normaler Zellgehalt, jedoch Zunahme der mesangialen Matrix.

Einteilung der Glomerulonephritis

Es gibt zahlreiche Möglichkeiten, die Glomerulonephritiden einzuteilen. Man kann dies nach klinischen, immunologischen oder morphologischen Gesichtspunkten tun. Die folgende Einteilung legt das Schwergewicht auf morphologisch erkennbare Phänomene, wobei das lichtmikroskopische Bild nicht alleine bestimmend ist, sondern auch Erkenntnisse aus der Immunmorphologie und der Elektronenmikroskopie berücksichtigt werden.

Tab. 56.2: Übersicht der wichtigsten glomerulären Nierenerkrankungen

Diffuse Glomerulonephritis
1. Membranöse GN
2. Proliferative GN
   - Mesangiale proliferative GN
   - Endokapilläre proliferative GN
   - Mesangiokapilläre (Membranoproliferative) GN
   - Extrakapillär betonte, nekrotisierende GN
3. Sklerosierende GN

Fokal-segmentale Glomerulonephritis
- Embolisch-purulente, fokale GN
- Thrombotische, segmental-fokal betonte GN
  (Thrombokapillaritis LÖHLEIN, hämolytisch-urämisches Syndrom GASSER, thrombotisch-thrombozytopenische Purpura MOSCHCOWITZ
- Segmental-fokal betonte, proliferative GN als Immunkomplexerkrankung
  (Postinfektiös, SCHÖNLEIN-HENOCH-Syndrom, systemischer Lupus erythematodes)
- Segmental-fokal betonte, sklerosierende GN

Glomeruläre Minimalveränderungen
Synonyme: Foot process disease (elektronenoptisch), Lipoidnephrose (makroskopisch)

Glomerulonephritis bei Systemerkrankungen
Systemischer Lupus erythematodes, IgA-mesangiale GN, SCHÖN-LEIN-HENOCH-Syndrom, GOODPASTURE-Syndrom, GN bei systemischen Infektionen

Glomeruläre Erkrankungen bei Stoffwechselkrankheiten
Glomeruläre Läsionen bei vaskulären Erkrankungen

56.10.3 Diffuse Glomerulonephritis

1. **Membranöse Glomerulonephritis**
   Bei dieser Form kommt es zur **Immunkomplexbildung in den äußeren Schichten der Basalmembran** (siehe Abb. 56.15). Diese perlschnurartig angeordneten Depots werden im Laufe von Monaten bis Jahren von der Basalmembran umwachsen, unter Bildung von sog. „spikes", und langsam abgebaut. Die Folge ist eine Permeabilitätsstörung mit Proteinurie.
   Man unterscheidet primäre (ohne erkennbare Ursache) oder sekundäre Formen (als Folgeerscheinung

von neoplastischen Erkrankungen, Medikamenten, Drogen oder Infektionskrankheiten wie Hepatitis B oder Lues). Auch im Rahmen des systemischen Lupus erythematodes kann eine membranöse Glomerulonephritis vorkommen.

Klinische Symptomatik
Das männliche Geschlecht ist häufiger betroffen, Erwachsene häufiger als Kinder. Die Erkrankung beginnt schleichend, mit Proteinurie bis zum nephrotischen Syndrom. Oft kommt es zu Spontanremissionen, und eine Ausheilung ist durchaus möglich.
Seltene Komplikation: Nierenvenenthrombose.

Die experimentelle, membranöse Glomerulonephritis der Ratte = HEYMANN[18]-Nephritis ist eine Modellkrankheit zum Studium der molekularpathologischen Immunvorgänge und ein Ansatzpunkt zur Entwicklung therapeutischer Möglichkeiten.

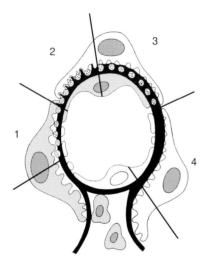

Abb. 56.15: Membranöse Glomerulonephritis. Der stadienhafte Ablauf ist im Uhrzeigersinn dargestellt.
1. Perlschnurartige Immundepots in der äußeren Schicht der Basalmembran.
2. Reaktive Vermehrung von Basalmembranmaterial zwischen den Immundepots in Form von spitzen Leisten = „spikes".
3. Umwachsung der Immundepots durch Basalmembranmaterial = Inkorporation.
4. Abbau der Immundepots, Verdickung der Basalmembran.

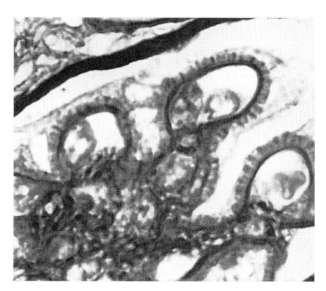

Abb. 56.16: Die „spikes" einer membranösen Glomerulonephritis sind lichtoptisch (hier mit einer Versilberungsmethode) nur schwer erkennbar.

2. **Proliferative Glomerulonephritis**
   - **Mesangiale proliferative Glomerulonephritis:** Proliferation von Mesangiumzellen steht im Vordergrund.
   - **Endokapilläre proliferative Glomerulonephritis:** Proliferation von Endothelzellen steht im Vordergrund.

   Der wichtigste Vertreter dieser beiden Gruppen ist die „*Poststreptokokken-Glomerulonephritis*". Es bilden sich Immunkomplexe an der Außenseite der Basalmembran (sog. **„humps"**).

---

18 HEYMANN, Walter, 1959 Beschreibung der tierexperimentellen, membranösen Glomerulonephritis (Cleveland, Ohio).

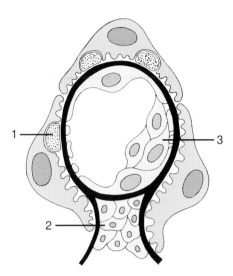

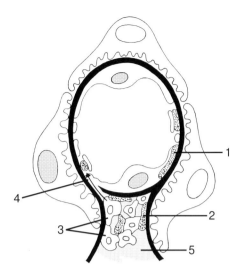

Abb. 56.17: Mesangiale/endokapilläre, proliferative Glomerulonephritis.
1. Halbkugelige Immundepots an der Außenseite der Basalmembran = „humps".
2. Proliferation von Mesangiumzellen.
3. Proliferation von Endothelzellen.

Abb. 56.18: Mesangiokapilläre (membranoproliferative) Glomerulonephritis.
1. Subendotheliale Immundepots.
2. Mesangiale Immundepots.
3. Vermehrung der Mesangiumzellen.
4. Mesangiale Interposition.
5. Zunahme der mesangialen Matrix.

Klinische Symptomatik
Häufigste Form der Glomerulonephritis.
Jedes Lebensalter kann betroffen sein, gehäuft jedoch bei Kindern unter 15 Jahren. Die Symptome treten meist nach Infektion des oberen Respirationstraktes mit ß-hämolysierenden Streptokokken nach einem durchschnittlichen Intervall von 14 Tagen auf. Meist steht das akute nephritische Syndrom im Vordergrund. Die Prognose ist günstig, es kommt in über 80 % der Fälle zur Ausheilung.

• **Mesangiokapilläre (membranoproliferative) Glomerulonephritis:**
Bei dieser Erkrankung werden **Immunkomplexe zwischen Basalmembran und Endothelzellen,** aber auch **mesangial** gebildet. Neben den subendothelialen Depots können auch Mesangiumzellen liegen, die sich in den subendothelialen Raum vorschieben *(mesangiale Interposition).* Es kommt zu einer **Vermehrung der mesangialen Zellen** und zu einer Verbreiterung des Mesangiums sowie zu einer **Zunahme der mesangialen Matrix.** Unterhalb der Endothelzellen kann eine neue Basalmembran gebildet werden, wodurch Doppelkonturen entstehen. Später kommt es zu einer Lobulierung des Schlingenkonvoluts und zunehmender Sklerose.

Klinische Symptomatik
Seltene Glomerulonephritisform, die in jedem Lebensalter auftreten kann. Es kommt zu einem nephrotischen Syndrom. Meist liegt auch eine Verminderung des Komplements vor (C3!). Die Erkrankung führt fast immer zur Niereninsuffizienz.

• **Extrakapillär betonte, nekrotisierende Glomerulonephritis:**
Glomerulonephritis mit **Schlingennekrosen** und **mehr als 50 % Halbmonden.**
Pathogenetisch kommen verschiedene Mechanismen in Frage, häufig jedoch wird diese Form der Glomerulonephritis beim GOOD-PASTURE-Syndrom (Antibasalmembran-Nephritis) und beim Morbus WEGENER gesehen (siehe unten). Es ist aber auch jede andere Immunkomplex-Pathogenese möglich.

Klinische Symptomatik
Akut einsetzendes, nephritisches Syndrom. Die Prognose ist ungünstig, da in drei Viertel der Fälle eine Urämie nach Wochen bis Monaten eintritt. Durch eine rechtzeitige medikamentöse Therapie kann jedoch eine Heilung erfolgen.

3. **Sklerosierende Glomerulonephritis**
Morphologisches Narbenstadium mit Schlingensklerosen und Kapselsynechien sowie Verödungen von Glomerula. Es kann prinzipiell jede Form der Glomerulonephritis nach entsprechender Dauer in eine sklerosierende Glomerulonephritis übergehen.

Klinische Symptomatik
Proteinurie, nephrotisches Syndrom oder Urämie.

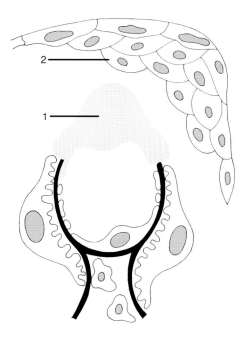

Abb. 56.19: Nekrotisierende Glomerulonephritis mit Halbmondbildung. Die zelluläre Proliferation liegt extrakapillär.
1. Schlingennekrosen.
2. Proliferation parietaler Epithelzellen der BOWMAN-
schen Kapsel.

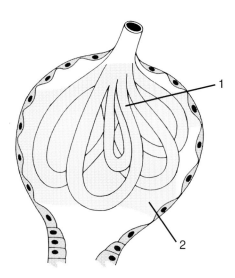

Abb. 56.20: Sklerosierende Glomerulonephritis.
1. Schlingensklerose.
2. Kapselsynechien.

56.10.4 Fokal-segmentale Glomerulo-
nephritis

Bei lichtmikroskopischer Betrachtung sind nicht alle Glomerula
verändert, und in den betroffenen Glomerula wiederum nur einzelne Schlingen. Es handelt sich um eine heterogene Glomerulo-
nephritis-Gruppe mit unterschiedlicher Ätiologie und Pathogenese.
Man unterscheidet, je nach Stadium der Erkrankung, mehr proliferative oder mehr sklerosierende, aber auch nekrotisierende Formen.

- **Embolisch-purulente, fokale Glomerulonephritis**
  Es handelt sich um eine embolisch-eitrige Herdnephritis. Bei hämatogener Streuung virulenter
  Keime (Septikopyämie) fungieren die Glomerula
  als erstes intrarenales Filter → in einzelnen Glomerulumkapillarschlingen Haufen von Bakterien
  oder Pilzen zusammen mit Fibrin, umgeben von
  Granulozyten. Die Entzündung kann sich ausbreiten und das gesamte Glomerulum sowie die
  Umgebung erfassen: **eitrige Glomerulitis** bzw.
  Bildung metastatisch-pyämischer Abszesse.

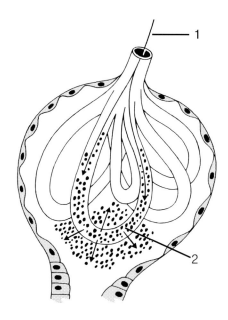

Abb. 56.21: Embolisch-purulente, fokale Glomerulonephritis.
1. Hämatogene Streuung virulenter Bakterien.
2. Bakterien, Fibrin, Granulozyten.

- **Thrombotische, segmental-fokal betonte Glomerulonephritis**
  Fibrinthromben in Glomerulumkapillaren: fokale, intravasale Gerinnung ausgelöst entweder direkt durch Bakterien oder durch intraglomeruläre
  Immunkomplexbildung.
  Vorkommen in 30 % der unbehandelten Endocarditis ulceropolyposa: früher LÖHLEINsche Herdnephritis bezeichnet, heute **Thrombokapillaritis
  LÖHLEIN** (s. 32.10.6.1) genannt. Weiteres Vorkommen bei **hämolytisch-urämischem Syndrom**
  (s. 56.9.8) sowie **thrombotisch-thrombozytope-
  nischer Purpura MOSCHCOWITZ** (s. Allgemeine
  Pathologie 23).

- **Segmental-fokal betonte, proliferative Glomerulonephritis als Immun-Komplexerkrankung**
  Subendotheliale und mesangiale Immundepots.
  In 50 % der Fälle geht ein Infekt des oberen Respirationstraktes voraus, weiters beim SCHÖN-

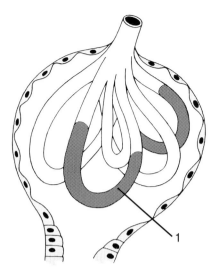

Abb. 56.22: Thrombotische, segmental-fokal betonte Glomerulonephritis.
1. Fibrinthromben in Glomerulum-Kapillaren.

LEIN-HENOCH-Syndrom und bei systemischem Lupus erythematodes.

- **Segmental-fokal betonte, sklerosierende Glomerulonephritis**
  Segmentale Schlingenverödung, grundsätzlich zwei Entstehungswege: einerseits Narbenstadium anderer Glomerulonephritisformen, andererseits Folge einer primären Podozytenveränderung.

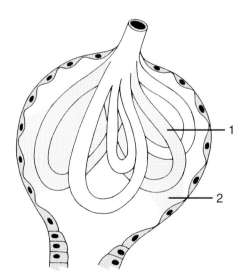

Abb. 56.23: Segmental-fokal betonte, sklerosierende Glomerulonephritis.
1. Segmentale Schlingenverödung.
2. Verwachsungen (Synechien) mit der BOWMANschen Kapsel.

56.10.5 Glomeruläre Minimalveränderung

Sämtliche Glomerula zeigen nur eine minimale Verbreiterung und Vermehrung der mesangialen Matrix mit einer geringfügigen mesangialen Zellvermehrung (mehr als vier Zellkerne pro mesangialem Feld histologisch sichtbar!). Hinter dem lichtmikroskopischen Bild der glomerulären Minimalveränderung kann sich eine Vielzahl von Nierenerkrankungen verbergen. Als „idiopathische oder echte" glomeruläre Minimalläsion wird eine Veränderung der glomerulären Podozyten angesehen, da es zu einer **Retraktion der podozytären Fußfortsätze** kommt. Die Folge ist eine massive Proteinurie mit nephrotischem Syndrom. Es handelt sich um die häufigste Ursache des nephrotischen Syndroms im Kindesalter.

Makromorphologisch wird die Veränderung „**Lipoidnephrose**" bezeichnet: das Rindenparenchym ist gelblich, dazu radiäre, goldgelbe Stippchen; Lipoid- und Proteinspeicherung in Tubulusepithelien.

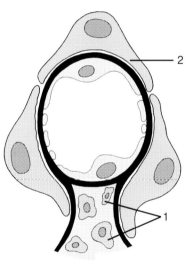

Abb. 56.24: Glomeruläre Minimalveränderungen.
1. Geringe Vermehrung von Mesangiumzellen und Matrix.
2. Retraktion der Fußfortsätze der Podozyten.

56.10.6 Glomerulonephritis bei Systemerkrankungen

- **Systemischer Lupus erythematodes (SLE)**
  Im Rahmen des SLE kommt es zur Antikörperbildung gegen DNA.

  Morphologie
  Der SLE kann ein breites Spektrum von verschiedenen Glomerulonephritisformen hervorrufen: **alle diffusen Glomerulonephritiden, segmen-**

tal/fokal betonte, proliferative Glomerulonephritiden. Die Diagnose SLE kann nicht nur morphologisch, sondern muß auch serologisch durch den Nachweis der entsprechenden Autoantikörper gestellt werden (s. Allgemeine Pathologie 26).

- **IgA-mesangiale Glomerulonephritis (BERGER[19]-Erkrankung)**

  Die IgA-mesangiale Glomerulonephritis ist durch die Ablagerung von IgA im Mesangium definiert. Zusätzlich finden sich auch andere Immunglobuline und Komplementfaktoren. Der Beweis ist nur durch immunhistochemische Methoden möglich. Ebenso wie der SLE hat auch die IgA-mesangiale Glomerulonephritis kein einheitliches morphologisches Bild. Neben einer Minimalveränderung der Glomerula kommen auch diffuse proliferative oder segmental/fokal betonte Läsionen vor.

  Klinische Symptomatik
  Männer sind häufiger betroffen als Frauen. Es liegt ein schubhafter Verlauf vor, mit rezidivierender Hämaturie, häufig im Zusammenhang mit Entzündungen des oberen Respirationstraktes. Vielleicht handelt es sich um eine monosymptomatische Form des SCHÖNLEIN-HENOCH-Syndroms.

- **Purpura anaphylactoides (SCHÖNLEIN-HENOCH[20])**
  Es handelt sich um eine allergische Reaktion, die durch bakterielle Infektionen (Streptokokken), Nahrungsmittel, Medikamente oder Insektenstiche ausgelöst werden kann. *Histologisch* liegt eine segmental/fokal betonte Glomerulonephritis unterschiedlicher Ausprägung vor. Ebenso wie bei der IgA-Nephritis finden sich auch starke Ablagerungen von IgA im Mesangium.

  Klinische Symptomatik
  Meist Kinder unter 15 Jahren betroffen, Knaben häufiger als Mädchen. Neben einer Hämaturie und Proteinurie finden sich auch petechiale Blutungen an den Extremitäten und Schleimhäuten sowie eine Polyarthritis. Typisch ist der rezidivierende, schubhafte Verlauf. Die Prognose ist insgesamt günstig.

- **GOODPASTURE-Syndrom (Antibasalmembran-Glomerulonephritis)**
  Es werden Antikörper gegen Lungen- und Nierenbasalmembranen gebildet. Durch die Fixierung der Antikörper an den Basalmembranen wird Komplement aktiviert und der Entzündungsvorgang ausgelöst. Die auslösende Ursache der Antikörperbildung ist unbekannt.

  Histo: Meist segmental betonte Glomerulonephritis mit extra- und intrakapillärer Proliferation, Schlingennekrosen und ausgeprägter Halbmondbildung. Immunfluoreszenzoptisch lassen sich lineare Ablagerungen von IgG und C3 entlang der Basalmembran nachweisen.

  Klinische Symptomatik
  Rasch verlaufende Erkrankung, die vorwiegend männliche Jugendliche betrifft. Neben ausgeprägten Lungenblutungen mit Hämoptysen unterschiedlichen Ausmaßes finden sich auch eine Hämaturie, Proteinurie sowie Oligo-Anurie. Die Prognose ist ungünstig. Ein rasches therapeutisches Einschreiten ist daher angezeigt.

- **Glomeruläre Läsionen bei systemischen Infektionen**
  Bei septischen Zustandsbildern oder Virämie (z. B. HIV) können glomeruläre Minimalläsionen oder segmental/fokale Glomerulosklerosen auftreten.

56.10.7 Folgen einer Glomerulonephritis

Glomerula: Ist keine Restitutio ad integrum mehr möglich, entstehen Narben, die einen Teil oder das gesamte Glomerulum umfassen. Schwelt die GN weiter, so veröden immer mehr Glomerula, und das Organ schrumpft. Im Endzustand ist eine Diagnose der ursprünglichen Erkrankung meist nicht mehr möglich (glomerulonephritische Schrumpfnieren, „end-stage kidney").

Tubulusapparat: Die Verödung der Glomerula bewirkt eine tubuläre Atrophie. Die Tubuli funktionierender Nephrone sind kompensatorisch hypertroph, häufig mit hyalintropfiger Eiweißspeicherung in den Epithelien.

Interstitium: Entzündliche Infiltrate (meist Lymphozyten, seltener Plasmazellen) und die Bildung kollagener Fasern (Fibrose) verbreitern das Interstitium (dadurch Stoffaustausch erschwert, Nierenfunktionseinschränkung).

Gefäße: Durch Verödung der Glomerula verminderter Bluttransport → adaptive Intimafibrose (Kaliber wird den Erfordernissen angepaßt). Bei Hypertonie entsprechende Gefäßveränderungen.

Klinisch:
Chronische Niereninsuffizienz (Urämie).
Hypertonie und ihre Komplikationen.
Normochrome Anämie.
Evtl. nephrotisches Syndrom.

---

19 BERGER, Jean, zeitgenössischer französischer Nephrologe. Erstbeschreibung der IgA-Nephropathie 1968.
20 SCHÖNLEIN, Johann Lukas (1793–1864), Internist in Würzburg und Berlin. Eduard Heinrich HENOCH (1820–1910), Pädiater in Berlin.

56.11 Zusammenfassende Übersicht sonstiger glomerulärer Läsionen

56.11.1 Glomeruläre Erkrankungen bei Stoffwechselkrankheiten

- **Intramembranöse Glomerulonephritis („dense deposit disease")**
  Die wichtigste morphologische Veränderung sind bandartige C3-Ablagerungen in der glomerulären Basalmembran. Lichtoptisch findet sich ein Bild, welches jenem der mesangiokapillären (membranoproliferativen) Glomerulonephritis entspricht. Vielfach wird diese Form der Glomerulonephritis daher auch als membranoproliferative Glomerulonephritis Typ II bezeichnet. Die Pathogenese und Ätiologie ist weitgehend unbekannt, beruht aber wahrscheinlich auf einer C3-Aktivierung im alternativen Weg (s. Komplementwirkung).
  Klinische Symptomatik
  Das männliche Geschlecht ist doppelt so häufig wie das weibliche betroffen, das nephrotische Syndrom ist vorherrschend. Häufig sind die Serumkomplementspiegel (C3) erniedrigt. Die Prognose ist ungünstig.

- **Amyloidose, Immunotaktoide Glomerulopathie, Fibrilläre Glomerulonephritis**
  Diese Erkrankungen werden häufig in einer Gruppe zusammengefaßt, da die wichtigste morphologische Veränderung in einer Ablagerung von unterschiedlich dicken Fibrillen im Mesangium und in den glomerulären Basalmembranen besteht (s. Allgemeine Pathologie 27 sowie 56.8.3.1).

- **Glomerulonephritis bei Kryoglobulinämie**
  Der Kryoglobulinämie liegt eine abnorme B-Zell-Aktivierung zugrunde, wodurch Autoantikörper gegen körpereigene Immunglobuline entstehen. Lichtoptisch findet sich das Bild einer membranoproliferativen Glomerulonephritis mit hyalinen Schlingenthromben. Diese Form wird häufig nach einer Hepatitis C-Infektion gesehen.

- **Diabetische Glomerulopathie**
  Es handelt sich um die wichtigste glomeruläre Erkrankung bei Stoffwechselstörungen (s. 56.8.3.2).

56.11.2 Glomeruläre Läsionen bei vaskulären Erkrankungen

- **Systemische Vaskulitis** (s. 33.4)
  Immunologisch bedingte Arteriitis der mittleren und kleineren, intrarenalen Gefäße bei Panarteriitis nodosa oder WEGENERscher Granulomatose. Durch Gefäßverschlüsse können Infarkte entstehen. Serologisch lassen sich meist antineutrophile, zytoplasmatische Antikörper (ANCA) nachweisen. *Morphologisch* findet sich meist eine fibrinoide Nekrose mit leukozytärer Infiltration der Gefäßwand, häufig kombiniert mit einer segmental/fokal betonten, nekrotisierenden Glomerulonephritis.

- **Thrombotische Mikroangiopathie (hämolytisch-urämisches Syndrom)**
  Seltene Erkrankung des Kindesalters, meist vor dem 14. Lebensjahr, manchmal auch bei jüngeren Erwachsenen. Das Syndrom tritt meist nach einem Infekt des Respirationstraktes akut in Form einer hämolytischen Anämie mit Oligurie und Krämpfen auf. Die Prognose ist ungünstig, die Pathogenese weitgehend ungeklärt (s. 56.9.9).

- **Nephrosklerose (benigne und maligne**, s. 56.9.3 und 56.9.4)
  Arteriosklerotische Gefäßveränderungen können auch die intrarenalen Gefäße betreffen. Ursache ist meist eine Hypertonie. Die Nieren sind verkleinert, mit feingranulierter Oberfläche, dazu sternförmige Narben.
  Histologisch findet sich eine Hyalinose der Arteriolen oder eine fibrinoide Arteriolonekrose (bei maligner Hypertonie!). Sekundär kann es zu einer Verödung und Hyalinisierung zahlreicher Glomerula mit Atrophie der dazugehörigen Tubuli kommen. Das Endstadium ist eine vaskuläre Schrumpfniere.

- **Sklerodermie** (s. Allgemeine Pathologie 26).
  In der Niere kommt es zu einer massiven Gefäßwandverdickung mit zwiebelschalenartiger Aufsplitterung und Verbreiterung der Intima.

56.11.3 Hereditäre Nephropathien

Diese Erkrankungen sind äußerst selten, sodaß hier nur der wichtigste Vertreter, nämlich das ALPORT-Syndrom abgehandelt wird. Letzteres wird auch *„hereditäre Nephritis"* genannt.

ALPORT-Syndrom
Autosomal dominant vererbte, progressiv verlaufende Nierenerkrankung mit Bevorzugung des männlichen Geschlechts. Neben den Nierenveränderungen besteht meist auch eine Innenohrtaubheit. Die Diagnose ist nur elektronenmikroskopisch möglich. Es wird eine charakteristische Basalmembranaufsplitterung der Glomerula gesehen (s. 56.8.3.7).
Klinische Symptomatik
Die Erkrankung beginnt mit rezidivierenden Hämaturien, später tritt eine Proteinurie auf. Zu einer Niereninsuffizienz kommt es beim männlichen Geschlecht meist zwischen dem 20. und 40. Lebensjahr, bei Frauen später.

56.11.4 Verschiedene glomeruläre Erkrankungen

- Schwangerschaftsglomerulopathie (EPH-Gestose) (s. 56.9.10)
- Strahlennephropathie
  Bei länger dauernder, radioaktiver Bestrahlung kommt es in den Nierenglomerula zu Endothelzellschäden sowie zu einer Schädigung der Basalmembran. Die *klinische Symptomatik* besteht meist aus einer Proteinurie und/oder Hypertonie.

REKAPITULATION

1. Erläutere die Pathogenese einer Glomerulonephritis (56.10.1)!
2. Wie können die Glomerula bei der Glomerulonephritis befallen sein? (56.10.2)
3. Gib eine Übersicht der glomerulären Nierenerkrankungen (Tab. 56.2)!
4. Erkläre die verschiedenen Typen der diffusen Glomerulonephritis (56.10.3)!
5. Was sind „spikes" bzw. „humps"? (56.10.3)
6. Welches ist die häufigste Form einer Glomerulonephritis? (56.10.3)
7. Erkläre die verschiedenen Typen der fokal-segmentalen Glomerulonephritis (56.10.4)!
8. Was sind glomeruläre Minimalveränderungen? (56.10.5)
9. Nenne Beispiele für eine Glomerulonephritis bei Systemerkrankungen (56.10.6)!
10. Was ist das ALPORT-Syndrom? (56.11.3 und 56.8.3.7)

56.12 Tubulointerstitielle Nephropathien

56.12.1 Interstitielle destruierende Nephritis (Pyelonephritis)

Die destruierende interstitielle Nephritis ist eine meist bakteriell, seltener immunologisch mediierte, interstitielle Entzündung mit Destruktion des Tubulusapparates.

Pyelonephritis
Es handelt sich um eine **bakteriell** bedingte, akute oder chronische, **destruierende** interstitielle Entzündung der Niere, wobei die Bakterien entweder über den Blutweg (**hämatogen**) oder über die ableitenden Harnwege (**aszendierend**) das Nierenparenchym erreichen.

Pathogenese: Der häufigste pathogenetische Mechanismus der Pyelonephritis ist die **durch Harnstauung bzw. vesikoureteralen Reflux** bedingte Keimbesiedelung der Niere.

Ätiologie: Der häufigste Keim ist Escherichia coli, seltener Proteus, Enterokokken und Pseudomonas aeruginosa.

Prädisponierende Faktoren: Harnstauung durch **Obstruktion der Harnwege:** Tumoren von Harnblase, Prostata oder Uterus, Prostatahyperplasie, Narbenstrikturen der Urethra, Nieren- oder Uretersteine.
Harnstauung durch gestörten Ventilmechanismus der Uretermündung = **vesikoureteraler Reflux** (angeboren, bei Zystitis oder Blasenlähmung).
Stoffwechselstörungen: **Diabetes mellitus**, Hyperkalziämie, Hyperurikämie.
Schwangerschaft: Reflux durch Druck auf den Ureter von außen.

Häufigkeit: Frauen in jüngeren Lebensjahren sind häufiger betroffen, in späteren Lebensjahren kein wesentlicher Unterschied zwischen den Geschlechtern.

Akute Pyelonephritis
Die akute Pyelonephritis manifestiert sich als plötzlich auftretender Flankenschmerz mit Druckschmerzhaftigkeit des Nierenlagers, Fieber und Dysurie. Nachweis von Bakterien in der Harnkultur. Ferner besteht eine Leukozyturie, geringe Hämaturie und geringe Proteinurie.

Makro: Die Nieren sind vergrößert, man findet an der Oberfläche **in Gruppen angeordnete Abszesse** mit hämorrhagischem Randsaum (siehe Einführung, Tafel 35). Auf der Schnittfläche finden sich gelbe „Eiterstraßen", die bis zum Nierenbecken verlaufen. Die Nierenbeckenschleimhaut selbst ist meist entzündlich gerötet. Ist das Nierenbecken von Eiter erfüllt, so spricht man von einer Pyonephrose. Manchmal finden sich Papillennekrosen, insbesondere bei Diabetikern und bei Phenazetinabusus. Die nekrotischen Papillen werden sequestriert und verursachen bei ihrem Abgang Koliken (Tafel 45).

Histo: Eitrige destruierende Entzündung im Interstitium des Markes und in fortgeschrittenem Stadium auch der Nierenrinde. Die Tubuli werden durch Granulozyten zerstört, im Rindenbereich finden sich eitrige Einschmelzungsherde. Die Glomerula bleiben meist erhalten.

Die Pyelonephritis kann ein- oder doppelseitig auftreten, eine Glomerulonephritis ist immer doppelseitig.

Chronische Pyelonephritis
Nach Abheilung der akuten Entzündung können an der

Nierenoberfläche flache, beetartige Narben bestehen bleiben. Man findet eine unterschiedlich dichte, vorwiegend lymphozytäre Infiltration sowie eine periglomeruläre Fibrose, die später auch zu einer Verödung und Vernarbung der Glomerula von außen her führt. Die Tubuli sind stark atrophiert, es können jedoch größere Gruppen von weitlumigen Tubuli bestehen bleiben, deren Lumen von Harnmukoid erfüllt ist („Pseudostruma-Bild"). Später Übergang in pyelonephritische Schrumpfniere. Eine ausgedehnte beidseitige Pyelonephritis führt zur Urämie und Hypertonie. Häufigste Ursache eines sekundären Hyperparathyreoidismus!

Immunologisch mediierte, destruierende, interstitielle Nephritis
Zerstörung des Tubulusapparates durch zytotoxische T-Zellen oder Antibasalmembran-Antikörper.

Pathogenese:
- Zelluläre Abstoßung von Nierentransplantaten („Tubulitis"),
- Immunkomplexerkrankungen mit Ablagerung bzw. Bildung von Immunkomplexen in der tubulären Basalmembran (z. B. bei Lupus erythematodes),
- Antitubuläre Basalmembran-Nephritis mit Komplementaktivierung.

56.12.2 Interstitielle, nicht-destruierende Nephritis

Diffuse interstitielle Entzündung mit Ödem, lymphoplasmozellulärer sowie histiozytärer und seltener granulozytärer Infiltration (meist eosinophile Granulozyten) ohne direkte Parenchymzerstörung.

Ätiologie:
- Primäres Vorkommen bei **Schock, Infektionen** (Staphylokokken, Streptokokken) und **immunologischer Überempfindlichkeit** meist gegen Medikamente (z. B. Antibiotika wie Methycillin, Gentamycin, Penicillin u. v. a.). Das Medikament wirkt als Hapten und führt nach Bindung an ein Gamma-Globulin zur Zerstörung der tubulären Basalmembran.
- Sekundär als Begleitreaktion bei anderen entzündlichen Nierenerkrankungen (z. B. Glomerulonephritis).

  Klinische Symptomatik: Oligo-Anurie (akutes Nierenversagen) oder Polyurie. Die Veränderungen sind prinzipiell reversibel, evtl. ist eine kurzfristige Dialyse notwendig.

Akute interstitielle, nicht destruierende Nephritis:
Das Interstitium ist besonders an der kortikomedullären Zone ödematös verbreitert und mit Lymphozyten, Plasmazellen, Histiozyten und eosinophilen Granulozyten infiltriert. Nach Ausschalten der Noxe verschwinden das Ödem und die Infiltrate.

Chronisch-interstitielle, nicht destruierende Nephritis:
Diffuse Verbreiterung des Interstitiums durch Bindegewebsvermehrung und schüttere lymphoplasmohistiozytäre Infiltrate. Diese Form der primären chronischen, nicht destruierenden, interstitiellen Nephritis wird nach **Analgetikaabusus** beobachtet („**Phenazetin-Niere**"). Die Tubuli sind meist stark atrophiert, die Nieren meist verkleinert. Häufig finden sich auch Papillennekrosen (insbesonders bei Phenazetinabusus). Als Ursache der Papillennekrosen wird die Verengung der peritubulären Kapillaren angesehen, die durch Verdickung der kapillären Basalmembran zustande kommt (Kapillarosklerose). Ferner ist der Phenazetinabusus überdurchschnittlich häufig mit Tumoren des Urothels vergesellschaftet (Nierenbeckenkarzinom, Ureterkarzinom, Harnblasenkarzinom).

Papillennekrosen
Die betroffenen Markkegel sind am Schnitt meist schmutzig-grün bis gelblich-grau, trocken, brüchig; werden die Papillenspitzen abgestoßen bleiben Defekte mit ausgefransten Rändern, evtl. Blutungen.

Ursachen:
1. Bakterieller Typ bei Pyelonephritis,
2. Angiopathischer Typ bei Gefäßverschlüssen und chronischer, interstitieller Nephritis,
3. Kompressiver Typ bei akuter interstitieller Nephritis bzw. Abflußbehinderungen.

Papillenspitzennekrosen können ein Indiz für Medikamentenwirkung, z. B. Analgetikaabusus, sein!

56.12.3 Nierenabszesse

- **Metastatisch-pyämische Abszesse**
- **Pyelonephritische Abszesse:** An der Nierenoberfläche in Gruppen stehende Abszeßchen; am Schnitt gelbe, radiäre Streifen vom Mark in die Rinde hinein; manchmal rinnt sogar spontan Eiter ab.
- **Ausscheidungsabszesse:** Länglich-streifige oder runde Herde entsprechend den Vasa recta.
- **Perinephritische Abszesse:** Eiter zwischen Nierenoberfläche und Capsula fibrosa.
- **Paranephritische Abszesse:** Vereiterung des perirenalen Fettgewebes → eitergefüllter Sack.

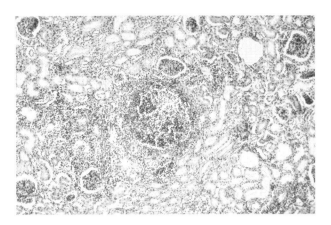

Abb. 56.25: Metastatisch-pyämischer Nierenabszeß. Ein Glomerulum ist leukozytär-eitrig eingeschmolzen.

56.12.4 Farb- und Strukturcharakteristika der Markpyramiden

- **Dunkelbraunrot, radiär** gestreift: Hämoglobin und Myoglobin als Zylinder in den Sammelrohren nach Hämolysen und Myolysen: *chromoproteinurische Nephrose.*
- **Goldgelbe radiäre Streifen:** Uratablagerungen: „Harnsäureinfarkte" durch Zerfall der Erythroblasten bei Neugeborenen bzw. bei exzessivem Zerfall bei Leukämie- und Tumorpatienten (evtl. Therapieeffekt).
- **Weiße radiäre Streifen:** Kalkablagerungen: „Kalkinfarkte" bei Hyperkalzämie, z. B. Hyperparathyreoidismus, osteoklastische Metastasen, paraneoplastisches Syndrom, Osteoporose.
- **Braungrüne radiäre Streifen:** Ikterus.
- **Papillennekrosen** (s. 56.12.2).

56.13 Nierennarben, Narbennieren, Schrumpfnieren

Vaskuläre Narbennieren: Kombination von feinhöckerig-granulierter Oberfläche (gleichmäßig-diffuse, arteriosklerotische Parenchymatrophie) mit zackigen, dunkelgraurotenEinziehungen (lokalisierte arteriosklerotische Parenchymatrophie). Meist doppelseitig, nicht selten jedoch folgende Variante: Auf einer Seite vaskuläre Narbenniere, auf der anderen Seite zentralarterielle Schrumpfniere (s. 56.9.5).

Infarktnarben: Trichterförmige, zackige Einziehungen, solitär oder multipel, weißer Grund. Ein- oder doppelseitig.

Pyelonephritische Narben: Landkartenartig begrenzte, nur gering unter dem Niveau der Umgebung liegende, flache, „*beetförmige*" Narben mit graurotem Grund; einige Zentimeter, d. h. etwa fingernagelgroß, oft hilusnahe gelegen. Oft einseitig, aber auch doppelseitig (siehe Einführung, Tafel 33 und 34).

> *Achtung:* Jede Narbe, die in einer Furche der embryonalen Lappung liegt, wird selbst strichförmig!

Glomerulonephritische Narbennieren: Beide Nieren gleich betroffen: verkleinert, Oberfläche fein-, jedoch unregelmäßig-gehöckert. Die Höckerchen sind stets heller (meist gelblicher Farbton) als die Einziehungen. Schnittfläche graugelb bis graurot, Rinden-Mark-Grenze verwischt.

> **Differentialdiagnose der Narbennieren bzw. Nierennarben**
> - Trichterförmig, weiß: **Infarktnarbe**
> - Trichterförmig, graurot: **Arteriosklerotische Narbe**
> - Beetartig flacher Grund: **Pyelonephritische Narbe**
> - Gleichmäßig granulierte Oberfläche, graurot, dunkel: **Angiolosklerose**
> - Ungleichmäßig granulierte Oberfläche, graugelb, hell: **Glomerulonephritische Narbenniere.**

Schrumpfnieren
Von Schrumpfnieren spricht man, wenn der größte Durchmesser 6–8 cm nicht übersteigt, und das Gewicht unter 100 g liegt.
- **Vaskulär bedingte Schrumpfnieren:** Angio-Angiolosklerose; multiple Infarkte; ausgedehnter Subinfarkt; zentralarterielle Schrumpfniere.
- **Entzündlich bedingte Schrumpfnieren:** Glomerulonephritis, Pyelonephritis.
- **Endstadiumnieren:** Bezeichnung für Schrumpfnieren nach Langzeitdialyse: hochgradige Organinvolution mit manchmal polyzystischer Transformation. Es kommt zum Bild einer erworbenen Schrumpf-Zysten-Niere. *Achtung:* manchmal Ausbildung solider Adenome bzw. Nierenkarzinome.

56.14 Nierentuberkulose

20 % aller extrapulmonalen Tuberkulosemanifestationen (an dritter Stelle nach Lunge und Knochen).

Pathogenese der Nierentuberkulose

Die Nierentuberkulose entsteht meist hämatogen, einseitig oder beidseitig, im Rahmen der postprimären Frühstreuung. Zwischen der hämatogenen Streuinfektion und der klinischen Manifestation kann eine Latenzzeit bis zu 10 Jahren liegen.

Weitere Ausbreitung des tuberkulösen Prozesses kanalikulär (durch Einbruch miliarer Herdchen in die Nephrone), hämatogen oder lymphogen.

Tuberkulöse Veränderungen im Nierenbecken und in den Ureteren als Sekundärerkrankung bei Nierentuberkulose selten. Häufiger entsteht durch absteigende kanalikuläre Infektion eine *Harnblasentuberkulose:* meist ulzeröse, seltener produktive Form. Abheilung der Harnblasenaffektion nach Sanierung der Streuquelle in der Niere mit Schleimhautnarben oder – bei schweren Fällen – unter Bildung einer Schrumpfblase.

Es lassen sich fünf Manifestationen der Nierentuberkulose unterscheiden:

1. **Miliartuberkulose der Niere**
   Niere von dicht gelagerten, miliaren Tuberkeln durchsetzt. Später Vereinigung der Knötchen zu Konglomerattuberkeln möglich.

2. **Produktive knotige Nierentuberkulose**
   Bis walnußgroße, gelblich-weißliche Knoten, entsprechend den Tuberkulomen in anderen Organen. In der Peripherie der Knoten, die aus tuberkulösem Granulationsgewebe aufgebaut sind, miliare Knötchen. Keine Kommunikation mit dem Nierenbecken.

3. **Käsig-kavernöse Nierentuberkulose**
   Häufigste Form der Nierentuberkulose.
   Das Nierenparenchym von kavernösen Hohlräumen durchsetzt. Die Wand derselben besteht aus einer Granulationsgewebsschicht mit Verkäsung an ihrer Innenfläche. In der Umgebung miliare Tuberkel. Meist Kommunikation mit dem Nierenbecken, dadurch Ausbreitung der Erkrankung auf die Harnwege möglich. Häufig Sekundärinfektion (aszendierend oder hämatogen mit unspezifischen Erregern) → Pyonephrose (Tafel 46).

4. **Tuberkulöse Mörtelniere**
   Nierenparenchym zu einem dünnen, sackartigen Gebilde umgewandelt, das von mörtelartigem (käsig-verkalktem) Brei erfüllt ist. Meist besteht ein Ureterverschluß. Manchmal betrifft die Veränderung nur einzelne, abgeschnittene Kelche (partielle Mörtelniere). Die Mörtelmassen werden von einem Narbengewebssaum – meist ohne tuberkulöses Granulationsgewebe – umgeben: *ausgebrannte Tuberkulose.*

5. **Käsige Pyelitis**
   Befall des Nierenbeckens ohne größere Destruktion des Nierenparenchyms.

56.15 Tumoren der Niere

56.15.1 Hamartome

Kleine, rundliche, grauweiße Knötchen. Wenige Millimeter bis mehrere Zentimeter groß. In der Marksubstanz gelegen, dann „*Fibrome*" genannt; wenn mit der Kapsel verbunden, dann „*Kapsulom*". Es existieren viele histologische Varianten (Bindegewebe, Fettgewebe, glatte Muskelzellen u. a.).

Unterscheide von Hamartomen bzw. Tumoren:
Verlagerung von Teilen oder der gesamten Nebenniere in die oberste Rindenschicht. Multiple, kleine, gelbe Herdchen werden versprengte Nebennierenkeime genannt, es ist jedoch nicht geklärt, ob es Fehldifferenzierungen oder Choristien sind.

56.15.2 Benigne Tumoren

Adenome
Relativ häufig, meist im höheren Lebensalter, oft multipel und vorwiegend subkapsulär, besonders in narbig veränderten Nieren.
Kleine, rundliche Knötchen, von wenigen mm bis zu 2–3 cm groß.

Histo: Tubulopapillär oder solide. Die Tumorknoten sind scharf begrenzt, haben jedoch keine bindegewebige Kapsel.

Histogenese: Abkömmlinge des Tubulusepithels. Wegen der Kleinheit keine klinische Bedeutung.

Onkozytom
Oft große (bis zu 12 cm Durchmesser) Tumoren von bräunlicher Farbe und scharfer Abgrenzung durch eine bindegewebige Kapsel. Histologisch sind sie aus großen, eosinophilen Zellen mit kleinen, rundlichen Kernen aufgebaut.

Angiomyolipom
Oft multizentrisch, gelegentlich mit Einwachsen ins Nierenbecken oder in die Nierenvene.
Gelbliche, scharf begrenzte, oft gelappte Knoten.

Histo: Aufbau aus reifem Fettgewebe, glatter Muskulatur und geschlängelten, dickwandigen Blutgefäßen in unterschiedlicher Quantität.
Ein Drittel aller Angiomyolipome der Niere sind mit tuberöser Hirnsklerose assoziiert.

56.15.3 Maligne Tumoren

56.15.3.1 Nierenzellkarzinom

Häufigster maligner Nierentumor im Erwachsenenalter. Männer sind doppelt so häufig wie Frauen betroffen. Der Tumor nimmt meist einen Nierenpol ein, kann aber auch multizentrisch oder bilateral vorkommen.

Makro: Polyzyklischer, buntscheckiger Knoten (weißlich-goldgelb bis braunrötlich) mit fibröser Pseudokapsel. Zwischen 3 und 15 cm groß. Regressive Veränderungen (Blutungen, Nekrosen, Verkalkungen, Zysten) häufig. Größere Tumoren mit Einbruch ins Nierenbecken und/oder in die Nierenvene (Tumorthrombus).

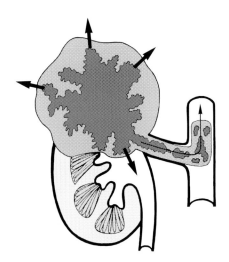

Abb. 56.26: Nierenzellkarzinom mit Einbruch in das Nierenbecken und die V. renalis sowie Durchbruch der Nierenkapsel.

Histo: Abgeleitet von Tubulusepithelzellen, Tubulär-papilläre und solide Wachstumsformen.

- **Nierenzellkarzinom vom klarzelligen Typ**
  Mit 70 % aller Nierenzellkarzinome der häufigste Typ. Es sind meist höher differenzierte, tubulär bis solide wachsende Tumoren, die aus pflanzenzellähnlichen Tumorzellen aufgebaut sind. Der hohe Glykogengehalt der Zellen (wird infolge Wasserlöslichkeit bei der Fixierung mehrheitlich herausgelöst) ist verantwortlich für das optisch „leere" Zytoplasma. Ihre Kerne sind meist klein und chromatinreich, mit wenig Mitosen.
- **Nierenzellkarzinom vom papillären Typ**
  15 % aller Nierenzellkarzinome. Die Papillen sind aufgebaut aus einem fibrovaskulärem Stroma, das von einem einschichtigen, überwiegend kubischen Epithel bedeckt ist, welches meist nur geringe Zell- und Kernatypien aufweist.
- **Nierenzellkarzinom vom chromophoben Typ**
  5 % der Nierenzellkarzinome. Feingranuläres Zytoplasma mit perinukleären Aufhellungszonen. Die Tumorzellen exprimieren EMA (Epithelial membrane antigen). Bessere Prognose als die häufigeren, klarzelligen Nierenzellkarzinome.

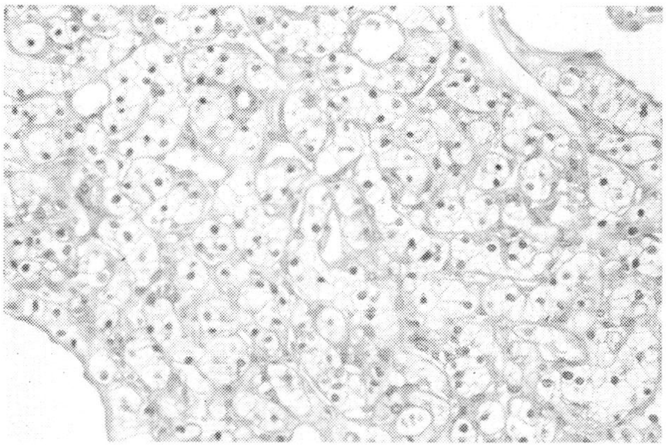

---

21 GEROTA, Dimitrie (1867–1939), Anatom in Bukarest.

![Histologie]

Abb. 56.27: Nierenzellkarzinom vom klarzelligen Typ.

Prognostische Faktoren
Wichtig ist einerseits die Klassifikation des „Grading", andererseits die Beurteilung der Größe und das invasive Verhalten des Tumors.

Grading:
Grad

I Kleine runde Kerne, keine/kaum sichtbare Nukleolen

II Gering unregelmäßige Kerne, Nukleolen

III Ausgeprägt unregelmäßige Kerne, prominente Nukleolen

IV Bizarre, große, oft gelappte Kerne mit kondensiertem Chromatin und prominenten Nukleolen

Staging-TNM Klassifikation:
pT1 Tumor < 2.5 cm, organbegrenzt

pT2 Tumor > 2.5 cm, organbegrenzt

pT3 Tumorinfiltration innerhalb der GEROTA-Faszie mit Einbruch in die Nierenvene oder die Nebenniere oder das perirenale Fettgewebe

pT4 Tumorinfiltration außerhalb der GEROTA-Faszie

pN1 Solitäre Lymphknotenmetastase ≤ 2 cm

pN2 Lymphknotenmetastase > 2 cm, multipel ≤ 5 cm

pN3 Lymphknotenmetastase > 5 cm

pM1 Fernmetastasen

Die GEROTA[21]-Faszie = Fascia renalis umhüllt als Bindegewebsmantel die Fettkapsel der Niere.
Hämaturie (in 60 % der Fälle), Schmerzen im Nierenlager und ein tastbarer Tumor sind die häufigsten Symptome. Durch Nephrektomie behandelte Patienten haben eine 5-Jahresüberlebenszeit von ca. 40 %. Als prognostisch ungünstiges Zeichen werden eine starke Pleomorphie der Tumorzellen (unabhängig vom Zell-

typ) sowie ein Einwachsen des Tumors in die Nierenkapsel bzw. in das Nierenbecken gewertet.

Die Metastasierung erfolgt in erster Linie hämatogen: Lunge, Skelettsystem (osteolytische Metastasen $\rightarrow$ pathologische Frakturen), Leber.

Wichtige paraneoplastische Syndrome: Polyglobulie (EPO-Produktion) und Hyperkalzämie (auch ohne Knochenmetastasen).

Zytogenetische Studien haben gezeigt, daß die meisten Nierenzellkarzinome mit chromosomalen Aberrationen einhergehen: Mutationen des Suppressorgens. VHL (von HIPPEL-LINDAU-Gen) und/oder Deletion am Chromosom 3p.

56.15.3.2 Nephroblastom, WILMS[22]-Tumor

Einer der häufigsten malignen Organtumoren bei Kindern vor dem 10. Lebensjahr. Manchmal schon pränatal. **Maligner embryonaler Mischtumor der Niere** (*Syn.:* embryonales Adenomyosarkom), meist unilateral, oft mit Mißbildungen (Hemihypertrophie, Aniridie, Urogenitalfehlbildungen) und Chromosomenanomalien (Deletion am kurzen Arm von Chromosom 11).

Makro: Grauweißliche, homogene, mäßig derbe Tumoren, oft mit Zystenbildungen und Blutungen.

Histo: Embryonales, undifferenziertes mesenchymales Gewebe kombiniert mit differenziertem Stützgewebe (kollagenes Bindegewebe, glatte und quergestreifte Muskulatur, Knochen- und Fettgewebe) und mit verschieden großen und verschieden geformten, drüsenartigen, tubulären Strukturen, manchmal auch solide Epithelzellverbände und abortive glomeruläre Bildungen. Infiltrativ destruierendes Wachstum, frühzeitiger Einbruch in Venen, jedoch eher selten Metastasierung.

Prognose: Fünfjahresheilungschance etwa 30 %; hohe Strahlensensibilität; Rezidive noch nach Jahren möglich.

Histogenese: Dysontogenetische Tumoren, die sich von metanephrogenem Gewebe ableiten.

56.16 Nierentransplantation

Ausführliche Darstellung s. Allgemeine Pathologie 26.

Die Nierentransplantation stellt heute die Alternative der Wahl zur chronischen Dialyse dar. In der Regel werden entweder Nieren von Verwandten (Lebendspender) oder frisch Verstorbenen (Hirntoten) verpflanzt. Neben zahlreichen Vorteilen wie der physiologischen Ausscheidung, Verbesserung der Lebensqualität etc., bestehen aber auch Nachteile, die in der Unverträglichkeit zwischen Spenderorgan und Empfänger liegen und zur Abstoßung des Transplantates führen können. Neben herkömmlichen, immunsuppressiven Substanzen wie Cortisonderivaten und Zytostatika hat besonders die Anwendung von Cyclosporin und Azathioprin die Transplantatüberlebenszeit wesentlich verbessert. Die Implantation der Spenderniere findet üblicherweise in der seitlichen Wand des Unterbauches statt. Die A. renalis wird mit der A. iliaca int. End-zu-End verbunden, während die V. renalis mit der V. iliaca comm. End-zu-Seit anastomosiert wird. Der Ureter wird in die Harnblase neu implantiert.

- **Perakute Abstoßung:** Der Empfänger hat präexistente AK gegen das Spenderorgan. Es kommt kurz nach Eröffnung der Gefäßanastomosen zu Nekrosen an Endothelzellen und Gefäßwänden, Thrombosen und ischämischen bzw. hämorrhagischer Nekrose des Transplantates.
- **Akute Abstoßung:** 1. Zelluläre Reaktion durch T-Zellen; 2. Vaskuläre Reaktion durch Intimaproliferation und thrombotischen Lichtungsverschluß.
- **Chronische Abstoßung:** Obliterierende Arteriopathie.
- **Weitere Komplikationen:**
  - Infektionskrankheiten, begünstigt durch Immunsuppression
  - Hypertonie aus renaler Ursache
  - Magengeschwüre, Magenschleimhauterosionen (Steroidnebenwirkung)
  - Maligne Neoplasmen, besonders extrarenale Karzinome und Lymphome
  - Virushepatitis.

Achtung: **Rekurrierende Grunderkrankung** in der transplantierten Niere.

REKAPITULATION

1. Definiere Pyelonephritis (56.12.1)!
2. Erkläre die Entstehung einer Pyelonephritis (56.12.1)!
3. Schildere die Morpholoige der akuten und chronischen Pyelonephritis (56.12.1)!
4. Was ist eine interstitielle, nicht-destruierende Nephritis? (56.12.2)
5. Was ist eine „Phenazetin-Niere"? (56.12.2)
6. Welche Ursachen gibt es für Papillennekrosen? (56.12.2)
7. Welche Typen von Nierenabszessen gibt es? (56.12.3)
8. Was sind Harnsäureinfarkte bzw. Kalkinfarkte? (56.12.4)
9. Welche Arten von Nierennarben gibt es, und wie sehen diese aus? (56.13)
10. Was sind Schrumpfnieren? (56.13)
11. Schildere Entstehung und Morphologie der Nierentuberkulose (56.14)!
12. Nenne Beispiele für Hamartome der Niere (56.15.1)!
13. Erläutere ausführlich das Nierenzellkarzinom (56.15.3.1)!
14. Kennt man genetische Ursachen des Nierenzellkarzinoms? (56.15.3.1)
15. Was ist ein WILMS-Tumor? (56.15.3.2)
16. Erläutere die Abstoßungsreaktion bei Nierentransplantaten (56.16)!

---

22 WILMS, Max (1867–1918), Chirurg in Heidelberg. 1899 Erstbeschreibung des Nephroblastoms. WILMS starb 51jährig an Diphtherie.

57. Nierenbecken und Ureter

Die harnableitenden Wege (Nierenbecken bis Urethra) haben Transportfunktion, die Harnblase ist zusätzlich ein Reservoir. Die Schleimhaut des Urothels = Übergangsepithel reicht bis zur proximalen Urethra, normalerweise finden sich 3–6 Zell-Lagen. Durch Veränderungen an den Nachbarorganen können tiefgreifende Läsionen verursacht werden: Allgemein kommen retroperitoneale Prozesse in Frage, bei der Frau Erkrankungen von Uterus und Vagina, beim Mann Prostata und Rektum.

Miktion: Harnlassen, Blasenentleerung
Inkontinenz: unfreiwilliger Harnabgang
Harnretention: Harnverhaltung, Harnrückstau
Vesikoureteraler Reflux: ein- oder beidseitiges Zurückfließen von Harn in den Ureter, bes. während der Miktion.

57.1 Fehlbildungen und Formanomalien

- **Megaureter:** hochgradig erweiterter, vielfach geschlängelter Ureter. Ursache evtl. angeboren.
- **Hypoplasie, Atresie des Ureters:** Ureter vollständig oder partiell nur als solider Strang vorhanden.
- **Heterotope Uretermündung:** Der Ureter mündet dystop in die Harnblase oder ektop, z. B. in Urethra, Samenblasen, Vagina u. a.
- **Idiopathische Ureterabgangsstenose:** Funktionelle Stenosen am Übergang von Nierenbecken zu Harnleiter; morphologisch nicht faßbar.
- **Abnormer Ureterabgang:** Wenn nicht an der tiefsten Stelle des Nierenbeckens gelegen, kommt es zu einer Knickung → Stenose.
- **Nierenbeckenausgangsstenose durch aberrante Blutgefäße:** Abnorm verlaufende Arterien können das Nierenbecken umschlingen und komprimieren.

Verdoppelung des Ureters
- **Ureter duplex:** Verdoppelung des Nierenbeckens, 2 Ureteren, die sich nicht vereinen; der Ureter vom oberen Nierenpol mündet immer tiefer unten in die Blase und umgekehrt.
- **Ureter fissus:** Ureter gespalten, evtl. auch das Nierenbecken; die beiden Ureteren vereinigen sich vor der Einmündung in die Harnblase: Y-förmiger Ureter.

57.2 Harnabflußstörungen

Die Auswirkungen der Abflußstörungen hängen von der Lokalisation der Stenose ab. Verengungen am Übergang Nierenbecken zu Ureter werden zu einer isolierten Ausweitung des Nierenbeckens führen. Beidseitige Abflußblockaden können Ursache für ein Nierenversagen sein.

Akute Verschlüsse führen zu einer Ausweitung des Nierenbeckens und/oder des Ureters durch gestauten Urin, bis der Druck so hoch ist, daß kein weiterer Harn filtriert werden kann. Unter solchen Umständen muß die Niere keine wesentlichen morphologischen Veränderungen zeigen, obwohl sie bereits keinerlei Harn mehr produziert. Chronische und intermittierende Verschlüsse können ein- oder beidseitig zu einer massiven Ausweitung des Nierenbeckens und zu einer hydronephrotischen Sackniere führen, wobei die Nierenfunktion noch relativ lange, wenn auch eingeschränkt, aufrecht bleibt.

Jede obstruktive Uropathie disponiert zur bakteriellen Entzündung: Pyelonephritis, Pyonephrose.
Merkwort: „Wo Retention, dort Infektion."

In der klinischen Praxis finden sich somit alle Formen der Harnabflußstörungen oft mit bakteriellen Infektionen kombiniert. Die Steinbildung wird durch Obstruktionen der harnableitenden Wege ebenfalls begünstigt.

Tab. 57.1: Ursachen der Harnabflußstörungen

Mechanische Obstruktion der Harnwege
1. **Veränderungen innerhalb des Harntraktes**
   - Prostatahyperplasie und Karzinom
   - Tumoren der ableitenden Harnwege
   - Narbenstrikturen in den Ureteren oder der Urethra
   - Idiopathische Obstruktion am Übergang Nierenbecken zu Ureter
   - Entzündliche Stenosen z. B. bei Tuberkulose
   - Steinbildungen (s. 57.3)
   - Konnatale Faltenbildungen z. B. in der Urethra und andere konnatale Fehlbildungen oder Lageanomalien (Nephroptosen)

2. Veränderungen außerhalb der Harnwege
- Tumoren des kleinen Beckens (Zervix- oder Rektumkarzinom)
- Tumoren oder proliferative Prozesse des Retroperitoneums
- Retroperitoneale Fibrose (s. 40.9)
- Druck durch aberrante Nierenarterien oder Aneurysmen der Nierenarterie
- Druck und Zug durch Adhäsionen
- Gravidität

Neuromuskuläre Störungen, z. B. Querschnittsläsionen, Paraplegie, Tabes dorsalis, multiple Sklerose: zusammengefaßt unter dem Begriff *„neurogene Blasenentleerungsstörungen".*

Bei akuter Abflußbehinderung finden sich meistens keine ausgeprägten makroskopischen und mikroskopischen Veränderungen. Die Alteration beginnt an den Spitzen der Nierenpapillen, die distalen Tubuli gehen verloren, es entsteht eine Vermehrung interstitiellen, hyalinen Bindegewebes. Mit fortschreitender Dauer nimmt die Atrophie der Papillen zu, sie werden flach. Dies geht einher mit einer Verschmälerung der Rinde, verursacht durch glomeruläre Sklerose und tubuläre Atrophie, die wahrscheinlich durch eine Ischämie verursacht ist. Die Ischämie entsteht durch Steigerung des intrarenalen Druckes aufgrund des Harnstaus: dieser Druck wird auf das Parenchym weitergegeben, da die Niere aufgrund ihrer Ummantelung durch eine fibröse Kapsel dem Druck nicht nachgeben kann. Im Endstadium wird die Niere in einen papierdünnen, fibrösen Sack umgewandelt, gleichzeitig Ausdehnung des Nierenbeckens. Schließlich endet die **Hydronephrose** in einer chronischen Niereninsuffizienz.

> Hydronephrose ist eine Ausweitung des Nierenbeckens mit sekundärer Druckatrophie des Nierenparenchyms.

Nierenbecken extrem erweitert, meist von klarer Flüssigkeit erfüllt. Bei Sekundärinfektion mit Eitererregern wird der wäßrige Inhalt durch dickflüssigen Eiter ersetzt = **Pyonephrose.**
Der Ureter weitet sich proximal der Obstruktion aus: Hydroureter. Bei Blasenausflußstörungen werden der Ureter und die oberen Harnwege üblicherweise durch einen Ventilmechanismus an der Mündung der Ureteren zur Blase geschützt. Ist die Blasenausflußbehinderung aber zu stark, entwickelt sich ein ureteraler Reflux und die Ureteren dilatieren.

57.3 Urolithiasis, Harnsteine

Je nach Ort der Steinbildung unterscheidet man:
Nephrolithiasis = Steinbildung im Nierenbecken
Ureterolithiasis = Steine im Harnleiter
Zystolithiasis = Blasensteine

Die Steinbildung ist ein komplexer Vorgang, dessen Pathogenese nicht geklärt ist.
In den letzten Jahren ist die Häufigkeit des Steinleidens angestiegen (Ernährungsgewohnheiten?).
In der Kausalgenese der Harnsteinbildung unterscheidet man prärenale, renale und postrenale Faktoren. Zu den prärenalen Faktoren zählen exogene und endogene Umstände, die Harnsteine bestehen aus einer organischen Matrix und einem kristallinen Mantel. Als organische Matrix nimmt man Mukopolysaccharide an, die vom Tubulusepithel des Nierenparenchyms ausgeschieden werden. Diese organische Matrix ist der Mutterboden für die Steinbildung. Sekundär kommt es dann zur Einlagerung von Mineralsalzen in diese Matrix, und es entstehen Mikrolithen. Durch weitere Kristallisation von Salzen entstehen Makrolithen. Für die Kristallisation von Salzen spielen die Konzentration des Harns und sein pH-Wert eine bedeutende Rolle.

Faktoren für die Entstehung von Harnsteinen

- **Konzentrationserhöhung**
  Kalzium: Hyperkalziämie – Hyperkalziurie (oft Hyperparathyreoidismus)
  Oxalat: Exogene Oxalose – Primäre Oxalose
  Zystin: Zystinurie
  Harnsäure: Bei Hyperurikämie, Gicht
- **Lokale Faktoren**
  1. RANDALLsche[1] Plaques: Ca-Salz-Abscheidungen an den Papillen.
  2. Vitamin A-Mangel: Störung der Integrität der epithelialen Oberflächen.
  3. Infektionen: besonders bei harnstoffspaltenden Bakterien, dadurch Alkalisierung des Harns (Phosphatsteine).
  4. Harnstauung: bei Abflußhindernis.

Die Steine zeigen starke Größenschwankung an. Es können sich kleinste Steine finden, die spontan ausgeschieden werden. Die maximale Veränderung stellen Nierenbeckenausgußsteine dar, die entsprechend den Verzweigungen des Nierenbeckens ein korallenstockähnliches Aussehen haben (siehe Einführung, Tafel 36).

---

1 RANDALL, Alexander (1883–1951), Urologe in Philadelphia.

Klinisch ist das Leitsymptom des Steinleidens die Kolik: plötzlich auftretender Schmerz in der Nierengegend, der sich entlang dem Harnleiterverlauf ausbreitet; evtl. Hämaturie, manchmal reflektorisch eine Darmparalyse.

- **Uratsteine:** Rundlich-oval, glatt oder feinhöckrig, gelbbraun, hart, multipel.
- **Oxalatsteine:** Je etwa 1 cm groß, scharfkantige Oberfläche, maulbeerartig, vielzackig bis spitzstachelig, hart, schwarz, multipel.
- **Phosphatsteine:** In der Harnblase rundlich-oval, im Nierenbecken die Calices „korallenstockähnlich" oder „hirschgeweihartig" ausfüllend: *Ausgußstein, Pfeifenstein*. Grau-weiße bis grau-braune aufgerauhte Oberfläche, weich, brüchig; oft solitär.
- **Zystinsteine:** Rundlich-oval, gelb, wachsartig, multipel.
- **Kombinationssteine:** Zentral braun bis schwarz (Urat, Oxalat); darüber geschichtet gelb bis weiß (Phosphat).

Folgen der Steinbildung in den Harnwegen
Mechanische Reizung der Schleimhaut mit nachfolgender Entzündung, Drucknekrosen, Fistelbildungen.
Harnstauung durch Obstruktion – Hydronephrose, Hydroureter.
Harnwegsinfektion mit Aszension (Pyelonephritis).
Spätfolgen: Narbenstrikturen, Fistelbildungen, Entwicklung von malignen Neoplasmen auf dem Boden chronischer Entzündungen.

57.4 Entzündungen des Nierenbeckens und des Ureters

Meist keine isolierten Erkrankungen, sondern im Rahmen einer Zystitis oder Pyelonephritis. Die entzündlichen Veränderungen im primär affizierten Organ meist am stärksten ausgeprägt.
Nach der **Ätiologie** können unterschieden werden:
1. *Infektiöse Ausscheidungsureteritis (Pyelitis):* Deszendierende Entzündung bei verschiedenen Infektionskrankheiten.
2. *Toxische (abakterielle) Ausscheidungsureteritis*
3. *Aszendierende Ureteritis (Pyelitis):* Ausgehend von den tieferen Harnwegen (Gonorrhoe, Prostatitis, Zystitis).
4. *Autochthone Pyelitis und Ureteritis* bei lokalen prädisponierenden Veränderungen, wie Konkrementbildungen, Tumoren, Parasitenbefall, Blutgerinnseln, Fremdkörpern. Meist Sekundärinfektion durch Kolibakterien oder Kokken.

Nach der Morphologie können unterschieden werden:
Katharrhalische Entzündungen: Rötung und Schwellung der Schleimhaut, evtl. mit Blutungen.
Fibrinös-pseudomembranöse Entzündungen
Diphtherische Entzündungen
Phlegmonöse Entzündungen
Nekrotisierende und ulzeröse Entzündungen

Besondere Formen

Ureteritis cystica
Bildung kleinster Zystchen durch zystische Umwandlung der BRUNNschen Epithelnester, meist bei alten Patienten.

Ureteritis follicularis
Chronische Entzündung mit herdförmigen, lymphozytären Infiltrationen in follikelartiger Anordnung, manchmal mit Keimzentren.

57.5 Tumoren des Nierenbeckens und des Ureters

Urothelpapillom/Urothelkarzinom des Nierenbeckens
Ungefähr 5–10 % der Tumoren im Nierenbereich entstehen im Nierenbecken. Sie entsprechen histologisch den analogen Tumoren in der Harnblase (Papillome, papilläre Karzinome), und es gelten die gleichen Malignitätskriterien. Gelegentlich treten Urotheltumoren multipel im Nierenbecken, Ureter und der Harnblase auf. Neben manifesten Tumoren können – auch ohne Kontinuität – herdförmige Uroteldysplasien und in-situ-Karzinome beobachtet werden („Feldeffekt" des Karzinogens). Ein erhöhtes Risiko für Nierenbeckenkarzinome besteht bei Analgetika-Abusus (Phenacetin).
Klinische Manifestation meist relativ frühzeitig wegen Hämaturie und Abflußbehinderung.

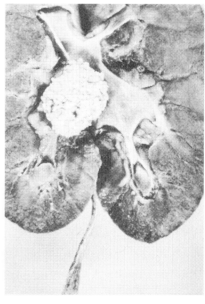

Abb. 57.1: Papilläres Urothelkarzinom im Nierenbecken.

REKAPITULATION

1. Was ist der Unterschied zwischen einem Ureter duplex bzw. fissus? (57.1)
2. Gib einen Überblick der Harnabflußstörungen (57.2 bzw. Tab. 57.1)!
3. Was ist eine Hydronephrose? (57.2)
4. Erkläre die Ursachen der Harnsteinbildung (57.3)!
5. Wie unterscheiden sich die einzelnen Typen der Harnsteine? (57.3)
6. Welche Folgen haben Harnsteine? (57.3)
7. Erläutere die Nierenbeckenentzündung (57.4)!
8. Gibt es prinzipielle Unterschiede zwischen Tumoren des Nierenbeckens und der Harnblase? (57.5)

58. Harnblase

58.1 Fehlbildungen der Harnblase

58.1.1 Ectopia = Ekstrophia vesicae

Die Ektopie ist die wichtigste Blasenmißbildung. Der untere Teil der vorderen Bauchwand fehlt, die vordere Blasenwand fehlt ebenfalls. Die gerötete Blasenschleimhaut ersetzt die fehlende Bauchhaut. Bei kompletten Ekstrophien fehlen Schambein und Symphyse.

Die Fehlbildung ist meistens mit anderen Entwicklungsstörungen des äußeren Genitales kombiniert wie z. B. Epispadie, andere Penisfehlbildungen, Scrotum bifidum und Maldescensus testis.
Die ektop liegende Blasenschleimhaut entzündet sich als Reaktion auf Trauma oder Infektion. Die Entzündung ist oft sehr schwer ausgeprägt, sodaß die Blasenschleimhaut durch Granulationsgewebe ersetzt wird. Die chronische Entzündung führt zur Zellschädigung und zur metaplastischen Umwandlung von Urothel in Plattenepithel und Drüsenepithel.
Die entzündlichen Veränderungen an der frei liegenden Blasenschleimhaut können zu fortgeleiteten Entzündungen führen, die bis ins Nierenbecken aufsteigen und schwere Nierenschädigungen verursachen. Eine Spätfolge der unbehandelten Blasenekstrophie ist die Entwicklung eines Adenokarzinoms, ausgehend vom metaplastischen, glandulären Epithel.

58.1.2 Persistenz des Urachus

Die vollständige Persistenz des Urachus führt zu einem Harnabfluß von der Blase über den Urachus an der Innenseite der Bauchwand zum Nabel, aus dem Harn träufelt. Die Urachusreste können auch an einer Seite verschlossen sein, was zur Bildung eines **Urachusdivertikels** führt, welches immer den Ursprung am Blasendach nimmt. Bei inkompletter Urachuspersistenz können sich **Urachuszysten** ausbilden. Üblicherweise sind kleinere Urachusreste klinisch stumm und machen keine Beschwerden.
Das **Urachuskarzinom** ist histologisch nicht von einem anderen Adenokarzinom der Blase zu unterscheiden. Um ein Urachuskarzinom zu diagnostizieren, muß der Tumor anatomisch entlang dem Verlauf des Urachus lokalisiert sein. Die Lokalisation muß somit der Vorderwand der Harnblase median bis zum Blasendach hin entsprechen. Diese Art der Tumoren liegt tief in der Blasenwand, eingebettet in der Muscularis propria. Der Tumor infiltriert die Blasenwand mit direkter Ausdehnung auf die vordere Bauchwand. Die über dem Tumor liegende Harnblasenschleimhaut ist frei von Atypien und scharf gegen den Tumor abgegrenzt.

58.2 Infektiöse Zystitis

58.2.1 Einfacher bakterieller Harnwegsinfekt

Harnwegsinfekte sind eine sehr häufige Erkrankung (20–30 % aller Frauen zu irgendeiner Lebenszeit betroffen). Die häufigste Ursache stellen Bakterien dar, wobei GRAM-negative Stäbchen, speziell E. coli sowie Proteus die häufigsten Erreger sind. Weiters können auch Staphylokokken und Enterokokken, also GRAM-positive Bakterien, einen Harnwegsinfekt verursachen. Am häufigsten gelangen die Bakterien aszendierend über die Urethra in die Harnwege. Als Komplikation einer bakteriellen Zystitis kann es zu aufsteigender Entzündung bis ins Nierenbecken kommen, wo sich eine Pyelonephritis entwickeln kann.

Die Symptome eines Harnwegsinfektes sind Schmerzen und das Entstehen eines häufigen Harndranges (Pollakisurie). Tritt Fieber auf, so ist das ein Zeichen für eine Beteiligung der oberen Harnwege. Im Urin kommen vermehrt Leukozyten und wenige Erythrozyten vor, auch sind Bakterien nachweisbar. In der Harnkultur gelten Keimzahlen von 10^5 Bakterienkolonien pro ml Harn als relevanter Befund.

Bei der akuten Zystitis ist die Harnblasenschleimhaut ödematös, zeigt eine deutliche Gefäßzeichnung und Rötung. Mikroskopisch ist ein Infiltrat mit neutrophilen Granulozyten in der Lamina propria und evtl. zwischen den Epithelzellen auffällig, bei schweren Formen der Entzündung kann es zur Ulzeration sogar bis in die Muscularis propria kommen. Die akute Zystitis heilt üblicherweise vollständig ab.

Länger andauernde Infektionen oder rezidivierende Harnwegsinfekte können zur follikulären Zystitis führen.

58.2.2 Follikuläre Zystitis

Die follikuläre Zystitis ist durch Lymphfollikel mit Keimzentren im Bereich der Lamina propria charakterisiert. Sie ist das morphologische Äquivalent einer chronischen Entzündung der Lamina propria. Makroskopisch ist die Mukosa granulär und verdickt. Zusätzlich kann es zur Fibrose der Muscularis kommen, was zur Reduktion des Blasenvolumens führen kann. Die Einschränkung der Blasenkapazität bewirkt beim Patienten einen häufigen Harndrang.

58.2.3 Emphysematöse Zystitis

Die emphysematöse Zystitis ist eine Form der akuten infektiösen Entzündung der Harnblase, die durch das **Auftreten von Gasblasen in der Lamina propria** charakterisiert ist. Üblicherweise sind gasbildende Bakterien, wie z. B. E. coli oder Enterobacter aerogenes, verantwortlich.

Die emphysematöse Zystitis ist vorwiegend bei älteren, schwer kranken Patienten und Diabetikern zu beobachten, wenn die gasbildenden Bakterien in die Blasenwand eindringen.

58.2.4 Gangränöse Zystitis

Die gangränöse Zystitis ist durch **Nekrosen der Schleimhaut und der Muscularis propria** der Harnblase charakterisiert. Sie kann im Rahmen von Infektionen mit hochvirulenten Organismen entstehen, die in die Harnblasenwand vordringen. Das entstehende Ödem unterbindet die Durchblutung des Gewebes. Liegen noch andere Faktoren vor, die die Durchblutung behindern, wie z. B. Druck von außen bei einem graviden Uterus, bei erhöhtem Innendruck der Harnblase durch Harnabflußstörungen oder bei allgemein schlechter Durchblutungssituation, z. B. im Rahmen einer Arteriosklerose, kann die Entstehung einer gangränösen Zystitis begünstigt werden.

58.2.5 Tuberkulose der harnableitenden Wege

Ureter, Harnblase und Nierenbecken können von einem postprimären, tuberkulösen Herd in der Niere infiziert werden. Die initiale Veränderung in den harnableitenden Wegen liegt üblicherweise am Übergang von Nierenbecken zu Ureter. In der Harnblase sind die Ureterenmündungen und das Trigonum Prädilektionsstellen für das Auftreten einer tuberkulösen Entzündung.

Histo: käsig-nekrotisierende Epitheloidzellgranulome innerhalb der Lamina propria. Über diesen Granulomen kommt es zu scharf begrenzten Ulzera, die durch Narbenbildung abheilen. Diese Narbenbildung kann Ursache für Ureterstenosen und Abflußbehinderungen innerhalb des Harntraktes sein.

Heute ist eine der häufigsten granulomatösen Entzündungen der unteren harnableitenden Wege durch iatrogene Instillation von BCG (Bacille-CALMETTE-GUÉRIN) in die Harnblase verursacht. Die Instillation wird als Behandlungsmethode für das Carcinoma in situ angewandt (s. 58.4.3 – medikamentös verursachte Entzündungen).

58.2.6 Schistosomiasis (Bilharziose)[1] der Harnblase

Die Entzündung der Harnblase bei Schistosomiasis ist am häufigsten auf Schistosoma haematobium und in einer geringeren Anzahl der Fälle auch Schistosoma MANSONI[2] zurückzuführen. Die Erkrankung ist im mittleren Osten und Nordafrika endemisch (300 Millionen Erkrankte auf der Welt!).

Die Patienten werden durch Zerkarien (Larven) infiziert, die die Haut durchdringen, nachdem sie vom Zwischenwirt (Schnecken) freigesetzt wurden. Die Zerkarien dringen in die Venen ein und reifen zu Würmern aus. Nach einer Passage durch die Lunge emigrieren die Würmer durch die Gefäßwand in die Blase und evtl. auch in den Dickdarm, wo sie in perivaskulärer Lokalisation ihre Eier ablegen. Diese Eier kommen dann in der Lamina propria und in der Muskularis zu liegen und verursachen eine starke entzündliche Reaktion, die zu Schleimhautulzera führt.

Die akute, entzündliche Reaktion ist charakterisiert durch reichlich neutrophile und eosinophile Granulozyten sowie Lymphozyten und Fremdkörperriesenzellen. Nach Abheilen und Zugrundegehen der Eier verkalken diese, es bildet sich eine fibröse Gewebsreaktion um die Eier herum aus. Es entstehen polypöse Schleimhautvorwucherungen, die von metaplastischem Plattenepithel bedeckt werden können, oder es kommt zur Ausbildung einer glandulären Metaplasie.

Patienten mit lang bestehender Schistosomeninfektion der Harnblase haben ein **signifikant größeres Risiko ein Harnblasenkarzinom zu entwickeln.**

58.3 Nicht-infektiöse Zystitis

Der Hauptteil der Zystitiden ist bakterieller Genese. Einige Patienten haben aber idiopathische, chronische Entzündungen der Harnblase.

58.3.1 Interstitielle Zystitis

Die interstitielle Zystitis wird auch als HUNNERsche[3] Zystitis bezeichnet. Vorwiegend bei Frauen: Schmerzen, erhöhter Harndrang; die Beschwerden dauern viele Monate bis Jahre; der kulturelle Nachweis von Bakteri-

---

1 BILHARZ, Theodor (1825–1862), deutscher Tropenarzt in Kairo.
2 MANSON, Sir Patrick (1844–1922), Bakteriologe in Hongkong.
3 HUNNER, Guy Le Roy (1868–1957), Urologe in Baltimore.

en im Harn fällt negativ aus; die Zystoskopie zeigt Narben und Ulzera in der Schleimhaut. Im späteren Krankheitsverlauf kann es zur Ausbildung großer Ulzera kommen, die mit einer Fibrose der Blasenwand verbunden sind. Die Fibrose der Blasenwand hat zur Folge, daß die Dehnbarkeit der Blase eingeschränkt ist, und die Blasenkapazität, d. h. das Harnvolumen, das die Blase aufnehmen kann, stark reduziert ist.

58.3.2 Eosinophile Zystitis

Die eosinophile Zystitis ist eine idiopathische Entzündung der Harnblase, bei der eosinophile Granulozyten den dominierenden Zelltyp des entzündlichen Infiltrates darstellen.
Diese Art der Entzündung kommt gemeinsam mit zwei klinischen Begleitumständen vor:
1. Allergische Erkrankungen.
2. Schädigungen der Blasenwand oder vorangegangene Harnabflußstörungen.
Beim allergischen Typ sind die Patienten meist jung oder in mittlerem Lebensalter und haben eine Anamnese allergischer Erkrankungen mit Bluteosinophilie. Bei jenem Typ der eosinophilen Zystitis, die durch vorangegangene Schädigungen der Harnblase einhergeht, sind die Patienten meistens ältere Männer mit einem Prostataleiden, transurethraler Resektion oder anderen traumatischen Blasenschädigungen.
Auch bei dieser Form der chronischen Zystitis kann ein prolongierter Krankheitsverlauf zur Fibrose der Harnblasenwand und somit zu ganz ähnlichen Veränderungen, wie bei der interstitiellen Zystitis, führen.

58.3.3 Malakoplakie

Die Malakoplakie ist eine **granulomatöse Erkrankung der Harnblasenschleimhaut von unbekannter Ätiologie**. Sie ist selten und wurde in verschiedenen Regionen des Körpers beschrieben; das Vorkommen in den ableitenden Harnwegen ist jedoch am häufigsten.
Frauen sind in einem Verhältnis 4 : 1 häufiger betroffen als Männer. Die klinische Symptomatik ist unspezifisch und gleicht einer chronischen, nicht spezifischen Blasenentzündung.

Makro: Weiche, braune Plaques in der Schleimhaut, die zentral ulzerieren können. In fortgeschrittenen Krankheitsfällen können diese Plaques konfluieren und einen Tumor vortäuschen.

Histo: Die Plaques bestehen aus dicht gelagerten, großen Histiozyten mit reichlich granulärem Zytoplasma (HANSEMANN[4]-Zellen). Charakteristisch sind intra- und extrazelluläre, lamellär strukturierte, kugelige Gebilde von 5–10 µ Durchmesser. Sie werden MICHAELIS-GUTMANN[5]-Körperchen genannt, sind kalzifiziert und lassen sich mit der KOSSA[6]-Färbung (Nachweis von Kalk) darstellen.

Die Ätiologie dieser Erkrankung ist unbekannt. Man nimmt an, daß die MICHAELIS-GUTMANN-Körperchen mineralisierten Phagolysosomen entsprechen. In den Phagolysosomen der HANSEMANN-Zellen konnten Reste von teilweise abgebauten Bakterien gefunden werden. Dies ist ein Hinweis, daß chronische Harnwegsinfektionen eine wichtige pathogenetische Rolle bei der Entstehung der Malakoplakie spielen.

Harnwegsinfektionen sind sehr häufig, die Malakoplakie hingegen ist sehr selten – es muß daher noch ein weiterer, wesentlicher Faktor für die Entstehung einer Malakoplakie eine Rolle spielen: möglicherweise eingeschränkte Immunabwehr der Patienten. Diese Ansicht wird dadurch unterstützt, daß Makrophagen von Patienten mit Malakoplakie zwar eine normale Phagozytose aufweisen, aber eine eingeschränkte Fähigkeit haben, Bakterien abzutöten.

58.4 Iatrogen verursachte Entzündungen der harnableitenden Wege

58.4.1 Katheterzystitis

Ein länger liegender Harnblasenkatheter („Dauerkatheter") verursacht immer eine entzündliche Reizung der Harnblase: lokal umschriebene Schleimhautrötung mit geringem, entzündlichem Infiltrat. Bei langer Liegedauer kann es zur Ausbildung einer polypoiden oder papillären Zystitis (s. 58.4.4) oder gelegentlich auch zu einer allergischen Reaktion in Form einer eosinophilen Zystitis kommen.

58.4.2 Strahlenzystitis

Begleiterscheinung einer Strahlentherapie entweder von Blasentumoren oder nach Bestrahlung von Tumoren in anderen Organen der Nachbarschaft. Die Be-

---

4 HANSEMANN, David von (1858–1920), Pathologe in Berlin. Er beschrieb 1903 Makrophagen als wahrscheinliche Umwandlungsprodukte aus Zellen der BRUNNschen Nester.
5 MICHAELIS, Gustav Adolf (1798–1848), Gynäkologe in Kiel. Nach ihm und Karl GUTMANN (Berlin) wurden die verkalkten Körperchen benannt.
6 KOSSA, Gyula (geb. 1865), Pharmakologe in Budapest. Er entwickelte 1901 die histologische Darstellung von Kalk durch Imprägnieren mit Silbernitrat: Schwarzfärbung.

strahlung schädigt sowohl das Epithel direkt, als auch die Blutgefäße der Harnblasenwand.

Bei der **akuten Strahlenzystitis** kommt es zu Schleimhautulzera und zytologischen Atypien des nicht zugrunde gegangenen Epithels. Das Endothel der Blutgefäße reagiert mit einer Hyperplasie, die Gefäßwand kann eine fibrinoide Nekrose ausbilden, und es kann herdförmig zur Thrombosierung der Gefäße kommen. Im Bindegewebe sind mehrkernige, bizarre Riesenzellen zu sehen.

Spätere Stadien der Strahlenzystitis sind durch eine Verdickung der Intima durch fibröses Bindegewebe gekennzeichnet. Diese Veränderung führt zu Verschlüssen der Gefäßlumina; daraus resultieren eine Muskelatrophie, Fibrose aller Wandschichten und Ulzerationen. Die Ulzera heilen nur langsam ab: erhöhte Infektionsanfälligkeit, schwere Schleimhautblutungen.

58.4.3 Medikamentös induzierte Zystitis

Die medikamentös induzierte Zystitis kann ausgelöst werden durch alkylierende Substanzen, wie z. B. Cyclophosphamid, das bei systemischer Chemotherapie über den Harn ausgeschieden wird und einen direkt toxischen Effekt auf die Schleimhaut hat.

Eine andere Form der medikamentös ausgelösten Zystitis kann im Rahmen einer allergischen Reaktion auf Medikamente nach Art einer eosinophilen Zystitis auftreten.

Die BCG-Zystitis wird verursacht durch iatrogenes Einbringen von Bacille-CALMETTE-GUÉRIN als therapeutische Maßnahme in der Harnblase. Dies findet Anwendung in der Therapie oberflächlicher Harnblasentumoren oder des Carcinoma in situ der Harnblase (siehe 58.10.3.1).

Die Cyclophosphamid-induzierte Zystitis tritt nur bei einem Teil der behandelten Patienten auf. Sowohl bei den Patienten, die eine Zystitis entwickeln, als auch bei den anderen kann es zu schweren Atypien des Urothels kommen. Diese Atypien können fälschlich als Carcinoma in situ der Harnblase interpretiert werden. Sie sind aber nach Absetzen des Medikamentes reversibel. Dieser Umstand ist ein typisches Beispiel, wie wichtig für den Pathologen genaue klinische Angaben über den Patienten sind. Als Spätfolge einer Cyclophosphamid-Behandlung können sich aber auch Urothelkarzinome entwickeln.

58.4.4 Papilläre, polypoide Zystitis

Papilläre, polypöse Läsionen, die zu einer Vorwölbung der Schleimhaut in das Lumen führen. Eine ausgedehnte papilläre Zystitis ist häufig nach langem Liegen eines Harnkatheters zu beobachten – sie stellt somit eine Extremform der Katheterzystitis dar. Weiters wird sie beobachtet nach transurethralen Resektionen der Prostata und der Harnblase oder nach Einführung anderer Operationsinstrumente in das Blasenlumen. Nach Beseitigung des mechanischen Reizes bildet sich diese Veränderung üblicherweise spontan zurück.

Klinisch und zystoskopisch kann diese Erkrankung ein papilläres Karzinom des Urothels vortäuschen. Das bedeckende Urothel weist aber keine nennenswerte Proliferation oder ausgeprägtere Atypien auf.

58.4.5 Nephrogenes Adenom

Das nephrogene Adenom bzw. die *„nephrogene Metaplasie"* ist eine gutartige, reaktive Veränderung, die einen Tumor der Harnblase vortäuscht.

Histo: Zahlreiche, englumige, tubuläre Strukturen in der Lamina propria, ausgekleidet von einem flachen oder kubischen Epithel. Die Tubuli werden von einer dicken Basalmembran umgeben. Das darüber liegende Epithel weist ähnliche Zellen auf und bildet papilläre Falten.

Die Histogenese dieser Läsion ist unbekannt. Auch diese Erkrankung ist häufig mit instrumentellen Eingriffen in der Harnblase kombiniert, es besteht praktisch immer gleichzeitig ein entzündliches Infiltrat. Gehäuft treten nephrogene Adenome bei Patienten nach Nierentransplantation auf, was einen Zusammenhang mit der immunsuppressiven Therapie vermuten läßt.

58.5 Metaplasien und verwandte Veränderungen

58.5.1 Plattenepithelmetaplasie

Der Ersatz von Urothel durch verhornendes Plattenepithel, also eine metaplastische Umwandlung von Urothel in Plattenepithel, kommt häufig als Folge chronischer Entzündungen vor: *Leukoplakie* bzw. *Xerosis vesicae.* Sie wird besonders häufig bei Steinträgern, innerhalb von Blasendivertikeln, bei der Blasenekstrophie und bei chronischer Schistosomiasis beobachtet. Die Plattenepithelmetaplasie ist mit einem erhöhten Risiko für die Entwicklung eines Plattenepithelkarzinoms verbunden.

Der Ersatz von Urothel durch nicht verhornendes Plattenepithel im Trigonum vesicae der Frauen gilt nicht als Metaplasie sondern als Normalbefund.

58.5.2 Glanduläre Metaplasie

Diese Art der Metaplasien dürfte sich aus BRUNNschen[7] Zellnestern entwickeln. Diese Zellnester entstehen durch eine Verlagerung von Urothel in die Lamina propria. BRUNNsche Zellnester haben üblicherweise kein Lumen und sind solid. Entstehen innerhalb dieser Zellnester Lumina, die innen von flachem Epithel ausgekleidet werden, spricht man von einer „Cystitis cystica".

- **Cystitis cystica und einfache glanduläre Metaplasie**
  Die Cystitis cystica stellt Zellnester dar, die ohne Verbindung zum Oberflächenepithel in die Lamina propria verlagert sind und zentral ein Lumen aufweisen. Diese Lumina können sich so stark ausweiten, daß es zu Zysten kommt, die massiv in das Lumen der harnableitenden Wege vorspringen. Diese zystischen Urothelnester, ohne Ausbildung von Schleimbechern, werden als einfache glanduläre Metaplasie (*„glanduläre Metaplasie Typ I"*) bezeichnet.

- **Glanduläre Metaplasie vom Kolon-Typ**
  Die *„glanduläre Metaplasie vom Kolon-Typ (Typ II)"* ist charakterisiert durch den Ersatz von Urothelzellen durch schleimbildende Becherzellen, wie sie sonst typischerweise in der Kolonschleimhaut vorkommen. Diese schleimbildenden Becherzellen kleiden nicht nur zystische Epithelnester aus, auch kann abschnittsweise das Urothel durch Becherzellen ersetzt werden, sodaß die Schleimhaut eine Ähnlichkeit mit der Dickdarmmukosa erlangt.
  Die glanduläre Metaplasie vom Kolon-Typ ist keine Präkanzerose, sie geht aber mit einem erhöhten Risiko für die Entwicklung von Adenokarzinomen in den harnableitenden Wegen einher.

58.5.3 Endometriose

Die Harnblase ist eine der typischen extragenitalen Lokalisationen für die Endometriose. Am häufigsten werden Endometrioseherde an der Serosa gefunden, können aber auch in der Blasenmuskulatur oder in der Harnblasenschleimhaut sowie in der Schleimhaut des Ureters vorkommen.

Die Endometriose der harnableitenden Wege kann zu Harnabflußstörungen führen. Klinisches Leitsymptom sind zyklusabhängige Schmerzen und Dysurie. Als Folge der Endometriose kommt es zur Hämaturie.

Differentialdiagnose von Blutungen in der Harnblase

1. Hämorrhagische Entzündung (Zystitiszeichen!)
2. Hämorrhagische Diathese (keine Zystitis, d. h. Blutungen in der sonst unveränderten Schleimhaut)
3. Kontaktblutungen durch Katheter (meist im Blasenfundus)
4. Blutung e vacuo nach brüsker Katheterisierung
5. Phlebektasien oder venöse Stauung im Trigonumbereich
6. Blutung aus einem Tumor
7. Endometrioseherde

58.6 Balkenblase, Trabekelblase

Arbeitshypertrophie der Blasenmuskulatur bei Abflußbehinderung.
Mann: *Prostatahyperplasie.*
Frau: *Descensus uteri.*
Verdickte Muskelbündel springen als Wülste oder Balken gegen die Lichtung vor, dazwischen Aussackungen der Schleimhaut in Form falscher Divertikel. Die Lichtung der Harnblase ist meist weit.

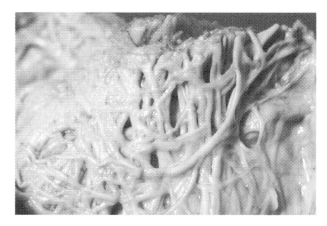

Abb. 58.1: Trabekelblase mit hypertrophen, balkenförmigen Muskelbündeln und Ausstülpungen falscher Divertikel.

---

7 BRUNN, Albert von (1849–1895), Anatom in Rostok. Er beschrieb multiple Epithelzellhaufen in der Wand von Harnleiter und Harnblase als Resultat einer Verlagerung von Urothel in die Tiefe.

58.7 Änderungen der Lichtungsweite der Harnblase

Die **weite Blase** ist Zeichen einer Abflußstörung:
– Prostatahyperplasie,
– Descensus uteri, Zustand nach gynäkologischer Operation, Zystozele,
– postentzündliche Urethralstrikturen, konnatale Urethralfalten,
– Sphinktersklerose am Blasenhals,
– neurologische Störungen, d. h. sog. „spinale" (z. B. Querschnittsläsionen) oder „zerebrale" (z. B. Insult) Blase,
– idiopathische Blasenektasie = Megazystis.

Akute komplette Harnverhaltung führt zur sog. „Überlaufblase". Es kommt zur exzessiven Ausweitung und zur Überdehnung der Blasenmuskulatur, sodaß die Kontraktibilität verloren geht.
Die Patienten haben klinisch einen imperativen Harndrang mit quälenden Schmerzen. Der Fundus der Harnblase kann bis knapp unterhalb vom Nabel reichen.

Die **enge Blase** ist Zeichen der Funktionslosigkeit bzw. eines schrumpfenden Prozesses:
– Dialysepatient mit stummen Nieren,
– chronische intramurale Entzündung mit narbiger Schrumpfung: interstitielle Zystitis HUNNER, Bestrahlungseffekt, Bilharziose, Tuberkulose u. a.,
– neurogen durch lokale Störungen im Rückenmark oder Plexus pelvinus.

58.8 Divertikel der harnableitenden Wege

- **Ureterdivertikel:** Abortiver Ureter fissus, d. h. kranial blind endend. Angeborene *echte Divertikel* bis mehrere Zentimeter groß; *erworbene Pseudodivertikel.*
- **Blasendivertikel***: Echte Divertikel* von erheblicher Größe liegen meist kaudal-paranurethral oder neben den Ureterendostien. Am Blasendach befinden sich die kranial gerichteten *Urachusdivertikel. Erworbene Pseudodivertikel* bei Trabekelblase.
- **Urethradivertikel:** Erworbene Divertikel bei Männern als Komplikation häufigen Katheterisierens (traumatische Wandschädigung: periurethraler Abszeß: Epithelauskleidung), bei Frauen posttraumatisch oder postentzündlich (selten, da kurze Urethra!)

58.9 Blasenfisteln

- **Vesikovaginalfisteln:** Nach gynäkologischen Operationen mit Blasenverletzung, nach Geburtsverletzungen, nach Bestrahlungen, bei zerfallenden Neoplasmen, bei schweren nekrotisierenden Entzündungen.
- **Vesikoureterfisteln:** Entstehen wie die Vesikovaginalfisteln, meist bei radiologisch behandelten, neoplastischen Erkrankungen.
- **Blasendarmfisteln** (Rektum, Sigma, Jejunum, Ileum, Appendix): Traumatisch, bei entzündlichen und neoplastischen Erkrankungen, nach Bestrahlungen, nach Konkrementperforationen.

58.10 Tumoren der Harnblase

58.10.1 Übergangszellpapillom

Laut WHO-Nomenklatur ist das Übergangszellpapillom definiert als **papillärer Tumor** mit feinem, fibrovaskulärem Stroma, bedeckt von **Übergangsepithel, das nicht mehr als 7-Zell-Lagen dick ist.** Die Zellen unterscheiden sich praktisch nicht vom normalen Urothel.

Wendet man diese diagnostischen Kriterien streng an, so sind Übergangszellpapillome selten. Es gibt allerdings keinen wirklichen Beweis dafür, daß sich Übergangszellpapillome im wesentlichen anders verhalten als papilläre Übergangszellkarzinome Grad 1. Sie neigen genauso wie die papillären Übergangszellkarzinome zum Rezidiv und zu multiplem Auftreten. Manche vertreten daher die Auffassung, daß das Übergangszellpapillom den am besten differenzierten Teil des Spektrums der papillären, nicht-invasiven Karzinome darstellt.

58.10.2 Übergangszellpapillom, invertierter Typ

Invertierte Papillome sind sehr seltene Geschwülste. Sie haben eine glatte Oberfläche und breiten sich endophytisch aus (jedoch nicht invasiv-destruierend). Bevorzugt kommen sie im Blasenhalsbereich und im Trigonum vesicae vor.
Histo: Die Oberfläche ist von normalem Urothel bedeckt, darunter finden sich untereinander in Verbindung stehende Stränge und Nester regulärer Übergangszellen, die im weitesten Sinne BRUNNschen Zellnestern ähneln. Zytologisch sind die Zellkerne unauffällig, es handelt sich um gutartige Läsionen.

> 95 % aller Tumoren der harnableitenden Wege sind Karzinome, 3 % sind Papillome. Der Rest verteilt sich auf andere Geschwulsttypen.

58.10.3 Urothelkarzinom

Die Harnblasenkarzinome nehmen an Häufigkeit zu, 20 Erkrankungen pro 100 000 Einwohner.

Ätiologisch werden **chemische Faktoren und chronische Entzündungen** angesehen.

Blasenkarzinome waren die ersten, für deren Entstehung eine Exposition mit bestimmten Chemikalien erkannt wurden: **Anilinderivate** und **Azofarbstoffe** bei Färbereiarbeitern. Es konnte bewiesen werden, daß die im Harn ausgeschiedenen Chemikalien auf das Urothel kanzerogen wirken. Die Aufdeckung, ob andere Umwelt- oder industriell bedingte Karzinogene existieren, bleibt weiterhin eine gesundheitliche Notwendigkeit.

Rauchen ist eindeutig mit einem erhöhten Risiko verbunden. Der Zigarettenrauch enthält 2-Naphthylamin, das wahrscheinlich einen ähnlichen Mechanismus der Karzinogenese bewirkt, wie bei den chemisch verwendeten, aromatischen Aminen.

Cyclophosphamid ist eine alkylierende Substanz, die zur Behandlung maligner Tumoren und Autoimmunerkrankungen angewandt wird. Es wird im Harn ausgeschieden und nach hohen Dosen haben die Patienten ein stark erhöhtes Risiko zur Entwicklung eines Urothelkarzinoms. Die Latenzperiode ist relativ kurz und beträgt nur 5–10 Jahre. Auch nach geringeren Dosen ist das Risiko, ein Urothelkarzinom zu entwickeln, erhöht, die Latenzperiode ist aber deutlich länger. Daraus folgt, daß man solche Patienten einer strengen urologischen Nachkontrolle unterziehen soll.

Patienten mit **Analgetikaabusus** haben ein hohes Risiko ein Übergangszellkarzinom des Nierenbeckens zu entwickeln. Der Phenazetinabusus gilt als typisches Beispiel dafür. Phenazetin ist ein aromatisches Amid, von dem angenommen wird, daß es im Rahmen des Metabolismus in ein aktives Karzinogen umgewandelt wird. In Gebieten, wo die **Schistosomiasis** verbreitet ist (Ägypten), kommt auch das Blasenkarzinom in erhöhter Frequenz vor. Der genaue Mechanismus der Karzinogenese ist nicht bekannt. Mehr als 50 % der Tumoren, die gemeinsam mit Schistosomiasis auftreten, sind verhornende Plattenepithelkarzinome.

Andere entzündliche Faktoren, die in der Karzinogenese eine Rolle spielen könnten, sind **Nitrate-reduzierende Bakterien**, die für die Produktion der karzinogenen N-Nitrosoverbindungen (ON-N=) verantwortlich sind.

Makroskopisches Aussehen

Es können folgende Wachstumsformen unterschieden werden:

1. **Papilläre Karzinome:** Exophytisch wachsende, polypoide und papilläre Bildungen, die der Blasenwand breitbasig oder gestielt aufsitzen können (Tafel 47).
2. **Plaque-artige, nicht-papilläre Tumoren:** Beetartige Verdickung der Schleimhaut, evtl. mit Ulzeration. Meist höherer Anaplasiegrad als papilläre Tumoren.
3. **Infiltrierende Tumoren:** Durchwachsen der Lamina propria mit unterschiedlichem Tiefenwachstum.

Das klinische Verhalten von Uroheltumoren wird am besten durch ein exaktes Staging und Grading definiert. Eine Stadieneinteilung ist nur histomorphologisch möglich. Das am meisten verwendete Grading-System der WHO unterscheidet hoch differenzierte (G1), mittel differenzierte (G2) und schlecht differenzierte (G3) Karzinome. Die Unterscheidung wird anhand von zytologischen Kriterien getroffen. Der wichtigste und verläßlichste prognostische Faktor ist aber das Tumorstadium. Aufgabe des Pathologen ist es, mittels Histologie ein exaktes Staging und Grading zu geben. Dies gibt dem behandelnden Arzt eine Leitlinie für seine therapeutischen Maßnahmen: transurethrale Resektion, intravesikaler Chemotherapie oder BCG-Therapie, totale Zystektomie.

Tab. 58.1: Staging für Blasenkarzinome

Tcis	Carcinoma in situ
Ta	papilläres, nicht-invasives Karzinom
T1	Lamina-propria-Invasion
T2	oberflächliche Muscularis-propria-Invasion
T3a	tiefe Muscularis-propria-Invasion
T3b	Invasion durch die Harnblasenwand
T4	Tumor wächst in umliegende Organe ein

58.10.3.1 Nicht-invasive Urothelkarzinome

Bei den nicht-invasiven Karzinomen unterscheidet man das Carcinoma in situ oder auch intraepitheliale Neoplasie mit der Stadienbezeichnung „Tcis" und das nicht-invasive, papilläre Karzinom mit der Stadieneinteilung „Ta".

- **Nicht-invasives, papilläres Karzinom**
  Papilläre Geschwülste, solitär oder multipel. Auch finden sich die papillären Tumoren oft großflächig über das Urothel verteilt.

  Histo: Übergangsepithel, wenn es nicht mehr als sieben Zell-Lagen hat, wird der Tumor als Papillom bezeichnet. Viel häufiger aber zeigt das Epithel eine Hyperplasie mit mehr als sieben Zell-Lagen. Weisen die Kerne keine Atypien auf, spricht man vom Übergangszellkarzinom Grad 1. Zeigen die Zellkerne milde Anisokaryosen und Verschiebungen der Kern-Plasma-Relation zugunsten der Kerne auf, bezeichnet man den Tumor als Grad 2. In seltenen Fällen zeigt der Urothelüberzug schwere Kernatypien (Grad 3), jedoch ohne invasives Wachstum.

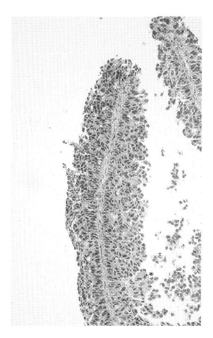

Abb. 58.2: Nicht-invasives, papilläres Urothelkarzinom, G 2.

- **Carcinoma in situ**
  Das Carcinoma in situ oder die intraepitheliale Neoplasie ist ein flaches, nichtpapilläres Karzinom.
  Das Risiko für Patienten mit Carcinoma in situ innerhalb der nächsten fünf Jahre ein invasives Urothelkarzinom zu entwickeln, liegt zwischen 50 und 80 %.
  Histo: Das normale Urothel ist ersetzt durch Zellen, die eine verschobene Kern-Plasma-Relation zugunsten der Zellkerne aufweisen. Die dicht beisammen liegenden Kerne sind hyperchromatisch und polymorph. Mitosen kommen häufig vor. Eine funktionelle Eigenheit der Carcinoma-in-situ-Zellen ist ihre herabgesetzte Haftungsfähigkeit untereinander bzw. an der Oberfläche. Sie schilfern daher sehr leicht ab. Die abgeschilferten Zellen können mittels Urinzytologie nachgewiesen werden.

Das Carcinoma in situ des Urothels stellt eine präinvasive Vorstufe des soliden invasiven Urothelkarzinoms dar.

Das papilläre Wachstum urothelialer Tumoren hat eine günstigere Prognose als ein solides Wachstum.

58.10.3.2 Invasive Urothelkarzinome

Vom invasiven infiltrierenden Übergangszellkarzinom spricht man, wenn Tumorformationen in die Lamina propria eindringen. Vom Carcinoma in situ entwickeln sich die soliden Urothelkarzinome. Die papillär gestalteten Tumoren dringen in plumpen Zapfen in die Lamina propria ein.

Das Frühsymptom aller Blasentumoren ist die beschwerdefreie Hämaturie. Daraus folgt, daß das Symptom „Hämaturie" unbedingt klinisch abgeklärt werden muß.

58.10.3.3 Andere Karzinome

Undifferenziertes Karzinom
Seltene Tumoren von hoher Malignität und anaplastischem Aussehen. Morphologisch keine Ähnlichkeit mit dem Urothel. Die undifferenzierten Tumoren werden oft in einem sehr fortgeschrittenen Stadium entdeckt, ihre Prognose ist schlecht. Von dieser Tumorzellgruppe sind unbedingt undifferenzierte, neuroendokrine Karzinome (kleinzellige Karzinome) abzugrenzen.

Plattenepithelkarzinom
Ein überwiegend aus Plattenepithel aufgebauter Tumor. In der nördlichen Hemisphäre machen sie nur 5 % der Tumoren der harnableitenden Wege aus. In Regionen mit endemischer Bilharziose können sie die häufigste Tumorart darstellen.

Adenokarzinom
Die meisten primären Adenokarzinome der harnableitenden Wege finden sich am Blasendach und median an der Vorderwand der Harnblase und sind somit wahrscheinlich Karzinome, die ihren Ursprung von Urachusresten nehmen.

Sowohl für den behandelnden Arzt als auch für den Pathologen gibt es eine wichtige Grundregel: Wird ein Adenokarzinom der Blase oder an anderer Stelle der harnableitenden Wege gefunden, muß eine Metastase oder ein Einwachsen eines Adenokarzinoms anderen Ursprungs unbedingt ausgeschlossen werden. Erst dann sollte man ein Adenokarzinom urothelialen Ursprungs diagnostizieren.

59. Urethra

59.1 Typische Befunde an der Urethra

- **Hypospadie:** Bei Männern Mündung der Urethra an der Unterseite des Penis, bei Frauen in die Vagina.
- **Epispadie:** Mündung der Urethra auf dem Dorsum penis bzw. clitoridis.
- **Angeborene Urethralstenosen:** Einengung, klappenartige Falten oder obstruierende Membranen.
- **Verletzungen:** Katheter, Geburt, sonstige Traumen, Infektion führt oft zu paraurethralen Abszessen bzw. Urinphlegmonen.
- **Entzündungen:** Chlamydien, Mykoplasmen, Staphylokokken, Gonokokken.
- **Postentzündlich erworbene Stenosen**
- **Condylomata acuminata.**

> Die weibliche Urethra ist wesentlich kürzer als jene beim Mann, daher sind bei Frauen die Urethralerkrankungen seltener.

59.2 Caruncula urethralis

Polypöse Bildung am distalen Ende der Urethra, meist im höheren Lebensalter (5.–7. Dekade).

Makro: Granuläre, polypöse Bildung mit starker Blutungstendenz.

Histo: Von Plattenepithel oder Übergangsepithel überzogen. Je nach dem histologischen Aufbau verschiedene Typen:
- Angiomatöser Typ: enthält große weite Blutgefäße
- Granulomatöser Typ: Granulationsgewebe
- Papillomatöser Typ: papillomatöse epitheliale Bildung.

59.3 M. REITER[1]

Das REITERsche Syndrom ist eine abakterielle Form der Urethritis (von dieser Entzündung wird lediglich die Urethra befallen) und ist definiert durch eine Trias bestehend aus **Urethritis, polyartikulärer Arthritis** und

Konjunktivitis. Diese Erkrankung ist dem rheumatischen Formenkreis zuzuordnen, die Ätiologie ist unbekannt.

REKAPITULATION

1. Was ist eine Ectopia vesicae? (58.1.1)
2. Welche Manifestationen kann eine Urachuspersistenz haben? (58.1.2)
3. Erläutere die verschiedenen Typen einer infektiösen Zystitis (58.2)!
4. Welche Veränderung sieht histologisch aus wie eine Harnblasentuberkulose? (58.2.5 und 58.4.3)
5. Was ist eine Bilharziose? (58.2.6)
6. Was ist eine Malakoplakie? (58.3.3)
7. Nenne Beispiele für iatrogene Harnblasenentzündungen (58.4)!
8. Was ist eine Leukoplakie der Harnblasenschleimhaut? (58.5.1)
9. Wann entsteht eine Trabekelblase? (58.6)
10. Nenne Beispiele für eine abnorm weite bzw. enge Harnblase (68.7)!
11. Nenne Beispiele für Divertikel der Harnblase (58.8)!
12. Wie kommt es zu Blasenfisteln? (58.9)
13. Definiere das Übergangszellpapillom der Harnblase (58.10.1)!
14. Erläutere Ursachen und Aussehen der Harnblasenkarzinome (58.10.3)!
15. Was ist der Unterschied zwischen einem nicht-invasiven, papillären Urothelkarzinom und einem Carcinoma in situ (58.10.3.1)!
16. Erläutere die verschiedenen Typen der invasiven Harnblasenkarzinome (58.10.3.2 und 58.10.3.3)!
17. Was ist der Unterschied zwischen einer Epispadie und Hypospadie? (59.1)
18. Erkläre die Caruncula urethralis (59.2)!
19. Was ist der M. REITER? (59.3)

---

[1] REITER, Hans (1881–1969), Hygieniker in Berlin. 1916 Beschreibung des „Urethro-okulo-artikulären Syndroms". Die Erstbeschreibung erfolgte schon 1818 durch BRODIE.

60. Endokrinium

Das **Hormonsystem wird in drei Kompartimente** unterteilt.
1. **Produktionskompartiment:** *Signalgeber,* hier wird das Hormon produziert.
   Die Hormonsynthese verläuft stufenweise über „precursor".
2. **Transportkompartiment:** Es gibt drei verschiedene Sekretionsmöglichkeiten.
   - **Endokrin:** direkt in das Blut.
   - **Parakrin:** Wirkung auf benachbarte Zellen, meist lymphogen.
   - **Autokrin:** Produktionszelle und Zielzelle sind identisch.
   Die meisten Hormone werden im Blut an Transportprotein gebunden. Regelkreisläufe und Rückkoppelung erfolgen hämatogen oder neurogen.
3. **Zielzellkompartiment:** *Signalempfänger*, wobei die Zellen spezifische Rezeptoren tragen.

Wirkungen von Hormonen
1. **Akute Effekte** (early response): Aktivierung präformierter Enzyme, Sekretion präformierter Hormone.
2. **Späte Effekte** (late response): Wirkung über eine Genaktivierung, d. h. vermehrte Expression von Genen, die Enzyme und Strukturproteine kodieren.
3. **Rezeptorregulation**
   - **Up-regulation:** Steigerung der Expression und Regeneration des Rezeptors, die Hormonwirkung wird dadurch erhöht.
   - **Down-regulation:** Verminderung der Expression und der Synthese. Zweck ist die Zielzelle vor einer Überstimulierung zu bewahren.

60.1 Hypothalamus-Hypophysen-System

Hypothalamus
Neuroektodermal, dienzephal. Boden und unterer Teil der Seitenwand des dritten Hirnventrikels. Nur ein Teil der hypothalamischen Kerne steht über Axone mit der Hypophyse in Verbindung.

Extraselläre Hypophyse = Hypophysenstiel
1. Trichterlappen der Adenohypophyse; genetisch Abkömmling der RATHKEschen[1] Tasche (Entoderm): *hypothalamo-adenohypophysäre Verbindung auf neurovaskulärem Weg.*
2. Infundibulum; rein neuroektodermaler (dienzephaler) Herkunft: *hypothalamo-neurohypophysäre Verbindung auf neurosekretorischem Weg.*

Intraselläre Hypophyse
1. Entodermale, von der RATHKEschen Tasche stammende **Adenohypophyse:**
2. Ektodermale, dienzephale **Neurohypophyse.**

> Das Hypothalamus-Hypophysen-System umfaßt **zwei getrennte Funktionsgruppen:**
> Hypothalamus-Hypophysen-Vorderlappen (HVL)-System,
> Hypothalamus-Hypophysen-Hinterlappen (HHL)-System.

Exogene und endogene Reize (Stimulatoren) lösen in den hypothalamischen Kerngebieten die Produktion und Freisetzung spezifischer Wirkstoffe *(Neurosekrete)* aus:
1. **Releasing factors** (RF) bzw. **Releasing hormones** (RH)
2. **Inhibiting factors** (IF) bzw. **Inhibiting hormones** (IH)

Tab. 60.1: Wichtige hypothalamische und hypophysäre Hormone

Hypothalamus	Hypophyse	Peripherie
GnRH Gonadotropin Releasing H.	FSH follikelstimulierendes H. LH lateinisierendes H. ICSH interstitial-cell-stimulating H.	Eireifung, Östrogene, Progesteron, Spermatogenese, Testosteron
TRH Thyrotropin Releasing H.	TSH Thyreoidea stimulierendes H. **Prolaktin = LTH**	Thyroxin Laktotropes Hormon zur Milchbildung
CRH Corticotropin Releasing H.	ACTH atrenocorticotropes H. **Beta-Endorphin**	Cortisol
GH-RH Growth-H. Releasing H.	STH somatotrophes H. = **GH** growth H.	Wachstum
GH-IH (Somatostatin) Growth-H. Inhibiting H.	Inhibitor von STH = GH	
MRH Melanotropin Releasing H.	MSH melanozytenstimulierendes H.	
ADH antidiuretisches H. **Oxytocin**	Speicherung in der Neurohypophyse	Wasserrückresorption Wehentätigkeit

---

1 RATHKE, Martin (1793–1860), Anatom in Königsberg.

60.1.1 Hypophysenvorderlappen-insuffizienz, HVL-Insuffizienz

> **Hypopituitarismus** ist die Unterfunktion bzw. Ausfall einer, mehrerer oder aller Funktionen des HVL und in der Folge einer entsprechenden Hormonstörung.

Achtung Nomenklatur: Die Bezeichnung M. SIMMONDS[2] bzw. SIMMONDSsche Kachexie ist obsolet, weil falsch (s. Allgemeine Pathologie), das REYE-SHEEHAN-Syndrom = SIMMONDS-SHEEHAN[3]-Syndrom = SHEEHAN-Syndrom bezeichnet nur die postpartale Hypophysennekrose.

Akute HVL-Insuffizienz: *Hypophysäres Koma* mit krisenhafter Entgleisung des Stoffwechsels vor allem infolge einer Nebennieren- und Schilddrüsenunterfunktion.

Chronische HVL-Insuffizienz: Die Symptome sind abhängig vom Grad der Beeinträchtigung von LH, FSH, ICSH.($\rightarrow$ hypogonadotroper Hypogonadismus), ACTH ($\rightarrow$ Nebennierenrindeninsuffizienz), TSH ($\rightarrow$ Hypothyreose), STH ($\rightarrow$ Wachstumsstörungen), MSH ($\rightarrow$ fahle, alabasterfarbene Haut), Prolaktin ($\rightarrow$ Agalaktie).

Die *klinischen Leitsymptome* einer chronischen HVL-Insuffizienz sind:

- Adynamie, Verlangsamung
- Hautblässe, Atrophie der Haut, Haarausfall
- bei der Frau Östrogenmangel (Oligo- oder Amenorrhoe, Symptome der Menopause)
- beim Mann Androgenmangel (Libido- und Potenzstörungen)

Ursachen der HVL-Insuffizienz

- **REYE-SHEEHAN-Syndrom:** Postpartale Hypophysennekrose im Zusammenhang mit größeren Blutverlusten bzw. protrohiertem Schock.
- **Tumoren:** Druckatrophie der Hypophyse durch raumfordernde Prozesse: Kraniopharyngeom, Teratom, Meningeom, Hypophysenadenome.
- **Entzündungen:** Meningoenzephalitis, Tuberkulose, autoimmune Hypophysitis.
- **Infiltrative Erkrankungen:** Histiozytosis X, Hämochromatose, Amyloidose, M. BOECK.

- **Vaskulär:** Aneurysma der A. carotis interna, Thrombose des Sinus cavernosus.
- **Exogen:** Traumen, neurochirurgische Operationen, Bestrahlung.

> **Verkleinerung der Hypophyse**
> „Schlüsselförmige" Hypophysenatrophie, manchmal nur mehr geringes, narbiges Restgewebe: *Symptom der „leeren" Sella.*

60.1.2 Überfunktion des Hypophysen-Vorderlappens

1. Überproduktion von Somatotropin:
Vor dem Epiphysenfugenschluß der langen Röhrenknochen kommt es zum Gigantismus (hypophysärer Riesenwuchs), im höheren Lebensalter zur Akromegalie.

Pathogenese: **Eosinophiles Adenom des HVLs** oder **Mischzelladenom** (eosinophil und basophil).

Gigantismus

Stimulation der Osteoblasten, Epiphysenfugenschluß der langen Röhrenknochen verzögert, proportionsgerechtes Körperwachstum bis 2 m und darüber; Sexualentwicklung in der Regel normal, in Ausnahmefällen verzögert (= eunuchoidaler Riesenwuchs) oder verfrüht (Pubertas praecox). Tod in der Regel durch hypophysäres Koma.

Akromegalie

Veränderungen am Knochensystem: Örtlich begrenzte Wachstumsexzesse, Bildung periostaler Osteophyten:

a) Schädel:
Deformierung des Hirn- und Gesichtsschädels durch periostale Osteophytenbildung; ventrales Längenwachstum des Unterkiefers (Progenie). Gleichzeitig Größenzunahme der Nase, Lippen und Ohren, wulstige Faltenbildung der Gesichtshaut, Hyperpigmentation, Hypertrichose, Neurofibrome und Papillome; dadurch groteskes Aussehen des Schädels.

b) Lange Röhrenknochen:
Deformierungen durch Osteophyten an den Muskelansatzstellen und massive Randwulstbildung an den Gelenksflächen. Sekundäre Arthrosis deformans.

---

2 SIMMONDS, Morris (1855–1925), Pathologe in Hamburg. Seine Fallbeschreibung im Jahre 1914 betraf eine Anorexia nervosa. Die Krankheitsbezeichnung mit seinem Namen ist daher falsch.

3 SHEEHAN, Harold (geb. 1920), britischer Pathologe. 1937 Beschreibung der postpartalen Hypophysennekrose. E. REYE veröffentlichte 1928 klinische Beobachtungen bei Hypophysenvorderlappeninsuffizienz.

c) *Wirbelsäule und Rippen:*
Schwere Spondylarthrose der Brustwirbelsäule durch Osteophytenbildung an den Wirbeldeckplatten. Faßförmig starrer Thorax durch Längenwachstum der Rippen und Verknöcherung der Rippenknorpel.

d) *Hand- und Fußknochen:*
Massive Osteophytose an den Muskelansatzstellen, insbesondere Endphalangen, Dickenwachstum und grobe Faltenbildung an Händen und Füßen (Tatzenbildung).

Veränderung an inneren Organen:
1. Größenzunahme der Zunge (Makroglossie).
2. Vergrößerung des Kehlkopfes und Vertiefung der Stimme.
3. Splanchnomegalie (Vergrößerung der Leber und des Kolons).
4. Status thymicolymphaticus (in 50 % der Fälle).
5. Kardiomegalie bei bestehender Hypertonie ungeklärter Genese.

Todesursachen: Hirndruck, Linksherzdilatation, hypophysäres Koma.

2. Überproduktion von ACTH = M. CUSHING[4]:
Pathogenese: **Basophile HVL-Adenome**
Klinisches Krankheitsbild ist bedingt durch ein Überangebot von endogenem Kortison und Kortisol (s. 60.2.1).

M. CUSHING: hypophysärer Hyperkortizismus durch ACTH-Stimulation der NNR.

CUSHING-**Syndrom:** Hyperkortizismus durch vermehrte Produktion in der NNR (Adenom), paraneoplastisch oder iatrogen (z. B. Immunsuppression). ACTH-unabhängig.

---

3. Überproduktion von Prolaktin:
Klinisches Bild bei der Frau: Galaktorrhoe, Amenorrhoe, Obesitas, Hirsutismus, manchmal mit polyzystischen Ovarien kombiniert.
Beim Mann: Sterilität, Impotenz, gelegentlich Feminisierung.
Pathogenese: **Hypophysenadenome vom LTH-(Prolaktin-)Zelltyp.**

4. Sekundäre Hyperthyreose:
Pathogenese: **Hypophysenadenome vom TSH-Zelltyp.**

60.1.3 Adenome der Hypophyse

Meist gutartige, nur selten metastasierende Tumoren der Hypophyse. Es handelt sich teils um mikroskopisch kleine, manchmal jedoch auch bis zu einige cm große Knoten, die überwiegend intrasellär, aber auch infra- und suprasellär liegen. Regressive Metamorphosen (Nekrosen und Blutungen) häufig. Je nach dem Zelltyp unterscheidet man **chromophobe Adenome** (80 % aller Adenome) sowie **eosinophile** und **basophile** bzw. **Mischzell-Adenome.** Die exakte Einteilung richtet sich nach dem jeweils sezernierten Hormon, welches mit Hilfe immunhistochemischer Methoden im Tumorgewebe nachgewiesen werden kann.

Klinische Symptomatik: Druckatrophie und Destruktion benachbarter Strukturen (Sella turcica, Druckatrophie der Nervi optici im Chiasmabereich mit bitemporaler Hemianopsie). Bei Atrophie der gesamten Resthypophyse: Panhypopituitarismus!

60.1.4 Pathologie des Hypophysen-Hinterlappens (Neurohypophyse)

1. **Unterfunktion des HHLs** führt zu einem **zentralen Diabetes insipidus:**
   ADH-Ausfall mit ungenügender Wasserrückresorption im distalen Teil des Nephrons, dadurch Produktion großer Harnmengen.

   Pathogenese: Tumoren im Bereich des Hypothalamus-HHL-Systems (Adenome der Adenohypophyse, Kraniopharyngeome, metastatische Tumoren) sowie spezifische Entzündungen (Tuberkulose, Sarkoidose), traumatisch!
   Es werden auch hereditäre und „idiopathische" Formen des zentralen Diabetes insipidus beobachtet.

   Klinisches Bild: Polydypsie (Trinkmengen bis zu 20 Liter/Tag), Polyurie, niedriges spezifisches Gewicht des Harnes (1005 bis 1010), Koma sowie hochgradige Exsikkose. Ein simultaner Oxytoxin-Mangel tritt klinisch *nicht* in Erscheinung (Graviditätsverlauf auch bei schweren Fällen von Diabetes insipidus normal!)

2. **Überfunktion des HHLs:**
   Einschlägige Krankheitsbilder sind nicht bekannt.

---

4 CUSHING, Harvey Williams (1869–1939), Begründer der Neurochirurgie in Amerika. 1932 Beschreibung der Auswirkungen eines basophilen Adenoms der Hypophyse = Morbus CUSHING.

1. Welche Wirkstoffe werden im Hypothalamus produziert? (60.1)
2. Erläutere die Hormone der Hypophyse (Tab. 60.1)!
3. Wie unterteilt man den Hypopituitarismus? (60.1.1)
4. Was ist das SHEEHAN-Syndrom? (60.1.1)
5. Was ist der Unterschied zwischen Gigantismus und Akormegalie? (60.1.2)
6. Definiere M. CUSHING und CUSHING-Syndrom (60.1.2)!
7. Was passiert bei einer Überproduktion von Prolaktin? (60.1.2)
8. Wie entsteht ein zentraler Diabetes insipidus? (60.1.3)

60.2 Nebennieren

Anatomisch und funktionell sind **Nebennierenrinde (NNR)** und **Nebennierenmark (NNM)** streng zu trennen.

Eine normale Nebenniere mißt 5 : 3 cm auf der Fläche und ist etwa 1 cm dick; Gewicht ungefähr 6 Gramm.

Makro: Schwefelgelbe Rindenzone, die marknahe Zona reticularis ist braun pigmentiert (Lipofuszin); grau-weißes, evtl. silbrig glänzendes Mark.

- **Dystopie:** Verlagerung der gesamten Nebenniere(n) in oder unter die Kapsel von Leber oder Nieren.

- **Akzessorisches** bzw. **versprengtes Nebennierengewebe** kann sich in Form wechselnd großer, gelber Herde intra- und subkapsulär in der Niere, im Retroperitoneum sowie auch in den Genitalorganen finden.

60.2.1 Hyperkortizismus

Sammelbegriff für gesteigerten Funktionszustand der NNR. Die Hormonüberproduktion kann jede der drei Kortikosteroidgruppen betreffen (Glukokortikoide, Mineralokortikoide, Androgene) und dementsprechend verschiedene spezifische Krankheitsbilder auslösen.

1. Aldosteronismus

Gesteigerte Produktion und Freisetzung von Mineralokortikosteroiden: Vermehrte Aldosteronausscheidung im Harn, Natrium- und Flüssigkeitsretention mit Hypervolämie und Alkalose, Neigung zu Tetanie und Muskelschwäche, Hypertonie.

Pathogenetisch zwei Formen:

- **Primärer Aldosteronismus (CONN[5]-Syndrom)**
  Solitäres Adenom der Zona glomerulosa. In erster Linie bei Frauen in der 4. bis 5. Lebensdekade.

- **Sekundärer Aldosteronismus**
  Folge einer primären Hyperaktivität des Renin-Angiotension-Systems und dadurch Aldosteronausschüttung, z. B. bei renalen Durchblutungsstörungen, bei Hypovolämie nach schweren Diarrhöen oder nach Übermedikation von Diuretika (Pseudo-BARTTER-Syndrom, s. 56.8.3).

2. CUSHING-Syndrom

Folge einer Entgleisung der funktionellen Steuerungsmechanismen innerhalb des Hypothalamus-HVL-NNR-Systems.

Ursachen:

- **Autonome Glukokortikoid-produzierende NNR-Tumoren (Adenome, Karzinome).** *Folge:* Atrophie der ipsilateralen und kontralateralen NNR, infolge Hemmung der endogenen ACTH-Sekretion.

- **NNR-Hyperplasie durch ACTH-produzierende Adenome des HVLs:** M. CUSHING.

- **NNR-Hyperplasie bei ektopischer ACTH-Bildung:** paraneoplastische ACTH-Produktion vor allem von manchen Bronchuskarzinomen.

- **Iatrogenes CUSHING-Syndrom:** Durch exogene Kortison- oder ACTH-Zufuhr.

Häufigkeit und Vorkommen des CUSHING-Syndroms: Seltenes Krankheitsbild, meist bei Frauen im 3. und 4. Dezennium.

Symptome:

Allgemeiner Muskelschwund

Osteoporose

Zunahme des Depotfettes mit Entwicklung eines besonderen Fettverteilungstyps (FALSTAFF[6]-Typ, Vollmondgesicht, Stammverfettung [durch Hemmung des lipolytischen Adrenalineffektes]).

Steroid-Diabetes (Steigerung der Glukoneogenese in der Leber)

Hypertonie

Polyglobulie

Leukozytose mit Linksverschiebung

Eosinopenie

---

5 CONN, Jerome (geb. 1907), Endokrinologe in Michigan. Er entdeckte das Aldosteron und beschrieb 1954 den primären Hyperaldosteronismus.

6 FALSTAFF, Sir John, literarische Komödienfigur (z. B. „Die lustigen Weiber von Windsor"): männlich-vitaler, adipöser (insbes. Bauch und Hüften), rotgesichtiger Erscheinungstyp mit Neigung zu Hypertonie und Diabetes.

Lymphopenie

Blaurote Striae am Abdomen und an den Oberschenkeln.

Bei Kombination mit vermehrter ACTH-Produktion: Hyperpigmentation durch simultane Überproduktion von MSH.

3. Hyperketosteroidismus

Vermehrte Produktion und Freisetzung von Ketosteroiden: Adrenogenitales Syndrom (AGS).

- **Angeborenes adrenogenitales Syndrom**
  Angeborener, rezessiv vererbbarer Defekt im Enzymsystem der NNR-Zellen mit Hemmung der Biosynthese der Minelo-, insbesondere aber der Glukokortikoide (21-alpha-Hydroxylasemangel, 11-beta-Hydroxylasemangel). Durch „feed back" reaktive Vermehrung der basophilen HVL-Zellen und Steigerung der ACTH-Freisetzung. Dadurch sekundäre Hyperplasie der NNR-Innenschicht mit Überschußbildung von Ketosteroiden (Androgene), bei gehemmter Kortisolsynthese.

  Symptomatologie:
  1. Durch frühzeitigen Epiphysenschluß Minderwuchs, Skelettmuskulatur überentwickelt („kindlicher Herkules").
  2. Ausgeprägter Hirsutismus.
  3. Bei Mädchen Pseudohermaphroditismus femininus, bei Knaben Makrogenitosomia praecox.
  Durch Kortisolmedikation heilbar: Hemmung der ACTH-Produktion!

- **Erworbener adrenaler Hirsutismus**
  Überproduktion androgener Ketosteroide durch Karzinome, seltener Adenome oder Hyperplasie der NNR. Ausschließlich bei Frauen nach der Pubertät.

Symptomatologie:
1. Hirsutismus
2. Klitorisvergrößerung, Amenorrhoe
3. Kortisolmedikation erfolglos

60.2.2 Hypokortizismus

Reduktion beider Nebennieren auf weniger als ein Zehntel ihres Normalvolumens.
Simultanausfall der Katecholaminproduktion durch das NNM kommt nicht zur Auswirkung, da die sympathischen Ganglienzellen durch Funktionssteigerung das entstandene Hormondefizit decken können.

1. Primärer Hypokortizismus

Kortikosteroidmangel als Folge einer primären NNR-Läsion.

Chronische Verlaufsform = Morbus ADDISON[7]

Pathogenese:
- **Verkäsende NN-Tuberkulose:** Klinisch lange latent; Symptome meist erst viele Jahre nach erfolgtem Tuberkulosebefall.
- **Zytotoxische Immunreaktion = „Immunadrenalitis":** Totaler Schwund des Rinden- und Markgewebes und Ersatz desselben durch lymphozytenreiches Bindegewebe.
- **Angeborene NN-Lipoid-Hyperplasie:** Genetische Störung der Biosynthese aller Kortikosteroide durch Enzymmangel der NNR-Zellen.
  Makroskopisch: NN stark diffus vergrößert und leuchtend gelb.
  Histologisch: NNR-Zellen „vollgestopft" mit Lipiden: daneben Lipoidgranulome mit Fremdkörperriesenzellen und herdförmigen Verkalkungen.
  Prognose infaust: Tod in den ersten Lebensmonaten durch sog. ADDISON-Krise (trotz Substitutionstherapie).
- **Amyloidose**
- **Metastasen,** besonders bei Bronchus- und Mammakarzinom.

Symptomatologie: **Globalinsuffizienz der NNR:**
1. *Ausfall der Mineralkortikoide:* Hyponatriämie und Hypochlorämie, Exsikkose, Hypovolämie, Hypotonie und Bradykardie.
2. *Ausfall der Glukosteroide:* Fettschwund, Hyperthermie.
3. *Ausfall der Ketosteroide:* Schwund der Achsel- und Schambehaarung, Atrophie des Genitales.
4. *Hyperpigmentation der Haut* und Schleimhäute infolge vermehrter ACTH- und MSH-Ausschüttung durch den HVL.

Schon bei geringer Streßeinwirkung tödliche ADDISON-Krise möglich.

---

7 ADDISON, Thomas (1793–1860), Begründer der Dermatologie und Endokrinologie in England. Er war ein ausgezeichneter Kliniker und Lehrer, litt an Depressionen und verübte Selbstmord. 1855 Beschreibung der Nebennierenrindeninsuffizienz.

1. **Totale Destruktion einer oder beider NN durch Blutung oder Parenchymnekrosen:** bei Neugeborenen, insbesondere Frühgeburten.
   Pathogenese: erhöhte Blutungsbereitschaft und geburtstraumatische Läsionen.
2. **WATERHOUSE-FRIDERICHSEN[8]-Syndrom:** Vorwiegend bei Kindern und Jugendlichen: Petechiale Blutungen an Haut, Schleimhäuten und serösen Häuten, beiderseitige NN-Blutung.
   Ursache: Meist Meningokokkensepsis oder Sepsis durch andere Keime (GRAMnegative Bakterien) mit **Verbrauchskoagulopathie.**
   Prognose in allen Fällen infaust: Tod erfolgt rasch unter dem Bild des akuten Schocksyndroms.

2. Sekundärer Hypokortizismus

Schädigung und Funktionsstörung der ursprünglich morphologisch und funktionell intakten NN durch extraadrenale Noxen.

Pathogenese:

- **Angeborener und erworbener Panhypopituitarismus:** Bei Anenzephalie immer Hypophysendysplasie.
  Destruktion des HVLs durch Nekrosen (SHEEHAN-Syndrom) oder Druckatrophie → Mangelproduktion des ACTHs.
- **Iatrogene NNR-Atrophie durch Kortisol oder ACTH-Medikation:** Kortisolmedikation kann zur Inaktivitätsatrophie, ACTH-Administration zur funktionellen Erschöpfung der NNR führen.

60.2.3 Hyperplasien und Tumoren

1. **NNR-Hyperplasien**
   Rinde verbreitert, intensiv gelb; praktisch immer bilateral. Kann mit oder ohne endokrine Funktionsstörungen einhergehen. Kritisches Grenzgewicht: Wiegen beide Nebennieren über 15 g, so sind dieselben hyperplastisch.
   - **Diffuse Hyperplasie:** Rinde gleichmäßig verdickt.

- **Noduläre Hyperplasie:** Meist mehrere kleinknotige Herde (etwa 5 mm groß), keine bindegewebige Kapsel.

Hyperplasien der Nebennierenrinde kommen vor bei:
1. *Überstimulation durch ACTH:*
   - hypothalamisch-hypophysärer M. CUSHING,
   - ektopisches, paraneoplastisches ACTH-Syndrom (z. B. bei Bronchuskarzinom),
   - adrenogenitales Syndrom,
   - chronische Streßreaktion in der Adaptationsphase.
2. Etwa 15 % der Hyperaldosteronismusfälle.

2. **NNR-Adenome**
   Meist solitäre und einseitige Knoten, einige Zentimeter groß, rund, weich, von einer Bindegewebekapsel umgeben. Manche Adenome enthalten wie die Zona reticularis Lipofuszien und sind daher braun-schwarz. Können endokrin aktiv oder häufiger inaktiv sein. Für aktive Adenome gilt: 77 % bilden Aldosteron, 15 % Glukokortikoide, 8 % Androgene.

3. **NNR-Karzinome**
   Neigen dazu, sehr groß zu werden, infiltrieren die Kapsel. Farbe gelb, braun oder grau, meist ausgedehnte Nekrosen und Blutungen. Lymphogene und hämatogene Metastasierung, evtl. Hormonproduktion.

4. **NNR-Metastasen**
   Metastasierung in eine oder beide NN häufig bei Bronchus- und Mammakarzinom. Trotz umfänglicher Zerstörung der NN nur ausnahmsweise Vollbild des Morbus ADDISON.

60.2.4 Hypofunktion des Nebennierenmarkes

Totale Zerstörung des NNM ist klinisch symptomlos, da die sekretorische Leistung der sympathischen Paraganglien den Funktionsausfall des NNM voll kompensieren kann.

60.2.5 Hyperfunktion des Nebennierenmarkes

Hyperfunktion des NNM nur selten durch Hyperplasie bedingt, meist durch einen von den Phäochromozyten ausgehenden Tumor.

---

8 WATERHOUSE, Rupert (1873–1958), britischer Arzt. Carl FRIDERICHSEN (1886–1961), Pädiater in Kopenhagen. WATERHOUSE beschrieb das Syndrom 1911, FRIDERICHSEN 1918. Die Erstbeschreibung erfolgte allerdings 1901 durch Sir Ernest Gordon Graham LITTLE (1867–1950), britischer Dermatologe.

Phäochromozytom

90 % der Phäochromozytome sind benigen, solitär, werden um das 20. bis 50. Lebensjahr klinisch manifest und zeigen keine Geschlechtsprävalenz. 10 % mit Neurofibromatosis RECKLINGHAUSEN vergesellschaftet.

Makro: Klinisch manifeste Phäochromozytome sind mindestens 2 cm groß. Zur Gänze enkapsulierter, knotiger Tumor mit brauner Schnittfläche. Häufig regressive Metamorphosen (Blutungen und Nekrosen).

Histo: Zellnester und -stränge, umgeben von gefäßreichem Bindegewebe, beträchtliche Polymorphie der Zellen; Zellen mit granuliertem Zytoplasma.

10 % verhalten sich biologisch wie Karzinome: Malignität weniger durch Polymorphie der Tumorzellen und Mitoserate charakterisiert, sondern durch die Tendenz zu aggressivem Wachstum und Metastasierung (paraortale Lymphknoten, Leber, Lunge, Knochen). Lebenserwartung nach klinischem Manifestwerden etwa drei Jahre.

Funktion: **Produktion und Freisetzung von Adrenalin und Noradrenalin.**

Bei massiver Freisetzung von Katecholaminen: „H"-Trias: Hypertonie – Hyperglykämie – Hypermetabolismus.

Hypertoniefolgen: prämature Arteriosklerose, Angiolosklerose der Nieren, Hypertrophie des linken Herzens. Schließlich Exitus durch Apoplexie, Urämie oder Linksherzdilatation.

> 90 % der Phäochromozytome gehen von den chromaffinen Zellen des NNM aus, 10 % der Tumoren liegen extraadrenal im Bereich des Grenzstranges.
> 10 % der Phäochromozytome sind maligen.

Paragangliome

Enstehen in extraadrenalen Paraganglien, z. B. Karotisgabel, Mittelohr (Glomus jugulare); Paragangliome der sympathischen (retroperitonealen) Paraganglien können Katecholamine sezernieren, Tumoren der parasympathischen (mediastinalen) Paraganglien sind meist endokrin inaktiv.

60.2.6 Tumoren des NNM ohne endokrine Funktion

Neuroektodermale (nicht chromaffine) Tumoren unterschiedlichen Differenzierungsgrades: Je primitiver (undifferenzierter, unreifer) die Tumorzellen sind (Neuroblastom), um so maligner ist ihr biologisches Verhalten und um so früher treten sie auf. Neuroektodermale Tumoren höherer Reife (Ganglioneurom, Phäochro-

mozytom) sind in der Regel gutartig und werden erst im höheren Lebensalter klinisch manifest.

1. **Neuroblastom**
   Die Zellen entsprechen der primitivsten Entwicklungsstufe neuroektodermaler Zellen: „lymphozytoide" Zellen mit kleinen, dunklen, hyperchromatischen Kernen und schmalem Zytoplasmasaum. Bei reiferen Varianten manchmal Rosettenbildung (Anordnung der Tumorzellen um ein zentrales Lumen). (Früher: Sympathogoniom, Sympathoblastom). Vorwiegend bei Kindern in den ersten zweieinhalb Lebensjahren. Frühzeitige Metastasierung in Lunge, Leber und Knochen.

2. **Ganglioneuroblastom**
   Neben undifferenzierten Anteilen herdförmige Ausdifferenzierung der Tumorzellen zu Ganglienzellen (manchmal mehrkernig). Zwischen den Tumorzellen tritt ein feines fibrilläres Netzwerk (Neuriten) auf.
   Biologisches Verhalten wie das der Neuroblastome; bei Überwiegen differenzierter Abschnitte langsameres Wachstum und geringere Metastasierungsneigung.

3. **Ganglioneurom**
   Benigner Tumor aus reifen Ganglienzellen und Nervenfasern.
   Vorwiegend bei Erwachsenen, langsames Wachstum. Selten.

REKAPITULATION

1. Was ist der Unterschied zwischen einem primären und sekundären Aldosteronismus? (60.2.1)
2. Erläutere das CUSHING-Syndrom (60.2.1)!
3. Wie entsteht das adrenogenitale Syndrom (60.2.1)!
4. Erläutere den M. ADDISON (60.2.2)!
5. Welche Ursachen gibt es für eine akute Nebenniereninsuffizienz? (60.2.2)
6. Was ist der Unterschied zwischen NNR-Hyperplasie bzw. -Tumoren? (60.2.3)
7. Welche Hormone können NNR-Adenome produzieren? (60.2.3)
8. Erläutere das Phäochromozytom (60.2.5)!

60.3 Schilddrüse

Unter dem Einfluß des TRH produziert der Hypophysenvorderlappen das TSH, welches in der Schilddrüse die Synthese und Freisetzung der Schilddrüsenhormone **Trijodthyronin (T3)** und **Thyroxin (T4)** reguliert. In den Lumina der Schilddrüsenfollikel befindet sich **Thyreoglobulin**, das T3 und T4 enthält. Im Serum sind zu Transportzwecken T3 und T4 an das **thyroxinbindende Globulin TBG** gekoppelt.

Fast jede kernhaltige Zelle hat Schilddrüsen-Hormon-Rezeptoren.

Wirkung der Schilddrüsen-Hormone:
– Erhöhung des Grundumsatzes aller Organe (außer Milz, Gonaden, Hirn).
– Steigerung des Sauerstoffverbrauches und des Glukoseumsatzes.
– Erhöhte Wärmeproduktion.
– Zellwachstum und Differenzierung werden angeregt.
– Verstärkung der Katecholaminwirkung.

60.3.1 Angeborene Abnormitäten

- **Aplasie:** Eine totale Aplasie ist äußerst selten. *Folge:* schwerste Schilddrüsenunterfunktion → **athyreoter Kretinismus.**

- **Dystopie:** Durch Ausbleiben des entwicklungsgeschichtlichen Deszensus bleibt die Schilddrüse im Zungengrundbereich liegen und kann sich zu einer sogenannten **Zungengrundstruma** entwickeln. Bei zu weitgehender Migration gelangt die Schilddrüse in das **Mediastinum** und liegt **retrosternal.**

  Komplikationen: Dysphagie und Verlegung der Atemwege.

- **Mediane Halszyste:** Entwickelt sich aus Resten des Ductus thyreoglossus und liegt zwischen Zungenbein und dem Jugulum in der Medianlinie.
  Makro: durchschnittlich 1–2 cm große, dünnwandige Zyste mit klarem, schleimigem Inhalt.
  Mikro: Die Zyste wird von Zylinderepithel oder metaplastischem Plattenepithel ausgekleidet. In der Zystenwand evtl. kolloidhaltige Follikel.
  Komplikationen: Infektion, selten maligne Entartung (papilläres Karzinom).

60.3.2 Thyreoiditis

Akute (infektiöse) eitrige Thyreoiditis
Sehr selten.
Pathogenese: Resultat einer hämatogenen Streuung im Rahmen einer Septikopyämie meist bei marantischen oder immunsupprimierten Patienten.
Ätiologie: Bakterien, Pilze.

Subakute, nichteitrige Thyreoiditis de QUERVAIN[9]

> Herdförmig-asymmetrische, selbst limitierende, **granulomatöse Entzündung.** Ätiologie unbekannt, evtl. viral.

1 % aller Schilddrüsenerkrankungen, bevorzugt bei Frauen in mittlerem Lebensalter.

Makro: Meist asymmetrische Vergrößerung der Schilddrüse, die häufig mit der umgebenden Muskulatur verwachsen ist und durch narbige Umgestaltung derb erscheint (Differentialdiagnose: Karzinom!)

Histo: Es dominieren in der Frühphase neutrophile Granulozyten, die disseminierte intrafollikuläre Mikroabszesse ausbilden und die Follikel zerstören. Später überwiegt eine riesenzellhaltige, granulomatöse Entzündungsreaktion um Kolloidreste.

Verlauf: Nach einigen Wochen spontane Abheilung mit umschriebener Narbenbildung, manchmal Myxödem als Spätfolge.

Autoimmunthyreoiditis HASHIMOTO[10] (Struma lymphomatosa)

> Autoimmunthyreoiditis mit destruierender, lymphozytärer Infiltration und meist nodulärer Schilddrüsenvergrößerung.

Häufigste Schilddrüsenentzündung, die bevorzugt bei Frauen zwischen dem 30. und 50. Lebensjahr vorkommt und nicht selten mit anderen Autoaggressionskrankheiten assoziiert ist.

Pathogenese: Die familiäre Häufung, die Prädominanz spezifischer HLA-DR Subtypen (HLA-DR3 und DR5) und die Assoziation mit anderen Autoaggressionskrankheiten wie Morbus BASEDOW, SJÖGREN-Syndrom, Lupus erythematodes und rheumatoider Arthritis sprechen für eine genetische Prädisposition, die

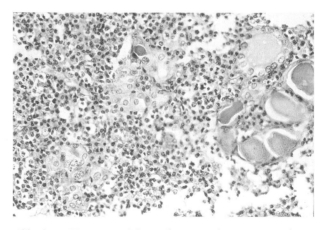

Abb. 60.1: HASHIMOTO-Thyreoiditis. Lymphozytäre Destruktion der Schilddrüsenfollikel.

---

9 QUERVAIN, Fritz de (1868–1940), Chirurg in Bern.
10 HASHIMOTO, Hakaru (1881–1934), japanischer Pathologe. 1912 Erstbeschreibung der „Struma lymphomatosa".

durch die Einwirkung verschiedener Umwelteinflüsse (bakteriell, viral, medikamentös) virulent wird.

Ursächlich dürfte eine genetisch determinierte Dysfunktion immunkompetenter Zellen sein, welche zu einer unkontrollierten **Zerstörung des Schilddrüsengewebes durch zytotoxische T-Zellen** führt und die Bildung von Autoantikörpern gegen Thyreoglobulin, Mikrosomen und TSH-Rezeptoren verursacht.

- **Hyperplastische Form**

  Meist symmetrische, deutliche Vergrößerung beider Schilddrüsenlappen, die eine gummiartige Konsistenz, eine graugelbe Farbe und eine noduläre Struktur zeigen.

  Histo: Eine dichte lympho-plasmozytäre Infiltration mit Ausbildung von Lymphfollikeln mit Keimzentren und lymphozytärer Destruktion der Schilddrüsenfollikel sowie eine herdförmige, oxyphile Metaplasie des Follikelepithels (onkozytäre Transformation).

- **Atrophe (fibröse) Form**

  Etwa 10 % aller Autoimmunthyreotiditen. Häufigste Ursache der erworbenen Hypothyreose. Die Schilddrüse ist narbig geschrumpft, derb und kolloidarm.

  Histo: Ausgedehnte Narbenareale mit lymphoplasmozelluärer Infiltration und atrophen Follikelresten. Die interlobulären Septen sind fibrös verbreitert.

Komplikationen:
1. Hypothyreose
2. Übergang in malignes Non-HODGKIN-Lymphom.

Chronisch perithyreoidale Thyreoiditis („Eisenharte" Struma-RIEDEL[11])

> Sehr seltene, massive, entzündliche Fibrosklerose der Schilddrüse.

Ätiologie: Unklar, wahrscheinlich dem Formenkreis der idiopatischen Fibrosklerosen (mediastinale, retroperitoneale Fibrosklerose, sklerosierende Cholangitis) zuzuordnen.

Makro: Der befallene Organabschnitt ist mit der ebenfalls narbig umgewandelten Halsmuskulatur verwachsen, weist eine sehr harte Konsistenz und eine grauweißliche Farbe auf.

Histo: Ersatz des nur noch in atrophen Resten vorhandenen Schilddrüsengewebes durch hyalinisiertes Narbengewebe, welches von perithyreoidal auf die Schilddrüse übergreift und herdförmig betonte, lympho-plasmozelluläre Infiltrate sowie vaskulitische und perivaskulitische Veränderungen an mittelgroßen Venen zeigt.

Komplikationen: Recurrensparesen und Trachealstenosen.

Differentialdiagnose: Da diese Erkrankung klinisch kaum von einem Schilddrüsenkarzinom zu unterscheiden ist, muß die Abgrenzung durch Biopsie erfolgen.

60.3.3 Hyperplasie – Struma

> Alle Schilddrüsenvergrößerungen werden unabhängig von ihrer Pathogenese als Struma oder Kropf bezeichnet.

Die drei wichtigsten **Ursachen einer Struma** sind:
1. relativer oder absoluter exogener Jodmangel,
2. thyreostatische Substanzen (z. B. Goitrin in Raps und Kohl),
3. Schilddrüsenhormonsynthesedefekte.

Ist eine dieser drei Voraussetzungen gegeben, so vergrößert sich die funktionell insuffizient gewordene Schilddrüse unter dem Einfluß von TSH durch Zunahme der Follikelzahl und -größe, bzw. durch vermehrte Kolloidbildung. Das Resultat dieser Größenzunahme ist der **Kropf (Struma)**.

Bildung einer Struma erfolgt schrittweise:
1. *Stadium der Hypertrophie:* Durch TSH-Stimulierung Steigerung des Kolloidumsatzes in den Follikeln, Erweiterung der Follikellichtung, hochprismatisches Follikelepithel.
2. *Stadium der Hyperplasie:* Dauernde bzw. sich wiederholende Stimulation verursacht *diffuse* bzw. herdförmig begrenzte (= sog. *adenomatöse,* besser *nodöse*) Follikelneubildung: Struma diffusa bzw. nodosa, oder Kombination beider Typen.
3. *Stadium der permanenten Struma:* Bei Überschreitung eines gewissen Maßes der Schilddrüsenvergrößerung wird die Struma irreversibel.

Schilddrüsenvergrößerung mit reichlich Kolloidproduktion bei normaler Resorption = **Struma diffusa** bzw. **nodosa (adenomatosa) colloides.**

---

11 RIEDEL, Bernhard (1846–1916), Chirurg in Jena.

Histo: Follikel weitlumig, plattes Epithel, eingedicktes Kolloid.

Bei starker Follikelneubildung und geringerer Kolloidbildung bzw. bei gesteigerter Kolloidresorption = **Struma diffusa** bzw. **nodosa (adenomatosa) parenchymatosa.**

Histo: Follikel klein, englumig, kolloidarm, kubisches bzw. hochprismatisches Epithel.

Funktionell kann die Schilddrüsenhyperplasie

1. euthyreot (bland),
2. hypothyreot,
3. hyperthyreot (toxisch) sein.

Typ der Schild-drüsenhyperplasie	Pathogenese	Morphologie	Funktioneller Status
Jodfehlverwertungs-struma	genetisch determinierter Hormonsynthese-defekt	Knotenstruma	hypothyreot
Jodmangelstruma	Jodmangel	Knotenstruma	gewöhnlich euthyreot
sporadische Knoten-struma	unbekannt	Knotenstruma	gewöhnlich euthyreot
Morbus BASEDOW	autoimmun	diffuse Struma	hyperthyreot

60.3.3.1 Euthyreote Struma

Diffuse oder knotige Schilddrüsenhyperplasie mit ausreichender Schilddrüsenhormonproduktion.

Epidemiologisch unterscheidet man zwischen endemischer und sporadischer Struma.

- **Endemische Struma:** mehr als 10 % der Bevölkerung sind Kropfträger (Jodmangel in Gebirgsregionen).
- **Sporadische Struma:** Inzidenzrate unter 10 %.

Die pathomorphologischen Veränderungen sind bei sporadischem und endemischem Kropf ident.

Pathogenese: Ein relativer oder absoluter Jodmangel verursacht über die Wirkung wachstumsstimulierender Faktoren [TSH, epidermaler Wachstumsfaktor (EGF) oder möglicherweise auch Thyroidea stimulierende Immunglobuline (TSI)] eine Proliferation von Thyreozyten, die zuerst zu einer diffusen Hyperplasie führt. Durch Kolloidspeicherung bei Erreichung des Hormongleichgewichtes entsteht eine diffuse Kolloidstruma. Herdförmig betontes Wachstum verursacht einen knotigen Umbau.

Makro: Die **diffuse Kolloidstruma** ist vergrößert und zeigt eine homogene Schnittfläche mit leimartigen

Glanz. Die **Knotenstruma** ist eine meist asymmetrisch vergrößerte, von wechselnd großen, mehr oder weniger kolloidglänzenden Knoten, die teilweise oder gänzlich bindegewebig abgekapselt sein können, durchsetzte Schilddrüse.

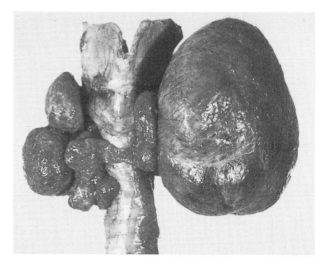

Abb. 60.2: Asymmetrische Knotenstruma.

Histo: Zunächst eine diffuse Hyperplasie kleiner kolloidarmer Follikel (parenchymatöse Struma), die später durch Kolloideinlagerung unregelmäßig ausgeweitet sind und von abgeflachtem Follikelepithel ausgekleidet werden (Kolloidstruma).

Die **multinoduläre Kolloidstruma** ist durch ein variables Bild mit unterschiedlich großen, irregulär konfigurierten, wechselnd bindegewebig abgekapselten, mikrobis makrofollikulären, hyperplastischen Knoten, die Zystenbildungen, Einblutungen, Vernarbungen und Verkalkungen zeigen können, charakterisiert.

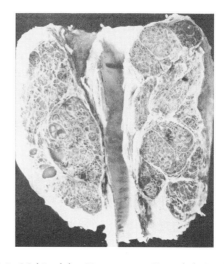

Abb. 60.3: Multinoduläre Knotenstruma. Frontalschnitt, eine Kompression der Trachea ist deutlich erkennbar.

Komplikationen

– Verdrängung und Kompression der Trachea (Säbelscheidentrachea, Tracheomalazie),
– Venöse, obere Einflußstauung,
– Rekurrensparese.

60.3.3.2 Hyperthyreote Strumen

Diffuse hyperthyreote Struma, M. Basedow[12], Graves disease

> Immunthyreopathie mit diffuser Hyperplasie und Überfunktion aller Schilddrüsenepithelien sowie Thyroidea stimulierenden Immunglobulinen (TSI) im Serum.

Epidemiologie: weibliches Geschlecht bevorzugt, Erstmanifestation meist kurz nach Pubertät. Assoziation mit anderen Autoimmunerkrankungen.

Pathogenese: **Autoimmunerkrankung.** Zugrunde liegt ein genetisch induzierter, organspezifischer Defekt der T-Suppressorlymphozyten, der für eine **Überproduktion von Auto-Antikörpern gegen Thyreoglobulin, mikrosomales Protein und TSH-Rezeptorantigenen** sowie von **stimulierenden Antikörpern (TSI** = Thyreoidea stimulierende Immunglobuline) verantwortlich ist (s. Allgemeine Pathologie 26).

TSI verursachen eine vermehrte Hormonproduktion und -sekretion. Ursache für die Produktion von TSI ist ein genetischer Defekt der Immunüberwachung. Der Prozeß ist TSH-unabhängig.

Die endokrine Ophthalmopathie dürfte ebenfalls auf einer autoimmunen, durch T-Zellen verursachten Bindegewebsschädigung mit Überproduktion und Einlagerung von Mukopolysacchariden ins Bindegewebe und einer Fibroblastenproliferation beruhen.
Makro: Symmetrisch vergrößerte Schilddrüse mit derber, durch die Kolloidarmut pankreasartiger Schnittfläche.
Histo: Ausgedehnt hyperplastische Schilddrüsenfollikel mit polsterartig proliferiertem Epithel, papillären Exkreszenzen und nur spärlich Kolloid im Lumen. Im Interstitium finden sich stellenweise lymphozytäre Infiltrate.

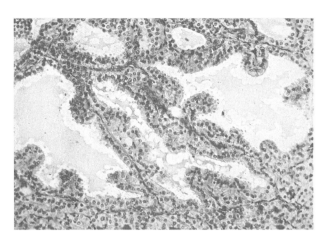

Abb. 60.4: Hyperthyreote Struma. Kleine Follikel, hochprismatisches Epithel mit papillären Exkreszenzen, spärlich Kolloid mit zahlreichen Resorptionsvakuolen.

Extrathyreoidale Organveränderungen:
1. Exophthalmus
2. Praetibiales Ödem (selten)
3. Hyperplasie des lymphatischen Gewebes
4. Osteoporose und Osteomalazie
5. Mukopolysaccharideinlagerungen und herdförmige Nekrosen in der Muskulatur.

Klinik: Tachykardie, Gewichtsverlust, Heißhunger, Muskelschwäche, Struma, Exophthalmus.

> Merseburger[13] Trias: Struma, Tachykardie, Exophthalmus.

Komplikationen: thyreotoxische Krise (hohe Letalität!)

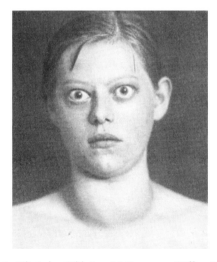

Abb. 60.5: Klinisches Bild eines M. Basedow. Diffuse Schilddrüsenvergrößerung mit hochgradigem Exophthalmus.

---

12 Basedow, Carl Adolf von (1799–1854), Arzt in Merseburg. Die Hyperthyreose ist schon seit Ende des 18. Jahrhunderts medizinisch bekannt: Robert Graves (1793–1853) hat sie 1835 in Dublin genau geschildert, Basedow hat die Krankheit 1840 noch einmal gefunden und beschrieben.
13 Merseburg ist eine Kreisstadt in der Nähe von Halle a. d. Saale (Sachsen-Anhalt).

Toxischer Knotenkropf und toxisches Adenom

Lokalisierte TSH-unabhängige (autonome) Hormonüberproduktion eines oder mehrerer Knoten in der Schilddrüse.

Die Thyroxinproduktion durch ein autonomes Adenom hemmt die TSH-Sekretion der Adenohypophyse und führt zu einer Suppression der Restschilddrüse.

- **Toxischer Knotenkropf:** Multipel-disseminierte Herde autonomer Follikelepithelzellen: *disseminierte Follikelautonomie.*
- **Toxisches Adenom:** Gutartiger follikulärer Tumor mit autonomer Hormonüberproduktion.

60.3.3.3 Hypothyreote (Jodfehlverwertungs-)Struma

> Schilddrüsenhyperplasie infolge eines Schilddrüsenhormonsynthesedefektes.

Durch einen meist autosomal-rezessiv vererbten Hormonsynthesefehler entsteht ein peripherer Schilddrüsenhormonmangel. Dieser verursacht eine massive TSH-Sekretion mit Ausbildung einer diffusen oder später auch knotigen Struma.

60.3.4 Tumoren der Schilddrüse

60.3.4.1 Follikuläres Adenom

Gutartige, abgekapselte **Schilddrüsenneoplasie** mit Follikelzelldifferenzierung.

Häufigster Schilddrüsentumor, der vor allem bei Frauen vorkommt.

Makro: Solitäre, runde bis ovale, bindegewebig abgekapselte Knoten, häufig mit zentralen regressiven Veränderungen (Erweichung, Zystenbildung, Blutung, Nekrose, Fibrosierung, Verkalkung).

Histo: Je nach der Gewebsreife können **solid-trabekuläre Adenome** (Stränge kubischer, epithelialer Zellen ohne Follikelbildung), **tubuläre Adenome** (Epithelzellschläuche), **normo-makrofollikuläre Adenome**, **mikrofollikuläre Adenome** und als Sonderform **oxyphile (onkozytäre) Adenome** unterschieden werden. Innerhalb eines Adenoms herrscht – im Gegensatz zur adenomatösen Hyperplasie – ein relativ uniformes, feingewebliches Bild vor. Das umgebende Schilddrüsengewebe erscheint druckatrophisch.

Atypische Adenome sind zellreiche Adenome, die meist aus trabekulären und/oder mikrofollikulären Strukturen aufgebaut sind. Kern- und Zellgrößenvariationen, manchmal auch spindelzellige Areale, können dabei vorkommen. Die Differentialdiagnose gegenüber gekapselten, hochdifferenzierten follikulären Schilddrüsenkarzinomen gelingt nur nach Ausschluß eines Kapseldurchbruchs oder einer Gefäßinvasion.

> Der Begriff des „atypischen Adenoms", der bei Klinikern noch immer beträchtliche Verwirrung bezüglich der Dignität des betreffenden Tumors verursacht, sollte nach erfolgtem histologischen Malignitätsausschluß vermieden werden. Es wurde für diese Tumoren der Begriff des „hyperzellulären Adenoms" vorgeschlagen.
>
> *Klinik:* Adenome sind meist endokrin inaktiv und stellen sich szintigraphisch als **kalte Knoten** dar. Endokrin aktive Adenome sind durch funktionelle Autonomie gekennzeichnet und können eine Hyperthyreose (toxisches Adenom) verursachen.

60.3.4.2 Schilddrüsenkarzinom

Epidemiologie: Schilddrüsenkarzinome sind relativ seltene Tumoren und weisen eine durchschnittliche Inzidenz von 3 Fällen pro 100.000 Einwohner auf. Frauen sind signifikant häufiger betroffen.

Risikofaktoren: Als einzig gesicherter Risikofaktor gilt eine Strahlenexposition, vor allem wenn diese in der Kindheit stattgefunden hat.

Das biologische Verhalten ist abhängig vom histologischen Typ, dem Tumorstadium und dem Alter des Patienten.

- **Follikuläres Schilddrüsenkarzinom**

> **Maligner Schilddrüsentumor mit Follikelzelldifferenzierung**, der weder Papillen noch Milchglaskerne aufweist.

Zwei prognostisch verschiedene Typen werden unterschieden:

1. **Gekapseltes, minimal invasives, follikuläres Karzinom:**
   Makro: Von breiter bindegewebiger Kapsel umgebener, solitärer Knoten.
   Histo: Je nach Gewebsausreifung ein trabekulärer oder follikulärer Bautyp. Die Malignitätsdiagnose

erfolgt durch den histologischen Nachweis einer Tumorinvasion der Kapselvenen und/oder eines Kapseldurchbruches.

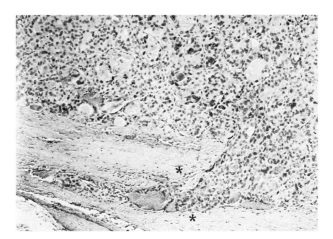

Abb. 60.6: Kapseldurchbruch (zwischen * Markierungen) eines follikulären Schilddrüsenkarzinoms.

2. Grob invasives, follikuläres Karzinom:

Malignitätskriterien bei gekapselten follikulären Schilddrüsentumoren:
Ausschließlich: 1. Kapseldurchbruch
              2. Invasion von Kapselvenen
              3. Metastasen
Sonst ist nichts relevant!

Makro: Meist massive, grauweißliche Tumorinfiltrate, die teils abgekapselt sein können.

Histo: Neben follikelbildenden auch solid-trabekuläre Tumorzellverbände mit Zell- und Kernpolymorphien sowie zahlreichen Veneneinbrüchen. Invasiv-destruierendes Wachstum in die Umgebung.

Metastasierung: Hämatogen in Lunge und Knochen (osteolytische Metastasen), eine lymphogene Metastasierung ist selten.

Prognose: 5 Jahresüberlebensrate beträgt bei gekapselten, minimal invasiven, follikulären Tumoren 90–100 %, bei grob invasiven Karzinomen dagegen nur 30 %.

●   Papilläres Schilddrüsenkarzinom

Maligner Tumor, der neben Follikelzelldifferenzierung zumindest **herdförmig papilläre Strukturen** aufweist und/oder charakteristische zytologische Merkmale (Milchglaskerne, nukleäre Pseudoinklusionen und Kernrillen) zeigt.

Makro: Solitäre oder multiple, unscharf begrenzte, grauweißliche, derbe, teils solide, teils zystische Knoten.

Histo: Papilläre Drüsenformationen mit einer fibrovaskulären Achse, oft mit follikulären Anteilen untermischt. Die Tumorzellkerne sind chromatinarm und bläschenförmig (**Milchglaskerne**), überlappen einander „**dachziegelartig**" und zeigen durch Kernrillen einen **kaffeebohnenartigen Aspekt**. Im Stroma findet man in 40 % verkalkte **Psammomkörner**. Ein multizentrischer Schilddrüsenbefall findet sich in 20 %.

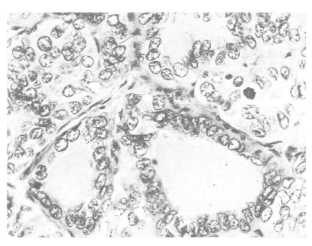

Abb. 60.7: Zellcharakteristika eines papillären Schilddrüsenkarzinoms. Die Zellen liegen teilweise überlappend („dachziegelartig"), die Kerne sind chromatinarm, bläschenförmig und tragen vereinzelt Kernrillen („kaffeebohnenartig").

Metastasierung: 50 % zeigen zervikale Lymphknotenmetastasen, hämatogene Metastasen (Lunge) sind dagegen selten.

Prognose: Sehr gut. Die 10-Jahresüberlebensrate beträgt bei auf die Schilddrüse begrenzten Tumoren 90 %, bei extrathyreoidaler Ausbreitung 50 %.

Bei den meisten papillären Karzinomen liegt keine Tumorkapsel vor. Aber auch bei intakter Kapsel wird der Tumor als Karzinom und nicht als Adenom bezeichnet, da er metastasieren kann. Malignitätskriterium bei gekapselten papillären Schilddrüsentumoren ist ausschließlich der Nachweis von papillären Strukturen.

●   Medulläres Karzinom

Maligner Tumor mit C-Zell-Differenzierung (C-Zell-Karzinom), welcher **Kalzitonin** produziert und in 80 % der Fälle mit Ablagerung von Amyloid im Stroma einhergeht.

Epidemiologie: Etwa 5 % aller Schilddrüsenkarzinome. Das medulläre Karzinom tritt entweder **sporadisch** oder **hereditär** auf. Die hereditären C-Zellkarzinome zeigen einen autosomal dominanten Erbgang und weisen eine Hyperplasie der C-Zellen als präneoplastische Veränderung auf.

1. **Sporadisches medulläres SD-Karzinom** (80 %)
2. **Hereditäres-familiäres medulläres SD-Karzinom** (20 %)
   entweder **MEN IIA** (s. 60.6.2)
   oder **MEN IIB**
   oder nur **C-Zell-Karzinom**

Das hereditäre medulläre SD-Karzinom beruht auf einer Aktivierung (Mutation) des **ret**-Proto-Onkogens am Chromosom 10 q 11.2; dieser Locus kodiert einen **R**ezeptor für **T**yrosinkinase.
Molekulargenetische Untersuchungsmethoden zum Mutationsnachweis am **ret-Proto-Onkogen** stehen zur Verfügung.

Makro: Grauweißlicher bis graubräunlicher, meist eher umschriebener, derber Knoten.

Histo: Solide Verbände polygonaler bis spindeliger Tumorzellen mit meist hellem Zytoplasma, in dem immunzytochemisch Kalzitonin nachgewiesen werden kann. Dazwischen reichlich Stroma mit Amyloideinlagerungen.

Klinik: Patienten zeigen erhöhten Kalzitoninspiegel. Da es ein hereditäres Vorkommen gibt, müssen alle Blutsverwandten untersucht werden!

Metastasierung: Lymphogen in zervikale und mediastinale Lymphknoten, später hämatogen in Lunge, Leber und Knochen.

Prognose: Sehr variabel. Die Fünfjahresüberlebensrate beträgt 60–70 %.

- **Undifferenziertes (Anaplastisches) Karzinom**

> Hochmaligner, epithelialer Tumor, der weder eine Follikelzell- noch eine C-Zell-Differenzierung aufweist.

Vor allem bei Patienten jenseits des sechzigsten Lebensjahres und gehäuft in Strumaendemiegebieten auftretend.

Makro: Große, destruierend wachsende Tumoren mit lokaler Infiltration der Halsweichteile, scheckiger, weißlicher Schnittfläche und ausgedehnten nekrotischen Arealen.

Histo: Variable Zusammensetzung aus hochgradig polymorphen anaplastischen Tumorriesenzellen und Spindelzellen, wobei ein sarkomatöses Bild entstehen kann.

Metastasierung: Frühzeitige hämatogene und lymphogene Metastasierung.

Prognose: Sehr schlecht, Überlebenszeit lediglich 5–7 Monate.

60.3.4.3 Andere Schilddrüsentumoren

Malignes Lymphom der Schilddrüse
Selten, teilweise mit HASHIMOTO-Thyreoiditis assoziiert, Prognose abhängig vom Lymphomtyp.

Andere Schilddrüsenmalignome
Primäre Plattenepithelkarzinome, Mukoepidermoidkarzinome, Karzinome mit thymusartiger Differenzierung, maligne Haemangioendotheliome und Sarkome usw. sind äußerst selten.

60.3.5 Funktionsstörungen der Schilddrüse

60.3.5.1 Überfunktion (Hyperthyreose)

Schilddrüsenüberfunktion mit supraphysiologischer Produktion und Sekretion von Schilddrüsenhormonen.

Ursachen:
1. diffuse hyperthyreote Struma (Morbus BASEDOW)
2. autonomes (toxisches) Adenom
3. toxische Knotenstruma
4. Thyreoiditis mit exzessiver Schilddrüsenhormonfreisetzung
5. seltene Ursachen: iatrogen, TSH-produzierende Hypophysentumoren, Struma ovarii, Chorionkarzinom.

60.3.5.2 Unterfunktion (Hypothyreose)

Dauerhafte oder langanhaltende Mindersekretion von Schilddrüsenhormonen.

Ursachen:
1. primäre thyreogene Hypothyreose → Störung der Hormonsekretion in der Schilddrüse gelegen.
2. sekundäre hypophysäre Hypothyreose → mangelnde Schilddrüsenstimulation durch ungenügende TSH-Sekretion.

1. Angeborene primäre Hypothyreose

- **Endemischer Kretinismus**
  Ätiologie: Kommt nur in Strumaendemiegebieten vor und ist **durch einen hochgradigen, exogenen Jodmangel in der Fetalperiode** bedingt. Immer mit exzessiver Struma vergesellschaftet.
- **Sporadischer Kretinismus**
  Ätiologie: Schilddrüsenaplasie oder Hypoplasie, angeborene Schilddrüsenhormonsynthesestörungen, Endorganresistenz gegen Schilddrüsenhormonwirkungen, thyreostatische Medikation in der Schwangerschaft.

Morphologisches und klinisches Bild des Kretinismus:
1. **Dysproportionaler Zwergwuchs:**
   Körpergröße zwischen 100 und 150 cm, besonders Verkürzung der unteren Extremitäten; kleiner Hirnschädel, Gesichtsschädel durch Ausprägung des Ober- und Unterkiefers auffallend massig; häufig Sattelnase und Gebißdefekte; Wulstlippen.
2. **Retardierung der Hirnentwicklung:**
   Debilität bis schwere Oligophrenie, häufig Schwerhörigkeit.
3. **Reifungshemmung der Gonaden:**
   Hypoplasie der Keimdrüsen und des äußeren Genitales, manchmal mit Sterilität.
4. **Hypothyreose** mit Myxödem.

2. Erworbene primäre Hypothyreose

Ätiologie:
1. postentzündlich, Autoimmunthyreoiditis
2. iatrogen (operativ, medikamentös, Bestrahlung)
3. ausgebrannte Hyperthyreose

Klinisches Bild der Hypothyreose beim Erwachsenen:
1. **Kühle, trockene und blasse Haut**: grobe Wulstungen und Gelbfärbung im Gesicht und an den Händen; Haarausfall, Atrophie der Talg- und Schweißdrüsen.
2. **Makroglossie**: Veränderung der Stimme („rauh und knarrend").
3. **Meist schwere Atherosklerose** an den Arterien vom elastischen Typ; Bradykardie und Herzdilatation.
4. **Darmatonie** und Obstipation.
5. Geringe **Störungen des Intellekts und der Gonadenfunktion** (Libidoverlust und Amenorrhoe).
6. Hypothermie und **Kälteüberempfindlichkeit** (Retardierung der Stoffwechsel- und Verbrennungsvorgänge infolge Schilddrüsenhormonmangels).
7. Ödem- und Proteoglykaneinlagerung in der Bindegewebsgrundsubstanz der Haut, Schleimhäute und inneren Organe sowie in der Skelettmuskulatur und im Myokard: **Myxödem** im eigentlichen Sinn.

3. Sekundäre Hypothyreose

Ätiologie: Ausfall der TSH-Sekretion durch entzündliche, traumatische oder neoplastische Zerstörung des Hypophysenvorderlappens oder des Hypothalamus.

REKAPITULATION

1. Was ist ein Zungengrundstruma? (60.3.1)
2. Woraus entstehen mediane Halszysten? (60.2.1)
3. Welche Formen der Thyreoiditis gibt es? (60.3.2)
4. Erläutere die Autoimmunthyreoiditis HASHIMOTO (60.3.2)!
6. Was bedeutet „eisenharte Struma"? (60.3.2)
6. Wie entsteht eine Struma (60.3.3)!
7. Erläutere die enthyreote Struma (60.3.3.1)!
8. Wie entsteht der M. BASEDOW? (60.3.3.2)
9. Was ist ein toxisches Schilddrüsenadenom? (60.3.3.2)
10. Was ist der Unterschied zwischen einer knotigen Hyperplasie und einem Adenom der Schilddrüse? (60.3.31 und 60.3.4.1)
11. Woran erkennt man, ob ein Schilddrüsenadenom gutartig ist? (60.3.4.1)
12. Was ist ein kalter Knoten in der Schilddrüse? (60.3.4.1)
13. Welche Typen des Schilddrüsenkarzinoms gibt es? (60.3.4.2)
14. Was ist der Unterschied zwischen einem gekapselten und einem grob invasiven, follikulären Karzinom? (60.3.4.2)
15. Wie ist das papilläre Schilddrüsenkarzinom histologisch definiert? (60.3.4.2)
16. Erläutere das medulläre Schilddrüsenkarzinom (60.3.4.2)!
17. Was muß mit den Blutsverwandten eines Patienten mit medullärem Karzinom geschehen? (60.3.4.2)
18. Welches Schilddrüsenkarzinom hat die beste und welches die schlechteste Prognose? (60.3.4.2)
19. Nenne Ursachen einer Hyperthyreose (60.3.5.1)!
20. Nenne Ursachen einer Hypothyreose (60.3.5.2)!
21. Was ist „Kretinismus"? (60.3.5.2)
22. Nenne die klinischen Symptome einer Hypothyreose (60.3.5.2)!

60.4 Nebenschilddrüse (Epithelkörperchen, Parathyreoidea)

60.4.1 Primäre Nebenschilddrüsenhyperplasie

> Diffuse und/oder noduläre, nichtneoplastische Vergrößerung aller Epithelkörperchen, die jedoch in den einzelnen Epithelkörperchen unterschiedlich ausgeprägt sein kann.

Ätiologie: Unbekannt, ein geringer Teil genetisch bedingt (Multiple endokrine Neoplasiesyndrome, s. 60.6).

Hauptzellhyperplasie

Ursache von 10 % der Fälle von primärem Hyperparathyreoidismus.

Makro: Diffuse und/oder noduläre Vergrößerung aller 4 Epithelkörperchen, die unterschiedlich ausgeprägt sein kann (DD: Adenom).

Histo: Reduktion der Stromafettzellen durch eine diffuse und/oder knotige Vermehrung von Hauptzellen, die trabekuläre, solide oder auch follikuläre Strukturen ausbilden und eingestreute oxyphile Zellgruppen beinhalten können.

Wasserhelle-Zellen-Hyperplasie

Seltene, sporadische Nebenschilddrüsenhyperplasie (1 % der Fälle von primärem Hyperparathyreoidismus).

Makro: Die Nebenschilddrüsen sind meist irregulär vergrößert, weich und zeigen eine mahagoni- bis schokoladebraune Farbe.

Histo: Das Drüsengewebe besteht aus einer monotonen Proliferation von großen Zellen mit wasserklarem Zytoplasma und deutlichen Zellgrenzen (Nierenkarzinom-ähnliches Bild).

60.4.2 Nebenschilddrüsenneoplasien

60.4.2.1 Epithelkörperchenadenom

> **Langsam wachsender, gutartiger, meist hyperfunktioneller Tumor der Nebenschilddrüsenepithelien.**

Das Epithelkörperchenadenom stellt die **häufigste Ursache (etwa 90 %) des primären Hyperparathyreoidismus** dar.

Lokalisation: Meist in den unteren Epithelkörperchen. Etwa 10 % der Adenome treten in atypischen Lokalisationen (Mediastinum, retroösophageal oder intrathyreoidal) auf.

Makro: Umschriebene oder abgekapselte, ovaläre, homogen bräunliche, weiche Knoten, die zystisch degeneriert sein können.

Histo: Gewöhnlich von einer dünnen bindegewebigen Kapsel umgebende, kompakte Proliferation von Nebenschilddrüsenepithelien, die meist dem Hauptzell-Typ entsprechen und ausgeprägte Kerngrößenvariationen zeigen können. Randständig findet sich gelegentlich ein schmaler Saum von komprimiertem Epithelkörperchengewebe.

60.4.2.2 Epithelkörperchenkarzinom

Sehr seltener, maligner Tumor der Nebenschilddrüsenepithelien, der für 1 % aller primären Hyperparathyreoidismusfälle verantwortlich zeichnet.

Morphologie: Mehrere cm große Tumoren mit Infiltration der angrenzenden Halsweichteile. Das histologische Bild ist einem Nebenschilddrüsenadenom ähnlich, als sichere Malignitätskriterien gelten nur die Infiltration von Nachbarorganen und Metastasen.

Tumorbiologie: Langsame Tumorprogression mit Lokalrezidiven und später Metastasierung in zervikale und mediastinale Lymphknoten; die hämatogene Metastasierung erfolgt in die Lunge, Leber und Knochen.

Prognose: 5-Jahresüberlebensrate beträgt 30 %. Todesursache ist meist eine unkontrollierbare Hyperkalzämie.

60.4.3 Funktionsstörungen der Epithelkörperchen

60.4.3.1 Hyperparathyreoidismus

> **Dauerhaft erhöhter Parathormonspiegel im Serum durch autonome oder kompensatorische Überfunktion der Epithelkörperchen oder durch ektope Parathormonproduktion extraparathyreoidaler Tumoren.**

Primärer Hyperparathyreoidismus

> **Autonome Überproduktion von Parathormon.**

Ursachen:
1. Epithelkörperchenadenom (etwa 90 %)
2. Epithelkörperchenhyperplasie (etwa 10 %)
3. Epithelkörperchenkarzinom (etwa 1 %)

Epidemiologie: Nicht seltene Erkrankung mit einer Inzidenz von 25 pro 100 000 Einwohner pro Jahr.

Pathogenese: Die erhöhte Parathormonsekretion führt durch gesteigerte Kalziummobilisation aus dem Skelett, sowie einer erhöhten intestinalen Kalziumresorption aus dem Darm und einer verstärkten tubulären Kalziumrückresorption in der Niere zur **Hyperkalzämie** und **Hypophosphatämie**. Im Skelettsystem induziert der gesteigerte Parathormonspiegel einen erhöhten Knochenumbau, bei dem die Abbauvorgänge überwiegen (im Maximalfall **Osteodystrophia fibrosa generalisata cystica** – siehe Pathologie der Knochen). Die Hyperkalzämie führt zur Hyperkalzurie mit Nephrolithiasis und metastatischen Kalkablagerungen in der Niere (Kalkinfarkte). Metastatische Verkalkungen können auch in der Lunge (interstitielle Kalkdepositionen – Bimssteinlunge), in den Gefäßwänden, in den Gelenkskapseln (sogenannte Pseudogicht) und in der Magenschleimhaut vorkommen.

Komplikationen: Vor allem in Form einer Nephrokalzinose und Nephrolithiasis.
Peptische Ulzerationen in Magen und Duodenum (Ursache ungeklärt), Pankreatitis.

Sekundärer Hyperparathyreoidismus

> **Kompensatorische Hyperplasie aller Epithelkörperchen mit erhöhter Parathormonsekretion.**

Ätiologie: Chronische Nierenerkrankungen (Kalziumverlust und Kalziumresorptionsstörung), Malabsorptionssyndrom (verminderte Kalziumresorption).

Pathogenese: **Die erhöhte Parathormonsekretion erfolgt als Antwort auf eine Hypokalzämie** infolge einer chronischen Niereninsuffizienz oder eines Malabsorptionssyndroms: Bei einer Niereninsuffizienz wird vermehrt Phosphat retiniert und Kalzium ausgeschieden. Der erhöhte Parathormonspiegel führt durch gesteigerte Knochenresorption zur Fibroosteoklasie (siehe Pathologie der Knochen).

Blutchemie: Hypokalzämie und Hyperphosphatämie.

Tertiärer Hyperparathyreoidismus
Endzustand eines sekundären Hyperparathyreoidismus mit nicht mehr regulierbarer, autonomer Epithelkörperchen-Überfunktion, meist Bildung eines „Adenoms".

60.4.3.2 Hypoparathyreoidismus

> **Dauerhaft verminderte Nebenschilddrüsenfunktion mit Hypokalzämie, Hypokalzurie und Hyperphosphatämie.**

Ursachen: Meist iatrogen durch operative Epithelkörperchenlaesionen im Rahmen von Schilddrüsenoperationen. In seltenen Fällen auch idiopathisch im Rahmen einer kongenitalen Epithelkörperchenhypoplasie

oder Aplasie, bzw. als Folge einer Autoimmunerkrankung mit Bildung von autoreaktiven Antikörpern gegen Nebenschilddrüsenzellen, Parathormon oder den Parathormonrezeptor (Autoimmunparathyreoiditis).

Morphologische und klinische Veränderungen:
Neuromuskuläre Übererregbarkeit = **Tetanie.** Paradoxe, dystrophe Kalkablagerungen in Stammganglien des Gehirns, Linsentrübung (Katarakt) und im Skelettsystem (Hyperostosen).

Pseudohypoparathyreoidismus
Definition: Dominante Erbkrankheit mit Endorganresistenz gegen die Wirkung von Parathormon.
Pathogenese: Folge einer Signaltransduktionsstörung auf die kalzämische Wirkung von Parathormon.
Blutchemie: Hypokalzämie und Hyperphosphatämie.
Organveränderungen: Entwicklungsanomalien, Kleinwuchs, Oligophrenie, Tetanie, Neigung zur malignen Hypertonie.

Pseudopseudohypoparathyreoidismus
Variante des Pseudohypoparathyreoidismus, jedoch mit normalen Kalzium- und Phosphatwerten im Serum.

60.5 Disseminiertes neuroendokrines System

> Verstreut in Lunge, Magen, Darm, Urogenitaltrakt und Haut liegende, neuroendokrine Zellen formen keine Organstrukturen, sondern sind ein **funktionelles System: Bildung neuroendokriner Sekretgranula.** Diese Sekretsubstanzen sind biogene Amine und Peptide, d. h. Hormone und Transmittersubstanzen.

Die Speicherung der Sekretgranula verleiht den Zellen jeweils eine charakteristische immunhistochemische Markierung; so können etwa nachgewiesen werden: Gastrin, Somatostatin, Serotonin, Insulin, Glukagon und viele andere.
Alle Zellen des neuroendokrinen Systems exprimieren *Synaptophysin* und *Neuronenspezifische Enolase* (NSE); dadurch kann das System histochemisch identifiziert werden.

Diese Zellen sind identisch mit den „**Hellen Zellen**" von Feyrter[14] und dem **APUD-Zellsystem.** Da nach Behandlung mit Chromsalzen ein brauner Niederschlag im Zytoplasma auftritt, nennt man sie „**chromaffine Zellen**", wegen der Fähigkeit, Silberionen zu metallischem Silber zu reduzieren, bezeichnet man sie als „**argentaffine Zellen**".

---

14 Feyrter, Friedrich (1895–1973) war der originellste Pathologe der Wiener Schule. Er wurde Ordinarius in Danzig, Graz und Göttingen und entdeckte das „Helle-Zellen-System".

Die Tumoren des neuroendokrinen Systems werden nach WHO-Klassifikation generell als **Karzinoide** bezeichnet. Dies führt zu Mißverständnissen bezüglich der Dignität und wird oft mit dem klinischen Karzinoidsyndrom verwechselt. Daher nennt man diese Geschwülste jetzt **neuroendokrine Tumoren (NET)**.
Achtung! Unter dem Begriff NET werden biologisch völlig unterschiedliche Neoplasmen zusammengefaßt, wie z. B. das hochdifferenzierte, niedrig maligne Gastrinom des Intestinaltraktes und das hochmaligne, kleinzellige, neuroendokrine Karzinom der Lunge.

Die Neoplasmen des disseminierten, neuroendokrinen Systems werden bei den jeweiligen Organstandorten besprochen.

Übersicht: Extraglanduläre Hormone

Hier werden Wirkstoff und Botensubstanzen zusammengefaßt, die nicht aus bestimmten endokrinen Drüsen freigesetzt werden, sondern aus Einzelzellen (oder Zellsystemen) stammen, welche disseminiert bis ubiquitär vorkommen. Nomenklatorisch wie auch einteilungsmäßig sind die Grenzen zwischen Hormonen und Mediatorsubstanzen nicht mehr aufrechtzuerhalten.

1. Biogene Amine und Peptide des neuroendokrinen Systems
2. Prostaglandine und Thromboxane
3. Leukotriene
4. Plättchenaktivierungsfaktor (PAF)
5. Renin-Angiotension-System
6. Kinin-System
7. Atriales natriuretisches Hormon (ANH)
8. Wachstumsfaktoren (growth factors, stimulating factors)
9. Interleukine, Interferone
10. Endorphine

60.6 Polyglanduläre Störungen

60.6.1 Multiple endokrine Neoplasie Typ I (MEN I)

Synonym: WERMER[15]-Syndrom

Multiple, endokrine Adenome, autosomal-dominant erblich. Wahrscheinlich handelt es sich um die Inaktivierung eines Tumorsuppressor-Gens, womit eine Tu-

morentstehung in verschiedenen Organen ermöglicht wird:
Adenome oder Hyperplasien der Parathyreoidea,
Adenome im Pankreas: Insulinom, Gastrinom, Glukagonom, VIPom, Hypophysenadenome, Prolaktinom u. a.,
Nebennnierenrindenadenome,
Karzinoid.

60.6.2 Multiple endokrine Neoplasie Typ II (MEN II)

Das gemeinsame Auftreten vom **familiären medullären Schilddrüsenkarzinom** und **Phäochromozytom** wird als **MEN IIB** bezeichnet. Findet sich zusätzlich noch eine **Hyperplasie oder ein Adenom der Parathyreoidea** nennt man den Komplex **MEN IIA**.

60.6.3 Pluriglanduläre endokrine Insuffizienz

Autoimmunerkrankungen mit Befall hauptsächlich von Nebenniere und Schilddrüse; dazu evtl. ein Typ I-Diabetes. Charakteristische Trias:

- NNR-Atrophie
- Autoimmunthyreoiditis
- Diabetes mellitus („Insulitis")

Dazu können Hypoparathyreoidismus, Ausfälle der Gonaden und der Hypophyse (morphologisches Substrat: „Hypophysitis" = lymphozytäre Infiltrate) mit Untergang der spezifischen Zellen der Adenohypophyse) kommen. Die Beteiligung der Hypophyse führt zur Überlagerung des Krankheitsbildes mit sekundären Ausfällen endokriner Organe.

Die Erkrankung tritt familiär gehäuft auf und ist manchmal mit anderen Autoimmunerkrankungen (Perniziöse Anämie, Myasthenia gravis) kombiniert.

REKAPITULATION

1. Was ist eine primäre Nebenschilddrüsenhyperplasie? (60.4.1)
2. Was ist der Unterschied zwischen einem Nebenschilddrüsenadenom und einem -karzinom? (60.4.2)
3. Erläutere den Unterschied zwischen primärem, sekundärem und tertiärem Hyperparathyreoidismus (60.4.3.1)!
4. Was ist ein Hypoparathyreoidismus? (60.4.3.2)
5. Erläutere das disseminierte neuroendokrine System (60.5)!
6. Was versteht man unter neuroendokrinen Tumoren? (60.5)
7. Wie kann man neuroendokrine Tumoren histochemisch nachweisen? (60.5)
8. Was versteht man unter MEN I? (60.6.1)
9. Bei welchem MEN-Typ findet sich ein medulläres Schilddrüsenkarzinom? (60.6.2)
10. Wie nennt man die Erkrankung, wobei mehrere endokrine Drüsen ausfallen? (60.6.3)

---

15 WERMER, Paul (gestorben 1975), amerikanischer Humangenetiker.

61. Zentrales Nervensystem, Hirn und Rückenmark

61.1 Strukturmerkmale und Reaktionsformen des ZNS

Gehirn und Rückenmark sind knöchern umschlossen, es besteht ein System von Hüllen und kompartmentartigen Hohlräumen. Der Inhalt des knöchernen Schädels heißt **intrakranieller Raum**, im Wirbelkanal ist der **intraspinale Raum = Spinalkanal**. Innerhalb des Gehirns gelegen nennt man **intrazerebral**, innerhalb des Rückenmarkes **intramedullär**.

Die **Dura mater** ist im Schädel gleichzeitig Periost, im Spinalkanal existiert ein getrenntes Knochenperiost und ein Duralsack, welcher von einem fett- und bindegewebshaltigen Epiduralraum umgeben wird. Die **Leptomeningen** bestehen aus zwei Blättern: der Dura liegt die **Arachnoidea** flächenhaft an, die **Pia mater** bedeckt unmittelbar die Hirnoberfläche. Zwischen Arachnoidea und Pia erstreckt sich der liquorgefüllte **Subarachnoidalraum**, hier liegen auch die intrakraniellen Arterien und Venen. Zottenartige Ausstülpungen der Arachnoidea in die Dura liegen als PACCHIONIsche[1] **Granulationen** besonders entlang der Mantelkante; dort tritt Liquor aus dem Subarachnoidalraum in die venösen Sinus über (Liquorresorption). Innerhalb des Ventrikelsystems liegen die Gefäßgeflechte der **Plexus chorioidei**, wo der Liquor gebildet wird.

Die **arterielle Blutversorgung des Gehirns** erfolgt durch vier große Gefäße: die beiden inneren Karotiden und die beiden Vertebralarterien. Das Stromgebiet von Karotis und Vertebralis steht durch den **Circulus arteriosus** WILLISi[2] in Verbindung.

Der **venöse Blutabfluß** erfolgt über ein kompliziertes Venensystem in die **Durasinus**.

Ein **Neuron** besteht aus der kernhaltigen Nervenzelle, den kurzen Dendriten sowie dem langen Axon. Als **Neuroglia** bezeichnet man die **Oligodendrongliazellen**, welche die Axone umhüllen, sowie die Markscheiden bilden und die **Astrogliazellen**, die mit Fußfortsätzen Blutgefäße ummanteln. Die zahlreichen Zellfortsätze, welche neben den Zellkörpern die graue Substanz aufbauen, nennt man **Neuropil**.

Die Blutkapillaren (Endothel, Basalmembran, umhüllende Astrogliafortsätze) sind das Substrat der **Blut-Hirnschranke**. Die **Mikrogliazellen** bestehen teils aus transformierten Monozyten, teils aus ortsständigen, neuroektodermalen Elementen; sie sind an Immunreaktionen sowie Phagozyten beteiligt.

Die Axone der peripheren Nerven sind von SCHWANN[3]-**Zellen** umgeben, welche hier die Markscheiden bilden.

Die an den Bauelementen des Nervensystems ablaufenden, pathologischen Veränderungen lassen sich in charakteristische Reaktionsformen zusammenfassen.

Nervenzellschäden
- **Zellschwellung:** intrazelluläre Wasservermehrung (s. Allgemeine Pathologie 23).
- **Ischämische Nekrose:** Koagulationsnekrose mit Eosinophilie des Zytoplasmas und Kernuntergang (Pyknose, Karyorrhexis, Karyolyse). Enzymatischer Abbau der Zelltrümmer und Abtransport durch Makrophagen: Neuronophagie.
- **Degenerative Zellschrumpfung:** langsam ablaufender Neuronenausfall mit Defektdeckung durch Wucherung von Astroglia (Glianarbe).
- **Lipofuszinablagerung:** Zellatrophie mit Pigmentansammlung.
- **Speicherkrankheiten:** Substanzanhäufung bei liposomalen Speicherkrankheiten.
- **Neurofibrillendegeneration:** intrazytoplasmatische Ansammlung spindelig verdrehter Doppelfilamente eines amyloidhaltigen Materials. Typischer Befund z. B. bei M. ALZHEIMER.
- **Viruseinschlußkörper:** Aggregate von Viruspartikeln bzw. -proteinen im Zellkern (bei Herpes simplex) oder im Zytoplasma NEGRI[4]-Körperchen bei Tollwut).
- **Neuritendegeneration:** nach Schädigung (meist Durchtrennung) des Neuriten distaler und proximaler Myelinzerfall: WALLERsche[5] Degeneration.
- **Neuritenregeneration:** durchtrennte periphere Nerven können durch Aussprossung von Axonen und Proliferation von SCHWANN-Zellen regenerieren. Bei Kontakt der Regenerate mit dem Endorgan ist eine volle Wiederherstellung möglich. Finden die aussprossenden Axone keinen Anschluß an den distalen Nervenstumpf Ausbildung von Narbenneuromen.

Echte Zellregeneration im ZNS kaum möglich, da die Nervenzellen fixierte, postmitotische Zellen sind. Kleine Gewebsdefekte werden durch gewucherte Astroglia ersetzt = **Glianarbe**. Große Gewebsdefekte bleiben als **Zystenbildung** bestehen = leerer Hohlraum.

Axonschäden
Betrifft meistens die distalen Axonabschnitte, welche am weitesten von den stoffwechselaktiven, ernährenden Organellen des Zelleibes entfernt sind.
- **Axonale Dystrophie:** fokale Axonschwellung durch Glykoproteinanhäufung.
- **Neuronale Degeneration:** zentripetaler Myelin- und Neuritenzerfall sowie Nervenzellschwund („dying back").
- **Einfache neuronale Atrophie:** zentripetale Atrophie, fortschreitend bis zum areaktiven Schwund des gesamten Neurons.

---

1 PACCHIONI, Antonio (1665–1726), Anatom in Rom.
2 WILLIS, Thomas (1621–1675), englischer Physiologe und Anatom. 1664 erschien sein grundlegendes Werk zur Gehirnanatomie mit der Darstellung des „Circulus arteriosus". 1674 machte er auf den Honiggeschmack des Urins von Diabetikern aufmerksam.
3 SCHWANN, Friedrich (1810–1882), Anatom in Berlin und Lüttich. Entwickelte gemeinsam mit Mathias Jacob SCHLEIDEN (1804–1881) die Zellentheorie.
4 NEGRI, Adelchi (1876–1912), Pathologe in Batavia (Djakarta in Indonesien).
5 WALLER, August (1816–1870), Physiologe in Birmingham und Genf.

Dendritenveränderungen

- **Dendritenschwellung:** Hypertrophie bei Speicherkrankheiten oder Anhäufung von Virusproteinen.
- **Dendritenatrophie:** Reduktion der dendritischen Verzweigungen, z. B. Alter.

Gliaveränderungen

- **Astrogliaschwellung:** Substrat des „intraglialen Hirnödems".
- **Hyperplasie mit Faserbildung:** Gencarbe.
- **Hypertrophie mit Organellenvermehrung:** „gemästete Glia".
- **Metabolische Gliadystrophie:** Gliaschwellung mit pathologischen Substanzdepots, z. B. Mukopolysaccharide (Proteoglykane), Glykogen u. a.

Spongiöse Dystrophie

Schwammig-löcherige Gewebsveränderung im Neuropil durch Flüssigkeitsvermehrung.

61.2 Hirnödem (Hirnschwellung)

Abnorme Flüssigkeitsvermehrung im Hirngewebe mit Volumenzunahme des Gehirns.

Ursache: Störung der Blut-Hirn-Schranke.

Gehirn angeschwollen, Windungen abgeplattet, Furchen verstrichen, Ventrikel eng, basale Druckzeichen; glatte, feuchte Schnittfläche, fleckig-verwaschende Strukturaufhellungen der Stammganglien = *„Marmorierung"*.

Lokales (umschriebenes) Ödem: perifokal um Tumoren, Abszesse, Infarkte, Blutungen und Verletzungen.

Diffuses Ödem: Alle Formen der Hypoxie und Intoxikation.

Beispiel:

Atmungs- und/oder Kreislaufinsuffizienz
Infektiös-toxisch (bakteriell, viral), medikamentös-toxisch, drogen-toxisch, Meningoenzephalitis
Coma (uraemicum, diabeticum, hepaticum)
Trauma

Ödemformen

- **Intrazelluläres, gliales Ödem**
  Astrogliaschwellung vorwiegend in der grauen Substanz *ohne* Erweiterung des Extrazellularraumes.

- **Vasogenes Ödem**
  Endothelschädigung führt zu Störung der Gefäßschranke mit Einströmen von Blutserum in das Hirngewebe → Astrogliaschwellung **und** Erweiterung des Extrazellularraumes im Mark.

Histo: Gewebe porös aufgelockert, Schwellung der Astroglia *oder* vermehrte Flüssigkeitseinlagerung im Extrazellularraum.

Häufig besteht eine Kombination von glialem und vasogenem Ödem, z. B. bei Hypoxie, wo ein primär intrazelluläres von einem vasogenen Ödem durch sekundäre Schädigung der Gefäßschranke überlagert wird. Ödembildung erfolgt sehr rasch: bereits nach 1–4 Min. nachweisbar; Maximum nach 10–12 Std., Abklingen bis zu 8 Tagen.

Akute Folgen des Hirnödems

Umschriebene oder diffuse Hirnvolumenvermehrung mit Gefahr intrakranieller Drucksteigerung und ihrer Komplikationen (s. 61.3).

Längerdauerndes schweres Hirnödem → Ödemnekrose → zystischer Gewebszerfall oder diffuse Fasergliose.

61.3 Intrakranielle Drucksteigerung, Hirndrucksteigerung

Hirngewicht beim Erwachsenen 1200–1400 g; nach dem 70. Lebensjahr Gewichtsabnahme etwa 10 % bis zur 9. Dekade.

Da Schädel und Dura einen nicht komprimierbaren Inhalt (Hirn, Liquor, Blut) mit konstantem Gesamtvolumen enthalten, unterliegt jede Massenänderung einer wechselseitigen Beeinflussung zwecks Druckausgleiches. Die Vergrößerung der einen Komponente ist nur auf Kosten der anderen Schädelinhaltsteile möglich!

Zwischen Schädelinnenraum und Gehirn besteht etwa 10 % Reserveraum. Stärkere Inhaltszunahme führt zu intrakranieller Drucksteigerung mit Hirnmassenverschiebung und Gefahr der Einklemmung am Tentoriumschlitz bzw. Foramen occipitale magnum.

Ursachen intrakranieller Drucksteigerung:

1. Hirnvolumenvermehrung (Ödem),
2. raumfordernde Prozesse (Blutung, Tumor, Abszeß),
3. Liquorvermehrung (Hydrozephalus),
4. Blutvolumenzunahme (venöse Stauung, Sinusthrombose).

Folgen intrakranieller Druckerhöhung:

Örtliche Druckwirkung: Lokale Gewebs- und Gefäßkompression, Gewebsverlagerung in benachbarte Furchen, Zisternen und Ventrikelabschnitte.

Diffuse Druckwirkung: Verminderung der intrakraniellen, arterio-venösen Druckdifferenz; Minderung und Verlangsamung der Hirndurchblutung; Senkung des Gewebs-pH durch Stoffwechselstörung.

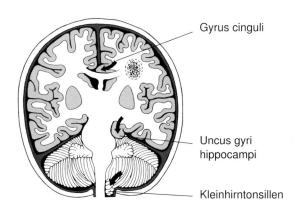

Abb. 61.1: Lokalisation der wichtigsten Hirndruckzeichen.

Hirndruckzeichen

1. **Druckfurche an den Kleinhirntonsillen:** Einpressen in das Foramen occipitale magnum mit Kompression der Medulla oblongata (Störung des Atem- und Kreislaufzentrums!). Eine solche Einklemmung ist tödlich!
2. **Druckfurche am Uncus gyri hippocampi:** Einpressen in den Tentoriumschlitz bei supratentorieller Drucksteigerung.
3. **Druckfurche an der Oberfläche des Kleinhirns:** Einpressen in den Tentoriumschlitz bei infratentorieller Drucksteigerung.
4. **Druckfurche im Bereich des Gyrus cinguli:** Einpressen unter der Falx bei einseitiger Drucksteigerung.

Hirnvolumenvermehrung im Tentoriumschlitz führt zur **Mittelhirneinklemmung.** Einpressen der Kleinhirntonsillen in das Foramen occipitale magnum führt zur **Oblongataeinklemmung:** Kompression der Medulla oblongata durch Einpressen der Kleinhirntonsillen in das Foramen occipitale magnum; dadurch Ödem und Zirkulationsstörung mit Läsion vitaler Atem- und Kreislaufzentren.

Weitere Folgen zerebraler Massenverschiebungen

Hämorrhagische Infarzierung durch Venenkompression (Kleinhirntonsillen, Hippocampus). Ischämische Stauungsblutungen und Nekrosen im Mittelhirn und Brücke. Hirnhernien bei chronischer Drucksteigerung:

Ausstülpungen der Hirnsubstanz, besonders an Gefäßdurchtrittsstellen durch die Dura.

61.3.1 Hirnmassenveränderungen

1. Hirnmassenreduktion
   * **Hirnatrophie**
     Diffuse Verkleinerungen des Gehirns mit Gewichtsabnahme, Verschmälerung der Windungen, Verbreiterung der Furchen, Erweiterung der inneren und äußeren Liquorräume = *Hydrocephalus e vacuo,* Verschmälerung von Rinde und/oder Marksubstanz.
     Neuronenschwund mit Gliose, Narbenbildung nach Parenchymausfall oder Reduktion des Neuropils mit Zusammenrücken der Neurone und relativer Zellverdichtung.
     Ursachen: Abgelaufene peri- und postnatale Hirngewebsschäden, Entzündungen (postenzephalitisch), vaskuläre Prozesse, Traumen, Stoffwechsel- und Mangelerkrankungen sowie Alternsprozesse (senile, präsenile Hirnatrophie; zerebrospinale Systematrophien).
   * **Hypoplasie**
     Verringerte oder verzögerte Organentwicklung des Gesamthirns: geringere Masse ohne Strukturanomalie *(Mikroenzephalie)* oder Hypo- bzw. Aplasie von Hirnteilen (z. B. Kleinhirn). Als Folge ist eine Verkleinerung des kindlichen Hirnschädels möglich = *Mikrozephalie.*
2. Hirnmassenzunahme
   * **Hirnvolumenzunahme** (Hirnödem), **Liquorzunahme** (Hydrozephalus) oder **raumfordernde Prozesse.**
   * Bei seltenen Mißbildungen mit gestörtem Hirnaufbau evtl. diffuse Neuronen- und Gliazunahme: **Megalenzephalie** (Schwachsinnsform). S. 61.18.2.4.
3. Hydrozephalus
   Erweiterung der inneren und äußeren Liquorräume durch:
   * **Hirnmassenschwund** (Hirnatrophie) = **Hydrocephalus internus/externus e vacuo.**
   * **Liquorabflußstörungen = Hydrocephalus occlusus** durch *Liquorwegblockade:* Durchflußstörung in Aquädukt oder Ausführungsgängen des 4. Ventrikels (For. MAGENDIE[6] und LUSCHKAE[7])

---

6 MAGENDIE, Francois (1783–1855), Physiologe in Paris. Das Foramen MAGENDIE ist die mediane Öffnung, wodurch der 4. Ventrikel mit der Cysterna cerebellomedullaris in Verbindung steht.
7 LUSCHKA, Hubert von (1820–1875), Anatom in Tübingen. Die Foramina LUSCHKAE sind die bilateralen, seitlichen Öffnungen des 4. Ventrikels zum Subarachnoidalraum.

infolge von Mißbildungen oder Entzündungsfolgen. Da innere Liquorräume mit den äußeren nicht kommunizieren, weitet sich das Hirnkammersystem aus.

Oft kombiniert mit anderen ZNS-Verbildungen (Dysrhaphien; ARNOLD-CHIARI-Syndrom) oder erworben (intrauterine Virusinfekte, Rubeolen). Verschluß oder Verklebung der Basiszisternen und Liquorabflüsse bei Mißbildungen (dorsale und kausale Dysrhaphien) oder Entzündungsfolgen.

- **Hydrocephalus communicans** bei *erhaltenen Verbindungswegen:* Verklebung der Zisternen nach Meningitis; Liquorresorptionsstörung bei Sinusthrombose; Überproduktion von Liquor *(Hydrocephalus hypersecretorius).*

Je nach Dauer und Grad der Störung kommt es zur Erweiterung des Ventrikelsystems oberhalb des Verschlusses oder der Abflußstörung mit Abflachung der Windungen und Verschmälerung des Hirnmantels.

Bei akuter Liquorzirkulationsstörung Gefahr der intrakraniellen Drucksteigerung und ihrer Komplikationen.

Sind die Schädelnähte beim Kind noch nicht geschlossen, können Knochen auseinanderweichen, und der Hirnschädel paßt sich dem steigenden Innendruck durch Vergrößerung des Kopfes und Suturdeshiszenz an: „*Wasserkopf*".

61.4 Hirntod (Hirntodsyndrom)

Siehe Einführung, 6.1 und Allgemeine Pathologie 22.3.4

Extremform zerebraler Schädigung mit irreversiblem Verlust aller Hirnfunktionen = Totalausfall des Gehirns infolge Mißverhältnisse zwischen geschwollenem Hirngewebe und Schädelkapsel bei Erhaltung von Herz-Kreislauf-Funktion und Atmung.

Ursachen:
1. Intrakranielle, raumfordernde Prozesse: Tumoren, Massenblutungen, Abszeß, Subarachnoidalblutungen.
2. Primäre Hirnschädigung: Schädel-Hirntraumen, Ischämie, Hirnödem, Status epilepticus.
3. Hirnschäden bei extrakraniellen Prozessen: Herz-, Kreislauf-, Atemstillstand (Hypoxie); endo- und exogene Intoxikationen; Stoffwechselkatastrophen u. a.

Morphologie
Zunahme von Hirnvolumen und Hirngewicht (bis 1700 g); massive Hirndruckzeichen; weich-flüssige Hirnkonsistenz; Autolyse aller intrakraniellen Strukturen; Tonsilleneinklemmung in das Foramen occipitale magnum, evtl. mit hämorrhagischer Infarzierung und Verlagerung abgescherten Kleinhirngewebes in den spinalen Subarachnoidalraum („Abtropfen" in den Duralsack).

Histo: Nicht gefäßgebundene Hirngewebsnekrosen mit unspezifischen Veränderungen von Nervenzellen und Glia; Ödemzeichen.

Nach 24–48 Std. Demarkierungsphänomene an Randstrukturen des devitalisierten Gehirns (Sequestration): Blutungen und Leukozytenaustritte an Grenzzonen der Gefäßversorgung – Hypophysenvorderlappen, Nn. optici, Retina, oberstes Halsmark.

Pathogenese
Gehirn wird durch Volumenzunahme bei kritischer intrakranieller Drucksteigerung über die Höhe des arteriellen Systemdruckes als einziges Organ nicht mit Blut versorgt: **intrakranieller Zirkulationsstillstand** und stirbt daher total ab → **intravitale Totalnekrose des Gehirns** (intravitale Autolyse).

61.5 Zerebrale Durchblutungsstörungen und Hypoxie/Anoxie

Das Gehirn verbraucht etwa 15 % des Herzminutenvolumens und benötigt eine kontinuierliche Durchströmung. Die Ischämietoleranz beträgt 3 bis 8 Minuten. (Unter Laborverhältnissen im Tierversuch bis 60 Minuten.)

Ursachen zerebraler Durchblutungsstörungen bzw. Hypoxie
- **Allgemeine Kreislaufstörungen**
  Herzinsuffizienz mit zerebraler Mangeldurchblutung
  Schock, Hypotonie
  Herz-Kreislaufstillstand (Asystolie oder Flimmern)
- **Strombahnveränderungen**
  Arteriostenosen bzw. -verschlüsse (intra- und/oder extrakraniell): Arteriosklerose, Thrombose, Embolie, Arteriitis, Gefäßmißbildungen.
  Veränderungen der venösen Strombahn: Sinusthrombose
- **Änderungen des O_2-Angebotes**
  O_2-Transportstörungen: Anämie, CO-Vergiftung
  O_2-Mangel: exogen (aerogene) oder endogen (pulmonale) Hyperämie

- **Störung des Stoffaustausches**
  Blockade der Blut-Hirnschranke, z. B. durch Hirnödem
- **Intrakranielle Drucksteigerung**
  Durchblutungsverminderung infolge Druckkompression der Gefäße

---

Zeitabfolge der ZNS-Reaktion nach O$_2$- und Glukosemangel (globale Ischämie)

Nach 5–10 Sekunden: Bewußtlosigkeit (Aufbrauch des zerebralen O$_2$-Vorrates).

Nach 15–20 Sekunden: Erlöschen bioelektrischer Aktivität (EEG), Umstellung auf anaerobe Glykose.

Nach 3–8 Minuten: Irreversible Parenchymschäden (Wiederbelebungszeit).

Nach 8–10 Minuten: Zell-/Organtod.

61.5.1 Morphologische Ischämie-/Anoxiefolgen im ZNS

Nervenzellen, Glia und Gefäßmesenchym reagieren auf Hypoxie, Ischämie und andere Formen von O$_2$- und Substratmangel mit wenigen gleichförmigen Schädigungsmustern: Bild der **anoxisch/ischämischen Nervenzellschädigung** sowie **Hirnödem**.

- **Elektive Parenchymnekrose:** Hypoxieschaden auf Nervenzelle beschränkt → Neuronenausfall bei Verschonung von Glia und Gefäßbindegewebe; Deckung des Nervenzellausfalls durch Gliawucherung → Glianarbe.
- **Totalnekrose:** Ausfall aller Gewebselemente; Resorption und Organisation durch Elemente des randständigen und erhaltenen Gefäßmesenchyms. Morphologisch handelt es sich meist um eine *Kolliquationsnekrose*. Ergebnis ist ein *ischämischer Infarkt*.

Standardmuster zerebraler Hypoxieschäden
Schädigungsmuster davon abhängig, ob Sauerstoffmangel allein oder in Verbindung mit Durchblutungsstörung (Ischämie) vorliegt.

1. **Ischämie** (Unterbrechung der Hirndurchblutung): Läsionsabstufung Großhirnrinde → Striatum → Ammonshorn bei relativer Verschonung von Hirnstamm und Rückenmarksgrau (Striatumtyp der Hypoxieschädigung).
2. **Hypoxämie** (Asphyxie, CO-Intoxikation, Kernikterus): Befall Pallidum, Subthalamus, Ammonshorn

(symmetrisch) bei relativer Verschonung von Groß- und Kleinhirnrinde (Pallidumtyp der Hypoxieschädigung).

Läsionsmuster zerebraler Hypoxie nicht durch differente Vulnerabilität von Hirngebieten, sondern durch regionale Perfusions- und Mikrozirkulationsstörungen bedingt. Häufig Komplikationen durch intrakranielle Drucksteigerung mit sekundären Einklemmungsvorgängen.

61.5.2 Leitsymptom: Schlaganfall

Lokalisierte, reversible Durchblutungsstörungen nennt man **transitorische ischämische Attacken (TIA)**. Es kommt zu neurologischen Ausfällen, die innerhalb eines Tages völlig verschwinden.

Zunehmende neurologische Störungen werden als „**progressive stroke**" bezeichnet, Endergebnis ist ein **Hirninfarkt**.

Schlaganfall = zerebraler Insult = Apoplexie = stroke

„Schlaganfall" ist die klinische Bezeichnung für ein neurologisches Symptom, z. B. Bewußtlosigkeit mit Halbseitenlähmung.

„Schlaganfälle" sind häufig und haben eine Mortalitätsrate von 2 auf 1000 der Gesamtbevölkerung bzw. 20 % aller Todesfälle.

Das klinische Syndrom *„Schlaganfall = zerebraler Insult"* umfaßt folgende Krankheitstypen:

1. **Hirninfarkte** (60 %)
2. **Hirnmassenblutungen** (30 %)
3. **Sonstige vaskulär inszenierte Veränderungen** (10 %) z. B. Subarachnoidalblutungen, Sinusthrombosen u. a.

61.6 Hirninfarkt (Enzephalomalazie)

Territoriale Kolliquationsnekrose des Hirngewebes im Versorgungsgebiet eines arteriellen Gefäßes nach regionaler kritischer Minderdurchblutung durch Gefäßverschluß (Thrombose, Embolie), Gefäßstenose sowie andere Ursachen.

Thrombotische Gefäßverschlüsse: Nur in 40 % aller Hirninfarkte sind Thrombosen (angiographisch oder autoptisch) nachweisbar.

Lokalisation der Thromben: 1. Hirnbasisarterien und deren Äste, 2. extrakranielle Abschnitte der großen hirnversorgenden Arterien, z. B. A. carotis interna.
Ursache der Thrombosen sind arteriosklerotische Gefäßwandveränderungen.

Embolische Gefäßverschlüsse: Herkunft der Emboli von parietalen Thrombosen im Herzen (linker Vorhof bzw. Herzohr, linker Ventrikel, Endokarditis), in der Aorta und den Halsschlagadern oder als paradoxe Embolie bei offenem Foramen ovale.

Arterielle Stenosen: Häufig liegen die arteriosklerotischen Stenosen (Plaques) extrakraniell oder multipel im Verlauf des Circulus arteriosus. Bei einem Blutdruckabfall kommt es zur zerebrovaskulären Insuffizienz mit regionaler Mangeldurchblutung.

61.6.1 Hirninfarkttypen

1. **Ischämischer Infarkt = weiße Enzephalomalazie** (s. Einführung, 17.1.17)
   Kolliquationsnekrose ohne Blutungen (Tafel 48).
2. **Hämorrhagischer Infarkt = rote Enzephalomalazie** (s. Einführung, 17.1.18)
   Kolliquationsnekrose durchsetzt von zahllosen, kleinsten Blutungen (Tafel 49).

   > Größe und Ausbreitung des Hirninfarktes ist abhängig von funktionellen Ausgleichsmechanismen und Kollateralversorgung: Funktion der Anastomosen, Systemdruck, Herzaktion und Geschwindigkeit des Perfusionsausfalles.

Die Topik der Hirninfarkte wird bestimmt durch das Versorgungsgebiet der betroffenen Gefäße.
Man hat **Infarktmuster** zu unterscheiden:
1. **Total- und Subtotalinfarkt:** Befall des gesamten Versorgungsgebietes.
2. **Kern-(Stumpf)infarkt:** Befall des zentralen Versorgungsgebietes, periphere Areale werden durch Anastomosen versorgt.
3. **Grenzzoneninfarkt:** Befall von Grenzzonen benachbarter Versorgungsgebiete: *„Wasserscheideninfarkt“.*
4. **Terminal-(Endausbreitungs)infarkt:** Befall der äußeren Peripherie des Versorgungsgebietes.
5. **Mikroinfarkte (lakunäre Infarkte):** Stromgebiet kleinster Hirnarterien, vorwiegend in den Stammganglien → führt zum Status lacunaris (s. 61.6.2).

Es handelt sich um **2 Gefäßsysteme**, welche betroffen sind:
1. **A. carotis interna**
   40–60 % extrakranielle Verschlüsse!
   A. cerebri anterior: Infarkte wegen Anastomosen selten.

A. cerebri media: bevorzugt betroffen, rechts häufiger.
Total-/Subtotalinfarkt (50 %): Frontal- und Parietallappen, Insel, 1./2. Temporalwindung, Linsenkern, innere Kapsel.
Zentral-(Stumpf)infarkt (25 %): Linsenkern und Insel.
Periphere Infarkte (25 %): Befall von Rinde und Mark an der Konvexität; Linsenkern frei.

2. **Vertebralis-Basilarissystem**
   A. cerebri posterior: Okzipitallappen (Calcarina), Basis des Temporallappens.
   A. vertebralis (ein-, beidseitig): isolierte Herde bis kombinierte Läsionen im Okzipitallappen, Hirnstamm und Kleinhirn.
   A. basilaris: Brücke kaudales Mittelhirn.
   Kleinhirnarterien: Kleinhirn, Hirnstamm.

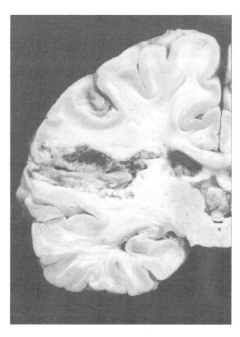

Abb. 61.2: Älterer Hirninfarkt, im Stadium der Abräumung des nekrotischen Gewebes und Umwandlung in eine Zyste.

61.6.2 Multiinfarkt-Enzephalopathie

Multiple Hirninfarkte in Rinde, Großhirnmark, Stammkernen als Folge wiederholter Schlaganfälle. Morphologisches Substrat ist eine **Vaskuläre Atrophie:** Multiple kleinste Narben, Zystchen und Schrumpfungsareale als Folge von Atherosklerose und/oder hypertoniebedingter Arteriopathie:

- **Status lacunaris:** Zahlreiche Nekrosezystchen und kleinste Glianarben im Stammgangliengebiet.

- **Status cribrosus:** Erweiterte perivaskuläre Schrumpfungsräume ohne Gewebenekrosen; multiple, zystenähnliche Hohlräume mit jeweils einem zentralen Gefäß.

- **Granularatrophie der Rinde:** Multiple, kleine Narben und Einziehungen an Windungen der

Großhirnkonvexität als Folgen multipler Mikroinfarkte.

61.7 Thrombosen in den Sinus durae matris, Hirnvenenthrombosen

Die Folge von Sinus- und/oder Hirnvenenthromben
sind primär haemorrhagische Nekrosen = Infarzierung
abhängiger Hirngebiete.

- **Blande Sinusthrombosen:** Marantische Thrombose im Greisenalter; Thrombose bei Säuglingen
  mit Infektionskrankheiten und Exsikkose.
  Seltener: Polyglobulie, Polyzythämie, Leukosen,
  postoperativ, Schädeltrauma, Gravidität und Pu-
  erperium, Ovulationshemmer (bei adipösen Rau-
  cherinnen).
- **Septische Sinusthrombosen:** Übergreifen aus der
  Nachbarschaft: Mastoiditis, Otitis media.
  Intravasal fortgeleitet von Eiterherden aus dem
  Gesicht: V. angularis – V. ophthalmica – Sinus cavernosus; Thrombophlebitis von Leptomeninge-
  alvenen bei eitriger Meningitis.

61.8 Hirnblutungen

Blutungen in das Hirngewebe sind Folgen verschiedener Grund-
erkrankungen. Sie umfassen Diapedeseblutungen und Rhexisblutungen.

- **Diapedeseblutungen** mit Durchsetzung der
  Hirnsubstanz mit disseminierten kleinen Blut-
  punkten (**Purpura cerebri**) spielen sich im Kapil-
  larbereich ab.
- **Rhexisblutungen** durch Arterienzerreißung führen zur **Hirnmassenblutung**.

61.8.1 Purpura cerebri

Multiple, disseminierte, **punktförmige Blutungen in
der grauen und weißen Hirnsubstanz**. Zentral liegt ein
kleines (kapilläres) Blutgefäß, darum herum ein kugel-
förmiges Blutextravasat = im Histo-Präparat daher als
Ring- oder **Scheibenblutung** bezeichnet.

Ursachen:
- Hämorrhagische Diathese
- Hämorrhagische Enzephalitis

- Fettembolie
- Urämie
- Hämoblastosen
- Schock
- Hitzschlag und Sonnenstich
- Sichelzellanämie
- Intoxikationen (z. B. Quecksilber, Arsen, Phos-
  phor, Phosgen, nitrose Gase, Kohlenmonoxid, or-
  ganische Lösungs- und Reinigungsmittel, Pflan-
  zenschutz- und Schädingsbekämpfungsmittel,
  Schlafmittel, Schlangen- und Pilzgifte)
- Infektionen (z. B. Masern, Scharlach, Keuchhu-
  sten, Diphtherie, Grippe, Fleckfieber, Cholera,
  bazilläre Dysentrie, Typhus, Malaria, Milzbrand,
  Pocken, akutes rheumatisches Fieber; bei allen
  septischen Allgemeininfektionen möglich!)
- Herdförmig umschriebene Blutungen bei Hirntraumen und als Stauungsblutungen bei Venen-
  thrombosen.

61.8.2 Hirnmassenblutung, Haemorrhagia cerebri

Nach Ruptur wandgeschädigter, intrazerebraler Arteri-
en **destruierendes Einwühlen von Blutmassen in das
Hirngewebe** (Einführung, Tafel 11).
Als Massenblutung gilt im Großhirn eine solche ab
3 cm Durchmesser, im Hirnstamm ab 1,5 cm.

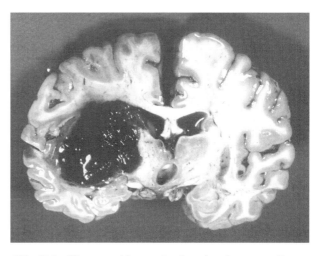

Abb. 61.3: Hirnmassenblutung im lateralen Stammgangliengebiet.

Hypertone Hirnmassenblutung
Häufigste Form spontaner Hirnmassenblutung, Altersgipfel 45.–60. Lj., bei maligner Hypertonie früher.

Lokalisation: 80 % supra-, 20 % infratentorielle Blutungen.

Ursachen größerer intrazerebraler Blutungen

1. Hypertonische Massenblutung
Typische Prädilektionsorte:
- Stammganglien
  - lateral: Striatum – Claustrum
  - medial: Thalamus
- Marklager: frontal oder okzipital
- Kleinhirn
- Brücke
- Crura cerebri

2. Massenblutung bei Gefäßmißbildungen
- Angiome
- Aneurysmen

3. Massenblutung bei Gerinnungsstörungen
- Hämoblasten
- Koagulopathien
- Antikoagulanzientherapie

4. Infarktblutung
- Massive, sekundäre Blutung in eine Enzephalomalazie

5. Tumorblutung
- Blutung in Gliome → sog. „Glioma apoplectiforme".

Blutungsursache: Ruptur kleiner, wandgeschädigter Arterien *(Hochdruckangiopathie,* Angionekrose, Wandektasie).

Kausale Bedeutung des Hochdrucks: Signifikante Korrelation zwischen Hochdruck (langjährige Dauer), Linksherzhypertrophie, zerebraler hypertoniebedingter Arteriopathie und Hirnmassenblutung.

Blutungsverlauf: Nach Gefäßruptur Austritt von Blutmassen im Hirngewebe → Einwühlen und Gewebszerschichtung; perifokale Ödembildung; gelbe Farbe der Ödemzone durch Blutfarbstoffdiffusion. Später randständige Abräumung und Resorption der Blutmassen → Übergang in Blutungszyste. *Endstadium* = spaltförmige, von rostbraunem Bindegewebe umhüllte, glattwandige Höhle.

Komplikationen

1. **Blutungseinbruch** in Ventrikelsystem (oft akut tödlich), seltener in Subarachnoidalraum → Haematocephalus internus und externus. In 10–20 % überlebter Massenblutungen Hinweise auf erfolgten Ventrikeleinbruch (CT-Befunde und Autopsie).
2. **Hirnvolumenvermehrung,** intrakranielle Drucksteigerung: oft akute Todesursache infolge akuter Einklemmung.

Hirnblutungen bei Gefäßmißbildungen

Gefäßmißbildungen = zweithäufigste Ursache spontaner Hirnmassenblutungen: geplatzte Hirnschlagaderaneurysmen oder Angiome. Gegenüber Hochdruckblutung niedrigerer Altersgipfel, abweichende Lokalisation und günstigere Prognose. Hämatomlage und Prognose vom Sitz der Gefäßfehlbildung abhängig. Neben typischen Angiomen oft kleinste, nur histologisch nachweisbare, Angiome als Blutungsquellen.

Wie sieht eine Hirnmassenblutung aus?

- **Frische Haemorrhagia cerebri:** Blutungshöhle mit fetzig-zerrissener Wand, darin ein frisches, schwarzrotes Blutkoagulum; die umgebende Trümmerzone wie Encephalomalacia rubra. Kollaterales Ödem.
- **Ältere Haemorrhagia cerebri:** Wand der Blutungshöhle verfestigt. Blutkoagulum braunrot, eingedickt. Zitronengelbe bis bräunlichrote Farbe der Ödemzone.
- **Ältere Haemorrhagia cerebri mit frischer Nachblutung:** Wand und Umgebung der Blutungshöhle bräunlich-gelb verfärbt, das darin liegende Blutkoagulum z. T. frisch schwarzrot.
- Endstadium einer überlebten Hirnblutung ist eine **Blutungszyste.**

Übersicht

Intrakranielle Blutungen

1. **Extrazerebral**
   - **Epidurale Blutung** (61.14.3.2)
   - **Subdurale Blutung** (61.14.3.2)
   - **Subarachnoidale Blutung** (61.9.1 und 61.14.3.2)
2. **Intrazerebral**
   - **Purpura cerebri** (61.8.1)
   - **Hirnmassenblutung** (61.8.2)

Eine größere, intrazerebrale Blutung kann sekundär nach extrazerebral durchbrechen und umgekehrt. Primär gleichzeitig extra- und intrazerebral auftretende Blutungen sind traumatischer Natur.

61.9 Veränderungen an den Hirngefäßen

61.9.1 Hirnarterienaneurysmen

> Breitbasige, gestielte oder kugelige Aussackungen an Hirnbasisarterien; bis mehrere Zentimeter Durchmesser (Tafel 10).
> Hauptquelle spontaner Subarachnoidalblutungen.

Ursachen der Aneurysmabildung

1. **Angeborene Gefäßwandschwäche:** Partielle Defekte der Elastica interna und der Mediamuskulatur; solche „Medialücken" häufig an Gefäßgabelungen. Wandaussackung durch Gefäßinnendruck, daher Manifestation erst in der 3. Lebensdekade und später.
2. **Artherosklerotische Wandschädigung:** Die Aussackung erfolgt meist im Bereich atheromatöser Geschwüre. Manifestation im höheren Lebensalter.
3. **Kombination** von angeborener Schwäche und atherosklerotischer Schädigung.
4. **Embolisch-mykotische Aneurysmen:** Während einer Endokarditis löst sich ein kleiner, bakterienhaltiger Embolus und hinterläßt bei der Kollision mit der Intima eines Hirngefäßes eine Endothelläsion, wo die bakterielle Besiedelung dann eine lokale Wandschwächung verursacht.
5. **Posttraumatisch:** Auf diese Weise entsteht meist ein akutes Aneurysma dissecans.

Hirnarterienaneurysmen sind solitär (90 %) oder multipel (10 %). *Prädilektionsarten an den Verzweigungstellen der Hirnarterien:* Häufig an der Verzweigung A. cerebri media – A. cerebri anterior – Ramus communicans anterior sowie A. carotis interna – Ramus communicans posterior.

Komplikationen:

1. **Aneurysmaruptur mit Blutung**
   - *Subarachnoidalblutung:* Gefahr der Tamponade der Basiszisternen → Ausfall vitaler Hirnstammzentren; Hirndrucksteigerung → Hirnstammkompression.
   - *Hirnblutung:* Wühlblutungen in die angrenzende Hirnsubstanz, evtl. mit Ventrikeleinbruch. → Hämatozephalus internus und externus.

- *Angiospasmus:* Nach Aneurysmaruptur spastische Konstriktion zerebraler Gefäße (Nachweis: Angiographie, transkranielle DOPPLER[8]-Sonographie) → Gefahr ischämischer Hirninfarkte.

2. **Thrombose:** Verödung des Aneurysmasackes durch Abscheidungsthrombose vermindert Rupturgefahr; Größenzunahme → raumfordernde Wirkung.

61.9.2 Andere Hirngefäßveränderungen

- **Hämangiome, vaskuläre Hamartome**
  Angeborene Gefäßmißbildungen durch Persistenz embryonaler Bildungsstadien; keine echten Geschwülste (abzugrenzen von Gefäßtumoren – Hämangioblastomen).
- **Telangiektasien**
  Umschriebene Ansammlung dilatierter Kapillaren, Zufallsbefund ohne klinische Relevanz.
  Sonderform: **Angioma capillare et venosum calcificans der Leptomeninx** (Girlanden verkalkter Gefäße in Pia und Hirnrinde, sekundäre Rindenschädigung; Nävus flammeus = flächenhafte Teleangiektasien im Gesicht (Gebiet 1. Trigeminusast) = STURGE-WEBER-Syndrom (enzephalo-trigeminale Angiomatose).
- **MOYAMOYA-Krankheit[9]**
  Stenosen und/oder Verschlüsse einiger Teilabschnitte der A. carotis interna und des Circulus artericosus führt zu kollateraler Gefäßerweiterung sowohl an der Oberfläche wie auch in der Tiefe des Gehirns. Es handelt sich um eine abnorme Kollateralgefäßentwicklung, nicht um ein Hämangiom oder Neoplasma. Auftreten bei jugendlichen Patienten, vorzugsweise Japanern; die Gefäßstenosen sind ätiologisch ungeklärt.

REKAPITULATION

1. Definiere das Hirnödem inkl. Ursachen und Ödemformen (61.2)!
2. Folgen und Gefahren des Hirnödems? (61.2)
3. Ursachen und Folgen intrakranieller Drucksteigerung (61.3)!
4. Was ist eine Oblongataeinklemmung? (61.3)
5. Welche Formen des Hydrocephalus gibt es? (61.3.1)
6. Erläutere das Hirntodsyndrom (61.4)!
7. Welche Ursachen haben zerebrale Durchblutungsstörungen bzw. zerebrale Hyposie? (61.5)
8. Was ist der Unterschied zwischen elektiver Parenchymnekrose und Totalnekrose? (61.5.1)

---

8 DOPPLER, Christian (1803–1853), Physiker und Mathematiker in Wien sowie Prag.
9 Moyamoya (jap.) nebelhaft, undurchschaubar, unklar.

9. Was versteht man unter dem klinischen Begriff „Schlaganfall"? (61.5.2)
10. Was ist ein Hirninfarkt? (61.6)
11. Welche Ursachen gibt es für einen Hirninfarkt? (61.6)
12. Erkläre den Unterschied zwischen einem hömorrhagischen und einem ischämischen Hirninfarkt (61.6.1)!
13. Was ist der Unterschied zwischen einem Hirninfarkt und einer Infarzierung? (61.7)
14. Erläutere die zwei Typen der Sinusthrombose (61.7)!
15. Welche Arten von Hirnblutungen gibt es? (61.8)
16. Erläutere die Ursachen einer Purpura cerebri (61.8.1)!
17. Erläutere die Ursachen größerer, intrazerebraler Blutungen (61.8.2)!
18. Schildere detailliert die hypertone Hirnmassenblutung (61.8.2)!
19. Wie sieht eine Hirnmassenblutung aus? (61.8.2)
20. Welche Arten intrakranieller Blutungen gibt es? (61.8.2)
21. Ursachen und Folgen von Hirnarterienaneurysmen (61.9.1)!

61.10 Entzündliche und infektiöse Krankheiten des ZNS und seiner Hüllen

Entzündungsvorgänge im Nervensystem verlaufen ähnlich wie in anderen Organsystemen, sind aber geprägt durch strukturelle Besonderheiten (Beziehung zu den Meningen, Blut-Hirnschranke).

Hauptkomponenten der Entzündung im ZNS
- Permeabilitätsstörung der Gefäße: *Flüssiges Exsudat.*
- Infiltration von Entzündungszellen durch Austritt von Blutzellen ins Hirngewebe (Granulozyten, Lymphozyten, Plasmazellen, Makrophagen) und Aktivierung perivasaler Mikroglia (Histiozyten): *Zelluläres Exsudat.*
- Inkonstante Parenchymschädigung (zytopathischer Effekt auf Neurone durch Virusbefall; Oligodendrogliaschädigung, Entmarkung, Axonzerfall, partielle bis totale Gewebsnekrose): *Alteration.*
- Proliferation von Astrogliazellen.
- Gliös-mesenchymale Reparation mit Narbenbildung.

Hauptlokalisationen der Entzündung
1. **Meningitis:** Entzündung der Hüllen des ZNS.
   - **Pachymeningitis:** Entzündung der harten Hirnhaut.
   - **Leptomeningitis:** Ausbreitung der Entzündung im Subarachnoidalraum. Typ „Haubenmeningitis" bei eitrigen Infektionen, Typ „Basismeningitis" bei Tuberkulose.
   - **Meningoenzephalitis:** Übergreifen einer „Meningitis" auf die Hirnsubstanz.
2. **Enzephalitis:** Entzündung des zentralnervösen Gewebes des Gehirns.
   - **Polioenzephalitis:** Vorzugsbefall der grauen Hirnsubstanz (z. B. Poliomyelitis).

- **Leukenzephalitis:** Vorzugsbefall der weißen Hirnsubstanz (z. B. Multiple Sklerose)
- **Panenzephalitis:** Diffuse Schädigung von grauer und weißer Substanz.
- **Metastatische Herdenzephalitis:** Hämatogen-embolische Erregerverschleppung bei Septikopyämie (z. B. Endokarditis), Rinde und Mark.
- **Hirnabszeß:** Häufiger Marksubstanz.
3. **Myelitis:** Entzündung der Rückenmarkssubstanz (sonst analog wie „Enzephalitis").

Hauptinfektionswege
- **Hämatogen** von der Erregereintrittspforte zum Gehirn.
- **Fortgeleitet** aus der Nachbarschaft. Lymphogen oder per continuitatem z. B. aus dem Mittelohr, den Nebenhöhlen, einer Osteomyelitis u. dgl.
- **Ausbreitung entlang der Nerven:** Kommt nur bei Virusinfektionen vor, z. B. Tollwut.
- **Direkte Erregerimplantation** bei offenen Verletzungen.

61.10.1 Infektionen durch Eitererreger

61.10.1.1 Pachymeningitis purulenta

Eitrige Entzündung der harten Hirnhaut, entweder als *Epiduralphlegmone* oder als *Subduralphlegmone* bzw. *-abszeß* oder *-empyem.*

Entstehung: Hämatogen-metastatisch (Staphylokokkensepsis), fortgeleitet (Osteomyelitis der Schädelknochen oder Wirbelsäule), traumatisch (offene Verletzungen), bei eitriger Leptomeningitis.

61.10.1.2 Leptomeningitis purulenta

> **Eitrige Entzündungen im Subarachnoidalraum** (äußeren Liquorraum).

Erreger: Pneumokokken, Meningokokken, Haemophilus influenzae, Streptokokken, Escherichia coli, Proteus, Pseudomonas u. a.

Entstehung:
1. **Fortgeleitet aus der Umgebung:** Mittel- und Innenohr, Nasen- und Rachenraum, Nebenhöhlen, Weichteile des Kopfes und Gesichtes.
2. **Hämatogen-metastatisch:** Lunge, Darm (grundsätzlich bei jeder eitrigen Organentzündung möglich!).

3. **Direkt traumatisch** bei perforierenden Schädelverletzungen.
4. **Indirekt traumatisch** bei Frakturen und Fissuren mit späterer Infektion.

Bakteriologie: Abstrichpräparat und Kultur aus dem Exsudat bzw. Liquor. Abstrichpräparat und Kultur vom Ausgangspunkt. Blutkultur.

Morphologie:
Weiß-gelbes bis grün-gelbes Exsudat im Subarachnoidalraum. Entzündliche Hyperämie der Meningen, Hirnödem.

Die Verteilung des eitrigen Exsudates ist von der Weite des Subarachnoidalraumes abhängig; daher bilden sich größere Eiteransammlungen über der Konvexität des Frontalhirns etwa bis zu den Zentralwindungen: **Haubenmeningitis**, daneben aber auch in den basalen Zysternen.

Geht die Meningitis von einer umschriebenen Stelle aus (z. B. Otitis, Sinusitis, Trauma), so kann das Exsudat nur herdförmig in der Umgebung dieser Stelle vorhanden sein: **lokale Meningitis**.

Histo: Eitrige Entzündung im Subarachnoidalraum mit oder ohne Übergreifen auf Nachbarstrukturen.

Im *akuten Stadium* massive Granulozytenansammlung (Nachweis im Liquorzell-Sediment), Fibrinexsudation; nach etwa 12 Stunden Hinzutreten von Lymphozyten.
Im *subakuten Stadium* Überwiegen von Lymphozyten, Plasmazellen, Makrophagen und Fibroblasten (Lymphozyten und Plasmazellen im Liquorsedimentpräparat).
Im *chronischen Stadium* Bindegewebsproliferation mit lympho-plasmazytären Restinfiltration; Arachnoidalverdickung und fibröse Verschwielung der Meningen.

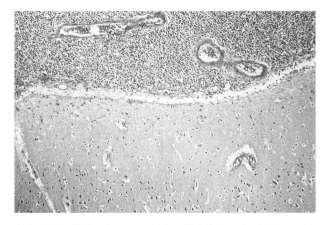

Abb. 61.4: Eitrige Leptomeningitis. Der Subarachnoidalraum ist dicht von leukozytärem Exsudat erfüllt.

---

10 ROBIN, Charles (1821–1885), Histologe in Paris.

Komplikationen:
1. **Übergreifen der Entzündung auf das Hirngewebe** → **Meningoencephalitis purulenta**
   a) entlang der VIRCHOW-ROBIN[10]-Räume der einstrahlenden Blutgefäße;
   b) direkt auf obere Rindenschichten unter Durchbrechung der Pia-Gliamembran.
2. **Übergreifen auf innere Liquorräume:** Schädigung und Ablösung der Ependymzellen → **Ependymitis; Pyocephalus internus.**
   Liquorresorptionsstörung bei offenen Ausführungsgängen → Hydrocephalus internus communicans. Später Wucherung subependymärer Glia → Bildung wärzchenförmiger Erhabenheiten an Ventrikelwand = *„Ependymitis granularis"*, *periventrikuläre Gliose.*
3. **Liquorabflußstörungen** durch entzündliche Verlegung und postentzündliche, narbige Verklebung physiologischer Engen des Liquorsystems (Foramen MONROI, Aquädukt, Foramina LUSCHKAE und MAGENDI) → **Verschlußhydrozephalus.**
4. **Entzündungsinfiltrate um Hirnnerven.**
5. **Entzündliche Gefäßschäden:** Thrombosen, Thrombophlebitis → *Hirninfarkte, Infarzierung.*
6. **Übergreifen auf Subduralraum:** Eitrige Pachymeningitis → *Subduralempyem.*

Erregerbedingte Sonderformen
1. **Pneumokokken-Meningitis:** Häufigste Form; oft im Säuglings- und Kindesalter. Entstehung hämatogen oder fortgeleitet (Nebenhöhlen, Otitis media).
2. **Meningokokken-Meningitis:** Meist hämatogen, Konvexitätsmeningitis. Oft Tod vor dem ZNS-Befall im Endotoxinschock, bzw. bei Kleinkindern im WATERHOUSE-FRIDERICHSEN-Syndrom.
3. **Hämophilus influenzae-Meningitis:** Hämatogene Haubenmeningitis; oft Übergreifen auf das Hirngewebe.
4. **Staphylokokken- und Streptokokken-Meningitis:** Hämatogen und fortgeleitet (Nebenhöhlen, Trauma). Neigung zu Herdcharakter, Hirnabszeßbildung.

61.10.1.3 Eitrige metastatische Herdenzephalitis

Folge bakterieller Allgemeininfektion mit hämatogener Aussaat und embolischer Erregerverschleppung bei Septikopyämie. Eindringen der Erreger in das Hirnparenchym nach Durchbrechung der Blut-Hirn-Schranke → Bildung multipler, disseminierter Mikroabszesse. Gefäßreiche graue Substanz stärker betroffen als Mark.

61.10.1.4 Hirnabszeß

Umschriebene, eitrige Entzündung im Hirngewebe. Erreger und Pathogenese wie bei Meningitis purulenta.

Entstehung:
1. *Fortgeleitet* von Nebenhöhlen der Nase, Knochen, Gesichtsfurunkel usw.; dabei oft Befall benachbarter Hirnteile (Otitis → Schläfenlappen, Kleinhirn; Mastoiditis → Kleinhirn; Siebbein → Frontobasalregion).
2. *Traumatisch:* Offene Schädel- und Wirbelverletzungen; postoperative Komplikationen.
3. *Hämatogen-metastatisch:* Bronchiektasien; Furunkulose, Endocarditis ulceropolyposa lenta; Abszesse, Phlegmone usw.

Fortgeleitete Abszesse meist solitär; metastatische mitunter multipel.

Morphologie:
1. *Initialstadium:* Unscharf begrenzt: Gewebsnekrosen mit Fibrin- und Leukozytenaustritt, Hyperämie.
2. *Abszeßbildung:* Demarkierung mit Bildung einer *Abszeßmembran* aus kapillar- und fibroblastenreichem Granulationsgewebe mit entzündlichen Gewebsinfiltraten.
3. *Kapselung:* Bildung einer bindegewebigen *Abszeßkapsel.* Von innen nach außen: Eitriger Detritus – kapillar- und fibroblastenreiches Granulationsgewebe – kollagene Bindegewebsmembran und reaktive Astrogliawucherung. Nach wenigen Wochen Abschluß durch feste Kapsel = *Balgabszeß.*

Komplikationen
1. *Frühstadium:* Ventrikeleinbruch → Ventrikelempyem; sekundäre, basale, eitrige Meningitis. Bei fehlender Membranbildung → diffuse, eitrige Enzephalitis, Hirnphlegmone.
2. *Spätstadium:* Wirkung als intrakranielle Raumforderung (wie Tumor); Bildung sekundärer Kapselabszesse oder Kapselruptur → Markphlegmone, Ventrikelempyem, sekundäre eitrige Meningitis.

61.10.2 Tuberkulose des Zentralnervensystems

Befall von Leptomeningen (Meningitis tuberculosa) und ZNS-Parenchym (selten Meningoencephalitis tuberculosa; Tuberkulome).

Entstehung: Meist hämatogen, selten fortgeleitet aus der Nachbarschaft bei Knochentuberkulose (Wirbelsäule, Schädelknochen).

Leptomeningitis tuberculosa

> **Subakute, fibrinös-granulomatöse Meningitis mit Verkäsung und/oder produktiver Tuberkelbildung.**

Makro: Grau-grünliches bis grau-gelbliches, sulzig-gelatinöses, teils geronnenes, teils flüssiges Exsudat vornehmlich in den Zisternen der Hirnbasis: **Basismeningitis.** Stecknadelspitz- bis stecknadelkopfgroße, d. h. miliare, grauweiße, sandkornartige Tuberkel entlang den Gefäßen, besonders in der SYLVI-Furche.

Histo: Im *akuten* Stadium fibrin- und leukozytenreiches Exsudat mit reichlich Tuberkelbakterien. Später lympho-plasmozytäre Infiltrate (Lymphozyten im Liquorsediment!), herdförmige Verkäsung mit Epitheloidzellen und LANGHANS-Riesenzellen: Bildung tuberkulöser Granulome (Tuberkel). Zuletzt fibröse Narbenbildung = *chronisches* Narbenstadium, Restitution unmöglich. Bindegewebige Verschwielung der basalen Meningen mit fibröser Einmauerung der Hirnnerven und narbiger Verlegung der Liquorabflußwege → Verschlußhydrozephalus.

Bakteriologie: ZIEHL-NEELSEN-Präparat aus dem Exsudat bzw. Liquor.

Komplikationen:
- Tuberkulöse, obliterierende **Endarteriitis** → Hirninfarkte.
- Umscheidung von Hirnnerven → **neurologische Ausfälle.**
- Verlegung der Liquorabflußwege → **Hydrocephalus internus occlusus.**
- **Meningoencephalitis tuberculosa:** Übergreifen der Entzündung auf die Hirnsubstanz (Hirnbasis → Hypothalamus, Zwischenhirn).
- **Narbenbildung** um den Hypophysenstiel sowie die Hirnnerven.

Tuberkulom (Konglomerattuberkel)
Tuberkulöse Granulombildung wie in anderen Organen, oft unabhängig von Meningitis.

Häufigkeit: Heute in Europa, USA extrem selten; in Asien, Indien häufig. Zunehmend auch bei Immunsuppression und Immundefekten.

Morphologisch: Runde, scharf begrenzte Knoten mit zentraler Verkäsung und epitheloidzelligem Granulationsgewebssaum.

Lokalisation: Großhirn, Kleinhirn, Hirnstamm, Hypophyse, Rückenmark, Dura, Ventrikelplexus.

61.10.3 Neurolues

Entstehung: Hämatogen nach Primäraffektion.

Lues cerebrospinalis (primärer Meningealbefall)

Frühes *Sekundär*stadium oder erst im Tertiärstadium.
1. *Meningoencephalitis syphilitica:* Primäre Meningitis mit Übergreifen der Entzündung auf Hirnrinde entlang der Gefäße → sekundäre Enzephalitis. Ausbreitung an der Hirnbasis und Übergreifen auf innere Liquorräume →*Ependymitis granularis* (entzündliche Schädigung des Ependyms und Knötchenbildung).
Spätfolgen: Meningealfibrose (narbige Verdickung der Häute); *Hydrocephalus internus* durch Verklebung basaler Zisternen oder Aquäduktverschluß.
2. *Meningovaskuläre Lues:* Spezifische Hirngefäßerkrankungen vorwiegend der basalen Hirngefäße. Intimawucherung durch spezifisches Granulationsgewebe = HEUBNERsche[11] *obliterierende Endarteriitis.* Gefahr: Lumenverschluß → *Infarkte.*
3. *Meningomyelitis syphilitica:* Spezifische produktive Meningitis mit Gefäßbeteiligung (Angiitis), der schwielige Arachnoidalverdickungen folgen.
Meningoradikulitis: Wurzelumhüllung und Kompression durch luisches Granulationsgewebe.

Progressive Paralyse (chronische Encephalitis syphilitica)

Syphilitische Spätkrankung. Manifestation 10–25 Jahre nach Primärinfektion. Extrem selten.

Pathogenese: Primär chronische Enzephalitis durch Treponemenbefall des Gehirns, im Gegensatz zu Lues cerebrospinalis (primäre Meningitis mit sekundärem Übergreifen auf Hirngefäße und Hirnparenchym).

Makro: Hirnatrophie mit frontal betonter Windungsverschmälerung; Verdickung und milchige Trübung der Leptomeningen. Erweiterung der Hirnkammern (Hydrozephalus) mit feinhöckeriger Oberfläche = *Ependymitis granularis.*

Histo:
1. *Parenchymdegeneration:* Ausfall der Nervenzellen → diffuse oder fleckige Rindenverödung, bes. frontal; Astrogliawucherung (Konsistenzsteigerung).
2. *Entzündung:* Muster der „*kontinuierlichen Polioenzephalitis*" mit diffusem Befall von Großhirnrinde und Linsenkern. Generelle *Mikrogliawucherung*: Fe-Speicherung (*„Paralyse-Eisen"*) = Folge der Störung der Bluthirnschranke.

Tabes dorsalis

Rückenmarksschädigung, isoliert oder in Verbindung mit Progressiver Paralyse = *Tabo-Paralyse.* Extrem selten.

Makro: Trübung und Verschwielung der weichen Rückenmarkshäute, Verschmälerung und Sklerose der Hinterstränge (Graufärbung = „Eselsstreifen").
Histo: Entmarkung der Hirnstrangareale. Beginn lumbosakral in der Hinterwurzel-Eintrittszone; kraniales Fortschreiten.

Pathogenese: Annahme einer eigenständigen Axondegeneration im Hinterwurzel-Hinterstrangsystem (toxische (?) Spätschädigung durch Treponema) mit aufsteigender Degeneration. Eine andere Erklärung zielt auf eine Spinalwurzelkompression durch vernarbendes luisches Granulationsgewebe.

Optikusatrophie: Mitunter isolierte Manifestation der Tabes oder kombiniert mit Rückenmarksdegeneration.

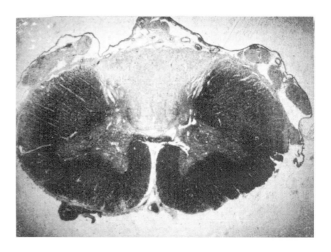

Abb. 61.5: Tabes dorsalis. Entmarkung der Axone in den Hintersträngen des Rückenmarkes. Die Markscheidenfärbung zeigt den Ausfall.

61.10.4 Infektionen durch andere Erreger

Neuro-Borreliose (LYME[12]-Erkrankung)
Erreger: Borrelia BURGDORFERi[13], durch Zecke Ixodes ricinus übertragen. Benannt nach der Ortschaft Lyme (USA). Nach Zeckenbiß Auftreten von Hauterythem

---

11 HEUBNER, Otto (1843–1926), Internist und Pädiater in Leipzig. Veröffentlichte 1874 eine umfassende Studie über Hirnarterienerkrankungen bei Lues.

(Erythema migrans) mit komplexen neurologischen Ausfällen: **Neuritis multiplex, Meningitis** bzw. **lymphozytäre Meningoradikuloneuritis.** Immunologisch Nachweis von IgG und IgM-Antikörpern im Serum und Liquor.

Fleckfieberenzephalitis

Erreger: Rickettsia PROWAZEKi[14]. Übertragung durch Läusekot, seltener durch Biß der Kleiderlaus.

Histo: Geringe lymphozytäre Meningitis; Polioenzephalitis mit multiplen, verstreuten Mikrogliaknötchen – „Fleckfieberknötchen".

Mykosen des ZNS (Pilzinfektionen)

Zunehmende Häufigkeit; meist Sekundärinfektionen bei geschädigter Immunabwehr (AIDS), Langzeitbehandlung mit Antibiotika, Kortikosteroiden, Immunsuppressiva und Zytostatika.

Pathogenese: Hämatogen (Pilzsepsis) oder fortgeleitet aus den Nebenhöhlen.

Morphologie: Basale Meningitis, hämatogen-septische Herdenzephalitis; Meningoenzephalitis; mykotische Abszesse und Granulome.

Toxoplasmose

Erreger: Toxoplasma Gondii[15], oft durch Katzenkot übertragen.

- **Fetale und konnatale Form:** Intrauterine und diaplazentare Infektion; meist in 2. Fetalhälfte: Differenzierungsstörungen, Entzündung und Nekrosen, Verkalkungen, Hydrocephalus internus. Häufig kombinierter Befall von ZNS und Auge.

- **Erworbene Form:** Häufigste opportunistische Infektion des ZNS bei AIDS!
  Meningoenzephalitis, metastatische Herdenzephalitis und Granulombildungen. Gewebsnekrosen und Verkalkungen.

61.10.5 Virusinfektionen

Viren erzeugen akute, subakute und chronische ZNS-Erkrankungen, die morphologisch durch Entzündungsprozesse – Enzephalitiden, Enzephalomyelitiden – sowie nichtentzündliche Schäden (Entmarkungen, Degenerationsvorgänge) gekennzeichnet sind.

Pathogenese der Virusinfektionen des ZNS
ZNS-Gewebsläsion ist Folge komplexer Interaktionen zwischen Virus und Wirt. **Virus bedingt Zellschädigung mit folgenden Konsequenzen:**
1. **Zellzerfall,** gefolgt von Phagozytose und Entzündungsreaktion.
2. **Einschlußkörperbildung** (Viruspartikel) in Kern und Zytoplasma = unspezifischer Virushinweis.
3. **Zellschädigung mit Zelltransformation** → Tumorbildung oder **Degeneration** → Atrophie.

Ablauf und Morphologie viraler ZNS-Infektionen abhängig von:
1. *Eintrittspforte des Virus*
   Viren müssen äußere Schutzbarrieren des Organismus durchdringen, sich in peripheren Organen vermehren, bevor sie das Nervensystem erreichen. Eintrittspforten sind:
   – Haut (Biß von Tieren, Stiche usw.);
   – Schleimhaut von Respirations- und Gastrointestinaltrakt.
2. *Virusausbreitung und Eintrittswege in das Nervensystem*
   – *neurogen* (entlang peripherer Nerven über distoproximalen Axonstrom) – Tollwut;
   – *olfaktorisch* (über Riechschleimhaut – Plexus submucosus; gleichfalls neurogen) – z. B. Poliomyelitis; Herpesviren;
   – *hämatogen* (Virämie) – Enteroviren, Arboviren, HIV.

---

12 OLD LYME ist eine Ortschaft in Connecticut (USA); da dort erstmals die Borreliose beobachtet wurde, hat man die Krankheit später Morbus LYME genannt. Die Geschichte dazu ist folgende: 1975/76 wurde in der Gegend von OLD LYME eine Häufung von „kindlichem Gelenkrheumatismus" beobachtet (444 Fälle bei 12.000 Einwohnern). Die Ärzte behandelten die Kinder ohne sich weiter um die Ursache Gedanken zu machen. Zwei Müttern ließ die Krankheit ihrer Kinder keine Ruhe, und sie schalteten die Gesundheitsbehörde sowie die rheumatologische Abteilung der YALE-University in New Haven ein. Man fand heraus, daß besonders Kinder aus bewaldeten Regionen betroffen waren, die Krankheit bevorzugt in den Sommermonaten auftrat und häufig eine zirkuläre Hautrötung zu beobachten war, die an einen Insektenbiß erinnerte. Die Rötung fand sich vorwiegend an Brust, Bauch, Rücken und Gesäß. Da fliegende Insekten eher Gesicht, Arme und Beine anfliegen, mußte es sich um ein Kriechtier handeln: so stieß man auf die Zecken.

13 BURGDORFER, Willy, in den USA lebender, zeitgenössischer Schweizer Zoologe. Er identifizierte in den Rocky-Mountains-Laboratorien in Hamilton (Montana) die Erreger der LYME-Krankheit: durch Zecken übertragene Borrelien (Schraubenbakterien).

14 PROWAZEK, Stanislaus von (1875–1915), Bakteriologe in Hamburg.

15 toxon (griech.), Bogen (hat mit „Gift – toxisch" nichts zu tun); Gondi ist ein afrikanisches Nagetier, in welchem 1908 der Erreger gefunden wurde.

3. *Virus-Neurotropie und Zellempfindlichkeit*
   – primär neurotrope Viren-Vermehrung im Neuron;
   – sekundär (fakultativ) neurotrope Viren – extraneurale Vermehrung mit sekundärem Neuronenbefall.
4. *Virusausbreitung im ZNS*
   – Zell-zu-Zellinfektion (über benachbarte Fortsätze);
   – Transport durch mobile Zellen (Leukozyten, Phagozyten);
   – Wanderung in Interzellularspalten des Neuropils.
5. *Wirtsabwehr*
   Entzündungs- und Immunreaktionen.

Entzündungsreaktion ist Ausdruck von Parenchymschädigung und Wirtsabwehr
- **frühe unspezifische Entzündung auf Zellzerfall und Erregerreiz** – Granulozyten, Histiozyten;
- **spezifische Entzündung** (Infektabwehr) als Antwort des immunkompetenten Systems – Lymphozyten, Monozyten.

Daneben nicht-entzündliche Reaktionen (Entmarkung, Zellmembranschädigung, Degeneration).

Poliomyelitis acuta anterior (HEINE-MEDIN[16])

Erreger: Polio-Virus-Typ I–III.

Infektionsweg: Übertragung mit Nasen-Rachensekret; seit Durchimpfung der Bevölkerung sehr selten.

Morphologie:
Fleckförmige Polioenzephalomyelitis mit meningealer Beteiligung.

Histo:
1. Neuronenschädigung, vorwiegend der spinalen Motoneurone: Zellnekrose (Zytolyse); Umhüllung durch Leukozyten und Makrophagen zwecks Phagozytose → *Neuronophagie.*
2. *Entzündungsreaktion* in ZNS-Gewebe und Meningen: Granulozyten, später Lymphozyten und Plasmazellen, Mikrogliawucherung → Bildung perivasaler und knötchenförmiger Gewebsinfiltrate um geschädigte Nervenzellen und Kapillaren.

Läsionsschwerpunkte: Graue Rückenmarkssubstanz mit Bevorzugung der Vorderhörner (spinale Form), verlängertes Mark und Brücke (bulbopontine Form; klinisch: Bulbärparalyse; *Gefahr: Atemlähmung*); Großhirnrinde (vorwiegend Zentralregion). *Folge: schlaffe Lähmungen.*

Zeckenenzephalitis (Frühjahr-Sommer-Meningoenzephalitis, FSME)

Pathologie:
Polioenzephalomyelitis mit meningealer Beteiligung.
Läsionsschwerpunkte: graue Rückenmarksubstanz (Vorderhörner!); Kleinhirn; Stammganglien; gesamte Großhirnrinde.

Tab. 61.1: Wichtige Viruserkrankungen des ZNS

Erreger	Erkrankung	
RNA-Viren		
Enteroviren	**Poliomyelitis**	Polioenzephalitis und -myelitis
Arboviren	**Zeckenenzephalitis (FSME)**	Polioenzephalomyelitis
Rhabdoviren	**Tollwut**	Neuritis, Polioenzephalitis
Paramyxoviren	**Masern**	Enzephalomyelitis; subakute sklerosierende Panenzephalitis
Retroviren	**AIDS**	HIV-Enzephalopathie, opportunistische Infektionen, Tumoren.
DNA-Viren		
Herpesvirusgruppe		
Herpes simplex V.	**Herpes-Enzephalitis**	Nekrotisierende Enzephalitis
Zoster-Virus	**Herpes zoster**	Ganglioradikuloneuritis
Zytomegalie V.	**CMV-Enzephalitis**	Nekrotisierende Enzephalitis
EPSTEIN-BARR V.	**Infektiöse Mononukleose**	Meningoenzephalitis
Prionen	Spongiforme Enzephalopathien z. B. CREUTZFELDT-JAKOB-Syndrom	

---

16 HEINE, Jacob von (1800–1879), Orthopäde in Bad Cannstadt. Carl MEDIN (1847–1928), Pädiater in Stockholm. Die Virusätiologie der Kinderlähmung entdeckte 1909 der Pathologe und Serologe Karl LANDSTEINER (1868–1943) in Wien.

Tollwut (Lyssa, Rabies)

Erreger: Rabies-Virus

Übertragung: Biß- und Kratzwunden; Speichel infizierter Tiere.

Morphologie:

Interstitielle zentripetale Neuritis; Radikulitis, Polioenzephalitis. Charakteristische azidophile Einschlußkörper im Zytoplasma von Nervenzellen in Ammonshorn, PURKINJE[17]-Zellen und Sympathikusganglien = „NEGRI-Körperchen".

Masern-Enzephalitis

ZNS-Beteiligung bei Masern 1–3 %; Mortalität der ZNS-Komplikationen 10–25 %. ZNS-Affektionen durch

a) *postinfektiöse Enzephalomyelitis* (als immunologisches Geschehen),

b) *subakute, sklerotisierende Panenzephalitis* (Auftreten erst viele Jahre nach einer Maserninfektion).

HIV-assoziierte ZNS-Erkrankungen

In mehr als 50 % der AIDS-Fälle treten Erkrankungen des ZNS auf.

1. **HIV-Enzephalopathie**

   a) *Subakute, multifokale Riesenzell-Enzephalitis:* disseminierte, knötchenförmige Herdenzephalitis mit perivasalen, lympho-plasmozytären Infiltraten und Ansammlung mehrkerniger Riesenzellen (Makrophagen).

   b) *Progressive, diffuse Leukoenzephalopathie:* diffuse Entmarkungen, Astrogliawucherung und perivasale Infiltrate mit mehrkernigen Riesenzellen.

   c) *Poliodystrophie:* diffuse Großhirnrindenatrophie mit Neuronenverlust.

2. **Opportunistische ZNS-Infektionen**

   Zytomegalie, Toxoplasmose, Mykosen (Kandida, Kryptokokkus).

   Häufig Kombination von HIV-Enzephalitis und opportunistischen Infektionen.

3. **Primäre/sekundäre ZNS-Tumoren, insbesonders Lymphome**

61.10.6 Prionen-Enzephalopathien

Ein „*infektiöses Protein*" = *proteinaceous infectious particle* = **Prion** wird als Erreger angesehen. Es handelt sich um ein Membranprotein (Prion-Protein = **PrP**), das bei Gesunden von Nervenzellen und Immunzellen exprimiert wird: **PrP^c**. Das im Gehirn von erkrankten Patienten nachgewiesene PrP hat zwar eine identische Aminosäurensequenz, jedoch eine räumlich andere Isostruktur: **PrP^{CJK}**. Über einen noch ungeklärten Mechanismus soll PrP^{CJK} das normale PrP^c in die pathogene Isoform umwandeln können. (Für diese Hypothese wurde Stanley B. PRUSINER 1997 mit dem Nobelpreis ausgezeichnet.) Eine für belebte Krankheitserreger sonst immer notwendige Vermehrung im Wirtsorganismus ist hier nicht erforderlich; desgleichen fehlen Nukleinsäuren.

Es gibt auch erbliche Prionen-Erkrankungen (familiäre CJK), dabei finden sich Mutationen im Prion-Gen (Prn-p), welches PrP^c kodiert.

Als **Prionen-Erkrankungen** werden angesehen

- CREUTZFELDT-JAKOB[18]-**Krankheit (CJK):** Gedächtnisverlust und Persönlichkeitsveränderungen, neurologische Ausfülle, zunehmende Demenz bei letalem Coma. Häufigkeit: 1 Fall pro 1 Million Einwohner pro Jahr.

- **Kuru**[19]-**Krankheit:** Bei der Urbevölkerung von Neu-Guinea, durch rituellen Kannibalismus der Gehirne von Verstorbenen.

- **Scrapie**[20]: Endemische Enzephalopathie bei Schafen.

- **Bovine, spongiforme Enzephalopathie (BSE):** Rinderwahnsinn.

Der **Infektionsweg** für den Menschen ist nicht vollständig geklärt: iatrogen bei Organtransplantationen z. B. Hornhaut, Behandlung mit menschlichen Hypophysenextrakten; Schmierinfektion Auge → Sehnerv → Gehirn (?); eine Übertragung auf den Menschen durch Verzehr von Fleisch (wahrscheinlich nur ZNS-Substanz) erkrankter Tiere ist nicht bewiesen, für eine Variante von CJK aber keineswegs ausgeschlossen. Diese Variante wird **vCJK** bezeichnet und könnte eine Verbindung zwischen BSE beim Rind und CJK beim Menschen darstellen.

---

17 PURKINJE, Jan Evangelista (1787–1869), Anatom und Physiologe in Prag.

18 CREUTZFELDT, Hans Gerhard (1885–1964), Neurologe in Kiel. Alfons Maria JAKOB (1884–1931), Neuropathologe in Hamburg. Getrennte Beschreibung der Krankheit 1920/21.

19 Kuru-Kuru ist ein Wort aus dem Papua-Dialekt und bedeutet „zittern".

20 Abgeleitet von „scraping", kratzen bzw. scharren der Tiere.

Morphologie

Hirnatrophie mit Hydrocephalus internus. Spongiöse Dystrophie im Neuropil: schwammig-vakuoläre Gewebsauflockerung. Neuronenuntergang.

Prionen-Erkrankungen verlaufen Monate bis Jahre und enden immer tödlich.

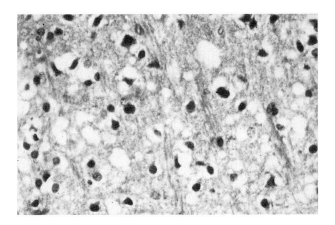

Abb. 61.6: Spongiöse = vakuoläre Auflockerung im Neuropil bei Creutzfeldt-Jakob-Krankheit.

61.10.7 Entmarkungsenzephalomyelitiden

Entzündliche ZNS-Erkrankungen mit Markscheidenzerfall bei Verschonung von Axonen und Nervenzellen.
Zwei Varianten:
– Postinfektiöse und postvakzinale Enzephalitiden.
– Entmarkungserkrankungen im engeren Sinne = **Multiple Sklerose.**

Postinfektiöse und postvakzinale Enzephalomyelitiden

Akute, entzündliche ZNS-Komplikationen **nach Impfung** (Pocken-, Masern-, Lyssa-, Typhus-, Poliomyelitis- u. a. Vakzinationen) bzw. **nach exanthematischen Virusinfektionen** (Masern, Mumps, Varizellen, Rubeolen).

Morphologie: Perivenöse Herdenzephalitis (lymphoplasmozytäre Infiltrate, Entmarkungsareale = Myelin- und Axonzerfall in perivenösen Räumen).

Pathogenese: Immunologische Kreuzreaktion von Antikörpern gegen Virushüllproteine, die Myelinproteine angreifen: Überempfindlichkeitsreaktion Typ IV = T-Zellen-vermittelte, verzögerte Reaktion.

Multiple Sklerose (Enzephalomyelitis disseminata)

Chronische Erkrankung des ZNS mit schubförmig-rezidivierendem oder progredientem Verlauf. Die Krankheitsschübe sind **herdförmig-umschriebene Entmarkungsreaktionen**, die in allen Abschnitten des ZNS auftreten können. Entsprechend der regellosen Lokalisati-

on der Herde ist die klinische Symptomatik ungemein variabel.

Pathogenese: Die Ätiologie der Multiplen Sklerose (MS) ist ungeklärt. Zwei Mechanismen spielen bei der „Entmarkung" wahrscheinlich eine entscheidende Rolle:
1. *Autoimmunreaktion:* Autoantikörper und T-Lymphozyten richten sich gegen Myelinbestandteile.
2. *Virusinfektion:* Antivirale Antikörper könnten sich gegen Myelinstrukturen richten (molekulare Mimikry, s. Allgemeine Pathologie 26).

Die MS ist eine häufige, neurologische Krankheit, in Mitteleuropa 50 Fälle pro 100 000 Einwohner; in Nordeuropa mehr, in Südeuropa weniger.

Makro: Hirn und Rückenmark äußerlich unauffällig. Multiple, scharf begrenzte, lachsfarbene (frische) bis grauweißlich derbe (alte) Herde wechselnder Form und Größe in regelloser Verteilung ohne Rücksicht auf graue und weiße Substanz in allen ZNS-Regionen. Graufärbung der Nervi optici und des Chiasma. Periphere Nerven frei!

Histo: Scharf begrenzte Herde mit komplettem Markscheidenzerfall bei erhaltenen Axonen und Nervenzellen. Frische Herde mit unscharfem Rand einer lymphomonozytären Entzündung. Später Ersatz der Entmarkung durch Glianarbe. Endstadium = *„wie mit Locheisen ausgestanzter"* Entmarkungs- und Skleroseherd *(„Wie Tintenfleck in Löschpapier")* = **Multiple-Sklerose-Plaque.**

REKAPITULATION

1. Schildere die Hauptlokalisationen und Hauptinfektionswege der meningoenzephalen Entzündungen (61.10)!
2. Erläutere detailliert die Leptomeningitis purulenta (61.10.1.2)!
3. Entstehung und Komplikationen eines Hirnabszeß (61.10.1.4)!
4. Erläutere detailliert die Leptomeningitis tuberculosa (61.10.2)!
5. Was unterscheidet die Haubenmeningitis, lokale Meningitis und Basismeningitis? (61.10.1.2 und 61.10.2)
6. Welche Formen der Neurolues gibt es? (61.10.3)
7. Erläutere die Progressive Paralyse und die Tabes dorsalis (61.10.3)!
8. Was ist die Lyme-Erklärung? (61.10.4)
9. Wann kommt es zu Pilzinfektionen des ZNS? (61.10.4)
10. Welches ist die häufigste opportunistische Infektion des ZNS bei AIDS? (61.10.4)
11. Erläutere beispielhaft einige wichtige Viruserkrankungen des ZNS (Tab. 61.1 und Text)!
12. Nenne HIV-assoziierte ZNS-Erkrankungen (61.10.5)!
13. Was sind Prionen, und wie soll ihre Pathogenität wirksam werden? (61.10.6)
14. Nenne beispielhaft einige Prionen-Erkrankungen (61.10.6)!
15. Was ist CJK bzw. BSE, gibt es eine Verbindung? (61.10.6)
16. Erläutere detailliert die Multiple Sklerose (61.10.7)!

61.11 Degenerative Prozesse und Systematrophien des Nervensystems

Progressiv fortschreitende Prozesse, bei denen das Nervengewebe einer Degeneration (Entartung) unterliegt, die zum Untergang nervöser Strukturen führt. Primär betroffen ist das Neuron.

Heterogene Krankheitsgruppe, gekennzeichnet durch:
– Langsam, unaufhaltsam fortschreitenden Verlauf.
– Morphologisch progredienten Gewebsschwund (Nervenzellen, Axone) entweder des ganzen ZNS (**diffuse Atrophien**) oder bestimmter Neuronensysteme (**Systematrophien**).
  Ursachen der „primären" (idiopathischen) Gewebsdegeneration ungeklärt.
– Genbedingte Störungen bei erblich-familiären Formen.
– Endogene und/oder exogene Zellstoffwechselstörungen (Enzymdefekte, Zytoskelettstörung).
– Virus-Infektionen.

61.11.1 Hirnalterung

Normale und pathologische Alterungsvorgänge des ZNS führen zu diffusem Gewebsschwund = **senile bzw. präsenile Hirnatrophien.**

Physiologische Altersveränderungen des ZNS: Involution mit allmählichem Hirngewebsschwund, numerische und größenmäßige Reduktion (Atrophie) der Nervenzellen.

Makro: Diffuse Hirnverkleinerung mit Verschmälerung der Windungen, verbreiterten Furchen und erweiterten Hirnkammern (Hydrocephalus internus et externus e vacuo).

Histo: Neuronenreduktion und Gliavermehrung (relative Zellverdichtung im atrophischen Hirngrau). Abnahme der Synapsendichte im Kortex. Lipofuszinbeladung der Nervenzellen.

Senile Hirnatrophie

Der physiologischen Hirnalterung qualitativ *gleichartige*, aber *quantitativ gesteigerte* und lokal (Hippokampus, limbisches System) akzentuierte Veränderungen, die mit zunehmendem Alter an Intensität zunehmen.

61.11.2 M. Alzheimer[21] = präsenile Hirnatrophie (Demenz)

Um das 60. Lj. einsetzende, oft rasch fortschreitende Demenz mit/ohne neurologischen Ausfällen. Gesteigerte (vorzeitige) senile Hirngewebsveränderungen.

Makro: Schwere, diffuse Großhirnatrophie. Hydrocephalus internus.

Histo: Charakteristische Trias:
1. **Alzheimer-Fibrillen-Veränderung:** Doppelhelixartig gedrehte Proteinfilamente im Zytoplasma von Nervenzellen – Zytoskelettstörung.
2. **Alzheimer-Plaques:** Rundliche, etwa 100 μ große, konzentrisch geschichtete Herde im Neuropil – zentraler Amyloidkern, von einem peripheren „Ring" degenerierender Neuriten sowie Mikrogliazellen umgeben.
3. **Amyloidablagerungen in kleinen meningealen und kortikalen Blutgefäßen** – kongophile Angiopathie.

Das Alzheimer-Amyloid entsteht durch abnorme Spaltung des physiologisch vorkommenden Vorläuferproteins ß-APP (ß-Amyloid-Precursor-Protein), auch A4 genannt. Die abnorme Amyloidbildung wird genetisch gesteuert, es gibt familiäres Vorkommen.

Eine völlig andere, präsenile Hirnatrophie ist die **PICK**sche[22] **Atrophie** des Stirn- und Schläfenlappens.

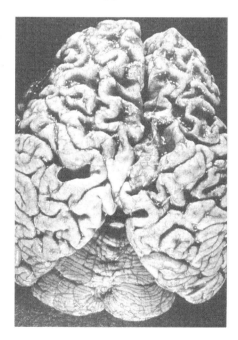

Abb. 61.7: Hirnatrophie, d. h. schmale Gyri und breite Sulci, besonders im Frontoparietalbereich bei M. Alzheimer.

---

21 Alzheimer, Alois (1864–1915), Neurologe in Breslau. Erstbeschreibung der Krankheit 1906.
22 Pick, Arnold (1851–1924), Neurologe in Prag. Beschreibung der Hirnatrophie 1892; 1925 wurden die Alzheimer-Atrophie und Pick-Atrophie als zwei verschiedene Krankheiten erkannt.

61.11.3 Stammkerndegenerationen (extrapyramidale Syndrome)

Chorea HUNTINGTON[23]:
Autosomal-dominant erbliches Leiden (erblicher Veitstanz). Beginn 3.–5. Dekade mit blitzartigen (choreatischen) Muskelzuckungen und Bewegungsstörungen; progressive Demenz und Versteifung. Ursache ist ein Gendefekt auf Chromosom 4 mit einer Trinukleotidexpansion, d. h. die Sequenz Cytosin-Adenin-Guanin kommt etwa 100mal hintereinander vor.

Makro: Atrophie des N. caudatus mit Erweiterung der Seitenkammern; häufig diffuse Großhirnwindungsatrophie.

Histo: Ausfall der kleinen Striatumneurone (Caudatum stärker betroffen als Putamen) mit Gliose.

Pathophysiologie: GABA (Gamma-Aminobuttersäure)-Stoffwechselstörung.

Paralysis agitans = M. PARKINSON[24]:

Idiopathische Form der Schüttellähmung (klinische Trias: Rigor, Tremor, Akinese) = häufigstes, extrapyramidales Syndrom. Beginn im mittleren Lebensalter.

Makro: Depigmentation (Abblassung) der Substantia nigra.

Histo: Fleckförmiger Ausfall der melaninhaltigen, dopaminergen Neurone in der Substantia nigra; Pigmentverlust und Glianarbe. Erhaltene Nigraneurone oft mit kugeligen Zytoplasmaeinschlüssen – LEWY[25]-Körper.

Der M. PARKINSON ist häufig. 200 Fälle pro 100 000 Einwohner. In Frühstadien ist eine Substitutionstherapie mit L-Dopa hilfreich, mit zunehmendem Verlust der Neurone wird die Ansprechbarkeit allerdings geringer.

Andere PARKINSON-Syndrome: Gemeinsame anatomische Grundlage = Nigraschädigung mit Ausfall melaninhaltiger Zellen.
- **Postenzephalitischer Parkinsonismus:** Spätzustand nach Enzephalitis lethargica (von ECONOMO[26] 1917 beschrieben) und anderen Virus-Enzephalitiden. Diffuse Nigraverödung.
- **Vaskulärer Parkinsonismus:** Selten; multiple, vaskuläre Läsionen in Stammkernen und Hirnstamm (Status lacunaris) bei Multiinfarktgeschehen und Atherosklerose.
- **Posttraumatischer Parkinsonismus:** Seltene Folge von Schädel-Hirntraumen, Boxer-Enzephalopathie.

61.11.4 Kleinhirnatrophien und spino-zerebellare Heredodegenerationen

Atrophien der Kleinhirnrinde, Kleinhirnkerne, zerebellofugalen oder zerebellopetalen Neuronensysteme bzw. kombinierter Befall spinozerebellärer Neuronensysteme. Häufigkeit etwa 3 : 100 000 Einwohner. Familiäres und sporadisches Auftreten.

Kleinhirnatrophien
Ausfall der PURKINJE-Zellen in der Kleinhirnrinde mit Sekundärveränderungen in Kleinhirnkernen und unterer Olive.

Spino-zerebellare Atrophien
Verbindung von Kleinhirnschädigung mit spinalen Degenerationen, Atrophie von Oliven, Brückenkernen und anderen Degenerationen.
- **Olivo-ponto-zerebellare Atrophie:** sporadisch oder hereditär auftretende Multisystematrophie mit Ausfall der ponto-zerebellaren Systeme, Entmarkung und Gliose der Kleinhirnmarklager, Kleinhirnrindenschädigung. Oft Beteiligung anderer Neuronensysteme (Subst. nigra, Pyramidenbahnen).
- **FRIEDREICH[27]-Krankheit:** Häufigste Form der Heredoataxien (2 : 100 000); autosomal-rezessiver Erbgang. Beginn in späterer Kindheit. Befall der Hinterstränge, Hinterwurzeln und der spino-zerebellaren Systeme sowie der sensiblen Nerven.

  Klinisch: FRIEDREICH-Ataxie mit Koordinationsstörung der Bewegungsabläufe, Sprechschwierigkeiten, Muskelatrophie, evtl. Kardiomyopathie, FRIEDREICH-Fuß (s. Einführung 10.35).

61.11.5 Degenerationen des motorischen Neurons

Amyotrophe Lateralsklerose (ALS): Progressive Systemdegeneration, betroffen sind das erste und zweite motorische Neuron: Atrophie und Demyelinisierung des Tractus corticospinalis sowie Ganglienzelluntergang in den spinalen Vorderhörnern und den Hirnnervenkernen. Folge ist eine neurogene Atrophie der Skelettmuskulatur.

Spinale Muskelatrophien: Degeneration des zweiten motorischen Neurons in den spinalen Vorderhörnern. Die schwerste Form ist die autosomal-rezessiv erbliche, **infantile, spinale Muskelatrophie WERDNIG-HOFFMANN[28].**

---

23 HUNTINGTON, George (1850–1916), praktischer Arzt in New York. Mit 22 Jahren verfaßte er seine einzige wissenschaftliche Publikation „On chorea". Alle Chorea-Krankheiten hießen früher Veitstanz, weil beim hl. Vitus (frühchristl. Märtyrer) Fürbitte gesucht wurde.

24 PARKINSON, James (1755–1824), Arzt und Naturforscher in London. Er beschrieb die Krankheit 1817 als „shaking palsy", d. h. Schüttellähmung.

25 LEWY, Fritz (1885–1950), Neurologe in Berlin und Philadelphia.

26 ECONOMO, Constantin von (1876–1931), Neurologe an der Klinik von WAGNER-JAUREGG in Wien.

27 FRIEDREICH, Nikolaus (1825–1882), Internist in Würzburg und Heidelberg.

28 WERDNIG, Guido (1844–1919), Neurologe in Graz. Johann HOFFMANN (1857–1919), Neurologe in Heidelberg. Erstbeschreibung 1891 getrennt und voneinander unabhängig durch beide Autoren.

61.12 Angeborene Stoffwechsel-krankheiten mit neuro-pathologischer Manifestation

Alle genetischen Störungen, welche mehrere Organe in Mitleidenschaft ziehen, wirken sich auf das Nervensystem aus. In einem Lehrbuch für Studenten ist daher eine Auswahl zu treffen: Jede solche Auswahl ist subjektiv, da die Krankheiten fast durchwegs Raritäten darstellen und daher eine Gliederung in „Häufigkeit" oder „Wichtigkeit" unmöglich ist. **Die Störungsprinzipien der Stoffwechselkrankheiten werden überdies in der Allgemeinen Pathologie unter den entsprechenden Stichworten abgehandelt.** Es erfolgt hier nur eine kurze Auflistung beispielhafter Veränderungen (rund 2000 Enzymopathien sind bekannt, 10 % davon sind biochemisch aufgeklärt).

61.12.1 Lysosomale Speicherkrankheiten

- **Metachromatische Leukodystrophie:** Das sulfathaltige Sphingolipoid *Cerebrosid-Sulfatid* kann infolge Enzymmangels der Arylsulfatase nicht abgebaut werden. Sulfatid wird in den Markscheiden akkumuliert → Zerfall der Markscheiden. Sulfatid sammelt sich in gleicher Weise in der Oligodendroglia und den SCHWANN-Zellen an und wird nach Markscheidenzerfall von Myelophagen (Makrophagen) aufgenommen. Metachromasiereaktion durch die Sulfatgruppen.

- **Globoidzellige Leukodystrophie, M. KRABBE:** *Galaktosylzeramid = Galaktozerebrosid* und *Galaktosphingosin* werden nicht abgebaut, sondern in Riesenmakrophagen (Globoidzellen) gespeichert – dadurch setzt ein Entmarkungsprozeß ein.

- **Gangliosidosen:** Zuckerhaltige Sphingolipoide = *Ganglioside* werden in verschiedener chemischer Form gespeichert. Typisches Krankheitsbeispiel ist der **M. TAY-SACHS.**

- **M. GAUCHER:** Die gespeicherte Substanz ist *Glukozerebrosid*. Typisch ist der viszerale Befall (Leber, Milz, Lymphknoten, Knochenmark), der neuronopathische Typ ist eine Ausnahme.

- **M. NIEMANN-PICK:** Speicherung von *Sphingomyelin*.

- **M. FABRY:** Speicherung von *Zeramid*.

- **Mukopolysaccharidosen:** Gespeichert werden verschiedene *Glykosaminglykane* als Folge eines gestörten Mukopolysaccharidstoffwechsels. Typisches Krankheitsbeispiel ist das **PFAUNDLER-HURLER-Syndrom.**

- **Glykogenosen:** Speicherung von normalem oder abnormalem *Glykogen*. Besonders bei Typ II = **M. POMPE** ist das ZNS mitbeteiligt.

61.12.2 Störungen des Aminosäurestoffwechsels

Bei ZNS-Schäden erfolgt durch Störungen der Blut-Hirn-Schranke und der Myelinbildung verzögerte und mangelhafte Myelinisation → Marklichtung und wässerig-spongiöse Gewebsauflockerung im Gehirn.

- Phenylketonurie
- Homozystinurie
- Ahornsirupkrankheit = Leuzinose

61.12.3 Störungen des Kupferstoffwechsels

- Kupferspeicherkrankheit = hepatoleutikuläre Degeneration WILSON
- Trichopoliodystrophie = MENKES-Krankheit

61.13 Erworbene toxische Schädigungen des ZNS

- **Äthylalkohol:** s. Allgemeine Pathologie 30 und 29.
- **Methylalkohol:** s. Allgemeine Pathologie 30.
- **Zytostatika:** Manche Medikamente haben eine direkt neurotoxische Wirkung, z. B. der Folsäureantagonist Methotrexat, die Mitosehemmer Vincristin und Vinblastin sowie der DNA-Synthesehemmer Cisplatin.
  Unerwünschte Effekte können sein: toxische Schädigung der Spinalganglien, Läsionen von Hirnnerven und vegetativem Nervensystem, Demyelinisierungsherde in Rückenmark und Großhirn.
- **Bestrahlung:** Hirnödem, Nervenzellnekrosen, Demyelinisierungen; Gefäßwandnekrosen, Endarteriopathia obliterans.
- **Vitamin B12-Mangel:** *Funikuläre Myelose:* kombinierte Strangdegenerationen im Rückenmark (Hinterstränge bevorzugt betroffen) (s. Allgemeine Pathologie 29).
- **Kohlenmonoxid:** CO-Hb ist für den Sauerstofftransport blockiert (s. Allgemeine Pathologie 30). Entweder akuter O_2-Mangel-Tod (Bewußtlosigkeit → Atemlähmung) oder bei längerem Überlebensintervall symmetrische Nekrosen vor allem im Stammgangliengebiet und in der Kleinhirnrinde.
- **Zyanwasserstoff (HCN), Blausäure:** Bindung an das Eisen der Zytochromoxidase → Hemmung der zellulären O_2-Aufnahme → akuter Tod an „innerer Erstickung": Hirnschwellung, evtl. disseminierte Blutungen.
- **Morphin, Heroin:** Atemlähmung → Hypoxie → Hirnödem.
- **Kokain, Amphetamin:** Hirnödem, evtl. Blutungen oder Ischämieherde.
- **ZNS bei Lebererkrankungen (Hepatogene Enzephalopathie):** Hirnveränderungen bei akuten und chronischen Leberschäden, Hirnödem. Charakteristische *Gliopathie:* degenerative Astrogliaveränderungen, Rinde, Stammganglien und Hirnstamm.
  Folge der Gliaschäden: Spongiöse Auflockerung des Neuropils, Schrankenstörung → partielle Nekrosen in Stammganglien, Hirnrinde und Mark.
  Pathogenese: Ammoniakintoxikation sowie Elektrolytentgleisung.
- **ZNS bei Nierenerkrankungen:** Die *urämische Enzephalopathie* manifestiert sich als Hirnödem. Nach jahrelanger Dialyse kann es zu einer *Dialyse-Enzephalopathie* (Demenz) kommen; als Ursache wird eine Aluminiumintoxikation aus dem Dialysat angenommen.
- **Enzephalopathien nach Organtransplantation:** Ätiologische Faktoren sind die Grundkrankheit, Immunosuppressionstherapie, neurotoxische Metaboliten sowie eine Graft-versus-host-Reaktion. Im ZNS werden gefunden: Hypoxieschäden, Blutungen, opportunistische Infektionen, Entmarkungsherde.
- **Paraneoplastische Syndrome des ZNS:** Wahrscheinlich existieren gemeinsame Epitope zwischen dem extrazerebralen Primärtumor und dem Hirngewebe, die Immunabwehr trifft somit auch zerebrale Strukturen: Degeneration der Kleinhirnrinde (zerebellare Symptome), Nervenzellausfälle und Entmarkungen im Großhirn (Symptome je nach Lokalisation variabel).

1. Worin besteht der Unterschied zwischen Altershirn, Hirnatrophie und M. ALZHEIMER? (61.11)
2. Charakterisiere den M. ALZHEIMER (61.11.2)!
3. Was versteht man unter Chorea HUNTINGTON? (61.11.3)
4. Charakterisiere den M. PARKINSON und andere Pi-Syndrome (61.11.3)!
5. Was sind liposomale Speicherkrankheiten? (Allgemeine Pathologie 28)
6. Erläutere wichtige lysosomale Speicherkrankheiten (61.12.1 und Allgemeine Pathologie 23)!
7. Wiederhole die Krankheiten mit Störungen des Aminosäure- bzw. Kupferstoffwechsels (Allgemeine Pathologie 27)!
8. Wie ist der Mechanismus einer CO- bzw. HCN-Vergiftung? (61.13)

61.14 Schädel-Hirn-Trauma

Folge kurzdauernder, mechanischer Gewalteinwirkung auf den Schädel und seinen Inhalt. Je nach der Querschnittsfläche der einwirkenden Masse unterscheidet man scharfe und stumpfe Gewalt. Folgen scharfer Gewalt (hohe Energieeinwirkung an umschriebener Stelle) sind **offene (penetrierende) Verletzungen.** Folgen stumpfer Gewalt (breitflächig, als kinetische Energie auf Schädelinhalt fortgeleitet) **gedeckte (geschlossene) Hirntraumen.** Unterscheidung nach Zustand der harten Hirnhaut: bei offenen Verletzungen eröffnet (Infektionsgefahr!), bei gedeckten intakt.

Unterscheide
- **Primär-traumatische** oder **Erstschäden:** unmittelbare (direkte) Folgen mechanischer Gewalteinwirkung auf das Gehirn; entstehen im Augenblick des Traumas.
- **Sekundär-traumatische** oder **Zweitschäden:** Reaktivschäden (Folgen von Kreislaufstörungen, Hirnödem, intrakranieller Drucksteigerung).
- **Spätschäden:** Narben, Hydrozephalus.

61.14.1 Offene (penetrierende) Hirnverletzungen

Direkte, lokale Folgen scharfer Gewalteinwirkung (Schuß, Stich, scharfer Hieb, Impressionsfraktur). Eröffnung der knöchernen Schädelkapsel, Dura und Kontinuitätsdurchtrennung des Gewebes → **Hirnwunde.** Infektionsgefahr durch direkte Verbindung mit Außenwelt oder Eindringen von Teilen des Knochens, der Kopfschwarte, Fremdkörper.

Zeitlicher Ablauf in 3 Stadien:
1. **Frühphase der Blutung und Nekrose** (0–48 Stunden). Morphologisch 3 Gewebszonen abgrenzbar:
   - *Trümmerzone:* Primär-traumatische Gewebszerstörung mit Blutungen.
     Quetschzone: Indirekte, aber irreversible Läsion mit Gewebstrümmern, die später verflüssigt wird.
   - *Ödemzone:* Reversible Gewebsauflockerung durch peritraumatisches Ödem (Astrogliahydrops), Rückbildung nach 8 Tagen.
2. **Resorptions- und Organisationsphase** (48 Std.–4 Wochen) Gewebszerfall, Auflösung und Abtransport durch Phagozyten. Nach 8–10 Tagen Bildung gefäßreichen Granulationsgewebes mit Herddemarkierung.
3. **Reparationsstadium und Narbenbildung:** Ersatz zerstörten Gewebes durch gliösmesenchymale Narbe. Verlötung mit weicher und harter Hirnhaut führt zu **Hirn-Dura-Narbe.** Häufige Ursache posttraumatischer Epilepsie (Krampffokus).

Komplikationen
Gefäßzerreißung mit Blutung, evtl. Ventrikelamponade → Tod.
Infektionen:
1. *Wundinfektion* (bakteriell) bei großer Quetschzone.
2. *Markphlegmone (phlegmonöse Enzephalitis):* Entzündliche Gewebseinschmelzung.
3. *Pyocephalus internus:* Infektionseinbruch in Ventrikel.
4. *Abszeß:* Eiterung, Kapselung.
5. *Eitrige Meningitis*
6. *Subduralempyem:* Infiziertes Subduralhämatom oder Wundinfektion.

61.14.2 Gedeckte Hirnverletzungen

Geschlossene Verletzungen ohne Duradurchtrennung, häufigste traumatische Hirnschäden in Friedenszeiten. Folgen stumpfer Gewalteinwirkung (Stoß, Fall, Schlag) meist bei Verkehrsunfällen.

61.14.3 Primär-traumatische Schäden

64.14.3.1 Commotio cerebri (Gehirnerschütterung)

Klinisches Kommotionssyndrom: (häufigste Folge stumpfer Gewalt auf frei beweglichen Schädel) hat *kein* faßbares, morphologisches Äquivalent. Reversible, „spurlose" Vorgänge ohne gewebliche Dauerschäden. *Genese:* passagere Störungen von Mikrozirkulation und Blut-Hirn-Schranke im Hirnstamm.
Symptom: passagere Bewußtseinsstörung.

61.14.3.2 Traumatische, intrakranielle (extrazerebrale) Blutungen

Traumen können zu raumfordernden Blutungen mit Hirnverdrängung führen.

Epidurales (extradurales) Hämatom (Tafel 50)
Frische, schwarz-rote oder *ältere, braun-rote Blutansammlungen* zwischen Knochen und buckelig abgehobener Dura; oft mehrere Zentimeter dick, mit dementsprechender *Kompression des Gehirns.*
Ursache ist häufig eine **Blutung aus der verletzten A. meningea media**; fast immer mit einer Knochenfraktur vergesellschaftet.

Ein epidurales Hämatom ist lebensbedrohend!
Typischer zeitlicher Ablauf: Trauma mit Läsion der A. meningea media → evtl. kurze Bewußtlosigkeit → mehrere Stunden andauerndes, waches (luzides) Intervall → in dieser Zeit wird das Hämatom dicker → Hirnkompression mit Drucksteigerung → Bewußtlosigkeit → wenn das Hämatom nicht operativ entleert wird → Tod durch Einklemmung.

Subdurales Hämatom (Tafel 51)
- **Akutes subdurales Hämatom:** Frische, schwarzrote Blutung zwischen Dura und Leptomeningen; Folge eines Traumas mit oder ohne Frakturen.

Entstehung:
1. Abriß von Brückenvenen zwischen Hirnoberfläche und Durasinus (bei Rotationsbeschleunigung und Scherung).
2. Eröffnung des Durasinus (bes. Sinus sagittalis superior):
3. Risse von arteriellen und venösen Piaästen bei Rindenkontusionen oder -quetschungen.

Subduralhämatom entwickelt sich langsamer als Epiduralhämatom, oft nach Tagen (klinisch luzides Intervall nach Trauma); Gefahr der Hirnkompression.
- **Chronisches subdurales Hämatom:** Ältere, flächenhafte, braun-rote Blutungen, von der Durainnenfläche her organisiert. Neuerliche Blutungen und Organisation mit Membranbildung führt zu *mehrschichtigen, dicken, gekapselten Hämatomen.*

Bei Reinigung des Kapselinhaltes durch Blutfarbstoffresorption: **Durahygrom:** mit serös-wässriger oder gelatinös-zäher, farbloser bis bräunlicher Flüssigkeit gefüllter, derber Zystenbalg.

Über längere Zeit hindurch schubhaft entstandene, subdurale Blutungen werden auch **Pachymeningeosis haemorrhagica interna** genannt: bräunliche, membranöse Auflagerungen an der Durainnenfläche. Liegen geschichtet übereinander und erreichen dann beträchtliche Dicke.

Vorkommen: Bei älteren Menschen nach „Bagatelltraumen" und degenerativen Veränderungen innerer Duraschichten (Pachymeningeosis dissecans). Weiterhin: Urämie, hämorrhagische Diathese, Alkoholismus.

Subarachnoidalblutungen

Bei Schädeltraumen häufig Blutungen im Subarachnoidalraum; Vorkommen aber auch bei nicht-traumatischen Ursachen.

Petechial bis kleinfleckig: Bei hämorrhagischer Diathese, Hypoxie, Sepsis und im Gefolge von Traumen.

Haemotocephalus externus: Massive, flächenhafte, pralle Blutfüllung des Subarachnoidalraumes, vor allem der Zisternen:
- Ruptur eines Hirnarterienaneurysmas,
- Durchbruch einer intrazerebralen Blutung,
- posttraumatisch, mit oder ohne Hirnkontusion,
- hämorrhagische Meningoenzephalitis.

Komplikationen extrazerebraler Blutungen: Intrakranielle Drucksteigerung → Hirnkompression mit Hirnstammeinklemmung (Lebensgefahr!); Hirndauerschäden infolge Durchblutungsstörungen, Hypoxie, Ödem, Kompression.

61.14.3.3 Direkte traumatische Schäden des Gehirns

Oberflächliche Läsionen: Rindenprellungsherd, d. h. Contusio cerebri
Von Blutungen durchsetzte, keilförmige Areale unter dem Bild der Encephalomalacia rubra; vorzugsweise an Windungskuppen. Läsionen am Gegenpol der Gewalteinwirkung oft ausgedehnter als am Stoßpol: **Contre Coup** (s. Einführung 17.1.23).
Entstehung der „Contre-coup-Verletzung" ist eine Stoß- und Gegenstoßläsion.
Ursache ist der Massenträgheitsunterschied zwischen Schädel und Gehirn.
1. *Aufschlagen auf den Boden:* Schädel wird abrupt gebremst, das Gehirn bewegt sich infolge der Trägheit weiter.

– *Aufschlagstelle:* Positiver Druck: Gewebezertrümmerung

– *Gegenstoßstelle:* Negativer Sog: Gewebezerreißung

2. *Stoß auf den Schädel:* Schädel wird abrupt beschleunigt, das Gehirn bleibt zurück

– *Stoßstelle:* Positiver Druck

– *Gegenstoßstelle:* Negativer Sog

Frische Rindenkontusionen sind hämorrhagisch durchsetze Nekrosen; später Einschmelzung des geschädigten Hirngewebes mit Abräumung → Bildung eines keilförmigen Defektes von Rinde und subkortikalem Mark; Ränder braungelb pigmentiert.

Zentrale Hirnschäden

Hämorrhagische Gewebezerstörung und Nekrosen im Hirninneren; wenn besonders ausgedehnt: **Conquassatio cerebri.**

Anhang: Geburtstraumatische, intrakranielle Blutungen

- *Subduralblutungen:* Bei Abriß von Brückenvenen bzw. Einriß des Tentoriums
- *Intrazerebrale Blutungen:* Durch Zerreißung der V. terminalis (s. 61.15.1)

61.14.4 Sekundär-traumatische Hirnschäden

Vom mechanischen Trauma unabhängige Gewebsläsionen: Folgen posttraumatischer Zirkulationsstörungen (Schock), Hirnödem und intrakranieller Drucksteigerung mit Einklemmungsvorgängen. Substrat schwerer, klinischer Defektsyndrome.

Cortex: Ischämieschäden.

Marklager: Diffuse Entmarkung oder Höhlenbildung.

Hippokampus: Druck- und Gefäßschäden am Tentoriumrand.

Stammganglien und Hirnstamm: Multiple Herdnekrosen durch transtentorielle Einklemmungsvorgänge. Sekundäre Hirnstammschäden mit Läsionen in Formatio reticularis als häufigstes Substrat anhaltender Bewußtseinsstörungen.

Spätfolgen gedeckter Hirnverletzungen

- **Posttraumatische Hirnatrophie:** Folge schwerer Verletzungen mit stationären Narben, Axonzerreißungen oder sekundären Kreislaufstörungen.
- **Posttraumatischer Hydrozephalus:** Hirnatrophie oder narbige Defekte; Liquorzirkulations- und Resorptionsstörungen ohne Abflußblockade.
- **Posttraumatischer Parkinsonismus:** Hirnstammschäden.
- **Boxer-Enzephalopathie:** Bei Boxern akute und chronische Hirnschäden, fortschreitendes De-

menz- und PARKINSON-Syndrom („Dementia pugilistica"): diffuse Hirnatrophie.

61.14.5 Wirbel- und Rückenmarksverletzungen

Offene (penetrierende) Rückenmarksverletzungen
Partielle oder komplette Kontinuitätsdurchtrennung mit Duraeröffnung durch penetrierende Gewalt (Geschoßwirkung, Stich, Knochensplitter oder starke Wirbeldislokation).

Gedeckte Rückenmarksverletzungen
Durch indirekte Fortleitung stumpfer oder scharfer Gewalt auf Wirbelsäule ohne Eröffnung der Dura auftretende Rückenmarksschäden mit und ohne Beteiligung des Wirbel- und Bandapparates.

- **Rückenmarkskompression:** Markquetschung durch Einengung des Wirbelkanals um 50 % bei starker Dislokation durch Luxationsfraktur oder Bandscheibenvorfall. Markschädigung abhängig von Schwere und Dauer der Kompression. Passagere Quetschung führt zu Ödem und kontusionsartigen Schäden, anhaltender Druck zu Nekrose mit und ohne Blutungen bis zu kompletter Querschnittsnekrose.
- **Rückenmarkskontusion** (Prellschädigung): Alle nicht penetrierenden Schäden ohne dauernde Markkompression. Verlauf ähnlich wie Hirnkontusionen. Ausbreitung der Nekrose auf gesamten Querschnitt und über mehrere Segmente. Später Einschmelzung und Umwandlung zu Narben. Zystische Höhlenbildung im Rückenmarksinneren (= posttraumatische Syringomyelie).

Ursachen einer Querschnittsläsion:
1. Kontinuitätstrennung durch Trauma.
2. Kontusion.
3. Kompression durch dislozierte Wirbel, Blutung oder Tumor.
4. Nekrotisierende Entzündung.

61.15 Perinatale und frühkindliche Hirnschäden

In zerebral verursachte Lähmungen (LITTLE[29]-**Syndrom**) ausmündende Perinatalschäden sind Endzustän-

---

29 LITTLE, William (1810–1894), Chirurg in London.

de von ZNS-Zerstörungen, die intrauterin, während und nach der Geburt auftreten. Inzidenz: 3–4 auf 1000 Lebendgeborene. *Ursachen* immer *exogen*. Bei Frühgeburten stark erhöhtes Risiko prä/perinataler Hirnschädigung.

Tab. 61.2: Ätiologie infantiler Zerebralschäden

Sauerstoffmangel
- vorzeitige Plazentalösung
- Nabelschnurumschlingung
- Geburtsasphyxie
- Fruchtwasseraspiration
- Plazentainfarkt

Geburtstrauma
- intrapartale Schädelkompression
- Einriß
- Tentorium
- Einriß der V. cerebri magna oder V. thalamostriata (= V. terminalis)
- Rückenmarkskompression

Intoxikationen
- mütterliche Diabetes mellitus
- Schwangerschaftsgestose
- Icterus gravis neonatorum

Pränatale Infektionen
- virale Meningoencephalitis
- Toxoplasmose
- Listeriose

Blutgruppenunverträglichkeit
- intravasale Hämolyse
- Bilirubinintoxikation (vermehrte Bildung von Blutabbaustoffen)

61.15.1 Akute Geburtsschäden des ZNS

Hauptursachen: Mechanische Traumen (Schädelkompression bei Austritt in Geburtskanal, Scherung: Änderung im intra-extrauterinen Druckgefälle), Hypoxie.

Intrakranielle Blutungen

- **Subduralblutungen:** Durch Abriß von Brückenvenen aus Durasinus bzw. Einriß an Falx oder Tentorium durch Schädeldeformation. Subduralhämatome meist bei Reifgeborenen. Hämatome in hinterer Schädelgrube letal (Hirnstammkompression!).
  Übergang in chronische Hämatome und nach Blutungsresorption in **Subduralhygrome** möglich. Können durch Liquorabflußstauung zu Hydrocephalus internus führen.

- **Subarachnoidalblutungen:** häufig; meist Anoxiefolgen.

- **Intrazerebrale Blutungen:** Durch Zerreißung der V. cerebri magna oder V. terminalis = V. thalamostriata (Trauma, Anoxie) bedingte Blutungen in subependymären Regionen mit Ventrikeleinbruch (Haematocephalus internus). Meist bei unreifen Frühgeburten.

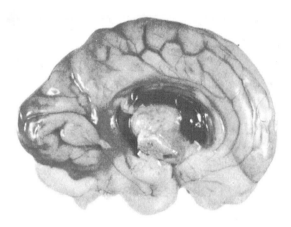

Abb. 61.8: Eine Blutung aus der V. terminalis führt zu einem Hämatocephalus internus.

Mechanische Hirnstamm- und Rückenmarkschäden

Häufig Epiduralblutungen mit und ohne Rückenmarkskompression; Hirnstammblutungen und -nekrosen, Dura- und Wurzelzerreißungen.
Hauptursachen: intrauterine Lageanomalien, Flexion, Torsion und Extension bei schwerer Geburt.

Tiefe Hypoxieschäden

Überwiegen bei früh- und unreifen Neugeborenen.
Blutungen: Infarkte und zystische Defekte in periventrikulären Marklagern als neonatale Asphyxieschäden. Spätfolgen sind geistige Retardation und Behinderung.

Oberflächliche Hypoxieschäden

In Groß- und Kleinhirnrinde sowie Stammkernen. Überwiegen bei Reifgeborenen.
1. Totalasphyxie führt zu Hirnstamm-Thalamusläsionen bei Verschonung der Großhirnrinde (Pallidum-Hirnstamm-Muster).
2. Prolongierte Partialasphyxie erzeugt Hirnschwellung, parietale Rindenschäden, Striatum- und Ammonshornnekrosen (Cortex-Striatum-Muster).

61.15.2 Spätfolgen perinataler Hirnschäden

Dauerschäden frühkindlicher, traumatischer oder kreislaufbedingter Hirnläsionen reichen von winzigen Narbenbildungen bis zu Großraumdefekten.

- **Hydranenzephalie (Blasenhirn):** Extremste Folge von Nekrosen großer Teile beider Großhirnhemisphären. Abschmelzung der von den inneren Halsschlagadern versorgten Hirnteile und Ersatz durch liquorhaltige, schwappende Säcke. Vom A. Vertebralis-System gespeiste Okzipitallappen, Hirnstamm und Kleinhirn erhalten. *Ursache:* intrauterine Durchblutungsstörungen im Karotiszuflußgebiet, meist Folge von Nabelschnurumschlingung.
- **(Pseudo)Porenzephalie:** Partieller Hemisphärendefekt, meist früher Mediainfarkt.
- **Ulegyrien (Rindennarben):** Gliös vernarbte Rindennekrosen. Folgen peri- und postnataler Zirkulationsstörungen, meist fronto-parietal und an vasalen „Grenzzonen".
- **Lobäre Sklerose:** Ausgedehnte Rinden- und Marknarben können ganzen Hirnlappen oder gesamte Hemisphäre betreffen: *Hemiatrophia cerebri.*
- **Kleinhirnatrophie:** Diffuse Rindenatrophie und Marksklerose (Ischämieschaden).

61.15.3 Bilirubin-Enzephalopathie (Kernikterus)

Ursache: In 80 % eine Rh-Unverträglichkeit, in 20 % Unverträglichkeit des ABO-Systems.

Im *Akutstadium* Gelbfärbung von Hirnhäuten, Plexus chorioidei, Pallidum, Hippokampus, Oliven und Kleinhirnkernen mit frischen Nervenzellnekrosen in diesen Regionen.

In *Spätstadien* Glianarben in Pallidum und Ammonshorn. Verteilungsmuster der Narben entspricht jenem der Hypoxämie (s. 61.5.1). *Anoxie* (infolge Hämolyse) ist der wesentliche Schädigungsfaktor des Gehirns. Sie führt zur Störung der Blut-Hirnschranke, die den Durchtritt von Bilirubin in das Hirngewebe ermöglicht, welches zytotoxische Wirkung auf das Hirngewebe besitzt.

61.16 Postepileptische Enzephalopathie (Krampfschäden)

Anatomische Befunde an Epileptikergehirnen sind inkonstant und unspezifisch. Häufig symmetrische Narben in Ammonshorn, Großhirnrinde, Kleinhirn und Thalamus als uncharakteristische Krampfschäden. Es ist ungeklärt, ob die morphologischen Läsionen eine Folge der Krampfanfälle (ischämische Schäden) oder

die Ursache des Krampfleidens (auslösender Fokus) sind. „Kryptogene" Epilepsie ohne faßbare, morphologische Hirnschäden.

Ammonshornsklerose: Neuronenausfall und Gliose im Ammonshorn in rund 40 % aller Epileptiker nachweisbar.

Einerseits Folge von Hirnschäden bei früherworbenen Krampfleiden (tentorielle Einklemmung bei Hirnschwellung); Ammonshornläsion hat andererseits aber auch selbst epileptogene Wirkung (Temporallappenanfälle).

REKAPITULATION

1. Was ist der Unterschied zwischen primär- und sekundär-traumatischen Hirnschäden? (61.14)
2. Welches sind die zeitlichen Stadien einer Hirnverletzung? (61.14.1)
3. Was versteht man unter Commotio cerebri? (61.14.3.1)
4. Was ist der Unterschied zwischen einem epiduralen und subduralen Hämatom? (61.14.3.2)
5. Worin besteht die Gefahr eines epiduralen Hämatoms? (61.14.3.2)
6. Worin besteht der Unterschied zwischen einem akuten und einem chronischen, subduralen Hämatom? (61.14.3.2)
7. Ursachen einer Subarachnoidalblutung (61.14.3.2)!
8. Wie entsteht eine Contre coup-Verletzung? (61.14.3.3)
9. Ursachen einer Querschnittsläsion des Rückenmarkes (61.14.5)!
10. Nenne Beispiele zur Ätiologie infantiler Hirnschäden (Tab. 61.2)!
11. Was passiert bei einem Tentoriumsriß bzw. einer Zerreißung der V. thalamostriata? (61.15.1)
12. Welche geburtstraumatischen Hirnschäden bevorzugen reife oder unreife Kinder? (61.15.1)
13. Erläutere den Kernikterus (61.15.3)!

61.17 Geschwülste des ZNS

> **Die primären Tumoren des ZNS gehen vom Gehirn, Rückenmark und den Hirnhäuten aus.**
> Extradurale Geschwülste, die von außen in das ZNS einwachsen, gehören nicht dazu.

Häufigkeit: 7 Neuerkrankungen pro 100 000 Einwohner pro Jahr. Das bedeutet, es ist unter 15 000 Menschen jährlich mit einer Neuerkrankung zu rechnen. Die allgemeine Inzidenz ist gleichbleibend, lediglich die Zahl der primären, malignen Lymphome des ZNS steigt an.

Ätiologie und Pathogenese
Die Ursachen menschlicher Hirntumoren sind unbekannt. Klare Risikofaktoren kennt man nicht.

Für jene Hirntumoren, die im Rahmen von *neurokutanen Fehlbildungssyndromen = Phakomatosen* auftreten (s. 61.17.8), sind genetische Störungen gesichert. Bei Gliomen findet man in bis zu 50 % der Fälle Defekte von Tumor-Suppressor-Genen wie z. B. p53. Angeborene und erworbene Immundefektsyndrome disponieren vor allem zu malignen Lymphomen des ZNS.

Formale Pathogenese:
1. *Dysgenetische Entwicklung aus Nestern primitiver, pluripotenter Zellen:* embryonale und Keimzelltumoren (Dysgerminome, Teratome, Kraniopharyngeome).
2. *Dysontogenetische Entstehung auf Basis von Fehlbildungen:* Hamartome, Phakomatosen.
3. *Transformation:* Die meisten ZNS-Geschwülste entstehen wie andere Tumoren vermutlich durch neoplastische Transformation reifer, differenzierter Elemente: *Genomalteration.*

Biologisches Verhalten
Sonderstellung gegenüber den extraneuralen Geschwülsten:
1. meist kein invasives Wachstum nervengewebseigener Tumoren;
2. keine Tumorkachexie oder paraneoplastischen Syndrome;
3. nur selten Metastasierung in andere Organe; aber Absiedelung in zerebrospinale Liquorräume.

Ausnahmen: Gelegentlich extraneurale Metastasen bei Medulloblastomen und malignen, entdifferenzierten Gliomen (nach Kraniotomie und Shunt-Operation); selten Absiedelung von Hirntumoren in regionale Lymphknoten.

Malignität: Da die Malignitätskriterien anderer Neubildungen (invasives Wachstum, Metastasierung usw.) fehlen, erfolgt Gliederung nach:
1. *Histologischer* (zytologischer) Malignität (Iso-, Polymorphie; Zelldichte; Kern-Plasmarelation; Mitoserate; regressive Veränderungen).
2. *Klinischer Malignität* (Lebensbedrohung).

„Klinische" Malignität intrakranieller Tumoren:
- Volumenvermehrung: Hirndruckzeichen
- Massenverschiebung: Hirndruckzeichen
- Einwirkung auf Liquorabfluß: Hydrozephalus
- Einwirkung auf Blutgefäße: vaskulär bedingte Nekrosen
- Einwirkung auf vitale Zentren

Ein morphologisch benigner Tumor kann durch Lage und/oder Größe „maligne" sein!

61.17.1 Neuroepitheliale Geschwülste

Entstehung aus neuroepithelialen Gewebselementen durch neoplastische Transformation mit unterschiedlicher Differenzierung. Wachstum meist diffus ohne scharfe Grenze, aber nicht durch Invasion, sondern kontinuierliche, blastomatöse Zellumwandlung in großen „Tumorfeldern".

Klassifikation nach zytogenetischem Prinzip, d. h. Benennung nach mutmaßlicher embryonaler Abkunft der Geschwulst aus Zelldifferenzierungsformen des ZNS.

Malignität: Bewertung nach histologischen Kriterien (Grad der Anaplasie) als Äquivalent biologischer Dignität. Gliederung in 4 *Gradstufen der Entdifferenzierung* **(Grading).**
Beim Grading ist relevant
- Zelldichte, Zellpolymorphie
- Kernatypien, Anzahl und evtl. Atypie von Mitosen
- Gefäßproliferationen
- Nekrosen.

Grading nach KERNOHAN[30]:

Grad I (hochdifferenziert): Gewebsbild ruhig (ähnlich Muttergewebe), Zelldichte gering, keine Kernatypien, kaum Mitosen; keine regressiven Schäden (Nekrosen) und Gefäßreaktionen.

Grad II (dysplastisch): Gewebsbild unruhiger; Zelldichte größer; Zell- und Kernpolymorphie; Kernhyperchromasie; wenig Mitosen; kaum regressive Veränderungen.

Grad III (anaplastisch): Unruhiges Zellbild; hohe Zelldichte; starke Polymorphie; Riesenzellen; Kernhyperchromasie; viele Mitosen; Gefäßproliferation: Zellabkunft noch erkennbar.

Grad IV (malign = entdifferenziert): hohe Zellpolymorphie, wechselnde Zelldichte, ausgedehnte, regressive Umwandlungen (Nekrosen), starke Gefäßproliferation infolge raschen Tumorwachstums. Zytologische Abkunft (Gliazelltyp) kaum erkennbar.

Die WHO hat eine Einteilung getroffen, die auch das biologische Verhalten und die Prognose graduiert.

Klassifikation nach WHO:

Grad I: Benigner Tumor; nach vollständiger Entfernung kein Rezidiv.

Grad II: Rezidivierender Tumor; nach Operation ein Rezidiv innerhalb von 5 Jahren.

Grad III: Maligner Tumor; postoperatives Rezidiv innerhalb von 3 Jahren.

Grad IV: Hochmaligner Tumor; postoperatives Rezidiv innerhalb von 1 Jahr.

---

30 KERNOHAN, J. W., stellte als Neuropathologe seine Klassifikation 1949 an der MAYO-Klinik vor.

Verschiedene makroskopische Erscheinungsbilder:
Scharf oder unscharf begrenzt; je nach Fasergehalt härtere oder weichere Konsistenz; meist grau-weißlich, manchmal gefäßreich, grau-rot (Glioma teleangiectaticum) oder von Blutungen durchsetzt, schwarz-rot (Glioma apoplectiforme). Im Tumorgewebe evtl. Nekrosen, Zysten, Verschleimung oder Verkalkung. Kollaterales Ödem.

Tab. 61.3: Schematisch-vereinfachte Einteilung der Tumoren des ZNS

I. **Tumoren des neuroepithelialen Gewebes**
   A. **Astrozytäre Tumoren**
      Astrozytome: diverse histologische Varianten; Dignitätsgrade I–IV, z. B. anaplastisches Astrozytom = Grad III
      Glioblastom: Grad IV
   B. **Oligodendrogliöse Tumoren**
      Oligodendrogliom: Grad II–III
   C. **Ependymäre Tumoren**
      Ependymome: Grad I–III
   D. **Mischgliome**
      Oligo-Astrozytome
   E. **Tumoren des Plexus chorioideus**
      Plexuspapillom: Grad I
      Plexuskarzinom: Grad IV
   F. **Tumoren des Pinealisparenchyms**
      Pinealozytom: Grad II
      Pinealoblastom: Grad II
   G. **Neuronale und neuronal-glial gemischte Tumoren**
      Gangliozytom, Gangliogliom und diverse, seltene Geschwülste
      Neuroblastome
   H. **Embryonale Tumoren**
      Primitive, neuroektodermale Tumoren (PNET)
      Andere seltene Geschwülste

II. **Tumoren der Hirnnerven und Spinalwurzeln**
   Analog zu den Tumoren der peripheren Nerven, s. 62.5.

III. **Tumoren des Meningen**
   A. **Meningeome**
   B. **Mesenchymale, nicht-meningotheliale Tumoren**
      Weichteilgeschwülste, z. B. Lipome, Histiozytome, Sarkome der Meningen
      Osteokartilaginäre Tumoren
   C. **Melanozytäre Tumoren**
   D. **Tumoren ungeklärter Herkunft**
      Hämangioblastom

IV. **Primäre, maligne Lymphome**

V. **Keimzelltumoren**

VI. **Fehlbildungstumoren und tumorartige Veränderungen**
   Kraniopharyngeom
   Dermoide, Epidermoide
   Kolloidzysten
   Chordom

VII. **Metastasen**

Astrozytome
Geschwülste vornehmlich aus Astrozyten verschiedener Reife.

Häufigkeit: 30 % der neuroepithelialen Tumoren. Auftreten: jedes Lebensalter.

Topik: Ubiquitär; Großhirn (Erwachsene); Kleinhirn-Hirnstamm (Kinder, Jugendliche).

Makro: Diffuses Wachstum; unscharf begrenzt. Solid oder zystisch. Je nach Fasergehalt weich bis derb.

Histo: Benennung nach Zellmorphologie und Anaplasiegrad.

Beispiel: **Anaplastische Astrozytome:** Zelldicht; starke Zell- und Kernpolymorphie, reichlich Mitosen; Gefäßproliferation; Grad III.

Glioblastome – Glioblastoma multiforme
Häufigkeit: 40 % der neuroepithelialen Tumoren. Meist Erwachsene (Spitze 5.–7. Dekade), kaum Kinder. Malignste Gliomform.

Topik: Ubiquitär; meist Großhirn (frontal, temporal). Balkendurchwachsung mit Ausbreitung in beiden Großhirnhemisphären: *„Schmetterlingsgliom“*.

Makro: Relativ scharfe Abgrenzung; typisches „buntes Bild“ durch gelbe Nekrosen, rote Blutungen und graue Erweichungen.

Histo: Zellreich, pleomorph; differente Zellformen (kleinzellig, fusizellulär, multiform); Riesenzellen, reichlich Mitosen. Nekrosen mit *„Pseudopalisaden“* = radiäre Tumorzellanordnung. Kapillarproliferationen mit *„glomerulären“* Gefäßkonvoluten.

Prognose: Ungünstig. Mittlere Überlebenszeit 6–12 Monate. Strahlen-, Chemotherapie wenig Effekt.

Oligodendrogliome
Aufbau aus Oligodendroglia.

Häufigkeit: 10 % der neuroepithelialen Tumoren. Meist bei Erwachsenen.

Topik: Großhirnhemisphären. Girlandenförmiges Wachstum in der Rinde → Invasion der Meningen; Verkalkungen. Intrazerebrale Absiedelung häufig.

Histo: Uniformes Bild; runde Zellen; Kern lymphozytenähnlich; spärlich Zytoplasma. „Honigwabenmuster“ durch perinukleäre Vakuolen.

Prognose: Ähnlich Astrozytomen, Grad II und III.

Ependymome
Bau aus ependymähnlichen Zellen.

Häufigkeit: 5 % der neuroepithelialen Tumoren. Oft Kinder, Jugendliche.

Topik: Ventrikelnähe (4. Ventrikel!); Rückenmark. Grobknotig, evtl. zystisch.

Histo: Zellreich. Uniformer Bau aus epithelähnlichen Zellen; saumförmige Anordnung um Gefäße: „Pseudorosetten".

Plexuspapillome

Seltene, lappige, blumenkohlähnliche Ventrikeltumoren. Meist Jugendliche. Imitieren histologischen Bau des Ventrikelplexus. Gefahr: Liquorüberproduktion → Hydrozephalus. Selten malign („Plexuskarzinom"). Ausgang vom Plexusepithel.

Tumoren des Pinealisparenchyms

- **Pinealozytom:** Reifer, umschriebener Tumor. Aufbau ähnlich Pinealisgewebe.
- **Pinealoblastom:** Unreife, maligne Variante; Aufbau ähnlich Medulloblastom aus kleinen, dunkelkernigen Zellen. Prognose schlecht.

Neuronale und neuro-glial gemischte Tumoren

- **Gangliozytom, Gangliogliom:** Seltene, knotige oder zystische Tumoren aus reifen Ganglienzellen, die synaptische Kontakte bilden.

  Topik: Alle Teile des ZNS, insb. Boden 3. Ventrikel.

  Aufbau: Haufen reifer, evtl. doppelkerniger Nervenzellen durchmischt mit Glia. Mischung von Ganglien- und Gliomzellen = *Gangliogliome.*

- **Neuroblastome:** Geschwülste aus undifferenzierten Ganglienzellvorstufen.

  Sitz: Selten Großhirnhemisphären; Retina = **Retinoblastom**; Sympathikus, Nebenniere = **Sympathoblastom** (bei Kindern häufig!). Riechschleimhaut = **Ästhesioneuroblastom, Olfaktoriusneuroblastom.**

  Bau: Lappig, weich, fischfleischartig. Kleine runde bis ovale, zytoplasmaarme Zellen mit und ohne Rosettenbildung: radiäre Zellanordnung um Lumen.

  DD: „Pseudorosette" = radiäre Zellanordnung um virtuellen Hohlraum (zentrale, kleine Nekrose, „blumenstraußartige" Zellformationen).

Embryonale Tumoren

PNET-Konzept: Zusammenfassung einer Gruppe von primitiv-embryonalen Tumoren mit verschiedenen Differenzierungsmöglichkeiten (neuronal, astrozytär, ependymal, mesenchymal, melanotisch etc.): **PNET = primitive neuroektodermale Tumoren.**

Beispiel:

- **Medulloblastome**
  Hochmaligner, primitiver, neuroektodermaler Tumor (PNET) der hinteren Schädelgrube; häufigster Hirntumor im Kindes- und Jugendalter.

  Topik: Kleinhirn, meist Mittellinie → 4. Ventrikel (Gefahr: Verschlußhydrozephalus).

Makro: Umschrieben, weich-griesig oder derb bzw. diffuse, „zuckergußartige" Durchsetzung der Leptomeningen.

Histo: Sehr zellreich; uniforme Zellen mit rübenförmigem, chromatinreichem Kern; reichlich Mitosen. Oft rhythmische Strukturen oder Pseudorosetten. Gelegentlich Melaninspeicherung, gliale Differenzierung und Bildung von Bindegewebsfasern.

Metastasierung über innere und äußere Liquorräume in das Ventrikelsystem und den Spinalkanal: **Abtropfmetastasen.**

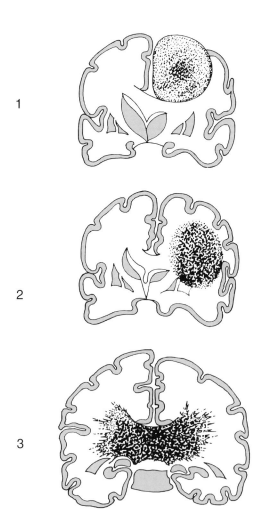

Abb. 61.9: Verschiedene Formen der Geschwülste des ZNS. 1 Meningeom, scharf umschrieben, drückt von außen auf das Gehirn; 2 Neuroepithelialer Tumor (Gliom) mit unscharfer Begrenzung; 3 Schmetterlingsgliom als besondere Wuchsform eines Glioblastoma multiforme.

61.17.2 Tumoren der Hirnnerven und Spinalwurzeln

Analog zu den Tumoren bei peripheren Nerven, s. 62.5.

Häufigste intrakranielle/intraspinale Nervengeschwülste sind:

Neurinome (Nervenscheidentumoren)
Geschwülste der Schwann-Zellen (Schwannome) an Hirnnerven und Spinalwurzeln. Multipel mit Neurofibromen und Meningeomen, kombiniert bei Neurofibromatose Recklinghausen (s. 61.17.8).

Häufigkeit: 10 % der intrakraniellen Geschwülste, 30 % der Rückenmarkstumoren.

Sitz: Kleinhirn-Brücken-Winkel (N. statoacusticus); selten V., IV., X. Hirnnerv. Rückenmarkswurzeln: subdural, extramedullär; Sanduhrform, wenn durch Foramen intervertebrale hinauswachsend. Kaudawurzeln.

Makro: Abgekapselte, glatte bis feinhöckrige Tumorknoten, derb, 1–3 cm. Grau bis bräunlich-gelb, faszikulär gemustert.

Histo: Uniformer Bau; faszikulär (Ströme, Wirtel) angeordnete, längliche Zellen mit reichlich Faserbildung. Wechseln von Kernpalisaden mit kernfreien Zonen. Selten maligne Entartung (maligne Neurinome = neurogene Sarkome).

61.17.3 Tumoren der Meningen

Meningeome
Primäre Meningealgeschwülste ausgehend von Arachnothelzellen: meist bei Arachnoidalzotten, die sich in die Dura einsenken – daher haften die Meningeome an der Durainnenfläche.

Häufigkeit: 15 % der intrakraniellen Geschwülste, nach Gliomen häufigster Hirntumor. Altersgipfel um 50 Jahre.

Sitz: 80 % intrakraniell, 20 % spinal.

Topik: Parasagittal/Falx; Keilbeinflügel; Tentorium – hintere Schädelgrube; Sella, Olfaktoriusrinne; evtl. multipel (M. Recklinghausen).

Makro: Scharf begrenzt, kugelig, derb. Der Dura innen anliegend; verdrängendes Wachstum gegen Hirngewebe (Einnischung mit Druckdelle am Hirngewebe). An der Schädelbasis oft flächenhaftes, beetartiges Wachstum (Tafel 52).

Histo: Konzentrisch-zwiebelschalenartig geschichtete, synzytiale Zellen; in zentralen Arealen verkalkte Psammomkugeln.

Varianten: Fibromatös (faserreich), angiomatös (gefäßreich), anaplastisch = malignes Meningeom.

Primäre Melanome der Meningen
Seltene Tumoren ausgehend von pialen Melanozyten. Umschriebene Knoten an Hirnbasis bzw. im Rückenmark oder diffuse Melanoblastome (polymorph, maligne).

Hämangioblastom
Sitz: Meist Kleinhirn.

Makro: Solide, weiche, blaurote Knoten oder Zysten.

Histo: Wie kapillare Hämangioendotheliome anderer Organe. Dichtes Kapillarnetz mit Endothelzellen; dazwischen Stränge und Nester großer, polygonaler „Stroma"-(Zwischen-)zellen mit schaumförmigem Zytoplasma (Lipidspeicherung).

Prognose: Nach Totalresektion gut. Gefahr: akuter Hirndruck!

Hippel-Lindau-Syndrom (familiär): Angioblastom im Kleinhirn, Retina-Angiomatose, Leberangiome, Zysten in Pankreas und Niere, Nierenzellkarzinom (s. 61.17.8).

61.17.4 Primäre, maligne Non-Hodgkin-Lymphome

Neben ZNS-Beteiligung bei malignen Lymphomen (10–30 %) nicht selten **primäre, intrakranielle Lymphome**. Die Häufigkeit derselben nimmt zu, sowohl bei immunkompetenten Personen wie auch vor allem bei immungeschwächten Patienten (AIDS bzw. immunsuppressive Therapie).

Sitz: Großhirn (Schmetterlingstumor), Stammganglien, Hirnstamm. Solide Knoten (gliomähnlich), multipel oder diffuse Gewebsinfiltration (ähnlich Enzephalitis). Neigung zu Invasion der Meningen und Ventrikelwände (Liquorzytologie!)

Histologie: Analog den Lymphomen (s. dort).

61.17.5 Keimzelltumoren

Sie werden von pluripotenten Urkeimzellen abgeleitet, die bei ihrer Migration durch den Embryo im Kopfbereich liegengeblieben sind. Diese „ruhenden Keimzellen" können zu einer beliebigen Zeit durch bislang unbekannte Faktoren zur Proliferation stimuliert werden.
Es entstehen Tumoren, welche völlig den Keimzellgeschwülsten in den Gonaden entsprechen (s. 45.6.3 bzw. 51.6.1).

Dysgerminom/Seminom
Embryonales Karzinom

Teratom, Teratokarzinom
Choriokarzinom
Endodermaler Sinustumor

Lokalisation: Vorwiegend in der Mittellinienregion, insbes. Hypophyse, Epiphyse, 3. Ventrikel, Hypothalamus, hintere Schädelgrube.

61.17.6 Fehlbildungstumoren und tumorartige Veränderungen

Kraniopharyngeom (ERDHEIM-Tumor, Hypophysengangtumor)
Entwicklung aus Epithelzellresten der RATHKE-Tasche (embryonales Rachendachsystem).

Sitz: Ausgang **intrasellar** → Hypophysenkompression; Sellaerweiterung. Oft **suprasellar** → Druck, Läsion des Zwischenhirns → Einbruch in 3. Ventrikel → Verschlußhydrozephalus der Seitenventrikel.

Bau: Gekapselt, scharf begrenzt, oft zystisch, Verkalkungen.

Histo: Bänder und Nester eines basaliomartigen, mehrreihigen Epithels mit Stroma. Regressive Veränderungen → Verflüssigung, Keratoid (hornähnlich mit reichlich Cholesterin), Zystenbildung, Verkalkung. Starke Gliareaktion des umgebenden Hirngewebes.

Dermoide, Epidermoide
Mißbildungstumoren aus versprengten Epidermisnestern.

Sitz: 4. und 3. Ventrikel, parapontin; Kauda (Dermoidsinus).

Bau: Scharf begrenzt (Kapsel); Perlmassen (Cholesterinkristalle). Oft zystischer Bau (Dermoid-, Epidermoidzysten).

Histo: Dreischichtiges, verhorntes Plattenepithel mit Stroma = Epidermoid; Dermoid = dazu Haut-Anhangsgebilde (Haarbälge, Talg- und Schweißdrüsen).

Kolloidzysten (Ependymzysten)
Seltene, dünnwandige Zysten im 3. Ventrikel. Begrenzung durch kubisches Epithel mit Zilien; Abkunft aus Ependym. Kolloidartiger Inhalt. Gefahr: akuter Hydrozephalus (Blockade des Foramen MONROi[31]).

Chordom
Seltene Tumoren aus intraossären Chordaresten (im Dorsum sellae bei 5 % der Erwachsenen als Normalbefund).
Glasig-gallertiger, grauweißer bis bräunlichroter, glatter oder gelappter Knoten. Konsistenz weich bis knorpelhart, 1–3 cm. Breitbasig oder gestielt am Clivus bzw. Dorsum sellae.
Gestielte Chordome reißen gelegentlich bei Herausnahme des Gehirns ab und finden sich dann an der Unterfläche der Brücke. Häufig deutet ein kurzer, spitzer, die Dura durchdringender Knochenstachel im Clivusbereich auf die Ansatzstelle des Chordoms hin.

61.17.7 Metastatische Geschwülste

Hämatogene Absiedelung von extrazerebralen Primärtumoren.

Häufigkeit: 25 % aller intrakraniellen Tumoren, d. h. häufig.

Lokalisation der Primärtumoren: Lunge (rund 60 %), gefolgt von Mamma, Niere, Melanome, Schilddrüse, Magen-Darm, Prostata, Hoden; selten Pankreas, Uterus.

Sitz: Gehirn, Meningen, Dura, Schädel, Wirbelsäule.

- **Gehirnmetastasen:** Einzelne oder multiple, scharf begrenzte Knoten. Oft zentrale Nekrose und zystische Einschmelzung. Massives perifokales Ödem (oft um kleine Metastase mächtige Ödemzone!)
- **Meningealkarzinose:** Flächige, tapetenförmige Absiedlung von Fremdgewebe im Subarachnoidalraum; grauweißliche Verdickung der Meningen → oft bei Mamma-, Magen-, Prostatakarzinom. Auftreten isoliert oder mit Hirnmetastasen.
- **Schädelmetastasen:** Knotiges Wachstum in Kalvaria, seltener Schädelbasis.
- **Wirbelmetastasen:** Osteoplastische und/oder osteoklastische Absiedlung in Wirbelkörpern und Epiduralraum → Rückenmarkskompression. Meist Mamma-, Prostata-, Nieren- und Bronchialkarzinome.

Zunehmende ZNS-Beteiligung bei **Leukosen** und **malignen Lymphomen**: Infiltration der Meningen, Infiltrate in Gehirn und Rückenmark.

---

31 MONRO, Alexander (1733–1817), Anatom in Edinburgh. Das Foramen interventriculare verbindet die Seitenventrikel mit dem 3. Ventrikel.

61.17.8 Phakomatosen

Es handelt sich um erbliche Tumorerkrankungen, welche typischerweise mit Hautveränderungen (phakos = Fleck) einhergehen: **familiäre, neurokutane Syndrome**.

Neurofibromatose RECKLINGHAUSEN[32]
Zum Syndrom gehören:
- Tumoren des peripheren Nervensystems: Neurinome, Neurofibrome, Phäochromozytome.
- Tumoren des ZNS: Gliome, Ependymome, Meningeome.
- Pigmentflecken der Haut: Café-aut-lait-Flecken (Milchkaffee-Flecken), Naevuszellnaevi (Tafel 53).
- Skelettabnormitäten.

Man unterscheidet 2 genetisch und klinisch differente, autosomal-dominant vererbte Formen:
- **Typ 1, Periphere Neurofibromatose (eigentl. M. RECKLINGHAUSEN)**
  Inzidenz 1 : 3 500. Beginn im Kindesalter.
  Café-au-lait-Flecken und Pigmentnaevi; multiple, subkutane und viszerale Neurofibrome (manchmal sehr groß und daher entstellend!); Wirbelsäulendeformierungen. Nicht selten Gliome, Ependymome, Phäochromozytome. Ursache ist ein Defekt eines Suppressor-Gens auf dem Chromosom 17 q 11.2.
- **Typ 2, Zentrale Neurofibromatose**
  Inzidenz 1 : 50 000. Beginn im Erwachsenenalter. Intrakranielle und intraspinale Neurinome, Neurofibrome, Meningeome und Gliome. Typisch sind bilaterale Akustikusneurinome. Hauterscheinungen treten selten auf.
  Ursache ist ein Defekt eines Suppressor-Gens auf Chromosom 22.

Tuberöse Sklerose, M. BOURNEVILLE[33]-PRINGLE
Genetisch heterogen, familiär nur in 30 %; neben voll ausgebildeten Krankheitsmanifestationen oft auch abortive Formen. Inzidenz 1 : 10 000 – 1 : 100 000. In der Großhirnrinde finden sich hyperplastische Gliaknoten mit reichlich Faserbildung = *„sklerosierte Tubera"*, am Boden der Seitenventrikel liegen vorgebuckelte, großzellige Astrozytome. Im Gesicht ist das perinasale *„Adenoma sebaceum"* charakteristisch: die Bezeichnung ist falsch, es handelt sich um Angiofibrome, die Talgdrüsen sind atrophisch.

HIPPEL-LINDAU-Syndrom
Kombination vom Hämangioblastom mit Kleinhirn und Angiomatose der Retina. Zysten in Niere und Pankreas, Nierenzellkarzinom.
Inzidenz 1 : 50 000. Ursache ist ein Defekt eines Suppressor-Gens am Chromosom 3 p25–p26.

STURGE-WEBER-Syndrom
Zerebrotrigeminale Angiomatose: meist unilaterale Gefäßfehlbildung mit Angikomen in der Gesichtshaut (entsprechend den Trigeminusästen), an der Hirnoberfläche und in der Aderhaut der Augen.

REKAPITULATION

1. Wie äußert sich die Malignität zentralnervöser Tumoren? (61.17)
2. Definiere die Tumoren des ZNS gemäß Tab. 61.3 (I. bis VII.)!
3. Was ist der Unterschied zwischen „grading" und „WHO-Klassifikation" bei ZNS-Tumoren? (61.17.1)
4. Erläutere das Glioblastome multiforme (61.17.1)!
5. Was ist ein Schmetterlingsgliom (61.17.1)!
6. Was sind Neuroblastome? (61.17.1)
7. Welches ist der häufigste Hirntumor des Kindesalters? (61.17.1)
8. Charakterisiere die Neurinome (61.17.2)!
9. Charakterisiere die Meningeome (61.17.3)!
10. Wer kann ein malignes Lymphom des ZNS bekommen? (61.17.4)
11. Welche Typen von Keimzelltumoren gibt es im Gehirn? (61.17.5)
12. Charakterisiere das Kraniopharyngeom (61.17.6)!
13. Was ist ein Chordom? (61.17.6)
14. Erläutere die verschiedenen Aspekte der „Hirnmetastasen" (61.17.7)!
15. Was sind Phakomatosen? (61.17.8)
16. Erläutere die Neurofibromatose RECKLINGHAUSEN (61.17.8)!
17. Definiere: Tuberöse Hirnsklerose, HIPPEL-LANDAU- und STURGE-WEBER-Syndrom (61.17.8)!

61.18 Fehlbildungen des Nervensystems

Fehl- und Mißbildungen sind irreversible Folgen von lokalen, meist kurzfristig intrauterin wirksamen Störungen in der Entwicklung des Nervensystems.

Häufigkeit zerebrospinaler Mißbildungen: 0,5 % aller Lebendgeburten. ZNS-Mißbildungen umfassen rund 1/2

---

32 RECKLINGHAUSEN, Friedrich Daniel (1833–1920), Pathologe in Würzburg und Straßburg, Schüler von VIRCHOW. 1891 Beschreibung der „Ostitis fibrosa cystica", 1882 charakterisierte er die Neurofibromatose (Typ I).
33 BOURNEVILLE, Desire Magloire (1840–1904), französischer Kinderneurologe. 1880 Erstbeschreibung der tuberösen Hirnsklerose. PRINGLE (siehe Fußnote 20, Kapitel 33).

aller bei Geburt erkennbaren Entwicklungsstörungen. Sie gehen häufig mit Mißbildungen anderer Körperorgane und Organsysteme einher.

Maßgeblich für Art und Ausmaß von Fehlbildungen des ZNS sind die **teratogenetische Determinationsperiode** = Zeitraum der Entwicklung, in dem eine teratogene Noxe eine spezifische Mißbildung erzeugen kann, bzw. der **teratogenetische Terminationspunkt** = Zeitpunkt, nach dessen Ablauf eine bestimmte Mißbildung durch teratogene Noxen nicht mehr erzeugt werden kann. Beide sind für die wichtigsten ZNS-Entwicklungsstörungen bekannt (Tab. 61.4). Eine Noxe betrifft meist nur die in Entwicklung befindlichen, unreifen Abschnitte, während benachbarte, bereits ausgereifte Hirnabschnitte unberührt bleiben.

Je früher in der Entwicklungszeit eine Noxe wirkt, desto schwerer sind die Auswirkungen. Mit fortschreitender Differenzierung nimmt die Störanfälligkeit des ZNS ab. Da seine Entwicklung nach der Geburt anhält, sind postnatale Verbildungen (Reifungsstörungen) möglich.

Tab. 61.4: Schema der Determinationsperioden häufiger ZNS-Mißbildungen

Normale Entwicklung	Zeitraum	Mißbildung
Neuralrohr	19.–26. Tag	Akranie, Anenzephalie
Schluß des Neuroporus anterior	24.–26. Tag	Enzephalozelen, Kranioschisis
Schluß des Neuroporus posterior	27.–28. Tag	Myelozelen, Rachischisis
Bildung der Endhirnbläschen	29.–31. Tag	Zyklopie, Holoprosenzephalie
Ausstülpung des Bulbus olfactorius	32.–34. Tag	Arhinenzephalie
Beginn der Kleinhirnbildung	33.–34. Tag	Kleinhirnaplasie, -hypoplasie
Bildung Kommissuren	40.–78. Tag	Balkenmangel (3.–5. Monat)
Schichtenbildung im Neokortex	47. Tag– 13. Woche	Agyrie, Pachygyrie
6-Schichtenrinde Großhirn	Ende 7. Monat	Rindendifferenzierungsstörungen

61.18.1 Ätiologie der Entwicklungsstörungen

ZNS-Fehlbildungen werden durch **endogene (genetische)** und **exogene (umweltbedingte) Noxen** oder häufig deren Kombination ausgelöst.

Genetische Faktoren

Familiäres Auftreten von ZNS-Verbildungen spricht für genetische Ursachen. Bei 30 % von ZNS-Entwicklungsstörungen liegen Chromosomenanomalien vor: Trisomie 21 (DOWN-Syndrom); Trisomie 15 (PÄTAU-Syndrom); Trisomie 18 (EDWARDS-Syndrom). Siehe Allgemeine Pathologie 28.

- DOWN[34]-**Syndrom (Trisomie 21):** Brachyzephalie: kugeliges, oft kleines Gehirn mit Untergewicht; plumpe Stirn- und Schläfenlappen. Histologisch verminderte Nervenzelldichte, leichte Rindenaufbaustörungen; Reduktion der Dendriten und Synapsen der Pyramidenzellen. Mit fortschreitendem Alter (ab 4. Dekade) vorzeitiges Auftreten seniler Gewebsveränderungen. Vermutlich naher Genlokus von DOWN-Syndrom und ALZHEIMER-Präamyloidpeptid am Chromosom 21.
- EDWARDS[35]-**Syndrom (Trisomie 18):** Mißbildungssyndrom mit überzähligem Chromosom 18. Anomalien der Windungs- und Lappenbildung, Balkenmangel, Kleinhirndysplasien; häufig Kombination mit Gesichts-, Schädel-, multiplen Organmißbildungen.
- PÄTAU[36]-**Syndrom (Trisomie 13):** Häufiges Auftreten von Holoprosenzephalie, Agyrie, Mikrozephalie, Balkenmangel, Kleinhirnhypoplasie, Hydrocephalus internus. Häufig Kombination mit multiplen Organmißbildungen.

Exogene (umweltbedingte) Faktoren = teratogene Noxen):
Als sicher teratogen gelten:
- O_2-Mangel.
- Physikalische Faktoren: **ionisierende Strahlen, Hyperthermie.**
- Chemische Noxen: **Alkohol (!), Zytostatika, Drogen, Antiepileptika.**
- Metabolische Faktoren: **Avitaminosen** (Folsäuremangel), **Mangelernährung; mütterlicher Diabetes, Hypothyreose.**
- Intrauterine Infektionen: **Röteln, Varizellen, Zytomegalie.**

61.18.2 Hauptformen der ZNS-Fehlbildungen (Tab. 61.5)

Tab. 61.5: Ausgewählte wichtige ZNS-Fehlbildungen

I. **Dysraphien:** Verschlußstörungen des Neuralrohres
  1. **Kraniale Schlußstörungen**
     - Akranie, Anenzephalie
     - Enzephalozelen
  2. **Schlußstörungen am kranio-zervikalen Übergang**
     - ARNOLD-CHIARI-Syndrom
     - DANDY-WALKER-Syndrom
  3. **Kaudale Schlußstörungen**
     - Spina bifida occulta
     - Spina bifida aperta: div. -zelen
     - Rhachischisis

---

34 DOWN, John (1828–1896), englischer Kinderpsychiater. Er definierte 1866 das Krankheitsbild des „Mongolismus".
35 EDWARDS, John Hilton (geb. 1928), Genetiker in Oxford. 1960 Erstbeschreibung der Trisomie 18.
36 PÄTAU, Klaus, zeitgenössischer Pädiater und Genetiker in Madison/Wisconsin. 1960 Erstbeschreibung der Trisomie 13.

II. **Störungen der Endhirnentwicklung:** Prosenzephalien
   • Holoprosenzephalie
   • Balkenmangel
   • Cavum septi pellucidi

III. **Dysgyrien und Heterotopien** (Nervenzell-Migrationsstörungen)
   • Agyrie, Makrogyrie, Mikrogyrie
   • Porenzephalie
   • Heterotopien

IV. **Störungen der Hirnmassenverhältnisse**
   • Mikrenzephalie, Megalenzephalie
   • Hydrozephalus

V. **Syringomyelie**

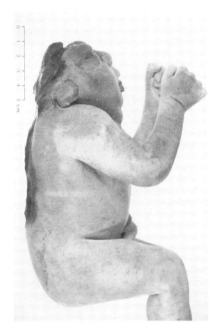

Abb. 61.10: Anenzephalus, kombiniert mit Rhachischisis. Seitenansicht. Vgl. Tafel 54 und 55.

61.18.2.1 Dysrhaphien, Neuralrohrschließungsstörungen (siehe Teratologie, 68.4)

Fehlbildungen durch Schlußstörungen des Neuralrohres, oft mit solchen des Achsenskeletts kombiniert.

1. **Kraniale Schlußstörungen**
   • **Akranie:** Fehlen der Knochen des Gehirnschädels bei Erhaltung des Gesichtsschädels.
   • **Anenzephalie:** Fehlen von Schädeldachknochen und -haut, Stirnbeinen; Exophthalmus durch hypoplastische Orbitae, kurzer gedrungener Hals, starke Lordose der Halswirbelsäule – *„Krötenkopf"*. Auf der Schädelbasis liegt als Hirnanlage die *Area cerebrovasculosa*, eine rötliche, höckerige, gefäßreiche Bindegewebsmembran mit Inseln differenzierten Nervengewebes; Hirnstamm und Kleinhirn sind ausgebildet, Tentorium, Hypothalamus und Neurohypophyse fehlen. Die Früchte sind meist nur wenige Tage lebensfähig (Tafel 54).
   • **Enzephalozelen (Cranium bifidum):** Hirnbrüche mit sackförmiger Vorwölbung durch Defekte im Schädelknochen. Der Zelensack enthält Binde- und Fettgewebe oder verlagerte Hirngewebsanteile.

2. **Dysrhaphien am kranio-zervikalen Übergang**
   • **ARNOLD[37]-CHIARI-Syndrom:** Diese häufigste Kleinhirnmißbildung ist gekennzeichnet durch Deformation und kaudale Verlagerung des Kleinhirnwurmes und der bajonettförmig geknickten Medulla oblongata durch das Foramen magnum in den oberen Halswirbelkanal; häufig kombiniert mit kaudalen Verschlußstörungen.

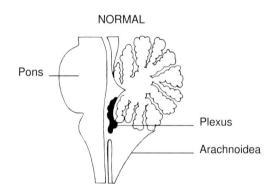

NORMAL

Pons — Plexus — Arachnoidea

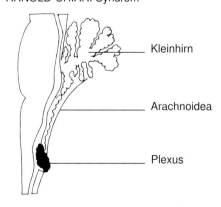

ARNOLD-CHIARI Syndrom

Kleinhirn — Arachnoidea — Plexus

Abb. 61.11: ARNOLD-CHIARI-Mißbildung. Verlagerung des Kleinhirnwurmes und der Medulla oblongata nach kaudal.

---

37 ARNOLD, Julius (1835–1915), Pathologe in Heidelberg. CHIARI (siehe Fußnote 13, Kapitel 41).

- **DANDY-WALKER[38]-Syndrom:** Hypoplasie (Aplasie) des Kleinhirnwurmes mit medianer, zystischer Erweiterung des 4. Ventrikels (Arachnoidalzyste) zwischen den Kleinhirnhemisphären; Atresie oder Stenose des Foramen MAGENDI und des Aquädukts, verbunden mit Hydrocephalus internus. Oft kombiniert mit anderen Organmißbildungen.

3. Kaudale Verschlußstörungen

- **Spina bifida occulta:** Haut intakt, oft umschriebene Hypertrichose; „Pferdeschwanz" lumbosakral. Eventuell trichterförmige Hauteinziehung, darunter ein *spaltförmiger Defekt der Wirbelbögen.*

  DD:
  1. *Dermoidzyste, Teratom:* Weicher, kugeliger, mit Epidermis ausgekleideter Balg, welcher fettigen Detritus, Haare und evtl. weitere Organrudimente enthält.
  2. *Sinus pilonidalis (Haarnestgrübchen):* Grübchenförmige Einsenkung der behaarten Haut, die sich als blind endendes Gangsystem fortsetzt.

- **Spina bifida cystica sive aperta:** Im Bereich der *Wirbelbogendefekte* liegt eine *bruchsackartige Ausstülpung* vor. Die Haut kann intakt oder defekt sein, evtl. sekundäre Überhäutung.

  Meningozele: Liquorgefüllter „Bruchsack", aus abnormen Meningealanteilen gebildet.

  Meningomyelozele: Die Wand des Sackes besteht aus Rückenmarkhäuten und Teilen des verbildeten Rückenmarks. Der liquorgefüllte Hohlraum wird von Nervenwurzeln durchzogen.

  Meningomyelozystozele: Eine zystische Erweiterung des Zentralkanals kommt noch dazu.

- **Rhachischisis:** *Zustand der offenen Medullarinne.* Der Zentralkanal liegt nach außen hin frei, das Rückenmark setzt sich seitlich als **Area medullovcasculosa:** zottig, schwammig, grau-rot (Ganglienzellen und Glia in einem Gefäßmaschenwerk) fort, um über die **Area epithelioserosa:** glatt, grauweiß (Pia und Arachnoidea) in die intakte Haut überzugehen (Tafel 55).

61.18.2.2 Störungen der Endhirnentwicklung (Prosenzephalien)

Seltene Mißbildungen mit fehlender Trennung der Großhirnhemisphären und – inkonstanter – Riechlappenagenesie, zusammengefaßt als **Zyklopie-Holoprosenzephalie** (früher: *Arhinenzephalie).* Häufig kombiniert mit kraniofazialen Miß- und Spaltbildungen.

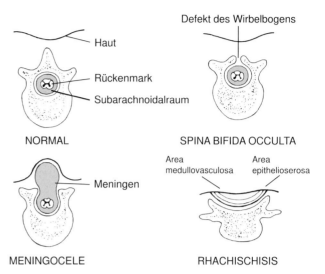

Abb. 61.12: Schematische Darstellung typischer kaudaler Dysrhaphien.

- **Holoprosenzephalie:** Hirnmißbildung mit gestörter Hemisphärentrennung und im Extremfall einer mittelständigen Augenanlage: **Zyklopie.** Gliederung in verschiedene Untergrupen mit weniger massiven Veränderungen.
- **Balkenmangel:** Komplettes oder partielles Fehlen des Balkens, häufig kombiniert mit anderen Fehlbildungen des ZNS, Gesichtes und anderer Organsysteme. Häufigkeit des Balkenmangels: 10–12 % aller ZNS-Fehlbildungen. Kann klinisch stumm bleiben (autoptischer Zufallsbefund).
- **Cavum septi pellucidi:** Hohlraum zwischen den Blättern des Septum pellucidum.

61.18.2.3 Dysgyrien und Heterotopien (Nervenzell-Migrationsstörungen)

- **Agyrie (Lissenzephalie):** Fehlende Großhirnwindungsbildung; brotlaibartiges Gehirn.
- **Pachygyrie (Makrogyrie):** Abnorm breite Windungen mit gestörter Rindenarchitektur (meist nur lokal).
- **Mikrogyrie:** Abnorm kleine, an Zahl vermehrte Windungen mit unvollständiger Trennung durch seichte Furchen – lokal oder diffus.
- **Porenzephalie:** Trichterförmiger Defekt der Hemisphärenwand bis zum Ventrikel: Verbindung zu äußeren und inneren Liquorräumen.
  Ursachen: intrauterine Zirkulationsstörungen, Virusinfekte.

---

38 DANDY, Walter Edward (1886–1946), Neurochirurg in Baltimore. Er entwickelte die Pneumenzephalographie. Arthur Earl WALKER (1907–1995), Neurochirurg in Baltimore.

DD: Pseudoporenzephalie (Großer Hemisphärendefekt durch perinatale Infarkte, s. 61.15.2)

- **Heterotopien:** Inseln grauer Substanz in abnormer Lage, meist frontal, okzipital, Wand der Seitenventrikel.

61.18.2.4 Störungen der Hirnmassenverhältnisse

Abnormes Hirnvolumen und -gewicht mit oder ohne Strukturstörungen, oft mit Schwachsinn verbunden.

Folge: Verkleinerung und Vergrößerung des Schädels *(Mikro-, Makrozephalie)* bzw. des Hirnschädels *(Mikro-, Makrokranie).*

- **Mikrenzephalie:** Hypoplasie mit Hirnverkleinerung (unter 900 g Gewicht).
- **Megalenzephalie:** Übergröße und -gewicht (über 1800 g) mit harmonischem oder gestörtem Feinbau.

  DD: Hirnvergrößerung bei tuberöser Sklerose, Lipoidosen, Leukodystrophien.

> Ein übergroßes Gehirn hat nichts mit einer psychischen oder intellektuellen Leistungssteigerung zu tun.

- **Hydrozephalus** (angeborener Wasserkopf): Intrakranielle Liquorzunahme und Erweiterung der Hirnkammern auf Kosten der Hirnmasse. Häufigkeit: 3 ‰ aller Geburten. Rund 1/2 aller ZNS-Verbildungen mit Hydrozephalus kombiniert.

  Ursache: Blockade der Liquorabflußwege, Minderresorption oder Überproduktion von Liquor. Hydrozephalus tritt häufig infolge einer Aquäduktfehlbildung (Stenose), durch frühkindliche Hirnschädigung oder entzündlich-narbige Veränderungen auf (s. 61.3.1).

61.18.2.5 Syringomyelie

Über mehrere Segmente reichende **Höhlen- oder Spaltbildung im Rückenmark (syrinx = Höhle)** als Folge angeborener Fehlbildung oder als sekundäre, erworbene Form. Häufigkeit 8 auf 100 000 Personen.

Morphologie: Lokale Höhlenbildungen, die neben dem Zentralkanal liegen. Die Höhlen sind histologisch von gliösem Gewebe umschlossen, aber nicht von Ependym ausgekleidet. Oft liegt umschriebene Gliawucherung mit Faserbildung um die Höhlen (Stiftgliose) vor.

Syringobulbie = gleiche Läsion in Medulla oblongata; kann bis Pons reichen.

Entstehung unklar: *„Genuine" (echte) Syringomyelie* als dysrhaphische Störung (fehlerhafter Neuralrohrschluß an dorsaler Nahtstelle) gedeutet. Daneben hydrodynamische Theorie (Höhlenbildung durch vermehrten Liquorabstrom aus 4. Ventrikel in den Zentralkanal → Myelolyse durch Liquorinfiltration. Dabei wird angenommen, daß Liquor aus dem gestauten Ventrikel- und Zentralkanal in das umgebende Gewebe eindringt, wodurch flüssigkeitsgefüllte Hohlräume im Rückenmark entstehen.

Sekundäre (symptomatische) Syrinxbildung als Folge von Tumoren, Gefäßmißbildungen, Blutungen, Trauma und Durchblutungsstörungen (zentrale Erweichungsstifte im Rückenmark).

Hydromyelie: Erweiterung des spinalen Zentralkanals. Auftreten mit oder ohne andere ZNS-Fehlbildungen.

REKAPITULATION

1. Welchen Zeitraum umfaßt die teratogenetische Determinationsperiode am ZNS? Nenne Beispiele. (Tab. 61.4)
2. Erläutere endogene und exogene Noxen für ZNS-Fehlbildungen (61.18.1)!
3. Gib einen Überblick wichtiger ZNS-Fehlbildungen (Tab. 61.5)!
4. Beschreibe einen Anenzephalus (61.18.2.1)!
5. Was ist der Unterschied zwischen Spina bifida occulta und aperta? (61.18.2.1)
6. Unterscheide die 3 Typen der kaudalen „Zelen." (61.18.2.1)
7. Was ist eine Rhachischisis? (61.18.2.1)
8. Was ist eine Porenzephalie? (61.18.2.3)
9. Erläutere den Hydrozephalus (61.18.2.4 und 61.3.1)!
10. Was ist eine Syringomyelie? (61.18.2.5)

62. Periphere Nerven und Skelettmuskulatur

Die Skelettmuskulatur ist funktionell vom peripheren Nervensystem abhängig: **neuromuskuläres System**. Eine Schädigung der peripheren Innervation (Neuron, Synapse) führt immer zu pathologischen Veränderungen der quergestreiften Muskulatur.

62.1 Degenerationsformen peripherer Nerven

WALLERsche Degeneration

Nach **Kontinuitätsunterbrechung** von Axon und Markscheide (Durchtrennung oder Schädigung durch Druck, Ischämie, chemisch-toxische Noxen, Entzündung) kommt es im *proximalen Axonabschnitt* binnen Stunden durch anterograden Axonfluß zur Axonschwellung infolge Aufstaus von Zytoskelettanteilen und Organellen. Daneben Degeneration im *distalen Axonabschnitt;* zunächst mit Axonschwellung durch Stauung des retrograden Axonstroms. Nach einigen Tagen erfolgt **Untergang des gesamten distalen Axonabschnittes samt Markscheiden**, gefolgt von Proliferation der SCHWANN-Zellen und Abbau der Gewebstrümmer durch SCHWANN-Zellen und Histiozyten (nach 2 Wochen). Anschließend erfolgen *Regenerationsvorgänge* des Axons.

Primäre elektive Axonschädigung

- **Distale Axonopathie:** Schädigung des Axons am distalsten (peripheren) Ende mit langsam rückläufig, aufsteigender Axondegeneration („Dying-back"-Typ), mitunter über Spinalganglien bis zum Hinterstrang; z. B. toxische Neuropathien, Urämie, Diabetes, Alkohol.

- **Proximale Axonopathie:** Schädigung im proximalen Axonabschnitt mit Schwellung und Organellenanreicherung mit sekundärer Entmarkung; z. B. spinale Muskelatrophien, amyotrophische Lateralsklerose.

Segmentale Entmarkung

Schädigung der Markscheide über ein oder mehrere Segmente mit Verschonung des denudierten Axons. Bedingt durch Schädigung der SCHWANN-Zellen durch metabolische Störungen (Sphingolipidosen), Toxine (Diphtherie) oder Degeneration der Markscheiden durch Immunprozesse oder Entzündung. Remyelinisation nach umschriebener Entmarkung erfolgt durch rückläufige Ausdehnung der Markscheide über das entmarkte Segment durch die verbleibenden SCHWANN-Zellen.

Eine wesentliche, diagnostische Maßnahme ist die **Nervenbiopsie**. Meist wird der N. suralis am Unterschenkel verwendet.

Wichtigste morphologische Läsionen peripherer Nerven:

- **Traumatische Schäden** (Verletzungen, Regeneration)
- **Entzündliche Nervenerkrankungen –** (Poly-)Neuritiden
- **Polyneuropathien** (nichtentzündliche Schäden des Neurons)
- **Geschwülste** peripherer Nerven

62.2 Traumatische Nervenschäden

Verletzungen peripherer Nerven durch Schuß, Schnitt, Schlag, Druck, Zerrung, Quetschung, Prellung usw. gliedern sich in

a) solche **mit Kontinuitätserhaltung** bei Erhaltung oder Zerstörung des Perineuriums und

b) solche **mit Kontinuitätstrennung** (totale oder partielle Nervendurchtrennung).

Nach **Neuritdurchtrennung** treten im proximalen Nervenabschnitt und distalen Axonstumpf gesetzmäßige, degenerative und regenerative Vorgänge auf:

- **Retrograde Degeneration** im proximalen Stumpf: Axonauftreibung durch Organellenanhäufung und Aufstau des durch den proximodistalen Axonstrom transportierten Materials; Myelinzerfall; später axonale, retrograde Degeneration bis zur Nervenzelle.

- **Periphere WALLER-Degeneration** am distalen Stumpf:
  1. *Degeneration und Nekrose* (2.–7. Tag): Fragmentierung von Axonen und Markscheiden.
  2. *Resorption* (8.–10. Tag): Proliferation von SCHWANN-Zellen und Fibroblasten; Abbau durch Makrophagen.

3. *Endstadium (ohne Regeneration):* BÜNGNER[1]-Bänder, d. h. proliferierte SCHWANNsche Zellen durchziehen den distalen Abschnitt bis zum Endorgan.

Folge: Denervation der Erfolgsorgane.

- **Regeneration:** Aussprossung von Axonknospen aus den Neuriten des proximalen Stumpfes → wachsen distalwärts entlang der „Führungsschiene" aus proliferierten SCHWANN-Zellen. Nach 3 Wochen Remyelinisation der Axonregeneration. Voraussetzung für Restitution ist, daß regenerierte Nervenfasern ihre Endorgane erreichen. Blockade der Kontaktfindung durch Bindegewebsnarbe führt zur *Neurombildung* (überschießendes Auswachsen von Faserregeneraten).

- **Amputationsneurom** (Spätfolge von Nervendurchtrennung): Knotenbildung am proximalen Nervenstumpf durch Bildung konfluierender multifaszikulärer Neurome. Anarchische Anordnung von Regeneratfasern; Starke Kollagenwucherung. Kontinuierliche De- und Regeneration von Nervenfasern, die die Peripherie nicht erreichen. Kein Tumor!

Klinisch: Lokale Schmerzen oder Phantomschmerzen.

Unterscheide: Neurinom, Neurofibrom (Nervengeschwülste) von Neurom (Regenerat).

Druck-, (Kompressions-) und Zugschädigung ohne Durchtrennung der Nerven erzeugt segmentale Entmarkung mit axonaler Degeneration und Remyelinisation; Fibrose des Endo- und Perineuriums; z. B. Kompression des N. medianus im Karpaltunnel oder traumatische Zugschädigung von Nervenwurzeln und peripheren Nerven.

62.3 Entzündliche Nervenerkrankungen, (Poly-)Neuritis

Entzündungsvorgänge vorwiegend am interstitiell-bindegewebigen Endoneurium („interstitielle Neuritis") mit sekundärem Parenchymschaden.

Ursachen: Erreger (Bakterien, Viren), Immunvorgänge/Allergie; entzündliche Gefäßprozesse.

- **Erregerbedingte Neuritis:** Die Entzündungsreaktion ist – wie in anderen Organen – eine Erregervernichtung. Dabei wird allerdings das neurale Stroma und das Nervenzellen„parenchym" mit zerstört (Mediatorenwirkung).

- **Immunpathogenetische Neuritis:** Antineuronale und/oder antimyelinäre Antikörper inszenieren das Entzündungsgeschehen. Diese Neuritiden werden als allergische Phänomene bzw. Autoaggressionserkrankungen aufgefaßt.

- **Vaskulitische Neuropathien:** Eine Vaskulitis der Vasa nervorum führt zu einer ischämischen Nervenläsion.

1. **Erregerbedingte Neuritiden**
   Erreger: Bakterien, Viren.

   Topik: Wurzelnahe, proximale Nervenabschnitte, evtl. Befall von Spinalganglien und Wurzelnerven (Radikuloneuritis, Ganglioradikuloneuritis).

   Histo: Seröse und zellige Infiltrate (Granulozyten, Lymphozyten) im interstitiellen Endoneurium und an Gefäßen; sekundärer Parenchymbefall: diskontinuierliche Entmarkung, Axonläsion mit WALLER-Degeneration. Spätstadien: Endoneurale Fibrose; Regenerate, Remyelinisation.

   - **Herpes zoster (Zoster-Varizella-Virus).** Hauptbefall: 1. Trigeminusast, Hals- und Rumpfsegmente; oft nur eine Körperhälfte. Spontan und bei Malignomen (Immunabwehrschwäche).

     Histo: Ganglionitis und Ganglioradikuloneuritis. Entzündliche Infiltrate, Nekrose der Ganglienzellen → sekundäre Degeneration im Neuron. Später Lymphozyteninfiltrate in Wurzeln und peripheren Nerven.

   - **LYME-Borreliose:** Polyneuritis mit ausgeprägter Vaskulitis.

   - **Lepra:** Infektion mit Mycobacterium leprae. Symmetrische Polyneuropathien durch Bakterienbefall von SCHWANN-Zellen, Gefäßendothel-, Perineuralzellen und selten auch Axon. Nervenschädigung auch durch Granulome mit Destruktion der Neurone.

2. **Allergische Neuritiden**
   - **Serogenetische Neuritis:** Mono- und Polyneuritis nach Serum- und Vakzinegaben.
   - **Idiopathische Polyradikuloneuritis (GUILLAIN-BARRÉ[2]):** akute, entmarkende Entzündung, oft im Anschluß an Virusinfekte und

---

1 BÜNGNER, Otto von (1858–1905), Chirurg in Hanau.
2 GUILLAIN, Georges (1876–1961), Neurologe in Paris. Jean BARRÉ (1880–1967), Neurologe in Straßbourg.

Impfungen. Befall peripherer Nerven, Wurzeln, Spinalganglien, Hirnnervenwurzeln und allenfalls Hinterstrangsdegeneration.

Klinisch: Aufsteigende LANDRY[3]-Paralyse (Gefahr der Atemlähmung!). *Liquor:* starke Eiweißerhöhung bei geringer oder fehlender Zellzahlvermehrung (albuminozytolog. Dissoziation).

Histo: Perivasale Infiltrate (Granulozyten, später Lympho-Monozyten) und segmentale Entmarkungen.

Pathogenese: Autoimmunreaktion vom verzögerten Typ (Analogie zur Enzephalomyelitis disseminata mit Befall des peripheren Nervensystems). Experimentelles Modell durch Sensibilisierung gegen peripheres Myelin (experimentell-allergische Neuritis).

62.4 Polyneuropathien

> Sammelgruppe nicht-entzündlicher Erkrankungen peripherer Nerven, morphologisch gekennzeichnet durch primäre, neurale Parenchymschäden.

Morphologisches Schädigungsmuster
- **Neuronale Neuropathien**
  Schädigung von Nervenzellen in Spinal- und autonomen Ganglien, Störungen der Proteinsynthese und des zentrifugalen Axontransportes („dying forward"-Prozeß), so daß die Nervenperipherie und damit das Axon abstirbt.
- **Axonale Neuropathien**
  Primäre Axonschädigung verschiedener Ätiologie. Angriff der Noxe am ganzen Axon mit sekundärem Markscheidenzerfall.

Pathogenetische Gliederung
Die wichtigsten Neuropathieformen sind:
- **Toxische Neuropathien**
- **Neuropathien bei Mangelerkrankungen**
- **Metabolische Neuropathien**
- **Degenerative und hereditäre Neuropathien**
- **Paraneoplastische Neuropathien**
- **Neuropathien bei Gefäßerkrankungen**

Beispiele:
- **Toxische Neuropathien:** Blei, Quecksilber, Cadmium und andere Schwermetalle; chlorierte Kohlenwasserstoffe (Trichloräthylen, Tetrachlorkohlenstoff); Medikamente (INH u. a.); Diphtherie-Toxin; Alkohol.
- **Neuropathien bei Mangelerkrankungen:** Vitamin B1 (Beriberi), Vitamin B2 (Pellagra), Vitamin B6 (bei alkoholischer Neuropathie von Bedeutung), Vitamin B12 (funikuläre Myelose).
- **Metabolische Neuropathien:** Diabetes mellitus, Urämie, Amyloidose.
- **Hereditäre Neuropathien:** (1) bei speziellen metabolischen Defekten: Lysosomale Speicherkrankheiten, Porphyrien, Störungen mit Defekt der DNA-Reparatur u. a., (2) unbekannte Ätiologie: Hereditäre, motorische und sensorische Neuropathien (HMSN, verschiedene Typen); Hereditäre, sensorische und autonome Neuropathien (HSAN, verschiedene Typen).
- **Paraneoplastische Neuropathien:** Periphere Neuropathie, welche nicht auf eine direkte Infiltration mit malignen Zellen zurückgeht; Ursache unklar, evtl. immunologischer Prozeß. Vorkommen am häufigsten bei kleinzelligen Bronchuskarzinomen.
- **Neuropathien bei Gefäßerkrankungen:** Bei jeder Form einer Vaskulitis möglich.

62.5 Tumoren des peripheren Nervensystems

Klassifikation ähnlich den Geschwülsten des ZNS (s. Tab. 61.3 bzw. Kapitel 61.17).

1. Ganglienzelltumoren

Benigne: **Gangliozytom**
Maligne: **Neuroblastom:** ausgehend von sympathischem Grenzstrang und Nebenniere, insbesondere bei Kleinkindern.

2. Nervenscheidentumoren

Neurinome (Schwannome)
Ausgehend von SCHWANN-Zellen; meist gutartig. Solitär oder multipel.

Prädilektion: Intrakraniell (N. acusticus) über 50 %; Spinalwurzeln (30 %), periphere Nerven (15–20 %), oft Mediastinum (oft groß!). Scharf begrenzt, gekapselt.

Histo: Faszikulärer Bau aus Knäueln und Wirbeln spindeliger Zellen (s. 61.17.2).

Neurofibrome
Meist gutartige Geschwülste aus SCHWANN-Zellen und Fibroblasten mit reichlich Kollagenfasergehalt. Ausbreitung im Endoneurium.

---

3 LANDRY, Jean (1826–1865), französischer Arzt.

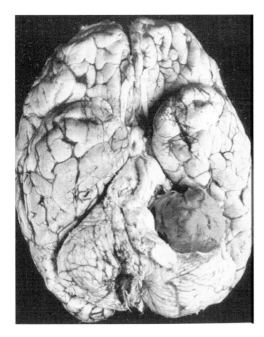

Abb. 62.1: Neurinom des N. acusticus. Die Geschwulst komprimiert als „Kleinhirnbrückenwinkeltumor" das umgebende Hirngewebe.

Histo: Bau aus faszikulären, fibrillären und myxomatösen Arealen; spindelige Zellen entsprechen SCHWANN-Zellen. Daneben Fibroblasten mit Kollagenbildung. Oft multipel (M. RECKLINGHAUSEN, s. 61.17.8).

Maligne Neurinome/Neurofibrome (neurogene Sarkome)

Selten *maligne Schwannome. Maligne Neurofibrome* evtl. bei M. RECKLINGHAUSEN. Selten Metastasierung.

3. Paragangliome

Tumoren des Nebennierenmarkes und der extraadrenalen Paraganglien.

REKAPITULATION

1. Was ist ein Amputationsneurom? (62.2)
2. Wie teilt man die Neuritiden ein? (62.3)
3. Wie heißt die klinische Form der Polyradikuloneuritis GUILLAIN-BARRÉ? (62.3)
4. Wie ist die pathogenetische Gliederung der Neuropathien? (62.4)
5. Nenne Beispiele ätiologisch definierter Neuropathien. (62.4)
6. Worin besteht der histologische Unterschied zwischen Neurinomen und Neurofibromen? (62.5)
7. Unterscheide: Neurome (62.2) und Neurinome (62.5)!

62.6 Reaktionsformen der Skelettmuskulatur

Die Skelettmuskelfasern sind ein synzytialer Verband mit dem kontraktilen Apparat der Myofibrillen. Zwei Arten von Fasern werden unterschieden:
Typ I-Fasern: „rote" Muskelteile, langsame Kontraktion, mitochondrienreich, ATPase-arm.
Typ II-Fasern: „weiße" Muskelteile, rasche Kontraktion, mitochondrienarm, ATPase-reich.

Muskelfaserkaliberänderungen
Atrophie: Kaliberreduktion bei erhaltener Form und Struktur.
Denervationsatrophie: Bei Läsion des peripheren, motorischen Neurons → felder- oder gruppenförmige Verteilung atrophischer Fasern. **Diffuse Atrophie** bei Inaktivität.
Hypertrophie: Volumetrische Größenzunahme durch Vergrößerung der Fasern bei funktioneller Beanspruchung.
Pseudohypertrophie: Ersatz geschwundenen Muskelparenchyms durch Fett-Bindegewebe, kompensatorische Arbeitshypertrophie intakter Fasern.
Kaliberschwankung: Bei Muskelparenchymläsionen (Myopathien).

Degenerative Muskelfaserveränderung
Unspezifische Schäden bei primären und sekundären Muskelerkrankungen.
– *Trübe Schwellung.*
– *Reversible hyaline (wachsartige) Degeneration* ZENKER (s. Allgemeine Pathologie 23).
– *Schollig-granuläre Degeneration:* Granulärer Zerfall mit Phagozytose.
– *Vakuolige Degeneration:* Zentral oder multipel.
– *Target-Fasern* (Schießscheibenfasern): Runde, zentrale, kokardenartige Aufhellung ohne Enzymaktivität, umgeben von Saum mit verstärkter Aktivität. Zeichen früher Denervation (neurogene Muskelatrophien); Vorkommen bei „central core disease" und myogenen Prozessen.

Muskelfasernekrosen
Typische Reaktion bei neuromuskulären Erkrankungen, insb. bei Myopathien, toxischen und vaskulären Läsionen. Nekrotische Fasersegmente werden von Makrophagen abgeräumt; oft passagere Entzündungsreaktion.

Kernveränderungen
Fokale oder diffuse Zunahme, Kernreihenbildung als häufige, aber unspezifische Reaktion bei verschiedenen Myopathien und Muskeldystrophien, seltener bei neurogenen Läsionen.

Faseraufsplitterung
Häufiger Befund bei chronischen Erkrankungen, insb. neurogenen Atrophien. Abgesplitterte Fasern verfallen der Denervationsatrophie, aber auch der Fasernekrose und Regeneration mit variabler Fasergröße und vermehrten, zentralen Kernen: sekundäre myopathische Reaktion bei Denervationsatrophie.

Regeneration
Muskelfaserregeneration = Rekapitulation der embryonalen Myogenese; erfolgt durch aktivierte, ruhende Myoblasten.

Diskontinuierliche Regeneration: Zwischen zerstörten Muskelfasern Auftreten freier *Myoblasten* → fusionieren zu vielkernigen Zellsynzytien; Myofibrillenbildung.

Kontinuierliche Regeneration: Aussprossung von „Regeneratknospen" aus unversehrten Faseranteilen; Bildung vielkerniger Synzytien, Wachstum mit langen Zellbändern → Bildung neuer Muskelfasern mit Längs- und Querstreifung.

Interstitielle Veränderungen
Unspezifische: Wucherung von Binde- und Fettgewebe (interstitielle Sklerose, Lipomatose); interstitielle, entzündliche Infiltration: Leuko-, Lymphozyten.
Spezifische: Granulombildung bei Sarkoidose; segmentale Gefäßentzündung (Panarteriitis nodosa); Amyloiddeposite usw.

Eine wichtige diagnostische Maßnahme ist die **Skelettmuskelbiopsie** zur histologischen, histochemischen (Enzymaktivitäten?) und elektronenoptischen Untersuchung.
Am besten geeignet ist ein Muskel, der klinische Symptome aufweist (Schmerzen, Parästhesien, Atrophie, Schwellung) und der leicht zugänglich ist (z. B. Mm. quadriceps femoris, deltoideus, gastrocnemius u. dgl.).

Tab. 62.1: Klassifikation der neuromuskulären Erkrankungen

1. Entwicklungsstörungen und Fehlbildungen
2. Neurogene Muskelerkrankungen
   a) Vorderhornzellerkrankungen: spinale und bulbäre Muskelatrophien
   b) Amyotrophe Lateralsklerose
   c) Muskelveränderungen bei Schäden und Erkrankungen peripherer Nerven; neurogene Muskelatrophien
3. Erkrankungen der motorischen Endplatte
4. Myopathien – Erkrankungen des Muskelparenchyms
   a) Primäre Myopathien
   b) Sekundäre Myopathien
5. Traumatische und ischämische Muskelläsionen
6. Entzündliche Myopathien
7. Tumoren der Skelettmuskulatur

62.7 Erkrankungen des neuromuskulären Systems

Entwickungsstörungen und Fehlbildungen

Angeborene Muskeldefekte (Muskelaplasien)
- **Agenesie des M. pectoralis major:** Brustmuskeldefekt gelegentlich mit Agenesie der Brustdrüse.
- **Bauchwanddefekte:** Fehlender Bauchwandmuskel bei erhaltener Aponeurose (Atemstörung).
- **Zwerchfellanomalien:** Von Hernia spuria bis Agenesie reichend.

Angeborene Kontraktionszustände

- **Konnataler Klumpfuß:** Meist einseitig, 2/3 Knaben. Verkürzung von Bein- und Fußmuskeln, s. Einführung 10.35. Faseratrophie, später liposklerotischer Umbau. Genese unklar. *DD:* sym-

ptomatischer Klumpfuß bei Entwicklungsstörungen des Rückenmarks (neurogene Muskelatrophien).

62.7.2 Neurogene Muskelerkrankungen

Muskelstörungen bedingt durch Schädigung der innervierenden bzw. Erregerimpulse übertragenden, nervösen Apparate.

Lokalisation der Störung:
– Spinal im 2. motorischen Neuron: **spinale und bulbäre Muskelatrophien.**
– Im 2. motorischen Neuron *und* an den Spinalganglienzellen: **neurogene Muskelatrophien.**

Spinale und bulbäre Muskelatrophien
Motorische Systemdegenerationen mit progredientem Ausfall spinaler Vorderhornzellen.

- **Infantile, spinale Muskelatrophie** (WERDNIG-HOFFMANN).
- *Sonderform:* **Arthrogryposis multiplex/Amyotonia congenita:** Angeborene Beuge-/Streckkontrakturen von Extremitäten und Gelenken ("Holzpuppen"); Muskelhypoplasie; fehlende Anlage und Atrophie von Muskeln mit Sklerose und Fettvakatwucherung. Schwund spinaler Vorderhornzellen und Vorderhornwurzelreduktion.
- **Juvenile, spinale Muskelatrophie** (KUGELBERG-WELANDER[4]).
- **Adulte, spinale Muskelatrophie – Typ DUCHENNE-ARAN[5].**

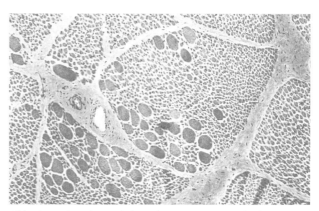

Abb. 62.2: Spinale Muskelatrophie. Gruppen atrophischer und erhaltener Muskelfasern nebeneinander.

---

4 KUGELBERG, Eric (1913–1983), schwedischer Neurologe. Lisa WELANDER (geb. 1909), schwedische Neurologin.
5 DUCHENNE, Guillaume (1806–1875), Neurologe in Paris. Francois ARAN (1817–1861), französischer Arzt.

Amyotrophe Lateralsklerose
S. 61.11.5

Neurogene Muskelatrophien
Muskelveränderungen als Läsionsfolge des peripheren, motorischen Neurons (Vorderhornzelle, Vorderwurzel, peripherer Nerv). Gleichzeitig Befall des sensiblen Teils (Parästhesien, Sensibilitätsausfälle) und Störungen des vegetativen Nervensystems (z. B. Schwitzstörungen). Neurogene Muskelatrophien bei isolierter Läsion peripherer Nerven (Trauma, Neuritis) nennt man Denervationsatrophien.

62.7.3 Erkrankungen der motorischen Endplatte

> Primär durch Störungen der neuromuskulären Überleitung bzw. Veränderungen der motorischen Endplatte verursachte Erkrankungen.

Myasthenia gravis
Spezifische Muskelerkrankung, gekennzeichnet durch abnorme Muskelschwäche in willkürlich innervierten Muskeln nach wiederholter Aktivierung und längerer Anspannung. Frauen doppelt so häufig betroffen wie Männer. Manifestation zwischen 2.–5. Dekade; Verlauf chronisch oder rezidivierend. Besonders Befall der Gesichts- und Augenmuskel („hängende Augenlider"). Gefahr: Atemlähmung.

Pathogenese: Blockierung des Azetylcholinrezeptors als Folge einer Autoimmunreaktion: IgG-Autoantikörper. Zirkulierende Autoantikörper blockieren die Rezeptoren und führen nach Komplementaktivierung zur lytischen Zerstörung der postsynaptischen Membran, dadurch zur Impulsübertragungsstörung vom Nerv auf den Muskel. Im Thymus finden sich in 70 % Lymphfollikel mit aktivierten Keimzentren; in 10 % ein Thymom. Mitunter klinische Besserung nach Thymektomie.

Diagnostik: Immunologischer Nachweis spezifischer Acetylcholin-Rezeptor-Antikörper.

Symptomatische Myasthenien
- **Medikamentös:** Durch *Penizillamin* (ein Antirheumatikum), Diphenylhydantoin, Chloroquin u. a. auftretende, myasthenische Syndrome infolge immunpharmakologischen Blocks des Azetylcholinrezeptors und Anstieg der Azetylcholin-Rezeptor-Antikörper.

- **Tetanus:** Das Toxin wird präsynaptisch aufgenommen und retrograd zu den Vorderhornzellen transportiert.
- **Botulismus:** Nahrungsmittelintoxikation durch Clostridium botulinum. Blockade der Freisetzung von Azetylcholin.
- Myasthenische Reaktionen durch **tierische Gifte**, etwa Spinne „Schwarze Witwe" und Schlangengift.
- LAMBERT-EATON[6]-**Syndrom:** Paraneoplastisches Syndrom mit Schwäche und vorzeitiger Ermüdbarkeit proximaler Extremitätenmuskeln **bei kleinzelligem Bronchuskarzinom.**

62.7.4 Myopathien

Erkrankungen mit Befall des Muskelparenchyms.

> **Pathogenetische Gliederung:**
> 1. **Primäre Myopathien**
>   **Progressive Muskeldystrophien**
>   **Myotonien**
>   **Angeborene Myopathien mit Strukturanomalien**
>
> 2. **Sekundäre Myopathien**
>   **Metabolische Myopathien**
>   **Myopathien mit Myoglobinurie**
>   **Myopathien bei Ernährungsstörungen**
>   **Myopathien bei endokrinen Erkrankungen**
>   **„Myositis ossificans"**
>   **Paraneoplastische Myopathien**
>   **Medikamentös bedingte Myopathien**

62.7.4.1 Primäre Myopathien

> Gruppe genetisch bedingter Muskelerkrankungen mit Schwund des Skelettmuskelparenchyms (manchmal auch Herzmuskel). Die Einteilung erfolgt nach klinischen und genetischen Gesichtspunkten:
> – Dystrophia musculorum progressiva und Unterformen
> – Dystrophische Myotonien
> – Angeborene Myopathien mit Strukturanomalien

Progressive Muskeldystrophien
Heterogene Gruppe geschlechtsgebundener, primär degenerativer Myopathien, bedingt durch genbedingte Struktur- und/oder Enzymdefekte.

---

6 LAMBERT, Edward (geb. 1915), amerikanischer Arzt. Lee EATON (1905–1958), amerikanischer Neurologe.

DUCHENNE-Typ (frühkindliche, maligne Form): Befälle nur bei Knaben. Beginn 2.–6. Lebensjahr mit Beckengürtelatrophie; aufsteigend zum Schultergürtel. Rascher Verlauf; Tod vor dem 20. Lebensjahr. Prävalenz 1 : 4000 männliche Lebendgeborene.

BECKERsche[7] Muskeldystrophie ("benigne" Form): Klinisches Bild und Verteilung der Muskelschwäche wie Typ DUCHENNE, aber späterer Beginn und langsamerer Verlauf. Tod in 3.–5. Dekade.

Makro: Befallene Muskeln blaß; streifige Zeichnung durch Einlagerung von Fett- und Bindegewebe.

Histo: Für alle Verlaufstypen gleichartig. Atrophische Fasern zwischen normalen und hypertrophen; Strukturdefekte innerhalb der Muskelfasern. Zunahme des interstitiellen Bindegewebes. Disseminierte, herdförmige Fasernekrosen. Ersatz des Muskelfaserverlustes durch reichlich Fett- und Bindegewebe (Pseudohypertrophie); darin wenige erhaltene Fasergruppen (DD zu Spätstadien neurogener Muskelatrophien).

Elektronenmikroskopie: Frühe Ordnungsstörung der Myofilamente mit Desorganisation, Homogenisierung und Zerfall; Z-Band resistent. Zunahme von Glykogen und Lipiden. Mitochondrien bis in Spätstadien erhalten (oxydative Enzymaktivitäten).

In 50 % Beteiligung des **Herzmuskels:** Hypertrophie (Gewicht bis 600 g); segmentale Faserauftreibung, Atrophien, Kernvermehrung, Fibrose, Verfettung.

Glatte Muskulatur: Häufig Befall von Ösophagus, Magen-Darmtrakt und Harnblase.

Myotonien

Gruppe chronischer, autosomal-dominant vererbter Muskelerkrankungen mit klinisch gemeinsamer *"myotoner Reaktion"*, d. h. durch Willkürbewegungen und Reize (mechanisch, thermisch) ausgelöste, verlängerte Muskelkontraktion.

Myotonische Dystrophie (CURSCHMANN-STEINERT[8]): Myotonie (Muskelkontraktionen), distal beginnende Muskelatrophien, daneben Katarakt, Stirnglatze, Hodenatrophie; häufig endokrine Störungen, Herz-Kreislaufstörungen, Oligophrenie.

Myotonia congenita (THOMSEN[9]): Myotone Reaktion (verstärkt durch Kälte) ohne Muskelatrophien oder endokrine Störungen.

Angeborene Myopathien mit Strukturanomalien

Heterogene Gruppe angeborener Muskelerkrankungen mit hereditärer Belastung (oft autosomal-dominanter Erbgang, auch sporadische Fälle). Klinisch manifest zum Zeitpunkt der Geburt oder in früher Kindheit mit Muskelschwäche, oft begleitet von Skelettdeformitäten. *Verlauf* meist gutartig, selten progredient oder tödlich (Ateminsuffizienz). Differenzierung dieser seltenen Formen durch eigenartige Strukturanomalien der Muskulatur (licht- und elektronenoptischer Nachweis).

Beispiel:
Zentralfibrillen-(Central-core) und Multi- oder Minicore-Krankheit: Destruktionsherde im Muskelfaserinneren (ein oder mehrere Herde pro Muskelfaser); darin Myofilament- und Z-Streifenzerfall.

62.7.4.2 Sekundäre Myopathien

> Muskelerkrankungen durch Stoffwechselstörungen im Rahmen von Enzymopathien (Glykogen- und Lipidspeicher-Myopathien), bei endokrinen Erkrankungen, Tumoren (Paraneoplastische Syndrome), maligner Hyperthermie und bei Ernährungsstörungen.

Metabolische Myopathien

Myopathien bei Glykogenspeicherkrankheiten (Glykogenosen)

Typ-II-Glykogenose (POMPE)
Generelle Glykogenspeicherung in Skelett- und Herzmuskel, Niere, Leber, Milz u. a. Organe.

Typ-V-Glykogenose (MCARDLE)
Massive Glykogendepots im Muskel.

Lipidspeicher-Myopathien
Fett-(triglyzerid)speicherung in Typ-I-Fasern.

Ursache: Carnitin-Mangel (vitaminähnlicher Wirkstoff) oder Carnitin-Palmityl-Transferase-Mangel. (Enzym überträgt langkettige Fettsäuren auf Carnitin.)

Familiäre, periodische Paralysen
Autosomal-dominant vererbte Leiden mit anfallsartigen Muskellähmungen mit/ohne Änderung des Serum-Kaliumspiegels.

Myopathien mit Myoglobinurie (= Rhabdomyolyse)
Beim Zerfall von Muskelgewebe (Muskelfasernekrosen) nach Trauma, Ischämie, Intoxikation u. a. → Myoglobinfreisetzung im Blut; Ausscheidung durch Niere – Myoglobinzylinder – *Myoglobinurie.*

Ursachen von Myoglobinurie:
– Hereditäre Myopathien (Glykogenose Typ V).
– Paroxysmale Myoglobinurie (Akute Rhabdomylose).
– Maligne Hyperthermie.
– Akzessorische Formen – Trauma, Ischämie, toxisch-metabolisch.

Paroxysmale (idiopathische) Myoglobinurie: Auftreten im Jugendalter; Männer häufiger als Frauen.

---

7 BECKER, Peter Emil (geb. 1908), Humangenetiker in Göttingen.
8 CURSCHMANN, Hans (1875–1950), Internist in Mainz und Rostok. Hans Gustav STEINERT (1875–1911), Internist in Leipzig.
9 THOMSEN, Asmus (1815–1896), praktischer Arzt in Schleswig-Holstein.

Klinik: Muskelschmerzen, Krämpfe, Lähmungen; später Myoglobinurie.

Ursache: Unbekannt, körperliche Anstrengung (Märsche!), Infekte.

Maligne Hyperthermie: Familiäre, dominant-erbliche Erkrankung, bei der tödlich verlaufende Hyperthermieanfälle mit Myoglobinurie durch Narkosemittel (Halothane) ausgelöst werden. Häufigkeit bei Anästhesiezwischenfällen 1 : 15 000–50 000. Mortalität 70 %. Merkwort: *„intraoperativer Hitzschlag".*

Akzessorische Myopathien mit Myoglobinurie: Exogene Muskelschäden nach Trauma (Verschüttung, Weichteilquetschung – *Crush*-Syndrom); Starkstromverletzung, Ischämie (Durchblutungsstörung).

Myopathien bei Ernährungsstörungen

Hungeratrophie der Skelettmuskulatur.

Alkoholische Myopathie: Muskelfasernekrosen, meist kombiniert mit alkoholischer Neuropathie. Eine der häufigsten Neuro-Myopathien.

Myopathien bei endokrinen Erkrankungen

Endokrine Prozesse stören Muskelstoffwechsel. Myopathien bei Schilddrüsen- (Hyper- und Hypothyreosen), Nebennieren- (M. CUSHING), Nebenschilddrüsenleiden, Diabetes mellitus.

Beispiele:
Kortikosteroidmyopathie: Endogen bei Hyperkortizismus, exogen bei Kortikosteroidtherapie.
Die Gabe von **Testosteron** und **Anabolika** (Doping!) führt zu rascher Vermehrung kontraktiler Proteine.

Myositis ossificans

Knochenbildung im Bindegewebe von Muskeln. Es handelt sich pathogenetisch weder um eine Myopathie noch um eine Entzündung, sondern wahrscheinlich um eine Bindegewebserkrankung des Perimysiums.

Myositis ossificans generalisata progressiva: Beginn in der Kindheit, häufiger bei Knaben. Beginn mit Myositis → Nacken-, Rückenmuskel → Extremitäten, Versteifung.

Histo: Zuerst Bindegewebsproliferation im Perimyosium → Einbruch in Muskelbündel; Kollagenisierung und Muskelatrophie → fibröse Induration → Umhüllung der Muskelbündel, Fasergeneration. Im Bindegewebe Knorpel- und Knochenbildung (knöcherne Metaplasie).

Ätiologie: Unbekannt (Metaplasie von Binde- und Knochengewebe durch Fibro- und Osteoblastenbildung). Familiärer Befall (genetisch?). Generalisierte Bindegewebserkrankung.

Myositis ossificans circumscripta: Verkalkung und Knochenbildung nach Trauma (Muskel-, Knochenriß; wiederholte Prellung, Quetschung – *„Reiterknochen"* an Oberschenkeladduktoren).

Paraneoplastische Myopathien

Bei Malignomen (Bronchuskarzinom, Melanom, Karzinoid u. a.), Myopathien (Schwäche, pseudomyasthenisches LAMBERT-EATON-Syndrom); Myositis, Dermatomyositis, akute nekrotisierende Myopathien sowie neurogene Läsionen bei paraneoplastischer Neuropathie – s. 62.4).

Medikamentös bedingte Myopathien

Eine Vielzahl von Pharmaka kann zu Myopathien führen: Faseratrophie, Muskelnekrosen, myasthenische Syndrome, myotonische Reaktionen.

Beispiele:
Antibiotika (Aminoglykoside, Tetrazykline),
Ganglienblocker,
Opiate,
Amphetamine.

62.7.5 Traumatische und ischämische Muskelläsionen

- **Muskelkater:** Häufigste mechanische Muskelschädigung durch Überantrengung.

  Ursache: Kleinste Verletzungen von Muskelfasern oder des begleitenden Bindegewebes. Im Harn vermehrte Ausscheidung von Prolin und Hydroxyprolin (Zeichen für gesteigerte Bindegewebstransformation).

- **Muskelquetschung:** Fokale Nekrosen mit angrenzenden Kontraktionsknoten und reaktiver Entzündung; Abbau des Nekrosematerials; Vermehrung der Muskelfaserkerne in Umgebung. Ausheilung durch Faserregeneration.

- **Anämischer Muskelinfarkt:** Isolierter Muskelinfarkt ohne Gangrän wegen reichlicher Kollateralversorgung selten. Nekrotischer Faserzerfall mit erhaltenem Bindegewebsgerüst, Begleitödem, Abbau und später Regeneration mit Ersatz der ausgefallenen Muskelfasern.

- **Kompartmentsyndrom:** Ischämischer Muskelzerfall durch lokale Druckerhöhung in Muskelloge (s. Allgemeine Pathologie 23).

62.7.6 Entzündliche Myopathien (Myositiden)

Man unterscheidet **infektiöse Myositiden** (Virus, Bakterien, Parasiten u. a. Erreger), **nicht-infektiöse Myositiden** im Rahmen von Autoaggressionskrankheiten (Polymyositis, Dermatomyositis) sowie seltene, granulomatöse M. und proliferative M. ungeklärter Ätiologie.

Bakterielle Myositiden

- Akute, **eitrige Myositiden** und Muskelabszesse selten. Erreger: Staphylo-, Streptokokken. Entstehung hämatogen-metastatisch; traumatisch; aus Wundinfektionen; iatrogen.
- **Klostridienmyositis (Gasbrand):** Akute, nekrotisierende Myositis; Koagulationsnekrose mit Ödem.

Merke: Botulismus und Tetanus im Gegensatz zu Gasbrand nicht mit Myositis verbunden, sondern toxische Schädigung durch Anaerobier-Toxine.

Virale Myositiden

- BORNHOLM-**Krankheit,**
- **Zytomegalievirusinfektion** bei AIDS.

Parasitäre Myositiden

Wichtigste Form **Trichinose.** Muskelbefall bei **Zystizerkose** (Bandwurmbefall von Oberschenkel- und Wadenmuskulatur), selten bei **Echinokokkus.** Interstitielle Myositis mit reichlich Eosinophilen. Bei **Toxoplasmose** herdförmige Myositis in Skelettmuskel, Myokard. CHAGAS-**Krankheit:** Trypanosomiasis in Südamerika (Erreger: Trypanosoma CRUZI): fokale Muskelnekrosen mit Infiltraten.

Autoaggressive Myositiden

Relativ häufige Gruppe entzündlicher Muskelerkrankungen aus dem Formenkreis der Autoimmunkrankheiten.

Polymyositis (Dermatomyositis): Primär entzündliche Muskelerkrankung (Immunkomplex-Erkrankung, s. Allgemeine Pathologie 26). **Paraneoplastische Form** bei Bronchus-, Gastrointestinal-Mammakarzinomen; kann der Malignommanifestation vorauseilen.

Fokale Myositis (benigner, entzündlicher Pseudotumor des Skelettmuskels): Umschriebene Entzündung mit Fasernekrosen und Fibrose ohne Zeichen von Systemerkrankung.

Myositis orbitae (Pseudotumor orbitae): Nicht auf Muskeln beschränkte Entzündung mit Befall aller Teile der Orbita. DD: Echte Orbitaneoplasmen.

Eosinophile Myositis: Muskelfasernekrosen mit reichlich eosinophilen Granulozyten bei parasitären Erkrankungen und „Hypereosinophilie-Syndrom".

Interstitielle Herdmyositis: Muskelaffektion mit oder ohne Gefäßbeteiligung und herdförmige Muskelfaserschäden („**Polymyalgia rheumatica**"). Häufig mit Riesenzellarteriitis vergesellschaftet.

---

10 ABRIKOSSOFF, Alexej (1875–1955), Pathologe in Moskau.

Sarkoidose (M. BOECK)

Muskelbefall häufig bei generalisierter Form (50 % der Fälle); klinisch oft inapparent; *isolierter* Muskelbefall selten. Muskelbiopsie wichtiges diagnostisches Hilfsmittel: Typische Granulome mit Epitheloidzellen, LANGHANS-Riesenzellen ohne Verkäsungsherde.

62.7.7 Tumoren der Skelettmuskulatur

Seltene Geschwülste, die sich gliedern in:
- Tumoren der Muskelzellen,
- Tumoren des interstitiellen Gewebes,
- Metastasen.

Rhabdomyome

Seltene, benigne, myogene Tumoren (aus Muskelzellen) in Lippe, Zunge, weicher Gaumen, Larynx, Nackenmuskel, Nebenhöhlen, Blase, Niere, Hoden, Prostata, Vagina u. a. Morphologisch großzellige Tumoren mit abortiver Längs- und Querstreifung.

Rhabdomyosarkome

Bösartige Tumoren der quergestreiften Muskulatur; bei Erwachsenen selten, gehören sie zu den häufigsten Weichteilsarkomen bei Kindern unter 15 Jahren.

- **Adultes (pleomorphes) Rhabdomyosarkom:** Meist in Weichteilen der Extremitäten und des Rumpfes. Zellreicher, polymorpher Tumor mit monströsen Riesenzellen. Nachweis abortiver Querstreifung oder von Myofibrillen.
- **Embryonales (alveoläres, botryoides) Rhabdomyosarkom:** Oft bei Kindern in Uterus und Vagina. Plumpe pleomorphe, längliche oder runde Zellen; angedeutete Längs- und Querstreifung. Alveoläre Architektur mit zentraler Verschleimung und periphere, myoblastenartige Zellen. Hämatogene und lymphogene Metastasierung.

Granularzelltumor (Granularzellmyoblastom, ABRIKOSSOFF[10]-Tumor)

Umschriebene Knoten in Zunge, Haut, Subkutis, u. a. Aufbau aus großen, in Inseln angeordneten, rundlich-polygonalen Zellen mit exzentrischem Kern und feinkörnigem Zytoplasma (Glykolipide). Zytogenese umstritten: myogen (aus unreifen Myoblasten) oder neurogen (aus SCHWANN-Zellen).

Alveoläres Weichteilsarkom

Früher als „maligne Granularzelltumoren" bezeichnete Geschwülste; kommen an Stellen vor, wo auch gutartige Granularzelltumoren auftreten.

Histo: Organoider Aufbau ähnlich nichtchromaffinen Paragangliomen.

Tumoren des interstitiellen Gewebes

Lipome, Liposarkome, Fibrome, Fibrosarkome, Myxome, Neurinome, Neurofibrome, Angiome, Synovialome, Ganglien, Desmoidtumoren, Hämangiome.

Metastasen

Metastasierung von Geschwülsten in die Skelettmuskulatur ist selten.

REKAPITULATION

1. Was wird bei einer Skelettmuskelbiopsie untersucht? (62.6)
2. Erläutere die Klassifikation der neuromuskulären Erkrankungen (Tab. 62.1)!
3. Was ist ein Klumpfuß? (62.7.1)
4. Wo sind die Störungen bei neurogenen Muskelerkrankungen lokalisiert? (62.7.2)
5. Erläutere die Myosthenia gravis (62.7.3)!
6. Erläutere die pathogenetische Gliederung der Myopathien (62.7.4)!
7. Was sind primäre Myopathien? (62.7.4.1)
8. Was sind Myotonien? (62.7.4.1)
9. Nenne Beispiele für sekundäre Myopathien (62.7.4.2)!
10. Was ist eine maligne Hyperthermie? (62.7.4.2)
11. Was ist eine Myositis ossificans? (62.7.4.2)
12. Gib einen Überblick der verschiedenen Myositisformen (62.7.6)!
13. Welche Formen des Rhabdomyosarkoms gibt es? (62.7.7)

63. Auge

63.1 Erkrankungen der Augenlider

63.1.1 Hordeolum (Gerstenkorn)

Eitrig-abszedierende Entzündung der Liddrüsen. Ursache: Verengung der Ausführungsgänge → Sekretstauung → Infektion mit Eitererregern. Das **Hordeolum externum** liegt im Bereich der ZEISschen[1] oder MOLLschen[2] Drüsen, als **Hordeolum internum** wird der Befall der MEIBOMschen[3] Drüsen bezeichnet. Nach Perforation und Eiterentleerung erfolgt Abheilung. Bleibt die Spontanperforation aus, dann entwickelt sich eine kapselartige, pyogene Membran und Granulationsgewebe, was zum Chalazion führen kann.

63.2.1 Chalazion (Hagelkorn)

Entweder sekundär aus einem Hordeolum oder von vornherein als chronische Entzündung entstehend. Kleiner, derber Knoten innerhalb des Tarsus: zellreiches Granulationsgewebe mit Ausbildung tuberkuloider Strukturen (Epitheloidzellen, Riesenzellen vom LANGHANS-Typ).

63.1.3 Xanthelasmen

Gelbe, oft symmetrisch am inneren Lidwinkel gelegene, leichte erhabene Hautverdickungen; in der Subkutis liegen dabei fettbeladene Schaumzellherde. Vielfach besteht eine beträchtliche Hypercholesterinämie bzw. ein Diabetes mellitus.

63.1.4 Bösartige Geschwülste

Entsprechend der Grenzlinie zweier verschiedener Epithelformen an der Lidkante sind epitheliale Geschwülste häufig. Das Verhältnis von Basaliomen zu Plattenepithelkarzinomen beträgt 3 : 1. Neben diesen vom Deckepithel ausgehenden Geschwülsten sind Karzinome der Liddrüsen und Tränenorgane außerordentlich selten.

63.1.5 Klinische Leitsymptome: weite bzw. enge Lidspalte

1. **Ptosis:** Herabhängen des Oberlides, je nach Ursache ein- oder beidseitig.
   - Angeboren durch unvollständige Anlage oder fehlende Innervation des M. levator palpebrae superioris,
   - Lähmung des M. levator palpebrae superioris bei erworbener Okulomotoriuslähmung,
   - Myasthenia gravio,
   - HORNERsche Trias bei Sympathikusläsion,
   - Altersptose.
2. **Lagophthalmus:** Erweiterung der Lidspalte, unvollständiger Lidschluß.
   - Lähmung des M. orbicularis oculi bei Fazialislähmung,
   - narbige Schrumpfung (postentzündlich, posttraumatisch) der Augenlider,
   - Exophthalmus (s. 63.6).

63.2 Erkrankungen der Bindehaut

63.2.1 Abnorme Färbung der Bindehaut

1. *Rotfärbung*
2. *Gelbfärbung*
3. *Schwarzfärbung*
4. *Braunfärbung*

Siehe Einführung, 10.21.

63.2.2 Pinguecula

Meist dreieckige, gelblich-weiße Verdickung der Bulbusbindehaut im Lidspaltenbereich. Hyaline Umwandlung des konjunktivalen Bindegewebes. Wird auf exogene Einflüsse zurückgeführt (Alter, Sonne, Staub).

---

1 ZEIS, Eduard (1807–1868), Chirurg in Marburg und Dresden.
2 MOLL, Jakob (1832–1914), Ophthalmologe in den Niederlanden.
3 MEIBOM, Heinrich (1638–1700), Arzt in Helmstedt.

63.2.3 Pterygium

Vorwachsen einer Bindehautfalte *(„Flügelfell")* auf die Hornhaut; wird die Pupille erreicht, treten Sehstörungen auf. In den Tropen häufig, in Mitteleuropa selten. Ätiologie unbekannt. *(Unterscheide:* Der Pannus [s. 63.3.3] ist eine Granulationsgewebsbildung zwischen Hornhautepithel und Hornhautstroma).

63.2.4 Entzündungen der Bindehaut, Konjunktivitis

Hauptsymptome sind konjunktivale Injektion, ödematöse Schwellung und vermehrte Sekretion → Verklebung der Lidränder, Lichtempfindlichkeit, Schmerzen.

1. **Exogene Konjunktivitis**
a) **Infektion mit Bakterien oder Viren**
   Besondere Formen:
   - **Conjunctivitis gonorrhoica neonatorum:** Infektion sub partu. Nach 2 bis 4 Tagen eitrige Konjunktivitis mit der Gefahr einer Mazeration des Hornhautepithels → Hornhautgeschwür, das meist zur Perforation, immer aber zur Narbentrübung führt.
   - **Trachom:** Durch Chlamydia trachomatis hervorgerufene, chronisch verlaufende Keratokonjunktivitis, die durch Follikelbildung, papilläre Hyperplasie und Pannusbildung gekennzeichnet ist und in typischer Weise zur Narbenbildung führt. Hornhautbefall mit einem subepithelial vordringenden, stark vaskularisierten Granulationsgewebe: *Pannus* (s. 63.3.3). Gefahr der Erblindung.

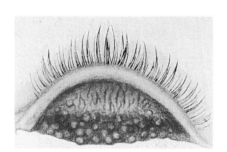

Abb. 63.1: Trachom. Die Follikelbildung der chronischen Bindehautentzündung erzeugt ein charakteristisches Bild an der Innenseite des umgestülpten Augenlides. Daher auch Körnerkrankheit genannt.

> Das Trachom ist weltweit gesehen die häufigste Erblindungsursache.

   - **Einschlußkonjunktivitis, Schwimmbadkonjunktivitis:** Konjunktivitis mit Follikeln; trachomähnlich (Paratrachom), aber gutartiger Verlauf ohne Narbenbildung und Pannus. Erreger: Chlamydia trachomatis (Serotypus D-K). Chlordesinfektion des Badewassers hat die Schwimmbadkonjunktivitis fast zum Verschwinden gebracht.
   - **Keratoconjunctivitis epidemica:** Erreger: Adenoviren. Hohe Infektiosität bedingt epidemisches Auftreten. Kann mit Hornhauttrübungen enden.

b) **Nicht infektiöse Konjunktivitis**
   Ausgelöst durch Rauch, Staub, chemische Substanzen in gasförmiger und flüssiger Form, Hitze, Strahlenwirkung, als Folge allergischer Reaktionen u. dgl.
   - **Riesenpapillenkonjunktivitis** bei Kontaktlinsenträgern,
   - **Frühjahrkonjunktivitis** bei Pollenallergie und Heuschnupfen: *„tränendes Auge, rinnende Nase".*

2. **Endogene Konjunktivitis**
   Konjunktivitis als **Teilsymptom von Allgemeinkrankheiten:** Masern, Röteln, REITER-Syndrom (Urethritis, Konjunktivitis und Arthritis als rheumatische Reaktionskrankheit, Erythema exsudativum multiforme u. a.).
   Keratoconjunctivitis sicca mit Nachlassen der Tränensekretion bei SJÖGREN-**Syndrom**. Die morphologischen Veränderungen an den Tränendrüsen (Dakryoadenitis sicca) entsprechen denen an den Speicheldrüsen (siehe Allgemeine Pathologie).

63.3 Erkrankungen der Hornhaut

63.3.1 Hornhautdystrophie

Nicht entzündlich verursachte Störungen der Hornhauttransparenz:
- Epitheldystrophien
- Membrandystrophien (BOWMAN[4], DESCEMET[5])
- Stromadystrophien
- Speicherungen: Kalzium, Eisen, Silber, Kupfer; Lipide.

---

4 BOWMAN (siehe Fußnote 1, Kapitel 56).
5 DESCEMET, Jean (1732–1810), Anatom in Paris. Er entdeckte die hintere Kornealmembran.

63.3.2 Arcus lipoides senilis, Gerontoxon

Im höheren Lebensalter auftretende, zunächst am oberen und unteren Hornhautrand bogenförmig gelegene, später sich zu einem Ring schließende, graue Trübung, die vom Limbus corneae durch ein trübungsfreies Intervall getrennt ist. Fetteinlagerung in den Membranen und im Hornhautstroma; Alterserscheinung ohne pathologische Bedeutung. Nicht mit dem KAYSER-FLEISCHERschen Kornealring bei hepatoentikulärer Degeneration WILSON zu verwechseln.

63.3.3 Entzündungen der Hornhaut

Die gefäßlose Kornea reagiert auf entzündungsauslösende Reize zunächst mit Einwanderung von Leukozyten vom Limbus her, später auch mit Einsprossung von Gefäßen.

- **Nicht-ulzerierende Keratitis,**
- **Ulzerierende Keratitis:** weißliche Narbe.

Der **Pannus** der Hornhaut ist ein gefäßreiches Granulationsgewebe, das vom Limbus her subepithelial in die Hornhaut vorwächst. Kommt in seiner entzündlichen Form beim Trachom und der Keratitis ekzematosa vor, sowie bei degenerativen Hornhautveränderungen.

Hornhauttransplantation
Durch die Gefäßlosigkeit des Kornealstromas erklärt sich die hohe Gewebstoleranz. Eine immunologische Abstoßung ist selten!

63.4 Ausgewählte Krankheiten tiefergelegener Bulbusanteile

63.4.1 Panophthalmitis

Hochvirulente Eitererreger werden – entweder exogen durch perforierende Verletzungen oder endogen, hämatogen-metastatisch – in das Augeninnere verschleppt: eitrige Exsudation in den Glaskörper und die vordere Augenkammer, mit Einschmelzung der Uvea und Retina, schließlich Durchbruch des Eiters durch die Sklerakapsel. Narbige Verdichtung, evtl. Verkalkung führen zur Atrophia bulbi.

63.4.2 Lageveränderungen der Linse

Durch Lockerung des Aufhängeapparates oder durch traumatisches Zerreißen seiner Fasern kann die Linse aus ihrer Lage verschoben (**Subluxation**) oder vollständig in den Glaskörper verlagert sein (**Luxatio lentis**). Bei angeborenen Veränderungen spricht man von **Ektopie**. Erbliche Anomalie, die isoliert oder im Rahmen von mesenchymalen Systemerkrankungen auftreten kann.

Dabei bestehen zwei Typen:
1. Dolichomorphie: Dolichozephalie, Hochwuchs, lange Extremitäten, Arachnodaktylie, überstreckbare Gelenke – **MARFAN**[6]-**Syndrom.**
2. Brachymorphie: Brachyzephalie, Brachydaktylie, Kleinwuchs-**MARCHESANI**[7]-**Syndrom.**

63.4.3 Katarakt

Die einzige Form, in der die Linse auf pathogene Ursachen reagieren kann, ist der **Verlust der Durchsichtigkeit = grauer Star.** Es handelt sich immer um eine Trübung der Linsenfasern, während die Linsenkapsel durchsichtig bleibt.

Angeborene Katarakt
1. Genetisch-erbliche Formen mit meist dominantem Erbgang.
2. Sporadische Formen, als Folge intrauteriner Erkrankungen (z. B. Röteln – Embryopathia → GREGG[8]-Syndrom: Linsentrübung, Herzmißbildung, Innenohrschwerhörigkeit).

Erworbene Katarakt
1. Verschiedene äußere Einflüsse können Linsentrübung hervorrufen (z. B. Kontusionsverletzungen, Hitze, Röntgen- und Radiumstrahlen, Durchgang von elektrischem Strom).
2. Linsentrübung bei Allgemeinerkrankungen (z. B. Diabetes, Hypokalziämie, Galaktosämie).
3. Alterskatarakt: progrediente Linsentrübung, jenseits des 50. Lebensjahres beginnend.

---

6 MARFAN, Bernard (1858–1942), Pädiater in Paris. 1896 Erstbeschreibung des Syndroms.
7 MARCHESANI, Oswald (1900–1952), geb. in Tirol, später Augenarzt in Hamburg.
8 GREGG, Sir Norman McAlister (1892–1966), Augenarzt in Sidney. 1941 Erstbeschreibung der Rötelnembryopathie.

63.4.4 Verschluß der A. centralis retinae

Die Arteria centralis ist eine Endarterie. Ein Verschluß des Gefäßstammes oder von Hauptästen führt daher zur Ischämie der Netzhaut und innerhalb kurzer Zeit zu irreversibler Erblindung oder sektorenförmigem Gesichtsfeldausfall: *ischämischer Infarkt.*

Ursachen: Thrombose bei Arteriosklerose bzw. entzündlichen Gefäßwanderkrankungen, Embolie (Thromboembolie, Fett- oder Luftembolie), Gefäßspasmen, Gefäßkompression bei retrobulbären, raumfordernden Prozessen.

Klinisch: Einseitiger Gesichtsfeldausfall ohne Schmerzen, da die Netzhaut keine sensiblen Nerven enthält.

DD: Thrombose der V. centralis führt zu einem hämorrhagischen Infarkt.

63.4.5 Retinopathia diabetica

Bei langjährigem Diabetes mellitus. Über die Netzhaut verstreute, kleinfleckige Blutungen sowie kapilläre Mikroaneurysmen; daneben gelblich-weiße Herde mit Fibrin- und Fetteinlagerungen. Oft mit hypertonischen oder atherosklerotischen Gefäßzeichen kombiniert.

> **Die diabetische Retinopathie ist eine Mikroangiopathie und eine der häufigsten Erblindungsursachen in den Industrieländern.**

63.4.6 Retinopathia hypertonica

Bei „**benigner**" Hypertonie infolge Arteriosklerose Ernährungsstörungen und kleine Blutungen in der Netzhaut.

Klinisch: Fundus hypertonicus mit sog. Kupferdrahtarterien (goldgelbe Reflexstreifen), welche an Überkreuzungsstellen die Netzhautvenen komprimieren (Kreuzungsphänomen).

Bei „**maligner**" Hypertonie infolge Arteriolonekrose Netzhautblutungen, Degenerationsherde und Nekrosen.

Klinisch: Netzhautarterien mit weißen Reflexen = sog. Silberdrahtarterien (kein sichtbarer Blutstrom); deutliche Kreuzungsphänomene und weißliche Degenerationsherde (Cotton-Wool-Herde) vor allem im Makulagebiet.

63.4.7 Ablatio retinae

Da die Netzhaut lediglich am Pupillenrand und an der Ora serrata an ihrer Unterlage fixiert ist, kann sich die Retina aus verschiedenen Ursachen abheben:

Primäre Netzhautablösung
Nimmt ihren Ausgang von einem Netzhautdefekt, durch den Flüssigkeit aus dem Glaskörperraum hinter die Netzhaut dringt. Die „*idiopathische*" Netzhautablösung kann in ablatiodisponierten Augen (Kurzsichtigkeit, Senium, Linsenlosigkeit) jederzeit spontan auftreten. Eine „*traumatische*" Netzhautablösung kann nach Kontusionen oder perforierenden Verletzungen des Bulbus auftreten.

Sekundäre Netzhautablösung
Entsteht entweder durch Abdrängen der Netzhaut von außen (z. B. Melanom der Aderhaut, subretinale Blutungen, exsudative Chorioretinitis) oder durch Abziehen der Retina von innen her (z. B. Schrumpfung organisierten Exsudates im Glaskörperraum).

63.4.8 Retrolentale Fibroplasie, Retinopathia praematurorum

Auftreten bei Frühgeburten mit Geburtsgewichten < 2000 g. 2 bis 6 Wochen nach der Geburt entwickelt sich hinter der Linse eine grauweiße, gefäßhaltige Membran, die aus abgelöster Netzhaut und einer bindegewebigen Schwarte besteht. Möglicherweise handelt es sich um eine Reaktion des unreifen Auges auf zu hohes Angebot und abruptes Absetzen von Sauerstoff im Inkubator, wobei die übermäßige O_2-Zufuhr zunächst eine Gefäßverengung herbeiführt, der überhöhte O_2-Partialdruck eine toxische Wirkung ausübt, und nach plötzlicher Verminderung des O_2-Partialdruckes eine relative Gewebshypoxie auftritt, die mit stärkerer Gefäßproliferation beantwortet wird.

63.4.9 Glaukom

Bei Störung des Gleichgewichtes zwischen Produktion (Ziliarkörper und Iris) und Abfluß (Kammerwinkel → Schlemmscher Kanal → episklerale Venen) des Augenkammerwassers **steigt der Innendruck des Auges. Glaukom = grüner Star**, kann primär oder sekundär im Gefolge anderer Veränderungen auftreten.
Bei anhaltender, intraokularer Drucksteigerung droht eine progrediente, glaukomatöse Optikusatrophie: Ex-

kavation der Papille und wabige Rarefizierung des Optikusgewebes. Stets droht Erblindung.

Primäres Glaukom

Beide Augen erkranken, wenn auch manchmal mit Abstand von mehreren Jahren. Typischerweise eine Alterskrankheit, die Störung liegt stets im Bereich der Abflußstrukturen des Kammerwassers. Kann sich als **akut-kongestives Glaukom** manifestieren (Blockierung des Kammerwinkels durch Anlagerung der Iriswurzel bei anlagemäßig seichter Vorderkammer = *Engwinkelglaukom*), als **chronisch-kongestives Glaukom** aus einem akuten Anfall entwickeln, oder als **Glaucoma chronicum simplex** schleichend entstehen.

Angeborene, fehlerhafte anatomische Ausbildung des Kammerwinkels führt zum **Glaukom des Säuglings**. Die Bulbushülle gibt dem hohen Innendruck nach, das Auge vergrößert sich, der Hornhautdurchmesser wird größer, die vordere Augenkammer tiefer, die Lidspalte wird durch den großen Bulbus weit geöffnet: Hydrophthalmus, Buphthalmus.

Sekundäres Glaukom

Kann je nach Entstehungsursache einseitig bleiben. Häufigste Primärveränderungen sind: entzündliche Verödung im Kammerwinkel (chronische Iridozyklitis, Verletzungen), vermehrte Produktion von Kammerwasser (akute Iritis), Thrombose der Vena centralis retinae, Erhöhung des Venendruckes bei Exophthalmus, Linsenluxationen und intraokulare Tumoren.

63.5 Intraokulare Tumoren

- Das **maligne Melanom der Uvea** geht am häufigsten von der Chorioidea, seltener vom Ziliarkörper und der Iris aus. Höheres Lebensalter bevorzugt, fast ausnahmslos nur in einem Auge (im Gegensatz zu metastatischen Geschwülsten). Die Geschwulst neigt zu frühzeitiger Metastasierung, die Prognose ist im allgemeinen schlecht.
  Das Melanom an der Iris ist mit bloßem Auge durch die Kornea sichtbar, daher meist früh diagnostiziert; die tieferliegenden Tumoren werden oft erst durch Sekundärsymptome erkannt (Sehverschlechterung, Netzhautabhebung, Sekundärglaukom).
- Das **Retinoblastom** kommt praktisch nur im frühen Kindesalter vor, zeigt familiäre Häufung und ist meist einseitig, gelegentlich auch doppelseitig lokalisiert. Da Säuglinge nicht über Sehstörungen klagen, wird die Geschwulst meist erst in fortgeschrittenen Stadien entdeckt.

Der Tumor durchwächst destruierend den Bulbus, dringt in den Nervus opticus ein und kann schließlich als knollige Geschwulst aus der Orbita herausragen.

Histologisch zeigt das zellreiche Tumorgewebe eine Lagerung seiner kleinen, dunkelkernigen Einzelelemente in Pseudorosetten (radiär zu einem virtuellen Mittelpunkt) und echten Rosetten (radiär zu einem echten Hohlraum).

Das Retinoblastom leitet sich von undifferenzierten, nervalen Netzhautzellen ab und wird zu den Neuroblastomen gerechnet (s. 61.17.1).

63.6 Krankheiten der Orbita

Krankhafte Veränderungen in der Orbita gefährden stets den Bulbus. Das führende Symptom dabei ist der **Exophthalmus** (Vordrängen der Bulbi, Einschränkung der Beweglichkeit infolge Überdehnung der Augenmuskeln. Ödem und Stauungshyperämie der Lider und Bindehäute, evtl. Schlußunfähigkeit der Lider).

Die häufigsten *Ursachen eines Exophthalmus* sind:

- **Endokrine Ophthalmopathie**
  Bei 80 % der Hyperthyreosen: Immunkomplexe von Thyreoglobulin-Antithyreoglobulin werden in den Augenmuskeln abgelagert → dies provoziert eine lokale Reaktion im Orbitagewebe mit Einlagerung von Proteoglykanen und Ödembildung → retrobulbäre Volumenzunahme drängt das Auge nach außen vor.
- **Geschwülste in der Orbita**
  In abnehmender Häufigkeit finden sich – Hämangiome; Sarkome verschiedenen Typs; Mischtumoren, Adenome und Karzinome der Tränendrüse; teratoide Geschwülste mit Einschluß der Dermoidzysten und Cholesteatome; Optikusmeningeome; tumorbildende Leukosen; Histiozytosis X; sekundär in die Orbita eingebrochene Tumoren (Karzinome der Nebenhöhlen und des Mesopharynx, Melanome, Retinoblastome); Metastasen.
- **Orbitalphlegmone**
  Fortgeleitet von einer Nebenhöhleneiterung, sequestrierenden Zahnkeimeiterungen, Gesichtsfurunkeln und Verletzungen der Orbita; selten hämatogen-metastatisch bei Septikopyämie. Gefahr einer septischen Thrombose des Sinus cavernosus.
- **Chronisch-entzündlicher, orbitaler Pseudotumor**
  Entwickelt sich meist unter dem Bild eines rasch wachsenden Tumors.

Histo: Lymphozytär-plasmozellulär-leukozytäre Infiltrate mit Zerstörung der Muskelfasern und fibroblastischer Bindegewebsneubildung, vorwiegend perivaskulär und perineural. Ätiologie unklar!

- **Blande Thrombose des Sinus cavernosus**
  Blockierung des venösen Blutabflusses aus der Orbita.
- **Traumatischer Exophthalmus**
  Blutungen, Impressionsfrakturen und sekundäre Orbitalphlegmone.

Ursachen eines Enophthalmus:
- **Angeborener Mikrophthalmus,**
- **HORNER-Trias,**
- **Traumatische Enophthalmus.**

REKAPITULATION

1. Was ist der Unterschied zwischen Hordeolum und Chalazion? (63.1.1 und 63.1.2)
2. Ursachen einer Ptosis? (63.1.5)
3. Nenne Beispiele für Entzündungen der Bindehaut (63.2.4)!
7. Was ist der Unterschied zwischen einem Pannus (63.3.3) und einem Pterygium? (63.2.3)
5. Nenne Beispiele für angeborene und erworbene Katarakt (63.4.3)!
6. Beschreibe die Retinopathia diabetica (63.4.5) sowie hypertonica (63.4.6)!
7. Wie entsteht eine Ablatio retinae? (63.4.7)
8. Was ist die Retinopathia praematurorum? (63.4.8)
9. Wie entsteht ein Glaukom? (63.4.9)
10. Erläutere die zwei wichtigsten, intraokularen Tumoren (63.5)!
11. Erläutere die Ursachen einer Exophthalmus (63.6)!
12. Was ist die endokrine Ophthalmopathie? (63.6)

64. Ohr

64.1 Erkrankungen des äußeren Ohres

- **Otitis externa:** Bakterielle Entzündung der Haut des Gehörganges, evtl. Gehörgangsfurunkel. Mechanische Reizung (forcierte Reinigung) und Diabetes mellitus wirken disponierend. *Erreger:* meist Pseudomonas.
- **Tumoren:** Geschwülste des äußeren Ohres entsprechen jenem von Haut und Knochen: Plattenepithelkarzinome, Basaliome, Osteome im Gehörgang.
- **Chondrodermatitis nodularis helicis:** Derbes Knötchen am Rand des Helixknorpels. Entzündlich-degenerativer, nichtneoplastischer Prozeß.
- **Gichttophus:** An der Ohrmuschel.

64.2 Entzündungen des Mittel- und Innenohres

- **Otitis media acuta:** Durch Eitererreger verursacht (Staphylokokken, Pseudomonas, Proteus, E. coli), die entweder vom Nasen-Rachenraum über die Tuba auditiva oder von außen durch eine Trommelfellperforation in das normalerweise keimfreie Mittelohr eindringen. In unkomplizierten Fällen ist die Entzündung auf die Schleimhaut beschränkt: seröses bis eitriges Exsudat in der Paukenhöhle. Das Trommelfell ist durch den gesteigerten Innendruck nach außen vorgewölbt. Spontanperforation des Trommelfells kommt vor.

  Komplikationen der akuten Mittelohrentzündung sind seit Anwendung von Antibiotika selten geworden (siehe 64.2.1).
- **Otitis media chronica:** Sie geht entweder aus der akuten Entzündung hervor oder entwickelt sich als primär chronische Erkrankung.

Es gibt zwei Formen:

1. **Einfache, chronische Schleimhauteiterung:** Auf die Schleimhaut beschränkt; die Organisation des Exsudates führt zu Granulationsbildungen, die oft als „Granulationsgewebspolyp" durch einen Trommelfelldefekt in den Gehörgang ragen.

2. **Entzündliches „Cholesteatom":** Durch eine chronisch-entzündliche Reizung der Schleimhaut kann eine metaplastische Plattenepithelwucherung entstehen, welche aus verhornten, zwiebelschalenartig angeordneten Epidermismassen besteht, die von einem bindegewebigen Balg umgeben sind. Das Cholesteatom wächst expansiv, bringt den anliegenden Knochen zum Schwund, z. B. Einbruch und Spontanentleerung in den Gehörgang. Sekundäre Vereiterung ist häufig.

64.2.1 Intrakranielle Komplikationen bei Ohreiterungen

Die Ausbreitung einer Eiterung vom Mittelohr auf das Schädelinnere kann per continuitatem durch Zerstörung des Knochens, kanalikulär auf präformierten Wegen, lymphogen oder hämatogen erfolgen.

Die häufigsten Komplikationen sind:

- **Epiduralabszeß:** Eiterung an der Außenfläche der Dura (Pachymeningitis externa) mit Abhebung der harten Hirnhaut bei größerer Eiteransammlung.
- **Subduralabszeß:** Nach Überwindung der Dura kann die Eiterung an der Durainnenfläche umschrieben lokalisiert bleiben (= Abszeß) oder sich als subdurales Empyem ausbreiten.
- **Otogene Leptomeningitis:** Umschriebene oder diffuse, eitrige Meningitis vor allem an basalen Hirnanteilen im Bereich der mittleren und hinteren Schädelgrube.
- **Otogener Hirnabszeß:** Infektion der subkortikalen Markgebiete auf dem Weg über die perivaskulären Räume der die Rinde durchbohrenden Gefäße. Häufig im Temporallappen, seltener im Kleinhirn.
- **Sinusthrombose:** Die Infektion erreicht die Sinus vorwiegend durch eine eitrige Einschmelzung der knöchernen Sinusschale, selten erfolgt eine Überleitung durch feine Fistelgänge und Gefäßchen. Am häufigsten betroffen sind Sinus sigmoideus, cavernosus, petrosus sup. und inf. sowie der Bulbus venae jugularis.
- **Otogene Sepsis:** Sepsisentwicklungsherd ist eine Mittelohreiterung. Hämatogene Propagation entweder durch eine Thrombophlebitis benachbarter

Sinus oder durch unmittelbare, laufende Einschwemmung von Erregern in die Blut- und Lymphwege.

64.3 Otosklerose

Primäre Erkrankung der knöchernen Labyrinthkapsel mit Knochenumbau und Übergang zu kompakten, sklerosierenden Knochenveränderungen. Von der Umrandung des ovalen Fensters kann der Prozeß auf den Steigbügel übergreifen und zur knöchernen Ankylose (Fixierung des Gehörknöchelchen) mit entsprechender Schwerhörigkeit führen.

Ätiologie ungeklärt. Vererbbarkeit des Leidens gesichert, genauer Erbgang unbekannt. Der Beginn der Veränderungen liegt in der Pubertätszeit, zwischen dem 20. und 40. Lebensjahr tritt eine deutliche Gehörbeeinträchtigung auf, die zur Taubheit führen kann.

64.4 Geschwülste im Mittel- und Innenohr

Benigne Tumoren

- **Osteome** im Bereich des Schläfenbeines sind häufig am Mastoid lokalisiert.

- Tumoren des *Glomus jugulare* und *tympanicum* kommen als sog. **nichtchromaffine Paragangliome (= Chemodektome)** am Bulbus vanae jugula-

ris bzw. in der Paukenhöhle vor. Die expansiv wachsenden Geschwülste führen zu fortschreitender Zerstörung des Foramen jugulare und des Schläfenbeines mit Beeinträchtigung der Hirnnerven VI bis XII.

- **Echte Cholesteatome** sind im Gegensatz zu den sekundären, entzündlichen Cholesteatomen echte Geschwülste, die sich als heterotope Neubildungen aus versprengten, embryonalen Epidermiskeimen entwickeln. Beide Cholesteatomarten unterscheiden sich weder im histologischen Bau noch in ihrem knochenzerstörenden Wachstum voneinander.

- **Neurinome** und **Neurofibrome** sind meist am N. statoacusticus lokalisiert.

Maligne Tumoren

Plattenepithelkarzinome kommen im Mittelohr praktisch nur nach chronisch-entzündlicher Reizung und Plattenepithelmetaplasie vor. Öfters dürfte es sich um ein auf das Mittelohr übergreifendes Gehörgangskarzinom handeln.

REKAPITULATION

1. Nenne typische Veränderungen an der Ohrmuschel (64.1)!
2. Erläutere die Mittelohrentzündung (64.2.)!
3. Was ist ein Granulationsgewebspolyp im Ohr? (64.2)
4. Nenne Komplikationen bei Ohreiterungen (64.2.1)!
5. Was ist die Otosklerose? (64.3)
6. Was ist der Unterschied zwischen entzündlichen und echten Cholesteatomen? (64.2 und 64.4)
7. Was sind nichtchromaffine Paragangliome? (64.4)

65. Knochen, Knorpel und Gelenke

Das Skelett (inkl. Gelenke und Bandapparat) gibt dem Körper stabilen Halt, die Muskulatur (inkl. Sehnen) gibt ihm die Haltung.
Beides zusammen ermöglicht die Bewegungen.

65.1 Form und Funktion des Knochengewebes

Stützfunktion des Skeletts

Die Knochenstruktur wird den jeweiligen statisch-dynamischen Anforderungen angepaßt = permanente Umbau- und Erneuerungvorgänge („turn-over") vor allem in der *Kortikalis = Kompacta.*

Die mechanisch belastete *Spongiosa* (z. B. Femurhals und Kopf) ist eine Trägerspongiosa mit trajektoriell ausgerichteten Trabekeln, die unbelastete Spongiosa besteht aus locker gefügten Bälkchen mit großen Zwischenräumen.

Das *Periost* ist der Träger des zu- und abführenden Gefäßsystems sowie der sensiblen Nerven. „Knochenschmerzen" sind immer „Periostschmerzen". Periost ist fähig in Knochengewebe auszudifferenzieren.

Stoffwechselfunktion des Skeletts

Knochengewebe dient als Speicher für Kalzium und Phosphat, extraossäre Regulationsmechansimen steuern die Stoffwechselvorgänge.

- **Parathormon** stimuliert den Knochenumbau: „Knochenumsatzhormon" mit Mobilisation von Phosphat und Kalzium, wirkt hyperkalzämisch.
- **Kalzitonin** ist ein Antagonist zum Parathormon: Hemmung der Osteoklasten.
- **Glukokortikoide und ACTH** hemmen die Osteoklasten, wirken katabol und führen zur Osteoporose.
- **STH** stimuliert epiphysäres Knochenwachstum (z. B. Akromegalie).
- **Androgene und Östrogene** wirken anabol und aktivieren die Osteoblasten.
- **TSH und Schilddrüsenhormon** stimulieren den Knochenumbau.

- **Vitamin D** unterstützt die Kalziumresorption im Darm, ein Vitaminmangel führt zu Mineralisationsstörungen (z. B. Rachitis oder Osteomalazie).
- **Renale Störungen** bewirken Veränderungen im Kalzium- und Phosphatmetabolismus.
- **Inaktivität** führt zu Knochenschwund.

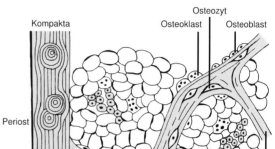

Abb. 65.1: Aufbau des Knochengewebes.

Histostruktur des Knochens

Die *Knochenmatrix* enthält 80 % anorganisches Material = Kalziumphosphat und Kalziumkarbonat, welches in Form der Komplexverbindung **Hydroxylapatit** als Kristall entlang der kollagenen Fasern eingebaut wird. Die organische Knochenmatrix (20 %) ist das **Osteoid**, welches aus Kollagen und anderen Proteinen besteht.

Osteoblasten produzieren Kollagen und Osteoid, dieses wird mineralisiert und zu verkalkten Knochen aufgebaut. Die „eingemauerten" Osteoblasten werden zu **Osteozyten** und sind durch Zytoplasmafortsätze untereinander in Verbindung: *synzytiales Zellsystem mit Stoffwechselaustauschvorgängen* – das ist die Vitalität des Knochengewebes. Eine solche metabolische und strukturelle Einheit nennt man **Osteon**.

Die **Osteoklasten** gehören dem Monozyten-Makrophagen-System an. Sie können in der Zeiteinheit dreimal mehr Knochensubstanz abbauen als die Osteoblasten aufbauen können: bei jeder Aktivierung überwiegt somit der Knochenabbau.

Die **Knochenreifung** beginnt als neu entstandenes *Faserknochenbälkchen* (ungeordnet durchflochtenes Faserwerk der Bindegewebsbündel), welcher jedoch in *Lamellenknochen* umgebaut wird (konzentrisch geschichtete Lamellen, im Zentrum ein HAVERSscher[1] Kanal).

Das physiologische Knochenwachstum erfolgt durch **enchondrale Ossifikation**: Längenwachstum in den knorpeligen Epiphysenfugen. Die Chondrozyten proliferieren, bilden eine breite Schichte von Säulenknorpel, und dann wird in die Knorpelgrundsubstanz Kalk eingelagert (präparatorische Verkalkungszone). Einwandernde Osteoblasten bilden Osteoid (primäre Spongiosa), unter Mitwirkung von Osteoklasten erfolgt der Umbau in lamellären Knochen (sekundäre, endgültige Spongiosa). Die **desmale Ossifikation** ist eine Differenzierung von Mesenchymzellen bzw. Fibroblasten zu Osteoblasten und Osteozyten.

Tab. 65.1: Herkunft und Funktion der Knochenzellen

Undifferenzierte Mesenchymzellen

Präosteoblasten (Knochen-Stammzellen)
↓
Osteoblasten (Knochenbildner)
↓
Osteozyten (Knochenerhalter)

Monozyten-Makrophagen-System
↓
Osteoklasten (Knochenabbauer)

65.2 Entwicklungsstörungen des Skeletts

Zum Teil hereditäre, seltener durch Neumutation auftretende Wachstums- und Entwicklungsstörungen.

Drei Gruppen werden unterschieden:
- **Osteochondrodysplasien:** Generalisierte Störungen
- **Dysostosen:** Lokalisierte Fehlbildungen
- **Luxationen, Gryposen, Kontrakturen:** Störungen im Gelenkbereich

---

65.2.1 Genetisch bedingte, generalisierte Wachstumsstörungen

Es sind Hunderte, jeweils sehr seltene Einzeltypen von Osteochondrodysplasien bekannt. Beispielhaft seien nur einige Formen erwähnt, wobei die Schädigung in den verschiedensten Stadien der Knorpel- bzw. Knochenentwicklung liegen kann.

Achondrogenesie
Keine Knochenbildung im knorpelig präformierten Skelett: *Hemmung der Ossifikation,* dysproportionierter Zwergwuchs, nicht lebensfähig. Kein Platz für Knochenmark, daher keine intramedulläre Blutbildung.

Thanatophorer Zwerg
Verzögerte Knochenreifung, dysproportionierter Zwergwuchs (kurze Extremitäten, schmaler Thorax mit stark verkürzten Rippen); nicht lebensfähig, da *keine ausreichende Thoraxexkursion* möglich.

Achondroplasie, Chondrodystrophie
Störung der enchondralen Ossifikation. Häufigste, generalisierte Skelettdysplasie, *häufigste Ursache eines dysproportionierten Zwergwuchses* (etwa 1:50 000 Neugeborene).
Typische Merkmale:
1. Verkürzung der Extremitäten, besonders ihrer proximalen Abschnitte bei scheinbar unauffälligem Stammskelett.
2. Eine Verkürzung der Schädelbasis durch vorzeitigen Verschluß der Sutura sphenooccipitalis; Folge davon ist eine eingezogene Nasenwurzel und eine vorgewölbte Stirn.

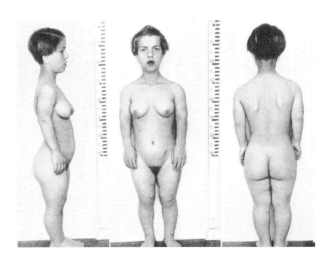

Abb. 65.2: Chondrodystrophie mit dysproportioniertem Zwergwuchs; 13jähriges Mädchen.

---

1 HAVERS, Clopton (1650–1702), Anatom in London.

3. Die sogenannte Dreizackhand, die durch Spreizstellung zwischen 3. und 4. Finger sowie Abduktion des Daumens zustandekommt.

Gefürchtetste Komplikation bei Chondrodystrophie stellt die Rückenmarkskompression dar, die auf eine progressive, dorsolumbale Kyphose bis zum Gibbus und auf eine vorzeitige Synostose der Wirbelbögen mit dem Wirbelkörper zurückzuführen ist.

4. Körpergröße maximal 120 cm.

Osteogenesis imperfecta

Es werden klinisch zwei Formen unterschieden: **Osteogenesis imperfecta congenita (Typ VROLIK)** und **Osteogenesis imperfecta tarda (Typ LOBSTEIN)**. Charakteristisch ist eine abnorme Knochenbrüchigkeit: allgemeiner Defekt des Mesenchyms → fehlerhafte Kollagensynthese und unzulängliche Knochenbildung. Daher neben Knochenbrüchigkeit noch Hypermobilität der Gelenke, Zahnanomalien, verdünnte Haut, Osteosklerose und hellblaue Skleren.

Für den **Typ VROLIK**[2] ist eine Pseudomikromelie (= stummelförmige Glieder mit quergefalteter Haut) charakteristisch, die auf intrauterin zustandegekommene Frakturen zurückzuführen ist. Daneben sind ein sogenannter Kautschukkopf (wegen der überaus dünnen Calvaria auch Caput membranaceum) sowie Veränderungen im Sinne des Lückenschädels typisch.

Das pathologisch-anatomische Substrat ist eine abnorm dünne Kompakta und Spongiosa als Folge einer Hemmung der Osteoblastentätigkeit.

Der **Typ-LOBSTEIN**[3] (= Osteopsathyrosis, Osteogenesis imperfecta tarda) ist charakterisiert durch die Symptomentrias: Knochenbrüchigkeit, blaue Skleren, später osteosklerotische Schwerhörigkeit.

Das pathologisch-anatomische Substrat sind abnorm schlanke, lange Röhrenknochen infolge Hemmungen der periostalen Ossifikation; Frakturen durch geringfügige Traumen kommen meist erst in den ersten Lebensjahren zustande.

Marmorknochenkrankheit (ALBERS-SCHÖNBERG[4]), Osteopetrosis

Vermehrung von verkalktem Knochengewebe, Umwandlung in „Compacta", d. h. Ausfüllung der Markräume und Verdickung der „Kortikalis": komplette Verschattung im Röntgen.

Ursache ist eine *Insuffizienz der Osteoklasten*, der Anpassungsumbau kann nicht erfolgen, die Knochen sind spröde und leicht zerbrechlich. Zusätzlich besteht eine Anämie (Panmyelopathie durch Schwund der Markräume) sowie Seh- und Hörstörungen infolge Einengung der knöchernen Foramina.

65.2.2 Dysostosen

Die häufigsten, lokalisierten Fehlentwicklungen des Skeletts finden sich am Schädel und an den Extremitäten.

Fehlbildungen des Gehirnschädels

Sie werden durch eine primäre Wachstumshemmung einzelner oder mehrerer Schädelnähte (vorzeitige Verknöcherung) oder durch Entwicklungsstörungen des Gehirns mit Auswirkung auf die Schädelform hervorgerufen.

- **Mikrozephalie:** abnorme Kleinheit des Schädels, harmonisch oder dysharmonisch
- **Makrozephalie:** abnorme Vergrößerung von Schädelumfang oder Schädelvolumen
- **Turrizephalie:** abnormer Hochwuchs des Schädels („Turmschädel", manchmal bei gleichzeitiger, hämolytischer Anämie)
- **Skaphozephalie:** abnorme Abflachung der Scheitelbeine bei vorzeitiger Synostose der Pfeilnaht („Kahnschädel")
- **Skoliozephalie:** asymmetrischer Schädel durch vorzeitige Synostose von Teilen der Schädelnähte („Schiefschädel")
- **Trigonozephalie:** keilförmiger Schädel durch vorzeitige Synostose der Stirnbeinhälften („Dreieckschädel")
- **Hypertelorismus:** Hemmungsmißbildung von Schädelbasis und frontalem Hirnschädel führt zu vergrößertem Augenabstand
- **Lückenschädel:** knöcherne Defekte des Schädels durch unvollständige Ossifikation.

Kraniomandibulofaziale Dysmorphie-Syndrome

Fehlbildungen des Gesichts- und Gehirnschädels mit oft charakteristischem Erscheinungsbild

- **Dysostosis craniofacialis CROUZON**[5]: Turrizephalus mit Exophthalmus (seichte Orbita), Nasendeviation, irreguläre Zahnstellung und Stenose oder Atresie der Gehörgänge.
- **Dysostosis cleidocranialis:** Ossifikationsstörungen am Schädel, dazu Fehlen oder Hypoplasie der Schlüsselbeine und Schulterblätter.
- Viele weitere Mißbildungstypen.

Dysmelien

Dysostosen der Extremitäten

- **Diplomelie** (Verdoppelung einer Extremität) und **Diplopodie** (Verdoppelung einer Hand oder eines Fußes) sind sehr selten.
- **Polydaktylie** (überzählige Finger oder Zehen) ist häufig (meist Daumen oder Großzehe, Kleinfinger oder Kleinzehe)
- **Amelie:** das völlige Fehlen einer Extremität.
- **Phokomelie** *(„Robbengliedrigkeit"):* es fehlen sog. Schaltstückknochen (Femur, Tibia, Fibula oder Humerus, Radius, Ulna) und Hände oder Füße setzen daher direkt am Schulter- bzw. Beckengürtel an. Diese Mißbildungen entstehen bei der **Thalidomid-Embryopathie**, die durch Einnahme von Thalidomid („Contergan") hervorgerufen wurde (Abb. 68.4).
- **Peromelie:** stummelförmige Extremitäten infolge von Wachstumsstörungen.
- **Mikromelie:** kurze Extremitäten durch Verkürzung der Schaltstückknochen.

---

2 VROLIK, William (1801–1863), Anatom in Groningen.

3 LOBSTEIN, Johann (1777–1835), Pathologe, Chirurg und Geburtshelfer in Straßburg. 1819 war er der erste Ordinarius für Pathologische Anatomie in Europa. Die „Osteogenesis imperfecta tarda", welche seinen Namen trägt, wurde allerdings erstmals 1788 durch den Schweden EKMAN beschrieben.

4 ALBERS-SCHÖNBERG, Heinrich (1865–1921), Chirurg und Röntgenologe in Hamburg.

5 CROUZON, Louis (1874–1938), Neurologe in Paris. 1910 Erstbeschreibung der Dysostosis craniofacialis.

- **Apodie:** Fehlen von Händen oder Füßen.
- **Syndaktylie:** Verschmelzung von Fingern oder Zehen.
- **Dysostosen des Becken- und Schultergürtels** sind sehr selten; sie finden sich meist bei generalisierten Skelettdysplasien.
- **Dysostosen der Wirbelsäule** (Wirbelhypoplasie, Blockwirbel, überzählige Wirbel, Rachischisis, Spina bifida, Spondylolisthesis) sind häufig.

65.2.3 Angeborene Luxationen, Gryposen und Kontrakturen

Angeborene Luxation = Verrenkung

Unter den angeborenen Luxationen sind die des Hüftgelenks klinisch am bedeutungsvollsten: **Luxatio coxae congenita = Dysplasia coxae.**

Die Dysplasia coxae zählt zu den häufigsten, menschlichen „Fehlbildungen": primäre Veränderung des Pfannendaches, dadurch Wanderung des Femurkopfes auf die Darmbeinschaufel und verzögerte Ausbildung seines Knochenkernes; ein multifaktorieller Erbgang wird für wahrscheinlich gehalten (Abb. 65.3).

Arthrogryposis multiplex congenita

Eine aktiv und passiv nicht ausgleichbare Behinderung der Beweglichkeit in den Gelenken: *arthrogrypotische* (grypos [griech.] = krumm, gekrümmt) *Starre.* Symmetrischer Befall mehrerer Gelenke (multiplex), unveränderte Starre seit der Geburt (congenita) und Kontraktur der Gliedmaßen (wie ausgestopft) sind die wichtigsten Merkmale; erst die Durchtrennung der Gelenkkapsel selbst verbessert die Beweglichkeit im Gelenk.

Angeborene Kontrakturen

Der Klumpfuß (= Pes equinovarus congenitus), d. h. Plantarflexion und Supination des Fußes sowie Adduktion des Vorfußes ist die häufigste angeborene Kontraktur (s. Einführung 10.35).

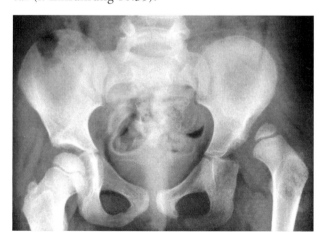

Abb. 65.3: Am linken Hüftgelenk fehlt das Pfannendach. Der Femurkopf ist daher nach kranial luxiert.

---

6 Siehe Kapitel 37, Fußnote 16.

Im Anschluß an jedes besonders prüfungsrelevante Kapitel der „Knochen- und Gelenkpathologie" ist im folgenden eine **Check-Liste** eingefügt. Dort sind stichwortartig jene Begriffe und Termini aufgelistet, welche bei der Prüfungsantwort unbedingt zu erwähnen sind.

65.2.4 Fibröse Dysplasie JAFFE-LICHTENSTEIN[6]

Konstitutionelle Knochenerkrankung, bei der Knochenstrukturen weitgehend durch fibröses Bindegewebe ersetzt werden. Die Veränderung kann solitär nur in einem Knochen lokalisiert sein, aber auch mehrere Knochen befallen (Femur, Tibia, Schädelknochen). Die Knochen sind teilweise „pseudotumorartig" verdickt und aufgetrieben, in den meisten Fällen kommt es zu Verbiegungen und Deformierungen. Typisch sind dadurch Verunstaltungen des Gesichtes (Asymmetrien des Schädels) und Verbiegungen langer Röhrenknochen („Hirtenstabfemur").
Die Knochen sind durch den fibrösen Ersatz im gesamten mechanisch minderwertig und neigen zu Frakturen.

Histologie: die Knochenbälkchen sind unregelmäßig und irregulär durch fibröses Bindegewebe ersetzt. Es ergibt sich ein charakteristisches Bild: die irregulären, unregelmäßig gestalteten Knochenbälkchen werden mit dem Terminus „wie chinesische Schriftzeichen" charakterisiert.

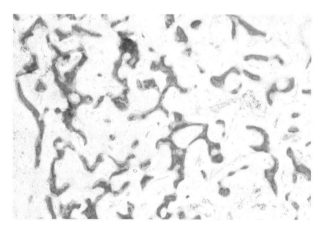

Abb. 65.4: Bei fibröser Dysplasie erscheinen die irregulären, schmalen Knochenbälkchen „wie chinesische Schriftzeichen" in das fibröse Bindegewebe eingebettet.

ALBRIGHT-Syndrom: meist bei Mädchen auftretende polyostische Form der fibrösen Dysplasie kombiniert mit Pigmentflecken der Haut und multiplen endokrinen Störungen (Pubertas praecox, Hyperthyreose, Hyperparathyreoidismus u. a.).

Als Therapie kommt lediglich ein kosmetisch-chirurgischer Eingriff (vor allem bei Schädeldeformationen) in Frage, weiters ist eine genaue Verlaufskontrolle erforderlich, da manchmal eine maligne Entartung zu einem Sarkom erfolgt.

Checkliste:
- **Fibröses Bindegewebe statt Knochen**
- **Asymmetrien und Verbiegungen**
- **„Hirtenstabfemur"**
- **„Chinesische Schriftzeichen"**

REKAPITULATION

1. Durch welche Stoffwechselvorgänge wird der Knochen beeinflußt? (65.1)
2. Erläutere die Knochenmatrix sowie Zellen des Knochens (65.1)!
3. Was ist der Unterschied zwischen Faserknochen und Lamellenknochen? (65.1)
4. Wie erfolgt die enchondrale Ossifikation? (65.1)
5. Wie gliedert man die Entwicklungsstörungen des Skeletts? (65.2)
6. Woran stirbt ein thanatophorer Zwerg? (65.2.1)
7. Erläutere die Anchondroplasie (65.2.1)!
8. Charakterisiere die Osteogenesis imperfecta (65.2.1)!
9. Nenne Beispiele für Dysostosen (65.2)!
10. Was ist die Thalidomid-Embryopathie? (65.2)
11. Was ist eine angeborene Hüftgelenksluxation? (65.2.3)
12. Erläutere die fibröse Dysplasie (65.2.4)!

65.3 Entzündliche Knochenerkrankungen

> Die Osteomyelitis ist eine Entzündung des Knochengewebes und des Knochenmarkes hervorgerufen durch infektiöse Erreger.

Nomenklatur:

Ostitis: Entzündung auf Kortikalis (Kompacta) beschränkt

Periostitis: Entzündung des Periost
Osteomyelitis: Allgemein gebrauchter Ausdruck
Spondylitis: Osteomyelitis der Wirbelkörper

65.3.1 Verlauf einer unspezifischen Osteomyelitis

Der Ablauf der Erkrankung wird wesentlich von der Abwehrlage des Organismus und der Vaskularisation des Knochengewebes bestimmt. Verursacher sind pathogene Eitererreger.

In den meisten Fällen gelangen die Bakterien auf dem Blutweg in den Knochenmarksraum: **hämatogene Osteomyelitis.** Die primäre Ausgangsquelle ist oft nicht mehr identifizierbar. Eine direkte Keiminvasion besteht bei einer offenen Fraktur oder einer Operation: **posttraumatische Osteomyelitis.** Greift eine Entzündung kontinuierlich aus der Nachbarschaft, d. h. den Weichteilen, auf den Knochen über: **fortgeleitete Osteomyelitis** (z. B. im Kieferknochen bei einer entzündlichen Zahnerkrankung).

Die Verschleppung der Erreger erfolgt in stark vaskularisierte und rasch wachsende Knochenabschnitte; die Metaphysen der Röhrenknochen Femur, Tibia und Humerus sind bei Jugendlichen bevorzugt.

Die auf dem Blutweg in den Knochenmarksraum gelangten Bakterien rufen eine leukozytär-abszedierende Entzündung hervor: **Markabszeß.** Das perifokale entzündliche Ödem wird durch die HAVERSschen und VOLKMANNschen[7] Knochenkanälchen unter das Periost gedrückt → **Abhebung des Periost** verursacht Schmerzen.

Die Ausbreitung der Entzündung in den Röhrenknochen ist vom **Lebensalter** abhängig:

- **Säuglinge,** bei denen Blutgefäße durch die Epiphysenfuge ziehen: Bakterien gelangen in die Epiphyse und von dort in die Gelenkhöhle → eitrige Gelenksentzündung mit **Pyarthros.** Dazu eine Periostitis mit Knochenneubildung = **Periostitis ossificans.**

- Im **Kindesalter** verhindert der gefäßlose Epiphysenknorpel die Ausbreitung auf das Gelenk. Daher entstehen **periostale Abszesse** mit Herauslösung von Kortikalissequestern. Ein Gelenkeinbruch erfolgt nur an jenen Gelenken, wo die Gelenkkapsel jenseits der Epiphysenfuge ansetzt (Hüft- und Kniegelenk).

- Bei **Erwachsenen** breitet sich die Entzündung einerseits im Markraum der Diaphysen aus =

---

7 VOLKMANN, Alfred (1800–1877), Physiologe in Halle a. d. Saale.

Markphlegmone; andererseits kann es infolge Fehlens des trennenden Epiphysenknorpels leicht zu einem Gelenkeinbruch kommen. Das Periost wird nicht abgehoben sondern eitrig durchdrungen = **extraossäre Abszesse und Fisteln.**

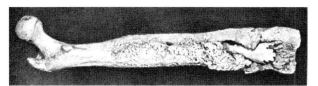

Abb. 65.6: Unregelmäßige Knochenneubildung im Entzündungsareal. Im Zentrum stirbt der Knochen ab.

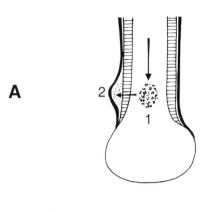

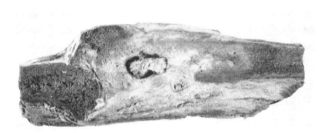

Abb. 65.7: Chronische Osteomyelitis der Tibia. Ein Sequester liegt in der Totenlade.

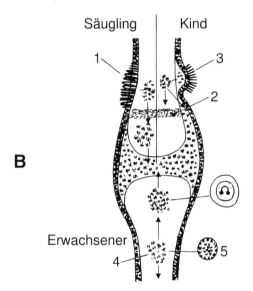

Abb. 65.5: Pathogenese der Osteomyelitis.
A Hämatogene Entstehung eines Markabszeß (1), von dort Ausbreitung unter das Periost (2).
B Der Verlauf der Osteomyelitis ist vom Lebensalter abhängig. (1) Periostitis ossificans, (2) Epiphysenfuge, (3) periostaler Abszeß, (4) Markphlegmone, (5) Eiter.

Entstehung eines Sequesters: im Bereich einer Eiterung werden die Osteozyten durch Bakterientoxine zerstört, das Knochengewebe stirbt ab. Osteoklasten trennen den lebenden vom toten Knochen, der devitalisierte Sequester schwimmt im Eiter. Später entsteht eine bindegewebige „Kapsel", welche den Entzündungsherd umgibt und worin eine Knocheneubildung stattfindet: nach einigen Wochen liegt zentral der nekrotische Knochensequester, umgeben von Eiter und eingeschlossen in eine Knocheneubildung = Totenlade (Knochenschale um den Sequester).

> **Checkliste:**
> - **Weg der Erreger: hämatogen, posttraumatisch, fortgeleitet**
> - **Markabszeß**
> - **Abhebung des Periost**
> - **Unterschiede des Lebensalters**
> - **Sequester, Totenlade**

65.3.2 Unspezifische endogene Osteomyelitis

Gehäuft *im Kindesalter bis zum 10. Lebensjahr*, begünstigend wirken Resistenzsenkungen. Kinder: 80 %, Erwachsene: etwas mehr als 10 %, Säuglinge: etwas weniger als 10 %.
Befall der *langen Röhrenknochen* (80 %), der *platten Knochen* (10 %) und der *kurzen Knochen* (10 %).

> **Eine Bakteriämie bzw. Sepsis ist die Voraussetzung einer Osteomyelitis. Der initiale Markabszeß ist ein metastatisch-pyämischer Herd.**

Ausgangsquellen bei Säuglingen:
- Nabelschnurinfektionen
- Eitrige Pyodermien
- Otogene Entzündungen

Ausgangsquellen bei Jugendlichen und Erwachsenen:

- Hauteiterungen
- Eitrige Tonsillitis
- Eitrige Mittelohrentzündung
- Pneumonie
- Mastitis
- Pyelonephritis
- Jeglicher eitrige Prozeß jeglicher Lokalisation.
- Pyelonephritis

Komplikationen der eitrigen Osteomyelitis

1. Knochennekrosen, Sequesterbildung
2. Chronisch-rezidivierender, jahrelanger Verlauf
3. Gelenksversteifungen, Ankylose
4. Störung des Knochenwachstums bei Kindern
5. Frakturen
6. Hautfisteln, Fistelkarzinom der Epidermis
7. Amyloidose

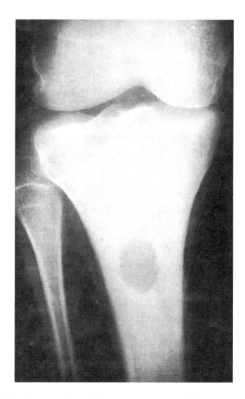

Abb. 65.8: BRODIE-Abszeß in der proximalen Tibia. Röntgenologisch sieht man einen rundlichen Hohlraum im Knochen, umgeben von einem sklerosierten Saum.

65.3.3 Sondermanifestationen im Rahmen einer Osteomyelitis

1. **Knochenabszeß** BRODIE[8]
2. **Panaritium osseum**
3. **Nicht eitrige, sklerosierende Osteomyelitis GARRE[9]**
4. **Plasmozelluläre Osteomyelitis**
5. **Seltene Infektionserreger**
6. **Ostitis cystoides multiplex** JÜNGLING[10]

Nicht eitrige, sklerosierende Osteomyelitis GARRE

Chronische Verlaufsform, welche charakteristischer Weise eine hochgradige (reaktive) Knochenneubildung induziert.

Plasmozelluläre Osteomyelitis

Schleichend verlaufende, nicht eitrige Osteomyelitis mit dichten plasmazellulären Infiltraten des entzündlichen Granulationsgewebes.

Seltene Erreger

Aktinomyces (evtl. im Kieferbereich), Pilze (bei systemischen Mykosen), Salmonellen und Brucellen (granulomatöse Entzündungen), Echinococcus im Knochen, Lepra, Pocken, Syphilis.

BRODIEscher Knochenabszeß

Dies ist ein klinisch meist unbemerkter, kleiner Knochenabszeß, welcher in der Metaphyse langer Röhrenknochen gelegen ist. Eine solche Abszeßbildung entsteht bei geringer Virulenz (Aggressivität) bzw. guter Resistenz (Abwehrlage) des Individuums. Da dieser Abszeß lange Zeit besteht, wird er zuerst von vernarbendem Granulationsgewebe und dann von einem verdickten Knochensaum umhüllt.

Panaritium osseum

Eine eitrige Entzündung des Nagelbettes kann sich auf den Knochen einer Fingerendphalanx fortsetzen: eitrige Periostitis → Ostitis → Knochennekrose.

Ostitis cystoides multiplex JÜNGLING

Skelettmanifestation des M. BOECK: Röntgenologisch an Fingern und Zehen kleinzystische Osteolysen durch Epitheloidzellgranulome.

Sekundär chronische (exogene) Osteomyelitis

Direktes Eindringen von Erregern bei offenen Verletzungen, meist an Extremitätenknochen. Es entsteht eine chronisch-fistulierende Eiterung mit Deformierung des betroffenen Knochens, verstärktem Anbau von Knochensubstanz, Narbenbildung und Veröden von Blutgefäßen. Durchblutungsstörungen führen zu weiteren Nekrosen.

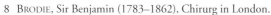

8 BRODIE, Sir Benjamin (1783–1862), Chirurg in London.
9 GARRE, Carl (1857–1928), Chirurg in Breslauf und Bonn.
10 JÜNGLING, Otto (1884–1944), Chirurg in Tübingen.

65.3.4 Knochen- und Gelenktuberkulose

> Die Tuberkulose des Skelettsystems ist eine post-primäre Organmanifestation nach hämatogener Streuung (s. 70.1.25.1)

Betroffen sind einerseits Kinder und Jugendliche, andererseits alte Menschen.

Bevorzugte Lokalisation: Vor allem Wirbelsäule (POTTsche Erkrankung) und Kniegelenk; weiters Hüftgelenk, Sakroiliakal-, Sprung-, Schulter-, Ellenbogen-, Hand- und Fußwurzelgelenke.

Von den Wirbeln werden die Wirbelkörper, von den langen Röhrenknochen (im Gegensatz zur eitrigen Osteomyelitis) vor allem die epiphysären Enden, selten der Schaft, betroffen.

Meist solitäre Knochenherde. Die Latenzzeit zwischen lokaler Infektion und klinischer Manifestation kann Monate bis Jahre betragen.

Knochentuberkulose

Beginn in den Markräumen. Nach dem morphologischen Verhalten können unterschieden werden:

- **Vorwiegend produktive oder granulierende Tuberkulose = „Caries carnosa":** Reichlich tuberkulöses Granulationsgewebe mit Resorption des Knochens.

- **Vorwiegend exsudative käsige Osteomyelitis = „Caries caseosa":** Knochenmark von Käsemassen mit atrophischen Knochenbälkchen durchsetzt. Tuberkulöse Knochenabszesse können sich in die anschließenden Weichteile ausbreiten = **„Kalte Abszesse".**

Gelenktuberkulose

Tuberkulöse Entzündung der Synovialmembran → miliare, teils konfluierende weißliche oder gelbliche Knötchen (Tuberkel) und daneben Verkäsungen. Die Gelenkhöhle ist mit einem entzündlichen Exsudat erfüllt, darin manchmal sogenannte „Reiskörper" (gelblich weiße, kugelige, eingedickte Massen aus dem Exsudat). Bei längerem Verlauf wird der Gelenkknorpel durch tuberkulöses Granulationsgewebe zerstört.

65.3.4.1 Erscheinungsformen der Skeletttuberkulose

Spondylitis tuberculosa

Wirbelkörpertuberkulose. Häufig befallen sind die untere Brustwirbelsäule sowie Lendenwirbelsäule, bevorzugt ist das höhere Lebensalter.

Beginn im vorderen Teil des Wirbelkörpers, oft in zwei direkt übereinander liegenden Wirbel. Die käsige Nekrose und das tuberkulöse Granulationsgewebe breiten sich im gesamten Wirbel aus, nach Durchbruch des Discus intervertebralis erfolgt ein Übergreifen auf benachbarte Wirbel. Die Folge davon ist eine Nekrose und damit verbundener Zusammenbruch des Wirbelkörpers. Da die am stärksten zerstörten Teile im vorderen (anterioren) Anteil der Wirbelkörper liegen, erfolgt eine Abknickung der Wirbelsäule im Sinne einer **angulären Kyphose = POTTscher[11] Gibbus.** Gleichzeitig kann es zu Wirbelkanaleinengungen und Rückenmarkkompression kommen.

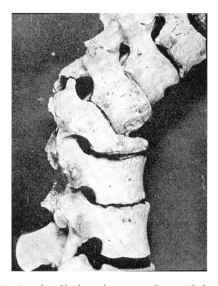

Abb. 65.9: Anguläre Kyphose der unteren Brustwirbelsäule.

Eine der häufigsten Komplikationen ist ein paravertebraler **Senkungsabszeß** (kalter Abszeß). Es kommt dabei zu einer Ausbreitung der tuberkulösen Verkäsung sowie des Granulationsgewebes entlang von Gefäßscheiden und Muskellogen: retropharyngeal am Hals oder auch in die Achselhöhle reichend. Ist die Brustwirbelsäule befallen kann ein Abszeßeinbruch in die Pleurahöhle erfolgen, bei einer Lendenwirbeltuberkulose erfolgt die Ausbreitung häufig entlang der Loge des Musculus psoas als sogenannter „Psoasabszeß". Letzterer wird sich der

---

11 Siehe Kapitel 54, Fußnote 5.

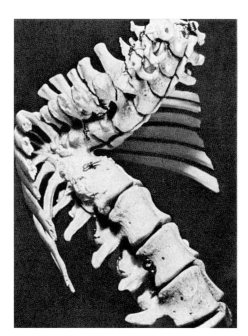

Abb. 65.10: Maximale Abknickung der Wirbelsäule im Bereich tuberkulös zerstörter Wirbelkörper: Rückenmarkskompression.

Schwere nach absenken und kann unter dem Ligamentum inguinale medial von den großen Beingefäßen am Oberschenkel als Vorwölbung erscheinen.

> **Checkliste:**
> - **Postprimäre TBC-Streuung**
> - **Produktive bzw. exsudative TBC,**
> - **Caries carnosa bzw. caseosa**
> - **Kalter Abszeß**
> - **Spondylitis tuberculosa**
> - **Anguläre Kyphose, POTTscher Gibbus**
> - **Senkungsabszeß, Psoasabszeß.**

Hüftgelenkstuberkulose (Coxitis tuberculosa)

Ausgangspunkt ist entweder die Synovialmembran des Gelenkes, oder die Krankheit beginnt in einem der Gelenkenden und greift sekundär auf die Gelenkskapsel über.

Spina ventosa

Selten. Es handelt sich um eine Tuberkulose der Diaphysen kurzer Röhrenknochen, häufig der Phalangen an der Hand. Es sind Kinder betroffen, wobei die Ausbreitung auf das Periost und die anschließenden Weichteile zu einem Anbau von Knochenlamellen führt. Die Phalanx erscheint dann spindelig aufgetrieben und im Röntgenbild innen leer, d. h. wie aufgeblasen. Daher kommt der Name „Winddorn" = Spina ventosa.

> **Verlauf der Skelett-Tuberkulose**
> Die Prognose der Knochentuberkulose hat sich durch die tuberkulostatische Chemotherapie entscheidend verbessert. Eine echte Heilung erfolgt praktisch nie, da die käsig-nekrotischen Veränderungen nur durch Narbengewebe ersetzt werden können. Daher bestehen auch an den empfindlichen Gelenken stets die Gefahren von Arthrose bzw. Ankylose. Die Deformierungen der Wirbelsäule wurden bereits erwähnt. Bei Exazerbation, d. h. neuerlicher Ausbreitung von käsiger Nekrose und tuberkulösem Granulationsgewebe ist daher auch die Möglichkeit einer lymphogenen oder hämatogenen Streuung gegeben. Das Auftreten einer Amyloidose ist bei einer Knochentuberkulose nicht sehr häufig.

REKAPITULATION

1. Gib einen Überblick über Definition und verschiedene Formen der Osteomyelitis (65.3)!
2. Wie läuft eine unspezifische Osteomyelitis ab? (65.3.1)!
3. Wie modifiziert das Lebensalter den Ablauf einer Osteomyelitis? (65.3.1)!
4. Ausgangsquellen und Komplikationen einer Osteomyelitis!
5. Nenne Beispiele für Sonderformen der Osteomyelitis; insbes. BRODIE-Abszeß, plasmozelluläre Osteomyelitis, sekundär chronische Osteomyelitis (65.3.3)!
6. Erläutere die Knochen- und Gelenktuberkulose (65.3.4)!
7. Was ist ein POTTscher Gibbus, was ein kalter Abszeß? (65.3.4.1)
8. Wie entsteht eine Spina ventosa? (65.3.4.1)

65.4 Entzündungen der Gelenke

Eine **Arthritis** (korrekter **Synovialitis**) ist eine häufige Erscheinung. Die Erkrankung ist eine Entzündung, welche in der Synovialmembran beginnt und durch Zerstörung des Bewegemechanismus zu Funktionsstörungen und Knorpel- wie auch Knochenzerstörungen führt.

Klinisch wird unterschieden:

Monarthritis, d. h. nur ein Gelenk ist befallen (häufig durch mikrobielle Erreger verursacht)

Polyarthritis, d. h. mehrere Gelenke sind befallen (meist durch immunologische Vorgänge ausgelöst).

Ätiologie der Arthritis

- Durch unspezifische Erreger (meist Bakterien)
- Durch spezifische Erreger (meist als Tuberkulose)
- Akuter Gelenkrheumatismus (rheumatisches Fieber)

- Chronische Polyarthritis
- Gelenkentzündungen bei immunologischen Systemerkrankungen
- Reaktive Arthritiden
- Gelenkbeteiligung bei Magen-Darmerkrankungen
- REITER-Syndrom, Arthritis psoriatica
- Kristallarthritiden
- Paraneoplastisches Syndrom
- Morbus BECHTEREW

65.4.1 Verursacht durch Eitererreger

Häufig Staphylokokken, Streptokokken, Escherichia coli u. a.

Die Eintrittspforte der Erreger ist ein irgendwo im Körper gelegener Entzündungsherd, die Bakterien werden hämatogen oder auch lymphogen zum Gelenk gebracht. Bei offenen Gelenkverletzungen oder Gelenkoperationen ist auch eine direkte Infektion möglich.

Es entsteht eine morphologisch unspezifische Entzündung der Synovialmembran, im Gelenk ist eitriges Exsudat = **Gelenkempyem**. Die Enzyme der Granulozyten greifen die Oberfläche des Gelenkknorpels an,

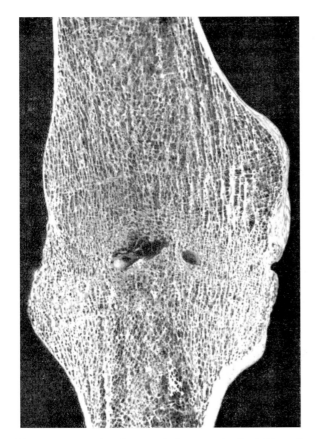

Abb. 65.11: Eine knöcherne Ankylose entsteht durch Verwachsung der beiden Gelenkenden; dadurch ist eine Bewegung nicht mehr möglich: Gelenkversteifung.

bei längerer Dauer dringt auch entzündliches Granulationsgewebe ein. Dadurch kommt es zum **Zugrundegehen des Gelenkknorpels.** Eine Restitutio ad integrum ist dann nicht mehr möglich, es resultiert immer eine Narbenbildung mit Schädigung der Gelenke (sekundäre Arthrose) oder Gelenkversteifung (Ankylose).

Ätiologische Sonderformen
- Arthritis bei Borreliose = Morbus LYME
- Arthritis bei Virusinfektionskrankheiten, insbesondere Hepatitis, Röteln, Mumps u. a.

Checkliste:
- **Synovialitis**
- **Zerstörung**
- **Gelenkempyem**
- **Sekundäre Arthrose**
- **Ankylose**
- **Aufzählung der Ätiologie**

65.4.2 Rheumatisches Fieber = akuter Gelenkrheumatismus

Immunologisch inszenierte, postinfektiöse Zweitkrankheit: Infektion mit beta-hämolysierenden Streptokokken. Antikörper gegen die Streptokokken wenden sich in einer Kreuzreaktion gegen Herzmuskelzellen, Gefäßwandmuskulatur und Bindegewebsproteoglykane. Betroffen wird vor allem das Herz: rheumatische Endokarditis und/oder Myokarditis.

An den Gelenken nur flüchtige, wandernde Polyarthritiden, besonders bei großen Gelenken (Knie-, Sprung-, Hüft-, Handgelenke). Oft massive Ergüsse → *Schwellungen,* aber kaum Nekrosen bzw. Knorpelschäden → *reversible Erscheinungen ohne Gelenkdeformierung.*

Das rheumatische Fieber beleckt nur die Gelenke, aber es beißt in das Herz.

65.4.3 Chronische Polyarthritis (CP), rheumatoide Arthritis

> Die (primär) chronische Polyarthritis ist eine im wesentlichen **durch immunologische Faktoren verursachte** *primäre* **Systemerkrankung des Bindegewebes** mit progredient-destruierender Entzündung an kleinen peripheren Gelenken (Finger-, Zehen-, Handgelenke) und Befall benachbarter Teile des Stütz-und Bindegewebes.
> In schweren Fällen auch viszerale Manifestationen.

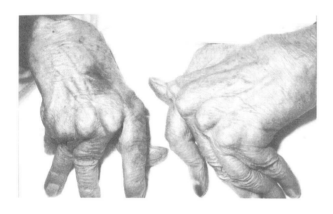

Abb. 65.12: Charakteristisch für die Deformierungen bei chronischer Polyarthritis sind eine Beugekontraktur und Ulnardeviation der Finger.

Ätiologie und Pathogenese der CP sind nicht restlos geklärt.

Eine genetische Disposition liegt deshalb vor, da die Krankheit familiär gehäuft auftreten kann. Überdies findet sich häufig das Histokompatibilitätsantigen HLA-DR4.

Entscheidend im Ablauf der CP sind allerdings immunologische Veränderungen.

Immunpathologische Reaktionen:

Es treten **Antikörper gegen körpereigene Immunglobuline** (IgG, bzw. IgM) auf, die sogenannten **Rheumafaktoren**. Dieselben werden von Plasmazellen gebildet und treten bei etwa 80 % der Patienten mit CP auf, sind aber nicht krankheitsspezifisch. Sie können bei erkrankten Personen fehlen, aber auch bei anderen nicht rheumatoiden Erkrankungen nachgewiesen werden.
Nach solchen Laborbefunden werden **seropositive** und **seronegative CP-Fälle** unterschieden. Die pathogeneti-

sche Bedeutung ist ungeklärt, man weiß lediglich, daß ihr Auftreten häufig mit nekrotisierenden Veränderungen sowie schweren progressiven klinischen Verlaufsformen einhergeht. Serologisch werden die Rheumafaktoren entweder durch einen Latex-Test oder durch den WAALER-ROSE[12]-Test im Serum nachgewiesen.
Wodurch die Immunreaktion bei der CP ausgelöst wird, konnte bisher nicht festgestellt werden. Es handelt sich um eine **Autoaggressionsreaktion gegen das körpereigene Bindegewebe**. Dabei kommt es zur Ablagerung von Immunkomplexen in der Synovialmembran. Diese werden von Granulozyten phagozytiert und liegen in Form kleiner Körnchen in den Zellen; solche Granulozyten werden als *Rhagozyten* bezeichnet.

Makroskopische Veränderungen

Die Erkrankung beginnt mit einer Entzündung der Synovialmembran: **Schwellung** und **Rötung der Gelenke**. Die Synovialflüssigkeit ist vermehrt → **Gelenkerguß**. Die Gelenkknorpel werden oberflächlich geschädigt, es treten flache Erosionen oder tiefgreifende Ulzerationen auf, letztendlich können Stücke des Gelenkknorpels auch losgelöst werden und frei im Gelenk liegen. Im Knochen entstehen nahe den Gelenken Nekrosen, welche durch Makrophagen resorbiert werden, sodaß kleine Zysten = **Geröllzysten** entstehen.
Da der Entzündungsvorgang rezidivierend immer wieder auftreten kann, nimmt die **Zerstörung der Gelenke** zu: Vernarbung der Gelenkkapsel mit Schrumpfung, Deformierung der das Gelenk bildenden Knochen, Luxationen aus den jeweiligen Gelenkpfannen und schließlich narbige Versteifung (Ankylosierung) der Gelenke.

Histologische Veränderungen

Die Entzündung beginnt mit einer Vaskulitis in der Synovialmembran. Dies wird sehr wahrscheinlich durch die Ablagerung von Immunkomplexen ausgelöst. Daran anschließend entsteht eine floride Entzündung mit Infiltration von Granulozyten und Exsudation von Fibrin. Nach kurzer Zeit treten an die Stelle der Granulozyten Plasmazellen, Lymphozyten und Makrophagen, weiters auch kleine Lymphfollikel. Charakteristisch sind zackig-landkartenartig begrenzte, fibrinoide Nekrosen, welche von Histiozyten palisadenartig umgeben werden: **Granulome vom Typ der rheumatoiden Arthritis** (siehe Allgemeine Pathologie). Wenn das Granulationsgewebe den Gelenkknorpel zerstört und über die Gelenkfläche wächst, nennt man dies **Pannus**. Dieser Pannus trennt die Gelenk-

---

12 WAALER, Erik, zeitgenössischer Bakteriologe in Oslo. Harry ROSE, zeitgenössischer Bakteriologe in New York.

fläche einerseits von der Nährstoffzufuhr aus der Synovia ab und wächst andererseits unterminierend zwischen Knorpel und Knochen weiter, wobei beide Gewebsarten zerstört werden.

Extraartikuläre Veränderungen

- **Rheumatische Tendovaginitis**
- **Rheumatische Knoten, Rheumatismus nodosus:** Bis mehrere cm groß, meist multipel, oft symmetrisch, fast nicht schmerzhaft. Lokalisation: über Gelenkkapseln, Sehnenscheiden; besonders Ellbogenstreckseite; evtl. Pleura, Lunge, Herz, Dura, Muskulatur, Sklera.
- **Herz:** Endo- und Perikarditis (40 % der Patienten), evtl. Myokarditis
- **Blutgefäße:** Generalisierte Arteriitis (25 % der Patienten).
- **Lymphatisches System:** Milz- und Lymphknotenvergrößerungen durch follikuläre Hyperplasie und Plasmazellvermehrung.
- **Hämatopoese:** Meist normozytäre, hypochrome Anämie.
- **Lunge:** Pleurafibrosen nach Pleuritis (40 % der Fälle), interstitielle Lungenfibrose (2 % der Fälle).
- **Auge:** Passagere Skleritiden.
- **Amyloidose:** In ca. 10 % der Fälle. Amyloidose kann zum terminalen Nierenversagen führen.

Klinische Manifestationen

Die Erkrankung beginnt mit langsam zunehmenden Symptomen, wobei dies oft Monate bis Jahre dauert: Steifigkeit der Gelenke (besonders am frühen Morgen), Gelenksschmerzen, Schwellung. Die Symptome treten schubweise auf, es können Perioden von Beschwerdefreiheit dazwischen liegen.

Therapeutisch kann man lediglich die Progression der Erkrankung verlangsamen → (nicht steroidale Antirheumatika, Glukokortikuide, Zytostatika, Immunsuppressiva), eine Heilung kann nicht erzielt werden. Das charakteristische irreversible Endstadium an den Fingern ist eine **abnorme Beugestellung und ulnare Deviation.**

Checkliste:
- **Immunologische Erkrankung**
- **Autoantikörper (Rheumafaktoren)**
- **Immunkomplexe in der Synovialmembran**
- **Rhagozyten**
- **Geröllzysten**
- **Zerstörung der Gelenke**
- **Granulome vom Typ der rheumatoiden Arthritis**
- **Pannus**
- **Rheumatismus nodosus**
- **„Morgensteifigkeit" der Gelenke**
- **Ulnare Deviation der Finger**

Als klinische Sonderformen gelten:

Morbus STILL

Es handelt sich um eine juvenile chronische Polyarthritis, welche vor dem 16. Lebensjahr beginnt. Manchmal sind auch große Gelenke und die Wirbelsäule befallen. Die Krankheit beginnt mit einer fieberhaften Polyarthritis, begleitet von Hautexanthemen. Auch innere Organe wie Leber, Milz, Lymphknoten, Perikard und Myokard können vorkommen.

Tritt die Erkrankung im frühen Kindesalter auf, so ist eine weitgehende Heilung möglich, beim Befall innerer Organe ist die Prognose dagegen schlecht.

FELTY-Syndrom

Schwere chronische Polyarthritis bei Erwachsenen, wobei als Krankheitscharakteristikum eine Milzschwellung, Leukopenie und Lymphknotenvergrößerung vorkommt.

CAPLAN-Syndrom

Kombination einer chronischen Polyarthritis mit einer Mischstaubsilikose.

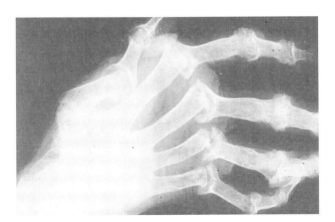

Abb. 65.13: Im Röntgenbild wird die Zerstörung und Verunstaltung der Fingergelenke drastisch sichtbar. Eine Restitution ist nicht möglich.

65.4.4 Gelenkbeteiligung bei immunologischen Systemerkrankungen
(siehe Allgemeine Pathologie 26)

- **Lupus erythematodes:** In 90 % Polyarthritiden, ähnlich CP.
- **Panarteriitis nodosa:** Häufig mit Arthralgien oder chronischen Arthitiden vergesellschaftet.
- **Sklerodermie:** Oft mit vor allem durch Hautschrumpfung bedingten Gelenkbeschwerden kombiniert.
- **Polymyositis und Dermatomyositis:** Nicht selten flüchtige Gelenkbeschwerden.
- **Sjögren-Syndrom:** Bei voll ausgebildetem Syndrom meist chronisch deformierende Polyarthritis.
- **Mixed connective tissue disease.**

Begriffsbestimmung:
Eine Krankheit namens Rheumatismus gibt es nicht (siehe Allgemeine Pathologie).

Klinische Definition: unter rheumatischen Erkrankungen versteht man entzündliche oder nicht entzündliche, meist schmerzhafte Krankheiten des Stütz- und Bewegungsapparates. Manche dieser Erkrankungen befallen auch Haut und innere Organe.

Pathologisch-anatomische Definition:
Das einzig gültige morphologische Substrat für rheumatische Erkrankungen ist eine granulomatöse Entzündung.
- **Granulom vom Typ des rheumatischen Fiebers = akuter Rheumatismus**
- **Granulom vom Typ der rheumatoiden Arthritis = chronische Polyarthritis**

65.4.5 Reaktive Arthritis

Es handelt sich um **Gelenkentzündungen, die im Gefolge anderer, extraartikulärer Erkrankungen auftreten.** Als Ursache wird eine allergische bzw. hyperergische Reaktion angesehen, wobei Immunkomplexe in die Synovialmembran gelangen und dort eine Entzündung auslösen.

Als Ursachen kommen in Frage:
- **Infektionskrankheiten:** Scharlach, Streptokokkenangina, Lungenentzündungen, Meningokokkeninfektionen, Salmonelleninfektionen, Tuberkulose („Poncet[13]-Rheumatismus"), Hepatitis B, Herpes simplex und andere Viruserkrankungen. Zunehmend wichtig, weil zunehmend häufig ist dabei auch die Borrelien-Infektion Morbus Lyme.
- **Serumkrankheit:** Nach passiver Immunisierung.
- **Aktive Immunisierung:** Impfungen.
- **Arzneimittel:** Bei verschiedenen Medikamenten möglich (z. B. Antibiotika).

65.4.6 Arthritiden bei Erkrankungen des Verdauungstraktes

„Enteropathische Arthritiden" können bei verschiedenen infektiösen und nicht-infektiösen Erkrankungen des Darmtraktes auftreten, z. B. im Gefolge eines Morbus Crohn, einer Colitis ulcerosa, bei Campylobakter-Infektionen, Ruhrerkrankungen u. a.

Der Verlauf der Krankheit korreliert mit der Darmerkrankung, dauert jedoch kaum länger als wenige Monate. Gelenkschädigungen treten nicht auf.

65.4.7 Seltene Arthritisformen

Reiter-Syndrom
Die Krankheit wird auch **Urethro-oculo-artikuläres Syndrom** genannt. Es treten rezidivierende Gelenkentzündungen gleichzeitig mit einer Entzündung der Harnröhre sowie der Bindehäute der Augen auf. Als Ursache wird eine bakterielle Infektion angesehen, ein ursächlicher Erreger konnte jedoch noch nicht identifiziert werden.

Arthritis psoriatica
In ungefähr 5 % der Fälle von Psoriasis vulgaris kommt es zur entzündlichen Mitbeteiligung von Gelenken.

---

13 Poncet, Antonin (1849–1913), Chirurg in Lyon. Beschreibung des „Rheumatismus tuberculosus", einer Gelenkerkrankung von Jugendlichen mit den Symptomen eines rheumatischen Geschehens; Behandlungserfolg durch Tuberkulostatika, nicht jedoch durch Antirheumatika.

65.4.8 Kristallarthritiden

Wenn abnorme Stoffwechselprodukte in die Synovialmembran und/oder die Synovialflüssigkeit gelangen, können sie dort kristallinisch ausfallen. Dies ist z. B. bei Gicht, Pseudogicht und Oxalose der Fall. Solche „Fremdkörper" werden eine Entzündungsreaktion auslösen, wobei die Gelenkkapsel und der Gelenkknorpel schwer geschädigt werden.

Gicht

(siehe Allgemeine Pathologie 27)
Bei einem Uratspiegel im Blut von mehr als 10 mg% werden Uratkristalle in der Gelenkskapsel, im Gelenkknorpel und in den umgebenden Weichteilen abgelagert. In fortgeschrittenen Stadien wird der sonst bläulich-weiße Gelenkknorpel von weißlichen, krümeligen Massen überzogen. In der Gelenkskapsel entstehen um diese kristallinischen Ablagerungen Granulome, die sogenannten **Gichttophi**. Diese Granulome sind Entzündungsherde, welche durch Freisetzung von Enzymen und Entzündungsmediatoren eine Zerstörung des Knorpels einleiten.

Klinik

Die Gicht ist in den Industrieländern eine häufige Erkrankung und befällt bevorzugt Männer. Typischerweise ist die Erstmanifestation ein akuter Schmerzanfall im Großzehengrundgelenk: dicke Schwellung, starke Rötung, unerträglicher Schmerz, Hitzegefühl.

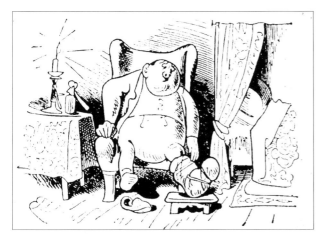

Abb. 65.14: Klinik der Gicht (Karikatur von W. Busch).

Die Gicht kann medikamentös wie auch durch Diät (purinarme Kost) behandelt werden.

Man unterscheidet eine **primäre Gicht** (95 %), als erblich-disponierte Stoffwechselstörung; dies im Gegensatz zur **sekundären Gicht** (5 %), welche eine Stoff-

wechselstörung im Gefolge anderer Grundkrankheiten darstellt.

Pseudogicht = Chondrokalzinose

Im Knorpel und in Gelenkkapseln werden Kalziumpyrophosphat-Dihydratkristalle abgelagert; es entstehen kristallinduzierte Entzündungen, Fremdkörpergranulome und Destruktionen ähnlich der primären Gicht. Eine ursächliche Stoffwechselstörung wurde noch nicht gefunden.

Oxalose

Ablagerung von Oxalatkristallen in verschiedenen Organen, darunter auch in Gelenken, Knochen und Knorpeln.
1. *Primäre Oxalose:* angeborener Enzymdefekt. Stört den Glyzinabbau.
2. *Sekundäre Oxalose:* symptomatisch bei Diäthylenglykolvergiftung, Halothannarkose, Vitamin B 1- und B 6-Mangel sowie bei Morbus CROHN (infolge vermehrter Oxalatresorption).

65.4.9 Morbus BECHTEREW[14], Spondylitis ankylopoetica

> Der Morbus BECHTEREW ist eine chronische, zuerst entzündliche und dann degenerative Veränderung der kleinen Wirbelgelenke, Sakroiliakalgelenke und am Bandapparat der Wirbelsäule. Die degenerativen Veränderungen sind Verkalkungen und Verknöcherungen, welche zu einer zunehmenden Versteifung und massiver kyphotischer Deformierung der Wirbelsäule führen.

Ätiologie und Pathogenese ungeklärt. Da die Mehrzahl der erkrankten Träger des HLA-B27-Histokompatibilitätsantigens sind, ist ein genetischer Faktor anzunehmen.
Der Morbus BECHTEREW betrifft überwiegend Männer, der Erkrankungsbeginn ist häufig um das 30. Lebensjahr.

Charakteristisch ist eine Verknöcherung der kleinen Wirbelgelenke, der Zwischenwirbelscheiben und des Bandapparates der Wirbelsäule. Es kommt zur Knochenneubildung, die zur knöchernen Ankylose der Wirbelsäule führt: Versteifung, hochgradige Verstärkung der Kyphose im Bereich der Brustwirbelsäule und der Lordose der Halswirbelsäule. Dadurch entsteht eine

---

14 BECHTEREW, Wladimir (1857–1927), russischer Neurologe. 1893 Erstbeschreibung der „Spondylitis ankylopoetika (ankylosans)".

charakteristische vornübergebeugte Haltung des Patienten und im Röntgenbild erkennt man die sogenannte „Bambusstabwirbelsäule" (seitliche Knochenspangen im Bereich der Zwischenwirbelscheiben).

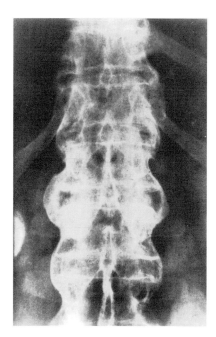

Abb. 65.15: „Bambusstabwirbelsäule" mit deutlichen Knochenspangen, die sich lateralwärts ausbuchten (untere Bildhälfte).

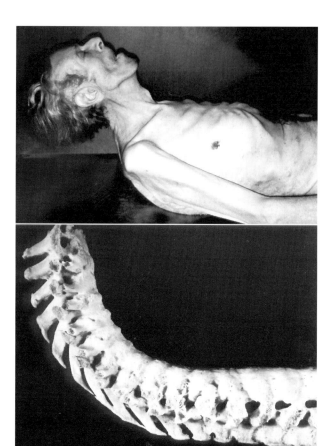

Abb. 65.16: Starre Kyphose bei M. BECHTEREW, d. h. der Kopf der Leiche sinkt nicht zurück. An der Wirbelsäule sieht man eine Verknöcherung des Bandapparates und der Zwischenwirbelscheiben.

Durch die Schmerzen und die Bewegungseinschränkung der befallenen Körperpartien kommt es zur Muskelatrophie, Inaktivitätsosteoporose und evtl. Bettlägrigkeit. Häufig ist die Erkrankung überdies mit einer Aortenklappeninsuffizienz kombiniert, welche aber nicht auf eine Endokarditis zurückgeht.

Woran stirbt man bei Morbus BECHTEREW?
Atembehinderung durch Unbeweglichkeit des Thorax → Cor pulmonale; exzentrische Hypertrophie der linken Herzkammer infolge Aortenklappeninsuffizienz.
Beachte: Eine Wirbelsäulenerkrankung schädigt das Herz!

REKAPITULATION

1. Was ist eine Arthritis, welche ätiologischen Formen gibt es? (65.4)!
2. Erläutere detailliert das rheumatische Fieber (65.4.2), auch die kardialen Manifestationen (32.13.1)!
3. Erläutere Ätiologie und Pathogenese der CP (65.4.3)!
4. Schildere die Morphologie der artikulären und extraartikulären Veränderungen bei CP (65.4.3)!
5. Was ist eine reaktive Arthritis? (65.4.5)
6. Was ist der M. REITER? (65.4.7)
7. Nenne Beispiele für Kristallarthritiden (65.4.8)!
8. Erläutere den Morbus BECHTEREW (65.4.9)!

Checkliste:
- **Verknöcherung kleiner Wirbelgelenke**
- **Knöcherne Ankylose der Wirbelsäule**
- **Kyphose der BWS, Lordose der HWS**
- **„Bambusstabwirbelsäule" (Rö)**
- **Mitbeteiligung des Herzens.**

65.5 Klinisch häufige Erkrankungen von Gelenken, Sehnen, Sehnenscheiden und Schleimbeuteln

Tendovaginitis

Es handelt sich um eine **Entzündung einer Sehnenscheide**: durch die Bewegung kann entzündliches Fibrinexsudat in der Sehnenscheide zu kugeligen Körpern zusammensintern (Reiskörper). Außerdem verursacht das Exsudat innerhalb der Sehnenscheide eine Krepitation bei Bewegungsversuchen. Jede Bewegung ist schmerzhaft!

Hauptlokalisation sind die Beugesehnen an der Hand (Bedienung der Tastatur von Schreibmaschinen oder PC).

Bursitis

1. **Abakterielle, mechanisch bedingte Form.** Im Bereich der Patella, des Olecranon oder der Trochanteren (in typischer Weise bei Sportlern).
2. **Bakterielle Formen:** Entweder lokal fortgeleitet oder iatrogen bei unsterilen Injektionen.
3. **Periarthritis humero-scapularis:** Verkalkungen und reaktive Entzündungen in der Wand der Bursen in der Umgebung des Schultergelenkes (Kopf der Bizepssehne, andere Muskelansätze).
4. **Kalkaneussporn:** Verkalkungen am Ansatz der Achillessehne.

Baker[15]-Zyste

Es handelt sich um eine Ausstülpung der Gelenkskapsel am Kniegelenk nach dorsal. In der Kniekehle entsteht eine Schwellung mit Fluktuation. Meist ist die Baker-Zyste mit einer Meniskuslaesion vergesellschaftet.

„Ganglien"

Es handelt sich um eine zunächst tumorähnlich erscheinende, zystische Bildung, welche mehrere Zentimeter groß werden kann. Diese prall elastischen subkutanen Knoten mit gallertigem Inhalt liegen vor allem an der Streckseite des Handgelenkes und am Fußrücken. Wahrscheinlich ist es eine posttraumatisch initiierte schleimige Umwandlung des Gewebes um Sehnenscheiden oder Gelenkskapseln → bindegewebig abgekapselter, schleimgefüllter, zystischer Hohlraum.

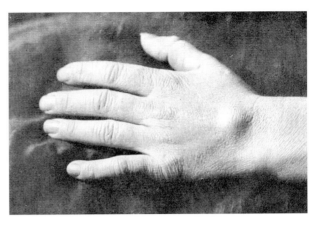

Abb. 65.17: Makroskopischer Aspekt eines Ganglion.

Unterschied zwischen einem Ganglion und einem Hygrom:
Das Hygrom ist eine zystische Ausstülpung einer von Synovialis ausgekleideten Gelenkskapsel, das Ganglion ist eine durch schleimige Verflüssigung sekundär entstandene Zyste.

> Ganglien nennt man im Volksmund „Überbein".

Dupuytren'sche Kontraktur

Knotige Verdickung vor allem der Palmaraponeurose (selten an der Plantaraponeurose). Es erfolgt eine Schrumpfung der Sehnenstrukturen mit fixierter Kontraktur einzelner Finger. Eine genetische Komponente ist vorhanden, Beziehung zum Alkoholismus ist wahrscheinlich.

65.6 Degenerative Gelenkerkrankungen

Degenerative Veränderungen der Gelenkknorpel sind in Zivilisationsländern äußerst häufig → Gefahr der Gelenkdestruktion → Notwendigkeit der Implantation von Gelenkprothesen.

Der Gelenkknorpel besteht aus Chondrozyten und überwiegend flüssigkeitsreicher Interzellularsubstanz. Letztere fängt mechanisch einwirkende Belastungen des Knorpels auf und hat die Wirkung eines Flüssigkeitskissens.

Die Gelenkkapsel ist innen von der Synovialschleimhaut ausgekleidet, die Synovialflüssigkeit ist normalerweise klar. Da der Gelenkknorpel keine Gefäße enthält, muß seine Nährstoffversorgung durch Diffusion erfolgen.

---

15 Baker, William Morrant (1839–1896), Chirurg in London. Nach ihm ist die dorsale Ausstülpung der Kniegelenkskapsel benannt.

Krankheitsauslösende Schädigungen der Synovialmembran führen zu Entzündungen = Arthritiden;
Schädigungen des Gelenkknorpels führen dagegen zu degenerativen Arthropathien = Arthrosen.

65.6.1 Arthrosis deformans = Arthrose = Arthropathia deformans

Unter einer Arthrosis deformans versteht man eine irreversible degenerative Veränderung an Gelenken, insbesondere an den knorpeligen Gelenkflächen, wobei letztendlich eine Verformung des Gelenkes resultiert.

Die Arthrosis deformans wird multifaktoriell ausgelöst: Hauptursache ist die biomechanische Überlastung des Gelenkknorpels, dazu kommen Knorpelalterung, konstitutionelle und metabolisch-nutritive Faktoren.

Arthrosen sind häufig, die mechanisch am stärksten belasteten großen Gelenke (Hüfte, Knie) sind vor allem betroffen.

Entstehung der Arthropathia deformans
Die deformierende Arthropathie ist eine typische Alterskrankheit. Praktisch alle 60-jährigen weisen **degenerative Veränderungen der Gelenkknorpel** auf: Verlust der Glätte, die Oberfläche wird rauh, es kommt zu zunehmender Knorpelverdünnung und Auftreten kleiner Risse.
In der Knorpelgrundsubstanz selbst entstehen Herde mit Verfettung und Verkalkung sowie Nekrosen. Wenn nur mehr die Fasern vorhanden sind, nennt man dies **Asbestdegeneration**.
Im weiteren werden aus kleinen Rissen flache Erosionen, danach schwindet auf großen Abschnitten der Knorpelüberzug völlig. Wenn der Knochen freiliegt, wird dies „Knochenglatze" genannt. Dies ist natürlich den mechanischen Belastungsverhältnissen nicht mehr angepaßt und daher kommt es zu Umbauvorgängen. Im Restknorpel entstehen Nekrosen, welche in den spongiösen Knochen gepreßt werden und dort von Ma-

krophagen phagozytiert werden. Dadurch entstehen sogenannte „Geröllzysten".
Die Gelenkränder reagieren mit Knochenneubildung: **Randwülste** entstehen, d. h. es kommt zur Bildung von Exostosen. An den Fingern sieht man von außen in der Gegend der Phalangealgelenke Auftreibungen, die HEBERDENsche[16] Knoten genannt werden.

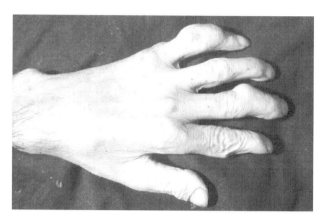

Abb. 65.18: Knöcherne Randwülste an den Phalangealgelenken bilden die HEBERDENschen Knoten.

Ursachen der Arthropathia deformans
1. **Ernährungsstörung der Knorpelgrundsubstanz:** Nur eine harmonische Be- und Entlastung eines Gelenkes kann die Diffusion der Nährstoffe aufrecht erhalten.
2. **Die Regenerationsfähigkeit eines Knorpels ist schlecht:** Zugrundegegangener Knorpel kann nicht durch neugebildeten Knorpel vollwertig ersetzt werden.
3. **Mechanische Belastung:** Die dauernde Belastung der Gelenkknorpel kann auf Dauer nicht kompensiert werden.
4. Eine **initiale Knorpelschädigung** löst die Entwicklung der Arthrosis deformans aus.

Checkliste:
- **Biomechanische Überlastung, Knorpelalterung, Konstitution**
- **Knorpeldegeneration**
- **„Knochenglatze"**
- **„Geröllzysten"**
- **Knöcherne Randwülste**
- **HEBERDENsche Knoten.**

---

16 HEBERDEN, William (1710–1801), Arzt in London. In seinen posthum 1802 erschienenen Werken beschrieb er die knöchernen Randwülste der Interphalangealarthrose, der Angina pectoris und die Nachtblindheit.

Es lassen sich zwei klinisch-ätiologische Formen der Arthropathia deformans unterscheiden.

1. **Primäre Arthropathia deformans**

    Sie betrifft anatomisch unversehrte Gelenke mit lediglich entsprechenden Alterungsprozessen. Eine besonders definierte Ursache kann nicht nachgewiesen werden.

2. **Sekundäre Arthropathia deformans**

    Neben den altersbedingten Abnützungsveränderungen sind noch andere Faktoren wirksam:

    - **Mechanische Belastung** bei Übergewicht oder schwerer körperlicher Arbeit
    - **Posttraumatisch**
    - **Fehlbelastung**
    - **Gelenkfehlstellung**
    - CHARCOT[17]**Gelenke.** Wenn die nervalen Schutzreflexe der Gelenke gestört sind (z. B. bei Rückenmarkserkrankungen), kann es zu unphysiologischen Belastungen kommen.
    - **Hormonelle und metabolische Störungen:** begünstigend wirken z. B. Diabetes mellitus, Kortikoidtherapie, Gicht, Amyloidose, Hämophilie (Blutungen in die Gelenkshöhle) u. a.

> Bei allen Entzündungen im Gelenkbereich kommt es häufig auch später zu Gelenkdeformierungen: **jede Arthritis führt auch zur Arthrose.**
> *Ursachen:* Entzündliches Exsudat, Granulationsgewebe, Störungen des Knorpelstoffwechsels.
> Beachte den Merksatz der Allgemeinen Entzündungslehre (s. Allgemeine Pathologie 24): „keine **-itis** ohne **-ose!**"

65.6.2 Spondylopathia deformans = Spondylosis deformans und Spondylarthrose

Häufige Wirbelsäulenerkrankung im höheren Lebensalter.

> - **Spondylopathia deformans** bedeutet Degeneration der Zwischenwirbelscheiben mit Randwulstbildung.
> - **Spondylarthrose** bedeutet deformierende Arthropathie der kleinen Wirbelgelenke.

Durch degenerative Veränderungen in den Zwischenwirbelscheiben kommt es zu einer Störung der mechanischen Belastung der Wirbelsäule. Die Zwischenwirbelscheiben werden nach ventral vorgedrängt und induzieren durch diesen Reiz Verknöcherungen im vorderen Längsband → **Randwulstbildung.** Solche Randwülste überspannen brückenartig die Zwischenwirbelscheibe von einem Wirbelkörper zum anderen Wirbelkörper: **Spondylopathia deformans** (Abb. 65.19).

Wenn die degenerativen Veränderungen der Zwischenwirbelscheiben auch zu einer **Lockerung und Veränderung der Wirbelbogengelenke** führen, so ist dies die Ursache unphysiologischer Belastungen und Bewegungen in diesen Gelenken. Es entwickelt sich eine Knorpelschädigung in den kleinen Wirbelgelenken (vornehmlich der Halswirbelsäule), d. h. es entsteht eine **Spondylarthropathia deformans = Spondylarthrose.**

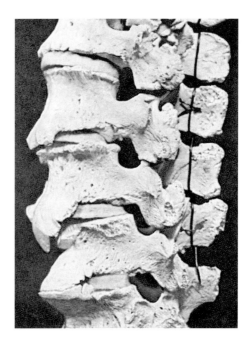

Abb. 65.19: Spondylopathia deformans mit ventraler, charakteristisch „überbrückender" Randwulstbildung.

---

17 CHARCOT, Jean Marie (1825–1893), zuerst Pathologe, dann Neurologe an der Salpetriere in Paris. Viele Krankheiten tragen seinen Namen: neuropathische Arthopathie, amyotrophische Lateralsklerose, spastische Spinalparalyse, hereditäre Neuropathie, CHARCOT war 1858 Erstbeschreiber der „Claudicatio intermittens". 1885 studierte Sigmund FREUD bei CHARCOT die Hypnose und Hysterie.

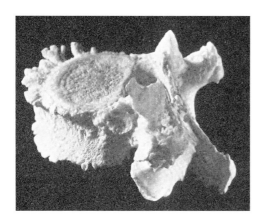

Abb. 65.20: Zackige Randwülste (Spondylose) und Deformierung kleiner Gelenke (Spondylarthrose).

Klinik der deformierenden Arthropathien
Welche Symptome hat der Patient?
- Schmerzen
- Bewegungseinschränkung
- Gelenkversteifung
- Gelenkunbeweglichkeit

Trotz der möglichen chirurgisch-orthopädischen Gelenkersatztherapie mittels Einsetzen von Endoprothesen aus Metall oder Keramik ist die Prophylaxe deformierender Gelenkerkrankungen ungemein wichtig. Ein künstliches Gelenk ist kein vollkommener Ersatz, sondern bleibt immer nur eine Prothese!

65.6.3 Sonderformen deformierender Gelenkerkrankungen

HEBERDEN-Knoten
Knöcherne Randwulstbildungen und Deformierungen an den Fingergelenken (s. Abb. 65.12).

Bandscheibenprolaps, Diskushernie
Luxation des Nucleus pulposus nach außen. Dies kann nach ventral (häufiger) aber auch nach dorsal (seltener) erfolgen. Bei letzterem Ereignis können Schädigungen der Nervenwurzeln und des Rückenmarkes eintreten.

Als SCHMORLsches[18] Knötchen bezeichnet man eine Verlagerung des Bandscheibengewebes vertikal in den benachbarten Wirbelkörper. Sind mehrere Wirbelkörper in der oberen Brustwirbelsäule betroffen, so entsteht dadurch eine Kyphose → **Adoleszentenkyphose = Morbus SCHMORL** SCHEUERMANN[19] (s. 65.14.1).

Meniskusdegenerationen
Solche Veränderungen können einerseits konstitutionell bedingt in der Jugend auftreten, andererseits werden sie durch abnorme Belastung (Extremsportler) frühzeitig ausgelöst. Es kommt zu **mukoiden Degenerationen**, wobei diese Verflüssigungen zur Ausbildung von **Pseudozysten** führen können („Pseudozysten" deshalb, da diese Hohlräume von keinem Epithel oder Endothel ausgekleidet sind).
Meniskusdegenerationen sind begünstigende Veränderungen für das Auftreten von Einrissen in den Menisci.

65.7 Formänderungen der Wirbelsäule

Unterscheide: Funktionell korrigierbare, nicht-fixierte Haltungsfehler und fixierte, nicht-korrigierbare Verkrümmungen.

Kyphose: Fixierte, nach dorsal konvexe Krümmung der Brustwirbelsäule.
- **Alterskyphose** (runder Buckel) kommt im Rahmen der Involutionsosteoporose vor (s. 65.8.2).
- Eine **spitzwinkelige Kyphose** (spitzer Buckel oder Gibbus) entsteht durch umschriebene Veränderungen an einem oder wenigen Wirbeln, z. B. durch Wirbeldestruktion bei Tuberkulose (s. 65.3.4.1).
- Die schmerzhafte **Adoleszentenkyphose** entspricht dem Morbus SCHEUERMANN (s. 65.14.1).
- Die **Spondylarthritis ankylopoetica** (s. 65.4.9) geht mit einer schweren Kyphose einher.

Unterscheide: **Arkuläre Kyphose (bogige Krümmung) und anguläre Kyphose (eckige Winkelbildung).**

Lordose: Die Hals- und/oder Lendenwirbelsäule ist dabei nach ventral konvex gekrümmt und in dieser Stellung fixiert.
Skoliose: Die Wirbelsäule ist seitliche verkrümmt und dabei meist noch in der Längsachse gedreht. Man kann einfache (C-Form) und doppelte (S-Form) Skoliosen unterscheiden.

---

18 SCHMORL, Christian (1861–1932), Pathologe in Dresden.
19 SCHEUERMANN, Holger Werfel (1877–1960), Röntgenologe in Kopfhagen. 1920 Erstbeschreibung der Adoleszentenkyphose.

- **Symptomatische Skoliosen:** Es besteht ein Grundleiden, z. B. eine Mißbildung von Wirbelkörpern, eine Lähmung der Muskulatur oder eine langdauernde, einseitig belastende Tätigkeit.
- **Idiopathische Skoliosen:** Ein auslösendes Grundleiden ist nicht bekannt, wahrscheinlich handelt es sich um Wachstumsstörungen.

Kyphoskoliose: Kombination von Kyphose und Skoliose.

> Folge ist eine Thoraxverformung mit Behinderung von Lungenkreislauf und Ventilation → Cor kyphoskoliotikum, d. h. ein extrapulmonal verursachtes Cor pulmonale.

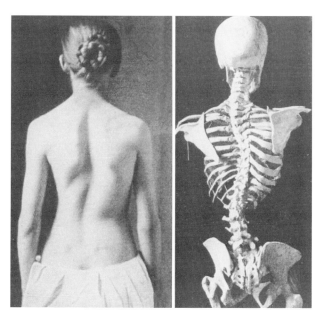

Abb. 65.21: Skoliose der Brust- und Lendenwirbelsäule.

Spondylolisthesis = Wirbelgleiten: Abgleiten eines Wirbels (meist Lendenwirbel) mit der gesamten darüberliegenden Wirbelsäule nach vorne, bedingt durch Spaltbildungen im Wirbelbogen (unter den oberen Gelenkfortsätzen, meist beidseits).
Ursache: Wahrscheinlich Ermüdungsbruch durch Überlastung mit Bildung einer Pseudoarthrose.

65.8 Osteoporose

> **Die Osteoporose ist eine Knochenatrophie, wobei es zur Verminderung der Knochenmasse und zu einem Umbau der Knochenstruktur kommt.**
> Sowohl die Kompakta wie auch die Spongiosabälkchen werden verdünnt, die äußere Form des Knochens bleibt weitgehend erhalten. Auch die Mineralisation (Verkalkung) ist ungestört. Dies ist der Unterschied zur Osteomalazie.

Die **Osteoporose** ist die häufigste, systemische Knochenerkrankung. Ab dem 40. Lebensjahr setzt ein jährlicher Knochenschwund von etwa 0,75 % ein. Der Knochenabbau ist in der Spongiosa intensiver als in der Kompakta, deshalb wird dort die Krankheit früher erkannt: die Verringerung der Knochensubstanz ist röntgenologisch sichtbar, durch Densimetrie (Knochendichtemessung) können Hinweise gewonnen werden, desgleichen durch Bestimmung des Knochenumsatzes (Relation von Anbau und Abbau).

Eine negative Umbaubilanz des Knochens ist das gemeinsame formale Prinzip aller Formen der Osteoporose: der Anbau ist geringer als der Knochenabbau.
Man unterscheidet:
- **Primäre Osteoporosen:** die Ätiologie ist unbekannt.
- **Sekundäre Osteoporosen:** die Ursache ist geklärt.

Systemische oder generalisierte Osteoporosen betreffen das ganze Skelett, **lokalisierte Osteoporosen** treten lokal auf.

> **Osteoporotischer Knochen ist mechanisch minderwertig und daher frakturgefährdet.**

65.8.1 Morphologie der Osteoporose

Mechanisch weniger belastete und daher nicht dringend benötigte Knochenstrukturen werden früher befallen als für den statischen Halt unbedingt erforderliche Knochenanteile. Das Spongiosagerüst wird verdünnt und in ein Konstrukt zarter Knochenbälkchen umgewandelt = Strukturänderung.
Gleichzeitig greift der Prozeß auf die Kompakta über, und es erfolgt eine Umwandlung derselben in spongiöse Knochenstrukturen = Spongiosierung der Kompakta.

Typische Beispiele:

- **Wirbel:** in der Spongiosa schwinden zuerst die queren Verstrebungen, dann die für die Belastung wichtigen längsgerichteten Bälkchen. Der Markraum ist dadurch erweitert (Abb. 65.22).

Es kommt zu einer typischen Formveränderung der Wirbelkörper: durch Druckwirkung der Zwischenwirbelscheiben entsteht eine Eindellung der Wirbelkörper von oben und unten = **bikonkave** „**Fischwirbel**" (dies ist die normale Wirbelform bei Fischen). Eine allgemeine Formveränderung der Wirbelsäule ist die **Verstärkung der Brustkyphose**, da die Druckbelastung auf die vorderen Wirbelkörperanteile größer ist (Abb. 65.24).

Es besteht eine hohe Gefahr des Zusammenbruches einzelner Wirbelkörper!

- **Röhrenknochen:** die Diaphysenhöhle vergrößert sich in der Breite und in der Länge, d. h. es kommt zu einem Schwund der Spongiosa in den Metaphysen.

Um einen frühzeitigen Zusammenbruch zu verhindern, werden statisch wichtige Strukturen auch verstärkt. Dies erfolgt z. B. in der proximalen Femurmetaphyse als Verdickung von bogigen Knochenzügen, wodurch röntgenologisch das sogenannte WARDsche[20] Dreieck entsteht.

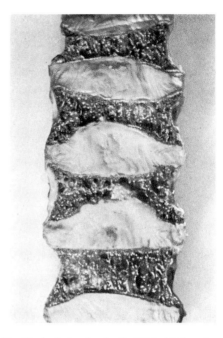

Abb. 65.23: Flachschnitt durch die Wirbelsäule mit typischen „Fischwirbeln".

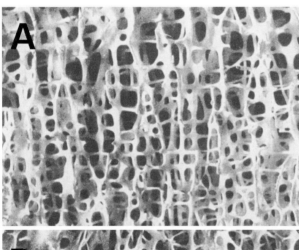

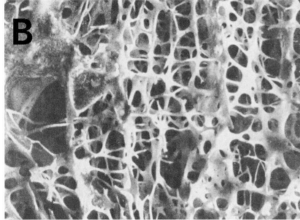

Abb. 65.22: Detail aus einem Wirbelkörper.
    A normale Strukturen.
    B Verlust der Querverstrebung bei Osteoporose.

Checkliste:
- **Knochenschwund, Knochenatrophie**
- **Knochendichtemessung**
- **Negative Umbaubilanz**
- **Frakturgefahr, Spontanfrakturen**
- **„Fischwirbel"**
- **„Brustkyphose"**

---

20 WARD, Frederick (1818–1877), britischer Arzt. Das WARDsche Dreieck liegt im proximalen Femur zwischen dem medialen Druck- und dem lateralen Zuglamellenbündel als Spongiosafeld ohne Lamellenzeichnung.

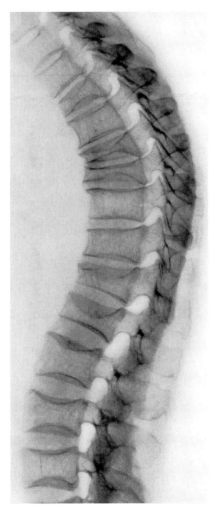

Abb. 65.24: Brustkyphose und Fischwirbelbildung sowie Aufhellung der Spongiosadichte bei Osteoporose.

65.8.2 Ätiologische und klinische Typen der systemischen Osteoporose

Bei der Osteoporoseentstehung wirken eine **zu geringe Knochenneubildung** und/oder ein **verstärkter Knochenabbau** in wechselnder Weise zusammen.

Die Osteoporose ist häufig, in den Industrieländern sind etwa 10 % der Bevölkerung betroffen, Frauen häufiger als Männer.

Woran leiden die Patienten?

Hauptsymptom sind **Rückenschmerzen.** Diese entstehen durch Veränderungen in der Wirbelsäule: von Mikrozerstörungen einzelner Knochenbälkchen bis zum Zusammenbruch ganzer Wirbel ist alles möglich.

Im weiteren Verlauf tritt eine **zunehmende Kyphosierung** der Wirbelsäule auf, charakteristisch ist der sogenannte „hohe runde Rücken".

Eine **Verkürzung der Gesamtlänge der Wirbelsäule** führt zu einer Reduktion der Körpergröße.

> Die größte Gefahr der Osteoporose ist die Knochenfraktur:
> - Schenkelhalsfraktur
> - Radiusfraktur
> - Partielle oder totale Frakturen an Wirbelkörpern

Die medikamentöse Therapie der Osteoporose zielt einerseits auf eine Stimulierung der Osteoblasten (Natriumfluorid-Therapie), andererseits auf eine Hemmung der Osteoklasten (Diphosphonate = Tenside, die ursprünglich in der Waschmittelindustrie verwendet wurden).

Altersosteoporose = Involutionsosteoporose

Häufigste Form der Knochenatrophie, meist nach dem 50. Lebensjahr beginnend. Es ist dies eine Teilerscheinung der altersbedingten allgemeinen Organrückbildung. Der erniedrigte Gewebsmetabolismus ist verantwortlich für ein mangelhaftes Angebot an Eiweiß und Kalzium, daher wird diese Form im englischen Sprachgebrauch als *„low-turn-over"-Osteoporose* bezeichnet. Diese Form der Osteoporose betrifft Männer und Frauen in gleicher Weise, es bestehen jedoch große individuelle Intensitätsunterschiede.

Postmenopause-Osteoporose

Da mittels einer medikamentösen Östrogensubstitution in der Postmenopause diese Osteoporoseform weitgehend verhindert werden kann, ist sie ursächlich mit dem Hormonabfall nach Aufhören der Ovarialfunktion verbunden.

Aus der Physiologie ist bekannt, daß Östrogene den Knochenabbau fördern und die Aktivität der Osteoklasten einschränken.

In Analogie zu den oben genannten wird diese Form als *„high-turn-over"-Osteoporose* bezeichnet, da sich die Veränderungen rasch entwickelt.

Inaktivitätsosteoporose

Fehlt eine allgemeine Beanspruchung des Knochensystems (Bewegung, Belastung) führt dies zum Knochenabbau, z. B. bei langer Bettlägerigkeit, Lähmungen bzw. auch im Zustand der Schwerelosigkeit bei Astronauten.

Endokrin bedingte Osteoporose
- **Steroid-Osteoporose:** wichtiges Symptom bei Morbus CUSHING, CUSHING-Syndrom sowie bei länger dauernder Kortikosteroidmedikation (z. B. bei rheumatischen Erkrankungen).

Kortikosteroide hemmen die Zellproliferation und damit die Osteoblastenaktivität.

- **Osteoporose bei Hyperthyreose:** die Schilddrüsenüberfunktion stimuliert alle Zellaktivitäten, wenn die Osteoklasten überwiegen, kommt es zum Knochenabbau.

Eiweißmangel-Osteoporose = alimentäre Osteoporose
Ein Mangel an Proteinen für den Aufbau der organischen Knochenmatrix reduziert die Anbaurate: chronischer Hunger, Malabsorptions- und Eiweißverlustsyndrome, nephrotisches Syndrom, konsumierende Erkrankungen.

Lokalisierte Osteoporosen = örtlich umschriebene Knochenatrophie
Die Ursachen dieser Veränderungen sind meist bekannt und der kausale Zusammenhang leicht verständlich.

- **Lokale Inaktivitäts-Osteoporose:**
  Lähmungen (z. B. nach einem Schlaganfall aber auch nach einer Poliomyelitis) oder iatrogen verordnete Ruhigstellung zur Frakturheilung an einer Extremität.

- **SUDECK[21]-Syndrom:**
  Es handelt sich um eine posttraumatische lokale Knochenatrophie, wobei auch die Muskulatur und die Weichteile in dieser Region reduziert werden. Vorkommen nach Frakturen, Luxationen, stumpfen Traumen und Nervenverletzungen. Man spricht von einer trophoneurotischen Atrophie, da die Veränderung wahrscheinlich über nerval inszenierte Durchblutungsstörungen ausgelöst wird (Arterienkontraktion durch gesteigerten Sympathikotonus).

- **Druckatrophie:**
  Mechanischer Druck führt zu lokalem Schwund des Knochengewebes: klassisches Beispiel ist das Aortenaneurysma, welches zur Druckatrophie im Bereich der Wirbelsäule führen kann, desgleichen können gutartige Tumoren Druckwirkungen auf Knochen ausüben (Abb. 65.25).

- **Amputationsatrophie:**
  Am Knochenstumpf einer amputierten Extremität kommt es in typischer Weise zur sogenannten konzentrischen Atrophie, wodurch ein fast spitz zulaufendes Knochenende entsteht.

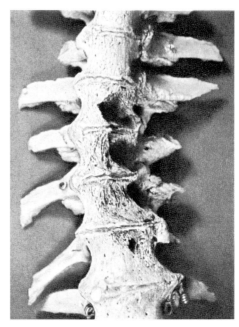

Abb. 65.25: Schwund des Knochens in der Brustwirbelsäule durch Druck eines Aortenaneurysmas.

65.9 Osteomalazie und Rachitis

Rachitis: Vitamin-D-Mangelosteopathie der Säuglinge und Kleinkinder.
Osteomalazie: Vitamin-D-Mangelosteopathie der Erwachsenen.

Es kommt in beiden Fällen zu Störungen der Mineralisation der Knochengrundsubstanz, d. h. beim Kind fehlt die präparatorische Verkalkungszone im Knorpel und beim Erwachsenen bleibt das Osteoid unverkalkt. Die Knochen sind daher weich und biegsam, werden leicht deformiert und neigen zu Frakturen.

Klinisch bestehen diffuse Knochenschmerzen (es schmerzt das Periost!), die Knochendeformierungen verursachen vor allem eine Behinderung des Gehens (typischer Watschelgang).

Rachitis ist eine Erkrankung des Kleinkindes. Osteomalazie ist eine Krankheit des Erwachsenen.

---

21 SUDECK, Paul Hermann (1866–1945), Chirurg in Hamburg.

65.9.1 Charakteristika der Osteomalazie

Als Folge einer Störung des Kalzium-Phosphat-Stoffwechsels kommt es zum Ausbleiben der physiologischen Mineralisation der neugebildeten Knochengrundsubstanz. Es entstehen dadurch **unverkalkte Säume von Osteoid um die präexistenten verkalkten Knochenbälkchen.** Diese Osteoidvermehrung wird als „Osteoidose" bezeichnet.

Die **abnorme Weichheit der Knochen** gibt Anlaß zu **Verbiegungen:**

- **Kartenherzbecken:** Wölbung des Promontoriums nach vorne, Einstauchung der Femurköpfe bds. in die Hüftgelenkspfannen.
- **Ausgeprägte Brustkyphose:** Buckelbildung.
- **Verkrümmung der langen Röhrenknochen:** Femur, Tibia, Fibula.

Röntgenologisch charakteristisch sind Aufhellungsbänder = „LOOSERsche[22] Umbauzonen", das sind nicht mineralisierte, nur aus Osteoid bzw. fibrösem Gewebe bestehende Areale. Wenn es zu multiplen kleineren Frakturen mit Bildung eines nicht mineralisierten Kallus kommt, spricht man vom „MILKMAN[23]-Syndrom".

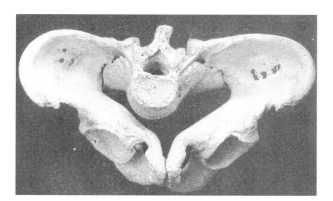

Abb. 65.26: Kartenherzförmig deformiertes Becken bei Osteomalazie.

65.9.2 Charakteristika der Rachitis

Die Krankheit wurde in England vom Anatomen GLISSON[24] erstmals beschrieben, daher auch im Volksmund *„Englische Krankheit"* genannt.

Das entscheidene pathogenetische Ereignis ist eine **Störung der enchondralen Ossifikation.** Die Epiphysenfuge ist durch die Knorpelproliferation (in welcher die Verkalkung ausbleibt) stark verbreitert. Unverkalkte, von Osteoid umgebene Knorpelpfeiler (Chondroosteoid) ragen in die Metaphyse hinein, daneben proliferieren unregelmäßige Knorpelzellhaufen (überschießende Knorpelproliferation).

Dadurch werden die Knorpelknochengrenzen oft kugelig aufgetrieben → **rachitischer Rosenkranz** (besonders an den Rippen), die Grenze zwischen Knochen und Knorpel ist bläulich verdickt → **blaues Band der Rachitis.**

Die Knochendeformierungen sind der Osteomalazie ähnlich, jedoch viel stärker ausgeprägt, da der wachsende Knochen des Kindes betroffen ist.

- **Kyphoskoliose**
- **Kartenherzbecken**
- **Hühnerbrust** (Deformierung von Thorax und Sternum)
- **Craniotabes rachitica** (Verdünnung und Erweichung des Schädeldaches), **Caput quadratum** (durch Osteophytenbildung an den Stirnbeinen entsteht ein „Quadratschädel"), **abnorm großer Schädelumfang** (verspäteter Fontanellenschluß).
- **Kleinwuchs bis Zwergwuchs**
- **Anfälligkeit für Infektionskrankheiten** (herabgesetzte Infektabwehr).

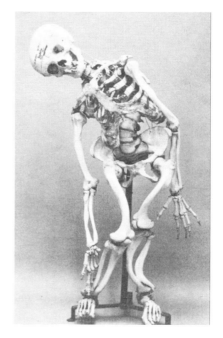

Abb. 65.27: Knochendeformierungen bei Rachitis.

---

22 LOOSER, Emil (1877–1936), Schweizer Chirurg. 1920 Erstbeschreibung querverlaufender Knochenumbauzonen bei Osteomalazie und Rachitis.

23 MILKMAN, Louis (1895–1951), amerikanischer Röntgenologe. 1934 Erstbeschreibung von Spontanfrakturen bei Entmineralisierung des Skeletts, z.B: bei Osteomalazie.

24 GLISSON, Francis (1597–1677), Anatom in Cambridge. Beschreibung der Portalfelder, der Leberkapsel, der Rachitis sowie einer Extensionsvorrichtung zur Entlastung einer erkrankten Wirbelsäule.

Pathogenese von Osteomalazie und Rachitis
Gestörte Mineralisation durch Störung des Kalzium- und Phosphatstoffwechsels.

Ursachen eines Kalziummangels: Vor allem **Vitamin-D-Mangel** (ungenügende Zufuhr in der Nahrung, ungenügende Resorption bei chronischen Darmerkrankungen, mangelhafte Bildung von Vitamin-D 3 in der Haut bei unzureichender UV-Bestrahlung). Ein weiterer wesentlicher Faktor ist eine **gestörte Kalziumresorption aus dem Darm** im Rahmen von Malabsorptionssyndromen.

Ursache eines Phosphatmangels: vor allem **Nierenschädigungen** im Sinne einer mangelhaften tubulären Rückresorption.

65.9.3 Spezielle Formen der Mineralisationsstörungen

Die Krankheiten werden grundsätzlich in Vitamin-D-abhängige und Vitamin-D-unabhängige Formen unterteilt.

Vitamin-D-Mangel – Osteomalazie und Rachitis
Der Kalziummangel geht auf einen Vitamin-D-Mangel zurück, aus diesem Grund entsteht eine mangelhafte Knochenmineralisation.

Ursachen eines Vitamin-D- bzw. Kalzium-Mangels
(siehe Allgemeine Pathologie)

- **Ungenügende Zufuhr in der Nahrung:** hoher Vitamin-D-Bedarf von Kleinkindern, daher prophylaktische Vitamin-D-Gabe.
  Bei älteren Menschen kann dagegen die tägliche Kalzium-Aufnahme nicht ausreichend sein (beispielhaft wäre etwa eine tägliche Menge von 1 Liter Vollmilch notwendig).

- **Gestörte Vitamin-D-Resorption:** im Rahmen von Malabsorptionssyndromen, bei denen durch eine verminderte Fettresorption auch das fettlösliche Vitamin-D nur mangelhaft aufgenommen wird: Alle mit chronischen Diarrhoen einhergehenden Erkrankungen, Pankreaserkrankungen mit Störung der Fettverdauung, gestörte Galleabgabe in den Darm. Als iatrogenes Ereignis kann die Resektion von längeren Darmstücken hier von Bedeutung sein.

- **Zu wenig UV-Strahlen** führen zu einer mangelhaften Bildung von Vitamin-D in der Haut (Jahreszeit, Gefängnis, Pflegeheime, besondere Kleidung).

- **Leber-und Nierenerkrankungen** können zu einer Vitamin-D-Stoffwechselstörung führen.

- **Schwangerschaft:** während der Gravidität sowie der Stillperiode entsteht ein hoher Kalziumbedarf der Mutter, da viel Kalzium ausgeschieden wird. Es kann daher auch zu einer puerperalen Osteomalazie kommen.

Vitamin-D-unabhängige-Osteomalazie und Rachitis
Die Ursachen sind meist Nierenfunktionsstörungen.

- **Nephrogene Osteomalazie/Rachitis:** bei Nierenfunktionsstörungen (tubulär oder glomerulär) kann es zu einer Phosphaturie infolge Hemmung der Phosphatrückresorption bzw. zu einer gesteigerten Kalziumausscheidung kommen. Sowohl eine Hypophosphatämie wie auch eine Hypokalzämie sind Ursachen von Mineralisationsstörungen.

- **Paraneoplastische Osteomalazie:** die Tumoren produzieren Substanzen, welche die Phosphatrückresorption hemmen können → Hypophosphatämie.

- **Medikamentös-iatrogen:** Antiepileptika können zu einer Ausscheidung von Vitamin-D 3-Metaboliten führen, Antazida (wenn Aluminiumhydroxyd enthalten) behindern die Phosphatresorption im Darm, Tetrazykline können in der Niere die Phosphatresorption hemmen.

Checkliste:
- **Mineralisationsstörung**
- **Osteoidose**
- **„Kartenherzbecken"**
- **„Rachitischer Rosenkranz"**
- **„Blaues Band der Rachitis"**
- **Craniotabes rachitica**
- **Caput quadratum**
- **Vitamin-D-Mangel**
- **Kalzium-Mangel**

REKAPITULATION

1. Definiere ein Hygrom? (65.5)
2. Was ist eine BAKER-Zyste? (65.5)
3. Wie sieht ein Ganglion aus? (65.5)
4. Was ist eine DUPUYTRENsche Kontraktur? (65.5)
5. Wo greift die Schädigung bei einer Arthritis an und wo bei einer Arthrose? (65.5)!
6. Was ist eine Arthrose? (65.6.1)!
7. Schildere die Morphologie einer Arthrose (65.6.1)!
8. Wie entsteht eine Arthrose? (65.6.1)!
9. Nenne Beispiele für klinisch-ätiologische Formen von Arthrosen (65.6.1)!
10. Was ist der Unterschied zwischen Spondylopathia deformans und Spondylarthrose? (65.6.2)!
11. Welche Typen von Kyphosen gibt es? (65.7)
12. Erläutere die Kyphoskoliose (65.7)!

13. Definiere Osteoporose (65.8)!
14. Schildere die morphologischen Veränderungen bei Osteoporose (65.8.1)!
15. Was sind Fischwirbel? (65.8.1)!
16. Nenne Beispiele für ätiologische Typen der Osteoporose (65.8.2)!
17. Worin besteht der Unterschied zwischen Osteoporose und Osteomalazie? (65.9)!
18. Was ist der Unterschied zwischen Osteomalazie und Rachitis? (65.9)!
19. Charakterisiere Osteomalazie (65.9.1)!
20. Charakterisiere Rachitis (65.9.2)!
21. Was ist der Unterschied zwischen Vitamin-D-Mangel und Vitamin-D-unabhängiger Osteomalazie bzw. Rachitis? (65.9.3)

65.10 Parathormonabhängige Osteopathien

65.10.1 Hyperparathyreoidismus
(siehe 60.4.3.1)

Der gesteigerte Parathormonspiegel induziert einen erhöhten Knochenumbau, bei dem die Abbauvorgänge überwiegen.
Der voll ausgebildete primäre Hyperparathyreoidismus wird **Osteodystrophia fibrosa generalisata** RECKLING-HAUSEN oder **Ostitis fibrosa cystica generalisata** RECKLINGHAUSEN genannt.

Anhaltende Überproduktion von Parathormon (meist durch ein Epithelkörperchenadenom) stimuliert die Proliferation der Osteoklasten und führt dadurch zu einer Knochenresorption.
Die Knochenveränderungen beginnen mit einer lakunären Resorption, d. h. oberflächlicher Abbau mit Bildung von Buchten. Später dringen die knochenzerstörenden Osteoklasten gefolgt von fibrösem Gewebe röhrenförmig in das Bälkcheninnere ein, wodurch die charakteristische „disseziierende bzw. tunnelierende Fibroosteoklasie" entsteht (Tafel 56).
Bei längerer Krankheitsdauer entstehen in diesen Substanzdefekten Blutungen, zystenähnliche Hohlräume sowie ein resorbierendes Granulationsgewebe, welches aus reichlich Bindegewebszellen sowie mehrkernigen Riesenzellen und hämosiderinspeichernden Zellen besteht: diese nennt man **braune Tumoren**, obwohl es sich um keine Neoplasmen sondern lediglich um ein spezielles Granulationsgewebe handelt.

Klinik: es sind zahlreiche Knochen befallen, oft finden sich massive Veränderungen an der Wirbelsäule mit Kompressionsfrakturen. Weiters sind Verkrümmungen der langen Röhrenknochen sowie Deformierungen des Beckens charakteristisch.

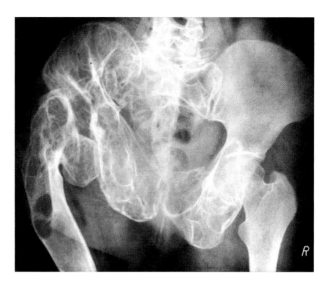

Abb. 65.28: Ostitis fibrosa cystica, d.h. zystenähnliche Hohlräume treiben die stark verdünnten und geschwächten Knochen auf.

65.10.1.1 Ätiologische Formen des Hyperparathyreoidismus

- **Primärer Hyperparathyreoidismus:** Die Überproduktion von Parathormon ist ein autonomes Geschehen.

  Ursachen:
  1. Epithelkörperchenadenom (etwa 90 %).
  2. Epithelkörperchenhyperplasie (etwa 10 %).
  3. Epithelkörperchenkarzinom (etwa 1 %)

  Die erhöhte Parathormonsekretion führt durch gesteigerte Kalziummobilisation aus dem Skelett sowie einer erhöhten intestinalen Kalziumresorption aus dem Darm und einer verstärkten tubulären Kalziumrückresorption in der Niere zur **Hyperkalzämie** und **Hypophosphatämie**. Dies kann laborchemisch nachgewiesen werden, weiters ist auch der Nachweis des erhöhten Parathormons möglich. Das veränderte Epithelkörperchen muß operativ entfernt werden.

- **Sekundärer Hyperparathyroidismus:** Es handelt sich um eine kompensatorische Hyperplasie aller Epithelkörperchen mit dadurch erhöhter Parathormonsekretion. Die Ursachen sind chronische Nierenerkrankungen, welche zu einer Hypokalzämie und/oder Hyperphosphatämie führen. Daraufhin erfolgt eine gesteigerte Parathormonsekretion, und die Epithelkörperchen werden dadurch hyperplastisch.

- **Tertiärer Hyperparathyreoidismus:** Aus einer Epithelkörperchenhyperplasie bei einem sekundären Hyperparathyreoidismus kann sich ein autonomes Adenom bilden.

- **Quartärer Hyperparathyreoidismus:** Ein primärer Hyperparathyreoidismus hat durch Nephrokalzinose und Nephrolithiasis die Niere geschädigt. Dann wurde ein Epithelkörperchenadenom operativ entfernt. Die bleibende Nierenschädigung induziert jedoch weitere hyperplastische Epithelkörperchen und das neuerliche Auftreten eines Hyperparathyreoidismus.

Checkliste:
- **Disseziierende, tunnelierende Fibroosteoklasie**
- **Braune Tumoren**
- **Primärer, sekundärer Hyperparathyreoidismus.**

65.10.2 Hypoparathyreoidismus
(siehe 60.4.3.2)

Meist iatrogen durch eine operative Epithelkörperchenlaesion bzw. Entfernung im Rahmen von Schilddrüsenoperationen bedingt. Selten im Rahmen einer Autoimmunerkrankung.
Das klinische Hauptsymptom ist eine Hypokalzämie mit neuromuskulärer Übererregbarkeit = **Tetanie.**

65.11 Gemischte metabolische Osteopathien

Es handelt sich um multifaktoriell bedingte Knochenveränderungen, wobei „gemischte" Symptome und Veränderungen auftreten können, welche wie eine Osteoporose, eine Osteomalazie oder eine endokrine Osteopathie imponieren.

Renale Osteopathie
Eine chronische Niereninsuffizienz löst über eine Hyperphosphatämie infolge renaler Phosphatretention eine Hypokalzämie und damit erhöhte Parathormonsekretion aus. Damit entsteht ein **sekundärer Hyperparathyreoidismus.**
Wenn es zu einer kompensatorischen Knochenneubildung und damit einem Knochenaufbau kommt, ist jedoch infolge des Kalziummangels eine ausreichende Mineralisation nicht möglich. Es bleiben daher osteoide Säume unverkalkt → Osteoidose. Das bedeutet, daß

zum Bild des Hyperparathyreoidismus nun Veränderungen wie bei einer Osteomalazie kommen.
Infolge von Eiweißverlust können dazu noch Knochenatrophien im Sinne einer Osteoporose kommen.

Intestinale Osteopathie = Hungerosteopathie
Nahrungsmangel oder Malabsorption (Proteinmangel) führen zu Osteoporose. Unzureichende Vitamin-D-Resorption und Kalziummangel lösen Veränderungen im Sinne einer Osteomalazie aus. Es entstehen daher auch hier gemischte Osteopathien.

65.12 Knochenhyperplasien

Die Vermehrung der Knochensubstanz kann als Spongiosa und/oder Kompakta auftreten, es gibt lokalisierte und disseminierte Formen.

65.12.1 Hyperostosen

Als Reaktion auf eine Reizung des Periosts (entzündlich oder mechanisch) kann es zu einer lokalen Stimulierung der Knochenneubildung kommen. Es entstehen dann meist halbkugelige, evtl. zwiebelschalenartig geschichtete Knochenbildungen. Manchmal sind die neugebildeten Knochenformationen auch radiär zur Oberfläche angeordnet, man nennt sie dann Spiculae.

Das Periost hat eine knochenbildende Eigenschaft und kann als Antwort auf einen Reiz eine lokale Vermehrung von Knochensubstanz induzieren.

Eine klinisch wichtige Sonderform ist die
pulmonale, hypertrophe Osteoarthropathie Pierre Marie-Bamberger[25]
Synonym: Osteoperiostitis ossificans

Es handelt sich um eine periostale Knochenneubildung an langen und kurzen Röhrenknochen.
Klinisch von Bedeutung ist das Vorkommen bei Herzerkrankungen mit Zyanose (z. B. angeborene Herzfehler) sowie bei Lungenerkrankungen, welche mit einer Verminderung der Sauerstoffaufnahme einhergehen.
Das eindrucksvolle klinische Symptom ist die Ausbildung der **Trommelschlegelfinger,** d. h. Auftreibung der distalen Phalangen durch Verdickung des Knochens und Ödem der Weichteile. Siehe Einführung, Abb. 10.6.

---

25 Marie, Pierre (1853–1940), Neurologe in Paris. Heinrich Bamberger (1822–1888), Internist in Wien, Vorstand der 2. Medizinischen Universitätsklinik.

65.12.2 Umschriebene Osteosklerosen

> Osteosklerosen sind das Gegenteil von Osteoporosen, d. h. Verdichtung der Knochenstruktur durch Vermehrung von mineralisiertem Knochen.

- **Hyperostosis frontalis interna:** Unregelmäßig-buckelige Verdickungen der Innenfläche des Schädeldaches im Stirnbereich, häufig in höherem Lebensalter (Tafel 57).
  Die Veränderung verursacht keine Symptome, die Ursache ist ungeklärt. Charakteristisch ist die Kombination von einer solchen Hyperostosis frontalis interna mit Virilismus, Fettsucht und Diabetes mellitus bei Frauen im höheren Lebensalter: MORGAGNI[26]-**Syndrom.**
- **Entzündungen:** Chronische Entzündungen rufen einen chronischen Reiz hervor, daher können reaktiv Osteosklerosen entstehen.
- **Neoplasmen:** Bei osteoplastischen Knochenmetastasen kommt es zur Neubildung von kompakter Knochensubstanz.

65.12.3 Generalisierte Osteosklerosen

- **Marmorknochenkrankheit** (ALBERS-SCHÖNBERG-sche Erkrankung) (s. 65.2)
- **Osteomyelosklerose** (s. 36.6.7)
- **Renale Osteosklerose** (s. 65.11).

65.13 Osteodystrophia fibrosa deformans, M. PAGET[27]

> **Überstürzter Knochenumbau** durch stark erhöhte Osteoblasten- und Osteoklastenaktivität. Die Mineralisation kann im aktiven Umbaustadium nicht mithalten → der Knochen wird weich; in stabilen Phasen erfolgt nachträglich eine Sklerosierung → der Knochen wird hart.

Vergleich: Den normalen Knochen bauen kundige Spezialisten, beim M. PAGET sind eilige Pfuscher am Werk!

Ätiologie: Als auslösende Ursache wird eine Virusinfektion diskutiert; es lassen sich in den Osteoklastenkernen manchmal Viruseinschlußkörper nachweisen.

Häufigkeit: Männer sind öfter betroffen als Frauen, in der 2. Lebenshälfte steigt die Erkrankungsfrequenz auf bis zu 3 % der Personen.

Makroskopisch: Die befallenen Knochen sind verdickt und plump, die belasteten Extremitätenknochen (Femur, Tibia) und die Wirbelsäule stärker gekrümmt. Es können einzelne, mehrere oder zahlreiche Knochen betroffen sein (monostische sowie polyostische Form), jedoch ist nie das gesamte Skelett systematisiert verändert.
Die Knochenoberfläche ist rauh und erinnert an erstarrte Lava. Die Spongiosa der Wirbelkörper und der Schädelkalotte zeigt eine feinporige Struktur, welche *„bimssteinartig"* genannt wird.
Beim Befall des Schädels wird derselbe im gesamten größer (evtl. Symptom: der Hut wird zu klein), weiters werden die Durchtrittsöffnungen für die Hirnnerven eingeengt.

Histologisch: zahlreiche Resorptionslakunen, Osteoklastenvermehrung und dichte Reihen von Osteoblasten zeigen einen gesteigerten Knochenumbau an. Insgesamt überwiegt die Knochenneubildung, wobei

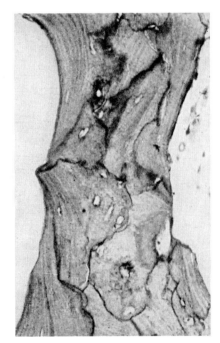

Abb. 65.29: Mosaikstruktur des Knochens bei M. PAGET. Siehe auch Einführung, Abb. 17.1.

---

26 MORGAGNI, Giovanni Batista (1682–1771), Anatom und Pathologe in Padua. 1761 erschien sein epochemachendes Werk. „De sedibus et causis morborum per anatomen indagatis" („Über Sitz und Ursachen der Krankheiten, aufgefunden mit Hilfe der Anatomie"); darin vereinte er klinische Beobachtung und morphologischen Befund: es war der Beginn der klinischen Pathologie.

27 Siehe Kapitel 55, Fußnote 1.

jedoch die Mineralisation mit der Matrixbildung nicht nachkommt: die mangelhaft kalzifizierten Spongiosabälkchen sind plump und dick, dazwischen liegt Fasermark. Infolge des raschen Wechsels von Abbau und Anbauarealen im Knochen entsteht eine typische **Mosaikstruktur.**

Ablauf der Erkrankung
Es lassen sich drei aufeinander folgende Stadien unterscheiden:

- **Osteolytisches Frühstadium:** im Vordergrund steht der Knochenabbau, es finden sich osteolytische Herde.
- **Stadium des Umbaues:** es beginnt der Knochenanbau zu überwiegen, dadurch werden die Knochen dicker, sind jedoch wegen der mangelhaften Kalzifikation abnorm weich. In diesem Stadium kommt es zu **Verbiegungen der Knochen** (Oberschenkelknochen nach außen gekrümmt, Schienbein nach vorne gebogen = *Säbelscheidentibia*, stärkerwerden der Wirbelsäulenkrümmung).
- **Endstadium:** es kommt zur „Sklerosierung" des vorher weichen und biegsamen Knochens, d. h. die dicken Knochen werden jetzt hart.

Am häufigsten befallen sind: Becken, Schädel, Femur, Tibia, Wirbelsäule.

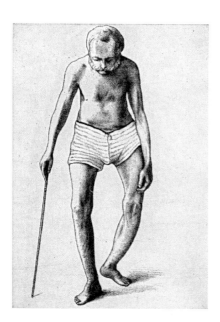

Abb. 65.30: Darstellung eines Patienten aus der Originalpublikation von Sir James PAGET (1877): Schädelvergrößerung (manchmal wird der Hut zu klein!), Kyphose, Säbelscheidentibia.

Verlauf: In schweren Fällen kommt es zu hochgradigen Deformierungen des Skelettes. Befall der Wirbelsäule und des Thorax beeinträchtigen die Atmung und den kleinen Kreislauf, Beteiligung der Schädelbasis kann Störungen seitens der Hirnnerven hervorrufen, die Einengung der Nervendurchtrittsstellen an der Lendenwirbelsäule und am Kreuzbein verursachen „rheumatische oder ischiasartige" Beschwerden.
Häufig ist eine Herzinsuffizienz die Todesursache. Dies geht darauf zurück, daß abnorme arteriovenöse Kurzschlußverbindungen im stark vaskularisierten Fasermark zu einer Steigerung des Herzminutenvolumens führen, wodurch vor allem die linke Herzkammer stark belastet wird.

Auf dem Boden eines M. PAGET kann sich ein Osteosarkom entwickeln (etwa 1 %).

Achtung: Es gibt einen M. PAGET des Knochens und einen M. PAGET der Mamilla.

Checkliste:
- **Überstürzter Knochenumbau**
- **Virusinfektion**
- **„Bimsteinartig"**
- **Knochenverdickung, Knochenverbiegung**
- **Mosaikstruktur**
- **Osteosarkom**
- **Herzinsuffizienz**

65.14 Knochennekrosen

Man unterscheidet primäre „**idiopathische" Knochennekrosen** ohne erkennbare bzw. nicht geklärter Ursache und sekundäre „**symptomatische" Knochennekrosen,** bei denen die Ursache bekannt ist. Weiters wird unterschieden, ob die Knochennekrosen während des Wachstumsalters auftreten: juvenile, meist idiopathische Formen oder die Veränderungen das Erwachsenenalter treffen: adulte, meist sekundäre Nekrosen.

Einteilung der wichtigsten Knochennekrosen

Juvenile Formen (idiopathisch)

- M. PERTHES: Idiopathische Schenkelkopfnekrose
- Osteochondrosis dissecans KÖNIG: Knochen- und Knorpelnekrose
- M. KÖHLER I; II; M. KIENBÖCK, M. OSGOOD-SCHLATTER
- M. SCHEUERMANN: Schmerzhafte Adoleszentenkyphose

Adulte Formen (symptomatisch)

- Traumatische Femurkopfnekrose
- Infektiös-entzündliche Nekrosen
- Radioosteonekrose
- Glukokortikoidtherapie, Dekompressions-Syndrom
- Alkoholismus, Gicht, Sichelzell-Anämie, M. GAUCHER
- Knocheninfarkte

Die Ursachen von Knochennekrosen können vielfältig sein:

- **Infektiöse Nekrosen:** Übergreifen eines entzündlichen Prozesses. Dabei werden vor allem die Gefäße betroffen, es kommt zur Thrombose mit nachfolgender ischämischer Nekrose.
- **Strahleneinwirkung:** Die Ursache der Nekrose ist neben der direkten Strahlenwirkung auf das Gewebe häufig eine Obliteration der Blutgefäße.
- **Traumatische Femurkopfnekrose:** Nach Luxationen oder Schenkelhalsfrakturen kann es infolge von Zerreissungen der Gefäße zu ischämischen Nekrosen kommen.
- **Endokrinopathien:** Bei M. CUSHING oder hoch dosierter Glukokortikoidtherapie sind Knochennekrosen möglich.
- **Andere Ursachen:** Chronischer Alkoholismus, Gicht, Thromboembolien sowie entzündliche Gefäßerkrankungen können zu Knochennekrosen bzw. Knocheninfarkten führen.

Bei Knochennekrosen werden die nicht mehr vitalen Knochenbälkchen durch Osteoklasten abgebaut, die Organisation der Nekrose erfolgt durch Granulationsgewebe, es kann eine Zyste anstelle des nekrotischen Areals entstehen. Im Bereich des nekrotischen Knochens besteht eine erhöhte Frakturgefahr!

> Bei nicht allzu großen Nekrosen und Ruhigstellung des betroffenen Gelenkes ist eine Heilung mit zumindest partiellem Wiederaufbau des Knochens möglich.

65.14.1 Juvenile, idiopathische Knochennekrosen

Auftreten im jugendlichen Lebensalter, die Ätiologie ist ungeklärt, vor allem spielen keine infektiösen oder entzündlichen Prozesse eine Rolle; deshalb werden diese Formen auch als „aseptische Knochennekrosen" bezeichnet. Die verschiedenen Lokalisationen dieser Nekrosen wurden jeweils mit dem Namen ihrer Erstbeschreiber charakterisiert.

- **M. PERTHES**[28]: Idiopathische Nekrose des Oberschenkelkopfes. Betrifft häufiger Knaben, Vorkommen zwischen dem 4. und 10. Lebensjahr. Oft doppelseitig.
  Für die Entstehung verantwortlich ist neben einer entwicklungsbedingten Minderdurchblutung auch eine familiäre Disposition, evtl. Anomalien der Arteria capitis femoris. Die Nekrose entwickelt sich langsam, das Kind hinkt und scheut Bewegungen, da Schmerzen auftreten.
  Durch die epiphysäre Nekrose tritt eine Verbreiterung des Skelettspaltes mit Deformierung des Femurkopfes auf: es entwickelt sich eine schwere sekundäre Arthrosis deformans.
- **Osteochondrosis (Osteochondritis) dissecans KÖNIG**[29]: Die Nekrose liegt in der Epiphysengegend nahe der Gelenkoberfläche und betrifft sowohl den Knochen wie auch den darüber liegenden Knorpel. Bruchstücke können abgeschert

> Gelenkmäuse bei:
> 1. Osteochondrosis dissecans
> 2. Traumatischer Knorpel-, Knochen-Abriß.
> 3. Gelenkchondromatose.

---

[28] PERTHES, Georg Clemens (1869–1927), Chirurg in Tübingen, 1910 Beschreibung der Femurkopfnekrose (Erstbeschreibung 1897 durch Carl MAYDL in Wien.

[29] KÖNIG, Franz (1823–1910), Chirurg in Deutschland. 1887 Erstbeschreibung der Osteochondrosis dissecans mit Auftreten freier Gelenkkörper.

und als freie Gelenkkörper in den Gelenksspalt abgestossen werden: sogenannte Gelenkmaus.

- **M. Köhler[30] I:** Nekrose des Os naviculare pedis.
- **M. Köhler II:** Nekrose eines Metatarsalköpfchens.
- **M. Kienböck[31]:** Nekrose des Os lunatum. Ursache kann ein Sturz auf die Hand oder gehäufte Mikrotraumen (typisch ist die Arbeit mit Preßlufthämmern) sein.
- **M. Osgood-Schlatter[32]:** Betroffen ist die Tuberositas tibiae; typisches Leiden bei Fußballern.
- **M. Scheuermann = Adoleszentenkyphose:** Fixierte Kyphose des Jugendlichen infolge von Deckplattenveränderungen der Wirbelkörper mit Bandscheibeneinbrüchen in die Wirbelkörperspongiosa (Schmorl-Knorpelknötchen). Das Röntgenbild ist charakteristisch: ventrale Erniedrigung der Wirbelkörper, unregelmäßig strukturierte Deckplatten, Deckplatteneinbrüche, Bandscheiben verschmälert und teilweise verkalkt. Die Krankheit ist schmerzhaft, es besteht die Gefahr einer sich frühzeitig entwickelnden Spondylarthrose.

65.14.2 Adulte, symptomatische Knochennekrosen

Beispiele für Knochennekrosen mit bekannter Ursache:

- **Posttraumatische Oberschenkelkopfnekrose:** Häufig, Ursache ist eine Gefäßlaesion.

Achtung: Nicht zu verwechseln ist die idiopathische Schenkelkopfnekrose Perthes von der posttraumatischen Nekrose.

- **Entzündungsbedingte Nekrosen:** Osteomyelitis oder Übergreifen eines entzündlichen Prozesses aus der Umgebung.
- **Strahlennekrosen:** Siehe oben.
- **Medikamentös bedinge Nekrosen:** Kortikoidtherapie.
- **Caissonkrankheit:** Nekrosen im Rahmen des Dekompressionssyndroms.

65.15 Traumatische Schädigungen der Knochen und Gefäße

Frakturen sind Knochenbrüche mit Bildung von mindestens zwei Bruchstücken. Das nennt man *einfache Fraktur*. Entstehen mehrere Knochenbruchstücke liegt ein *Trümmerbruch* vor.

Der allgemeinen Einteilung der Traumatologie folgend unterscheidet man:

- **Direkt-traumatische Fraktur**
- **Pathologische Fraktur**
- **Ermüdungsfraktur**

65.15.1 Typisierung der Frakturen

Traumatische Frakturen
Ausgelöst durch ein einmaliges adäquates Trauma.

Pathologische Frakturen
Ein pathologisch veränderter Knochen bricht entweder bei einem geringfügigen „Bagatelltrauma" oder es liegt überhaupt keine äußere Einwirkung vor = Spontanfraktur.

Die Arten des Grundleidens bei pathologischen Frakturen sind äußerst unterschiedlich:
Osteolytische Knochenmetastasen (z. B. Nierenzellkarzinom, Schilddrüsenkarzinom)
Osteoporose (Oberschenkelhalsfraktur im höheren Lebensalter)
Osteomyelitis
Knochenzysten
Radioosteonekrose (Strahlenschädigung)
Hyperparathyreoidismus.

Ermüdungsbruch = Dauerbruch.
Zahlreiche unterschwellige Traumen bzw. eine länger dauernde Überlastung kann zunächst zu Einrissen der Kortikalis führen, welche dann in Etappen fortschreitet. Eines Tages kommt es zur tatsächlichen „Restfraktur".

---

30 Köhler, Alban (1874–1947), Radiologe in Wiesbaden. 1908 Erstbeschreibung der Knochennekrose am Os naviculare pedis (Köhler I); 1920 Zweitbeschreibung der Nekrose des 2. Metatarsalköpfchens (Köhler II).
31 Kienböck, Robert (1871–1953), Röntgenologe in Wien. 1910 Erstbeschreibung der Nekrose des Os lunatum.
32 Osgood, Robert Baryley (1873–1956), Orthopäde in Boston. Carl Schlatter (1864–1934), Chirurg in Zürich.

65.15.2 Nomenklatur bei Frakturen

Bei der Beurteilung von Knochenbrüchen sind folgende Gesichtspunkte zu beachten:

- **Vollständige Frakturen oder unvollständige Frakturen** (Fissuren, Infraktionen)
- **Grünholzfraktur** bei erhaltenem Periost.
- **Impressionsfraktur** (Knocheneinbruch), **Kompressionsfraktur** (Knochenquetschung).
- **Dislokation der Bruchenden**
- **Topographischer Verlauf der Fraktur:**
  Querbrüche, Schrägbrüche, Längsbrüche, Schraubenbrüche,
  Splitterbrüche, Trümmerbrüche
  T- und Y-Brüche
- **Offene oder geschlossene Frakturen**
- **Luxationsfrakturen**

Sonderformen:

1. **Schädelbasisfrakturen** (siehe Einführung 17.1.26)
   - **Berstungsbruch:** Meist durch Auffallen auf eine feste Unterlage oder durch Einwirkung eines Werkzeuges mit großer Schlagfläche. Bruch dort, wo Spannungs- und Zugkräfte auftreten (z. B. Knacken einer Nuß).
     Bei **seitlicher Kompression:** Verkürzung des Querdurchmessers mit Zug und Berstung quer zur Gewalteinwirkung: **Querbruch.**
     Bei **frontookzipitaler Kompression:** Verkürzung des Längsdurchmessers: **Längsbruch** (Abb. 17.6).
     Die Bruchlinie zeigt die Druckachse und die Richtung der Gewalteinwirkung an. Wichtig für die Rekonstruktion des traumatischen Geschehens.
   - **Biegungsbruch:** Knochen wird an der Einwirkungsstelle eingedrückt, bis er bricht, die Bruchlinien verlaufen zirkulär um die Einwirkungsstelle. Der Bruch entsteht dort, wo durch Dehnung Zugkräfte entstehen (Brechen eines gebogenen Stockes an der gedehnten Außenseite). Typisch: **Ringbruch der Schädelbasis** um das Hinterhauptloch. Infolge Stauchung (Sturz auf Füße oder Gesäß bzw. Aufschlagen im Scheitelbereich). Infolge Traktion (Zerrung des Kopfes von der Basis weg = Schleifen fußaufwärts).
     Berstungs- und Biegungsbrüche sind meist kombiniert: **Globusbruch,** radiäre und zirkuläre Frakturen, z. B. Schlag mit Stein; vgl. Aufschlagen eines Eies mit einem Löffel.

2. **Biegungsbruch an langen Röhrenknochen**
   An der Stelle der Gewalteinwirkung wird ein Kno-

chenteil herausgesprengt, der ein typisches Aussehen hat (Abb. 65.19). Die Spitze des Keiles zeigt die Richtung der Gewalteinwirkung.

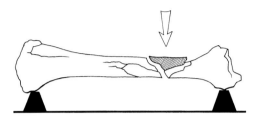

Abb. 65.31: Keilbruch eines Röhrenknochens. Die Bestimmung der Gewalteinwirkung ist für die Rekonstruktion von Unfällen wichtig.

65.15.3 Frakturheilung

Klassische, sekundäre Frakturheilung
In der Regel verläuft eine Frakturheilung über verschiedene Stadien und wird daher als sekundäre Frakturheilung bezeichnet.

Primäre Frakturheilung
Dies kommt vor bei absoluter Ruhigstellung durch operative Fixierung und Kompression der Frakturenden durch aufgeschraubte Metallplatten. Dabei liegen die Frakturränder wieder vollkommen angepaßt aneinander, und es kann eine **Kontaktheilung** erfolgen: Osteoklasten schaffen „Bohrlöcher", in welchen gefäßreiches Mesenchym mit Osteoblasten die Kontinuitätstrennung wieder reparieren.

Typische sekundäre Frakturheilung
Besteht zwischen den Frakturenden ein Spalt, so geschieht die Heilung in verschiedenen Stadien:
1. **Frakturhämatom** (1–2 Tage).
2. **Organisation** des Frakturhämatoms durch Granulationsgewebe, Bildung eines **bindegewebigen Kallus:** kollagenes Bindegewebe, welches die beiden Frakturenden miteinander verbindet, Abbau nekrotischer Knochenreste (1 Woche).
3. **Provisorischer knöcherner Kallus:** Knochenneubildung im bindegewebigen = fibrösen Kallus → es entsteht Faserknochen, in dem sich Fibroblasten in Osteoblasten umwandeln und Osteoid produzieren, welches verkalkt (3. Woche).
4. **Definitiver knöcherner Kallus:** Resorption des provisorischen Kallus und Ersatz durch normales lamelläres Knochengewebe; die allmähliche Restitution der Form dauert Wochen bis Jahre.

Eine Störung der Frakturheilung kann trotz richtiger Position der Knochenstücke durch mangelhafte Kollagenfaserbildung (ungenügender Kallus) und Wundinfektion erfolgen. Weiters kann in höherem Lebensalter die Regenerationsfähigkeit herabgesetzt sein.

Typische Komplikationen bei Frakturen sind
- **Fehlstellung oder Verkürzung**
- **Pseudoarthrosebildung:** Wurden die Frakturenden nicht ruhiggestellt oder kommt es zur Interposition von Weichteilen zwischen die Knochenstücke, so ist die Umwandlung des bindegewebigen in den knöchernen Kallus gestört. Es entsteht nur ein narbiges Ersatzgewebe mit Knorpel- und Knochenteilen, außerdem bleibt eine Beweglichkeit der Bruchenden gegeneinander.
- Sudecksche **Knochenatrophie** (siehe 65.8.2).

Checkliste:
- **Primäre und sekundäre Frakturheilung**
- **Frakturhämatom**
- **Bindegewebiger Kallus**
- **Provisorischer knöcherner Kallus**
- **Definitiver knöcherner Kallus**
- **Pseudoarthrose**

65.15.4 Schädigung der Gelenke durch Traumen

Distorsion: Verdrehung, Verstauchung oder Zerrung, häufig durch indirekte Gewalteinwirkung (Umknicken des Fußes, Verdrehen des Kniegelenkes, Stauchung der Hand). Es entstehen Fasereinrisse im Bindegewebsapparat.

Luxation: Lösung der Gelenksverbindung mit vollständiger Trennung der gelenkbildenden Knochenenden (Verrenkung).
Eine Luxation kann spontan und ohne Trauma auftreten (bei geschädigtem Bandapparat) oder es kann eine Luxation angeboren sein (Hüftgelenksluxation, siehe 65.2.3).

Meniskuserkrankungen
Die sichelförmigen Faserknorpelplatten der Menisci im Kniegelenk sind sowohl für Verletzungen wie auch für degenerative Erkrankungen höchst empfänglich. Dies liegt vor allem daran, daß sie dauernd belastet werden.

1. Meniskusdegeneration
Die *primäre Meniskusdegeneration* (Degeneration eines unbeschädigten Meniskus) ist die Folge einer dauernden Überbelastung und findet sich vorzugsweise am lateralen Meniskus. Es entstehen kleine mukoide Degenerationsherde, welche sich zu Zysten vergrößern können. Dadurch entstehen Kontinuitätstrennungen, welche ihrerseits das Zustandekommen von Meniskusrissen begünstigen.
Die *sekundäre Meniskusdegeneration* (Degeneration nach vorausgegangener Meniskusverletzung) entsteht durch Einklemmung oder Quetschung von meist teilweise losgelösten Meniskusteilen.

2. Meniskusverletzungen
Akute Meniskusverletzungen sind meist Sportunfälle, chronische Meniskusverletzungen sind häufig berufsbedingt.
Typische Verletzungsformen sind:
- **Abrisse**
  Vorhorn-Hinterhornabriß, partielle oder totale Abrisse von der Kapsel.
- **Substanzrisse:** Einriß parallel zum freien Rand = Korbhenkelriß. Einrisse von Vorder- und Hinterhorn, quere oder schräge Risse am freien Rand.

Die Heilungsvorgänge am bradytrophen Gewebe der Menisci verlaufen sehr langsam und werden bei ungenügender Ruhigstellung durch wiederholte Einklemmungen zusätzlich verzögert.

REKAPITULATION

1. Charakterisiere den Hyperparathyreoidismus (65.10.1)!
2. Achtung Fangfrage: Was ist der M. Recklinghausen? (65.10.1 bzw. 61.17.8)!
3. Definiere primären bis quartären Hyperparathyreoidismus (65.10.1.1)!
4. Was ist der Unterschied zwischen Hypoparathyreoidismus und Pseudohypoparathyreoidismus? (65.10)
5. Was versteht man unter renaler Osteopathie? (65.11)
6. Was ist eine intestinale Osteopathie? (65.11)
7. Was sind Hyperostosen? (65.12.1)
8. Was sind Trommelschlegelfinger (65.12.1 und Einführung, Abb. 10.6)
9. Erläutere den M. Paget (65.13)!
10. Definiere Knochennekrosen (65.14)!
11. Was sind die Folgen von Knochennekrosen? (65.14)
12. Nenne Beispiele für juvenile, idiopathische Knochennekrosen (65.14.1)!
13. Nenne Beispiele für adulte, symptomatische Knochennekrosen (65.14.2)!
14. Welche ätiologische Typen von Frakturen gibt es? (65.15.1)
15. Erläutere die Schädelbasisfrakturen (65.15.2)!
16. Wie erfolgt die Frakturheilung? (65.15.3)!
17. Welche Luxationen ohne Gewalteinwirkungen gibt es? (65.15.4)
18. Wie entstehen Meniskusverletzungen? (65.15.4)!

65.16 Knochen- und Gelenktransplantation

Knochengewebe kann in sogenannten Knochenbanken gelagert und später zu Transplantationszwecken verwendet werden. Weiters gibt es die Möglichkeit der Autotransplantation von körpereigenem Gewebe, z. B. wird solches dem Beckenkamm entnommen.
Knochentransplantate verwendet man um Knochendefekte (z. B. postoperativ) auszufüllen. Die transplantierten Knochengewebsteile werden selbst resorbiert und durch Granulationsgewebe ersetzt, welches durch Osteoblastenaktivierung eine Knochenneubildung induziert.

Gelenkersatz

Dabei werden Metall- oder Kunststoffgelenke, sogenannte **Endoprothesen** eingesetzt. Besonders wichtig ist hiefür die stabile Verankerung der künstlichen Gelenke, um die Komplikation der Prothesenlockerung zu vermeiden. Trotzdem wird eine solche Prothese immer ein Fremdkörper bleiben und auch eine Fremdkörperreaktion im Körper hervorrufen. Weiters besteht auch die Gefahr der mikrobiellen Infektion im Bereich einer implantierten Gelenkprothese.
Am häufigsten werden die starken Abnützungserscheinungen unterworfenen Hüft- und Kniegelenke mittels Prothesen ersetzt.

Praktisch nur mehr historisches Interesse hat der *„Kieler Knochenspan"*[33]. Es handelt sich um ein heterologes Knochenmaterial, wobei durch Mazeration die Antigenität stark reduziert wurde. Heute werden eigentlich nur mehr autogene und homologe Knochensubstanzen verwendet.

65.17 Knochengeschwülste und tumorsimulierende Veränderungen

1. Primäre Neoplasmen des Knochens sind selten
2. Maligne Knochentumoren sind wesentlich seltener als benigne Geschwülste
3. Maligne Knochentumoren betreffen weniger als 1 % aller bösartigen Geschwülste
4. 2/3 der Knochentumoren treten bei Jugendlichen in der Wachstumsphase auf
5. Bei älteren Menschen sind Knochenmetastasen weitaus häufiger als primäre Knochentumoren.

Die Beurteilung von „Knochengeschwülsten" ist klinisch wie auch pathologisch-anatomisch ein schwieriger diagnostischer Prozeß. Es gibt dafür erfahrene Spezialisten, welche in einem Knochengeschwulstregister arbeiten, d. h. in einem speziellen Diagnosezentrum. In jedem Fall sind zur histologischen Untersuchung auch die Röntgenbilder, Befunde sonstiger bildgebender Verfahren (CT, MR) vorzulegen, und alle klinisch erhobenen Befunde müssen bekannt sein.

Bezüglich der Dignität der Geschwülste sind (wie in jedem anderen Organ) auch am Knochen zu unterscheiden

- **Benigne Tumoren**
- **Maligne Tumoren**
- **Tumoren intermediärer Dignität (fakultativ maligne)**. Dieselben können trotz histologisch „gutartigem Aussehen" lokal destruierend wachsen, rezidivieren und auch relativ spät Metastasen setzen.

65.17.1 Tumorähnliche Veränderungen und Zysten

Es handelt sich um nicht-neoplastische Veränderungen, die klinisch und röntgenologisch einen echten Knochentumor vortäuschen können.

65.17.1.1 Metaphysärer, fibröser Defekt = fibröser Kortikalisdefekt = nicht ossifizierendes Fibrom

Häufig! Vorkommen bei Kindern und Jugendlichen, d. h. am wachsenden Skelett. Es ist eine herdförmige Knochenbildungsstörung in den Metaphysen langer Röhrenknochen. Dort liegen scharf begrenzte Herde, welche aus faserreichen Bindegewebe und Fibroblasten bestehen. Es handelt sich um eine vorübergehende Störung der Ossifikation im Bereich der Wachstumsfuge, nach Abschluß des Skelettwachstums erfolgt eine Spontanheilung durch Verknöcherung.
Sind diese Herde nur in der Kortikalis lokalisiert, werden sie **fibröser Kortikalisdefekt** bezeichnet, handelt es sich um größere Areale, welche tiefer in den Knochen hineinreichen, nennt man sie **nicht ossizifierendes Fibrom**.

---

33 Es handelt sich um denaturiertes tierisches (Kälber)Knochengewebe. Wurde 1954 von Chirurgen in Kiel erstmals verwendet.

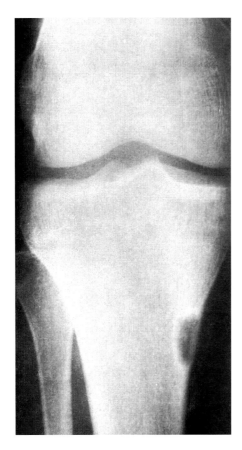

Abb. 65.32: Fibröser Kortikalisdefekt an der medialen Seite der Tibia.

Die Knochenhöhle ist meist oval, kann unvollständig septiert sein und fast den ganzen Knochenquerschnitt einnehmen. Sie ist von einer dünnen Bindegewebslage tapetenartig ausgekleidet.

Es besteht die Gefahr einer Spontanfraktur. Nach Curettage und Auffüllen mit Knochenspänen erfolgt Heilung.

Aneurysmatische Zysten

Gekämmerte, blutgefüllte, meist exzentrisch in einer Knochenauftreibung gelegene Zyste. Die miteinander in Verbindung stehenden Hohlräume sind von einem resorbierenden Granulationsgewebe ausgefüllt, welches reichlich Makrophagen mit Hämosiderinspeicherung enthält. Da die zystischen Bildungen sehr groß werden können, ist eine exzentrische Knochenauftreibung typisch.

Gefahr pathologischer Frakturen.

Degenerative Zysten

Häufig. Häufiges Vorkommen in gelenknahen Knochenabschnitten bei zugrundegehen von Knochensubstanz, z. B. bei Arthrosis deformans: Geröllzysten (siehe 65.6.1).

Sonstige seltene Zysten

Bei Hyperparathyreoidismus, fibröser Dysplasie, in Riesenzelltumoren und bei Osteosarkomen.

65.17.1.2 Kartilaginäre Exostosen

Häufig, bis zum 40. Lebensjahr vorkommend. Es handelt sich um knöcherne, von einer Knorpelkappe bedecke Auswüchse. Dieser Knorpel wächst, im Anschluß daran erfolgt eine Ossifikation. Deshalb wurden diese Bildungen früher auch Osteochondrome genannt.

Diese meist an den Metaphysen, bevorzugt im Kniebereich lokalisierten Exostosen können einzeln, multipel oder im Rahmen einer erblichen Exostosenkrankheit auftreten.

65.17.1.3 Knochenzysten

Es handelt sich in der Regel um „Pseudozysten", da die Hohlräume keine Epithelauskleidung aufweisen. Ausnahme: Plattenepithelzysten im Kiefer (Entwicklungsstörung).

Juvenile Knochenzysten (solitäre Knochenzysten)
Entstehung wahrscheinlich durch lokale Wachstumsstörung in den Metaphysen, hauptsächlich im proximalen Humerus, Femur und der Tibia.

65.17.2 Knochenspezifische, echte Tumoren

Die eigentlichen „Knochentumoren" entstehen aus neoplastisch transformierten Mesenchymzellen, die sich vor allem in drei Richtungen differenzieren → **osteogene, chrondrogene und fibrogene Tumoren.**

65.17.2.1 Knöcherne Differenzierung

Osteom
Benigner Knochentumor, der fast ausschließlich im Bereich der Schädel- und Kieferknochen vorkommt.

Multiple Osteome treten im Rahmen des GARDNER-Syndroms auf: Dickdarmadenomatose, Osteome, kutane Fibrome und Lipome (siehe 39.5.13).

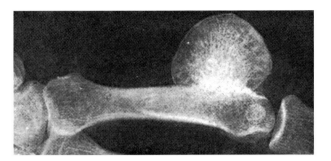

Abb. 65.33: Osteom an einer Fingergrundphalanx.

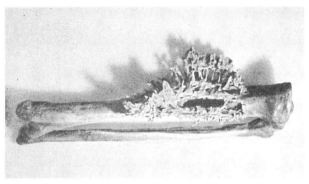

Abb. 65.34: Osteosarkom der Tibia mit starker Knochenneubildung (Spiculae).

Osteoid-Osteom

Der 1 bis 2 cm große Tumorherd hat ein charakteristisches Aussehen. Der zentrale Teil besteht aus unreifen Osteoblasten und Osteoid und wird „Nidus" bezeichnet. Derselbe ist umgeben von sklerosiertem lamellärem Knochen, wobei diese Verdickung oft weit über den eigentlichen Herd hinausgeht. Röntgenologisch entsteht ein charakteristisches Bild mit einer zentralen Aufhellung und einer peripheren dichten Verschattung.

Osteoblastom

Der Tumor ist histologisch aufgebaut wie der Nidus eines Osteoid-Osteoms, die sklerosierende Randreaktion fehlt.

Osteosarkom

Häufigstes und wichtigstes Knochensarkom. Etwa 30 % aller maligner, primären Knochentumoren sind osteogene Sarkome. Das Häufigkeitsmaximum liegt im zweiten Lebensjahrzehnt.

Bevorzugte Lokalisation ist die distale Femur- und proximale Tibiametaphyse.

Das Tumorwachstum beginnt mit Destruktion des präexistenten Knochengewebes. Der Tumor dehnt sich sowohl nach innen in die Spongiosa und Markhöhle wie auch zentrifugal nach außen aus. Durch Abhebung des Periosts entsteht eine reaktive, nicht tumoröse Knochenneubildung: Periostitis ossificans = Periostsporn = CODMAN[34]-Dreieck. Wenn das Tumorgewebe die Kortikalis infiltriert, können sich hier strahlenförmige, senkrecht zur Längsachse des Knochens angeordnete Tumorknochenbälkchen bilden, sogenannte Spiculae. Diese Veränderungen sind radiologisch charakteristisch: „wie die Strahlen einer aufgehenden Sonne".

Histologisch zeigt sich ein zellreiches, äußerst polymorphes Tumorgewebe aufgebaut aus plumpen bis spindeligen Tumorzellen mit reichlich Blutgefäßen. Als Interzellularsubstanz werden teils osteoide, teils chondroide und teils fibröse Strukturen differenziert. Für die histologische Diagnose ist allerdings der Nachweis einer ossären Differenzierung notwendig.

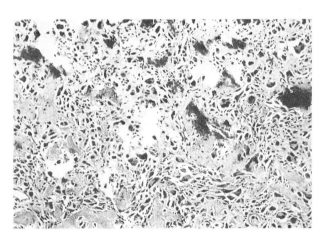

Abb. 65.35: Osteosarkom. Polymorphzelliges, mesenchymales Tumorgewebe mit Bildung von Osteoid (hellgrau) und verkalktem Knochen (schwarz).

Der Tumor wächst schnell und setzt früh Metastasen, ist wenig strahlenempfindlich und hat eine schlechte Prognose. Lebenserwartung 1–2 Jahre.

Anfangssymptome sind lokale Schmerzen und Schwellung, oft läßt ein Zufallstrauma die Patienten aufmerksam werden. Bei einer osteolytischen Variante (es überwiegt die Knochenzerstörung) können Spontanfrakturen auftreten.

---

34 CODMAN, Ernest (1869–1940), Chirurg in Boston.

Das entscheidende Merkmal des Osteosarkoms ist das zellreiche, osteoidbildende Tumorgewebe.
Topographisch werden unterschieden:
1. **Zentrales, medulläres Osteosarkom:** Ursprung im Inneren eines Knochens.
2. **Oberflächenosteosarkom:** Entsteht an der äußeren Knochenoberfläche und entwickelt sich primär in Richtung Weichteile. Diese „juxtakortikalen" Osteosarkome werden unterteilt in:
   2.1 **Parostales Osteosarkom:** entsteht in den knochennahen Weichteilen.
   2.2 **Periostales Osteosarkom:** geht vom Periost aus.

Checkliste:
- **Nidus bei Osteoid-Osteom**
- **Periostsporn bei Osteosarkom**
- **Spiculae bei Osteosarkom**
- **Zentrales Osteosarkom**
- **Parostales Osteosarkom**
- **Periostales Osteosarkom**

65.17.2.2 Knorpelige Differenzierung

Chondrom
Relativ häufig. Vorkommen nur in knorpelig präformierten Knochen: Hand- und Fußskelett, Becken, Wirbelsäule, Rippen.
Es handelt sich um rundliche oder gelappte, bis 5 cm große, bläulich-glasige, scharf begrenzte Tumoren.
Liegt ein Chondrom im Zentrum des Knochens, wird dies **Enchondrom** genannt, der betroffene Knochenabschnitt ist meist kolbig aufgetrieben.

Gelegentlich multiple chondromartige Bildungen = **Chondromatose**. Wird nicht als echte Geschwulstbildung, sondern als Entwicklungsstörung angesehen: OLLIERsche[35] Erkrankung, MAFFUCCI[36]-Syndrom.

Chondrosarkom
Bevorzugtes Auftreten in zentralen Skelettabschnitten (Becken, Wirbelsäule, Schultergürtel, proximaler Humerus und Femur). Der Tumor setzt sich aus atypischen

Knorpelgewebe zusammen, durchbricht den Knochen und dringt unter Bildung einer Pseudokapsel in die Weichteile ein.
Langsam wachsend, daher auch spät metastasierend.

65.17.2.3 Fibroblastische Differenzierung

Die Tumoren sind überwiegend aus Spindelzellen aufgebaut und haben eine unterschiedliche Tendenz zur Faserbildung.

Nicht ossifizierendes Knochenfibrom
Ein osteolytischer Herd ist von proliferierten Fibroblasten und Histiozyten ausgefüllt.

Riesenzelltumor = Osteoklastom
Typische Lokalisation sind die Epiphysen langer Röhrenknochen.
Makroskopisch ist er ein zentral osteolytischer Tumor, aufgebaut aus dunkelrotem, weichem Gewebe.
Histologisch besteht dasselbe aus reichlich Blutgefäßen, Histiozyten, Fibroblasten sowie osteoklastenähnlichen Riesenzellen. Die Tumorzellen speichern reichlich Eisenpigment, daher hat der Tumor eine braune Farbe. Etwa 10 % der Osteoklastome entarten zum malignen Riesenzelltumor und können metastasieren.
Achtung: Der Begriff „brauner Tumor" bezieht sich lediglich auf durch Blutungen bedingte Hämosiderinablagerung in Zellen mit Makrophagenfähigkeit. Dies kann daher bei zahlreichen Tumoren, Granulomen und auch Zysten vorkommen. Die Bezeichnung „brauner Tumor" allein sollte also nicht mehr verwendet werden.

65.17.2.4 EWING[37]-Sarkom (teilweise neurogene Differenzierung)

EWING-Sarkome sind relativ häufige kleinzellige Tumoren, deren histogenetischer Ursprung noch nicht geklärt ist. Es kann sich um undifferenzierte retikulo-endotheliale Zellen oder auch Stammzellen handeln.

Das EWING-Sarkom ist eine typische Neoplasie des Kindes- und Jugendalters. Es tritt meist zwischen dem 10. und 30. Lebensjahr auf. Hauptlokalisation sind die Diaphysen der langen Röhrenknochen (Humerus, Tibia, Femur), aber auch das Becken und die Rippen.

---

35 OLLIER, Louis (1830–1900), Chirurg in Lyon. 1898 Erstbeschreibung einer Skelettdysplasie mit multiplen (halbseitig auftretenden) Enchondromen: Verkürzung und Verformung der Röhrenknochen.
36 MAFFUCCI, Angelo (1845–1903), italienischer Pathologe. 1881 Erstbeschreibung einer Skelettdysplasie mit multiplen Enchondromen und Hämangiomen.
37 EWING, James (1866–1943), Pathologe und Onkologe in New York.

In der Thoraxwand werden diese Geschwülste als ASKIN[38]-Tumoren bezeichnet.

Makroskopisch hat der offensichtlich vom Markgewebe ausgehende Tumor keine knöcherne oder knorpelige Differenzierung und ist ein weißliches, weiches (eiterähnlich!) Gewebe. Der Tumor füllt die Markräume aus, zerstört Spongiosa und Kompakta und kann schließlich in die Weichteile einbrechen.

Mikroskopisch findet sich ein zellreiches Tumorgewebe aus kleinen lymphozytenähnlichen Zellen mit einem nur ganz schmalen Zytoplasmasaum.

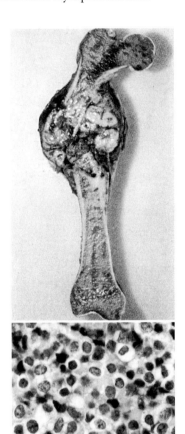

Abb. 65.36: Oben: EWING-Sarkom im Femur. Der Knochen ist zerstört, das Tumorgewebe breitet sich in Richtung Weichteile aus.
Unten: Histologisch besteht das EWING-Sarkom aus lymphozytenähnlichen Zellen.

Charakteristisch ist eine Chromosomenanomalie, es liegt eine Translokation an den Chromosomen 11 und 22 oder eine Deletion am Chromosom 22 vor. Weiters zeigen manche Tumorformen neurogene Oberflächenmarker und gehören dann in die Gruppe der primitiven neuroektodermalen Tumoren (PNET).

Klinisch können EWING-Tumoren Symptome einer Osteomyelitis vortäuschen, sie wachsen jedoch meist rasch und metastasieren früh in die Lunge und in das Skelett selbst. Mit aggressiver Chemotherapie, Bestrahlung und chirurgischer Entfernung des Tumors erreicht etwa die Hälfte der Fälle eine Überlebensrate von 5 Jahren.

65.17.2.5 Chordom

Es handelt sich um keinen Knochentumor, sondern um einen dysontogenetischen Tumor der Chorda dorsalis (siehe 61.17.6).

65.17.2.6 Hämangiom (Blutgefäß-Differenzierung)

Hämangiome kommen in Wirbelkörpern vor und werden, nur wenn sie sehr groß sind, den Wirbel zerstören und neurologische Symptome auslösen. Manchmal findet man auch Hämangiome im knöchernen Schädeldach.

65.17.4 Knochenmetastasen

> **Metastatische Geschwulstabsiedelungen im Knochen sind wesentlich häufiger als Primärtumoren.** Am häufigsten sind Karzinommetastasen (bei Erwachsenen), wesentlich seltener sind Metastasen von Neuroblastomen, EWING-Sarkomen und Osteosarkomen (bei Kindern und Jugendlichen).

Die bevorzugte Lokalisation sind Knochen mit blutbildendem Mark: Wirbelsäule, Rippen, Becken, proximale Anteile von Humerus und Femur. Grundsätzlich können alle Karzinome in allen Knochen des Skelettes metastasieren.

Entstehung der Metastasen
Die Karzinomzellen breiten sich zunächst in den Markräumen der Spongiosa aus, zu dieser Zeit sind sie weder makroskopisch noch röntgenologisch sichtbar. Dann erfolgt eine Reaktion im präexistenten Knochengewebe.

- Durch aktivierte Osteoklasten wird der Knochen abgebaut und das Tumorgewebe bildet große weißliche Geschwulstknoten. Diese osteolytischen Herde werden **osteoklastische Knochenme-**

---

38 ASKIN, F. B., zeitgenössischer Pathologe in Baltimore. Er beschrieb 1979 die Lokalisation des EWING-Sarkoms in den Rippen.

tastasen genannt. Häufig bei Schilddrüsen- und Nierenzellkarzinomen.

- Manche Tumormetastasen stellen einen Reiz zur Knochenneubildung dar und stimulieren die Osteoblasten, wodurch Knochenmatrix gebildet wird. Es entsteht eine kompaktaartige, röntgendichte Knochenneubildung nach Art einer Osteosklerose: **osteoblastische Metastasen.** Solche kommen vor allem bei Prostatakarzinomen vor.

- Bei manchen Tumoren entstehen **indifferente Metastasen**, d. h. der Knochen wird dabei nicht alteriert; es kann auch vorkommen, daß ein Primärtumor sowohl osteoklastische wie auch osteoplastische Metastasen setzt, dies wird dann gemischte Metastasierung genannt.

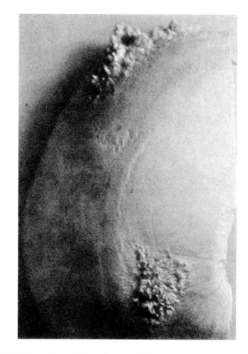

Abb. 65.38: Osteoblastische Knochenmetastasen in der Schädeldecke. Beachte die Knochenneubildung.

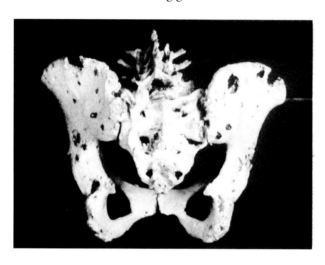

Abb. 65.37: Knochendefekte bei osteoklastischen Metastasen im Becken.

65.18 Geschwülste und tumorsimulierende Veränderungen an Gelenken

65.18.1 Geschwulstähnliche Erkrankungen

Gelenkchondromatose
Es entstehen in der Synovialmembran multiple bis wenige Zentimeter große Knoten aus Knorpelsubstanz; diese können im weiteren verknöchern. Dadurch kommt es zu einer schmerzhaften Beweglichkeitsblockade der Gelenke. Manchmal können die Knorpel- oder Knochenstücke als freie Körper im Gelenkraum liegen: Gelenksmaus.

Synovitis villosa („pigmentierte, villonoduläre Synovitis")
Kein echter Tumor, sondern eine chronische hyperplastische Entzündung der Synovialmembran mit tumorartiger, überschüssiger Gewebsneubildung. Betroffen sind am häufigsten die Kniegelenke.
Es kommt zu einer knotigen oder polypös-zottigen Gewebswucherung der Synovialis, die in die Gelenkhöhle hineinragt, dabei den Knorpel zerstören kann. Es handelt sich um ein blutgefäßreiches Bindegewebe mit vielen Riesenzellen sowie hämosiderinspeichernden Makrophagen.

65.18.2 Malignes Synovialom = Synovialsarkom

Selten. Die Tumoren haben einen histologisch **biphasischen Charakter.** In einem fibrosarkomatösen Stroma liegen spaltenförmige Lücken, die von **pseudoepithelartigen Uferzellen** ausgekleidet sind. Je nachdem, welche dieser Phasen überwiegt, kann das Vorliegen eines Karzinoms oder eines Sarkoms vorgetäuscht werden.

REKAPITULATION

1. Was ist der Unterschied zwischen Neoplasmen und tumorähnlichen Knochenläsionen? (65.17)!
2. Wie erfolgt die Tumordiagnostik am Skelett? (65.17)!
3. Nenne Beispiele für tumorsimulierende Knochenprozesse (65.17.1)!
4. Gib einen Überblick der Knochenzysten (65.17.1.3)!
5. Nenne Beispiele für Knochentumoren mit knöchernen Differenzierungen (65.17.2.1)!
6. Erläutere das Osteosarkom (65.17.2.1)!
7. Was ist der Unterschied zwischen einem parostalen und periostalen Osteosarkom? (65.17.2.1)!
8. Nenne Beispiele für Knochentumoren mit knorpeliger Differenzierung (65.17.2.2)!
9. Nenne Beispiele für Knochentumoren mit fibroblastischer Differenzierung (65.17.2.3)!
10. Erkläre detailliert das EWING-Syndrom (65.17.2.4)!
11. Was ist ein Chordom? (65.17.2.5)
12. Erläutere die klinischen Aspekte der malignen Knochentumoren (65.17.3)!
13. Wie entstehen osteoplastische bzw. osteoklastische Knochenmetastasen? (65.17.4)!
14. Was ist ein malignes Synovialom? (65.18.2)

Schwerpunktkatalog der prüfungsrelevanten Themen aus dem Kapitel Knochen und Gelenke
Zusammengestellt und herausgegeben von der österreichischen Medizinerunion und dem Facultas-Verlag

1. **Regulation des Knochenbestandes und -umsatzes**
   Funktionelle Regulation;
   Hormonelle Regulation (Parathormon, Kalzitonin, STH, ACTH, Glukokortikoide, Androgene, Östrogene, Schilddrüsenhormon);
   Vitamin-D;
   Renale Regulation.

2. **Metabolische Osteopathien**
   Definition, Pathogenese, Morphologie, ätiologische Formen, Folgen (lokal, generalisiert).
   Morphologische Diagnostik (Histomorphologie).
   Osteoporose (Osteopenie, Knochenatrophie)
   Osteomalazie – Rachitis
   Hyperparathyreoidismus
   Gemischte metabolische Osteopathien (renal, gastrointestinal).

3. **Lokalisierte Osteoporosen und Knochenatrophien**
   Inaktivitätsatrophie, posttraumatische akute Osteoporose – SUDECKsche Knochenatrophie, Konzentrische Atrophie, Druckatrophie.

4. **Osteodystrophia deformans PAGET**
   Pathogenese, Morphologie, Folgen.

5. **Fibröse Dysplasie JAFFEE-LICHTENSTEIN**
   Pathogenese, Morphologie, Folgen.

6. **Arthopathia deformans – Spondylopathia deformans**
   Pathogenese, Morphologie, ätiologische Formen, Folgen.

7. **Gicht**
   Pathogenese, Ätiologie, Morphologie, lokale und allgemeine Folgen.
   (S. auch Allgemeine Pathologie).

8. **Entzündungen**
   Infektionsmodus, Morphologie, lokale und allgemeine Folgen.

   Unspezifische Osteomyelitis,
   Unspezifische Arthritis,
   Tuberkulose der Knochen und Gelenke.

9. **Rheumatische Gelenkerkrankungen**
   Gelenkerkrankungen bei rheumatischem Fieber;
   CP (Pathogenese, Ätiologie, Morphologie, Verlauf, extraartikuläre Veränderungen).

10. **Gelenkbeteiligung bei anderen Erkrankungen**
    Kollagenosen, enterale Erkrankungen, Amyloidose, Malignome, Psoriasis, Morbus BOECK.

11. **Spondylitis ankylopoetica**
    Morphologie, Folgen, Beteiligung anderer Organe.

12. **Frakturen**
    Pathologische Fraktur;
    Frakturheilung, Heilungsstörungen, Endausgänge, Komplikationen.

13. **Knochennekrosen**
    Morphologie, Folgen.
    Posttraumatische Femurkopfnekrose, Strahlennekrosen, Glukokortikoid-verursachte Nekrosen; Sequester; Aseptische Nekrosen (M. PERTHES, M. SCHEUERMANN).

14. **Tumoren und Tumorähnliche Läsionen**
    Prinzipien der Klassifikation nach Muttergewebe bzw. Differenzierung, nach Dignität (benigen, maligen, potentiell maligen).
    Kenntnis der Tumorbegriffe.
    Wichtige tumorähnliche Läsionen: Fibröser Kortikalisdefekt, kartilaginäre Exostose, Eosinophiles Granulom, Juvenile Zyste. Aneurysmatische Zyste, pigmentierte villonoduläre Synovitiis.
    Wichtige Tumoren: Chondrom, Chondrosarkom, Osteosakrom, EWING-Sarkom, Riesenzellentumor, Chordom, Malignes Synovialom.
    Metastatische Knochentumoren.

Häufige Prüfungsfragen (Wien), zusammengestellt aus diversen Mitschriften bei verschiedenen Prüfern

Die nachfolgende nicht systematische Zusammenstellung soll der Überprüfung des eigenen Wissensstandes dienen. Es wurden auch „Spezialfragen" angeführt, wobei es sich fast ausschließlich um Definitionen handelt, deren Beantwortung (wenn hier im Text nicht erwähnt) in einem medizinischen Lexikon nachzuschlagen ist (Pschyrembel).

Osteomyelitis
Rachitis
Arthropathia deformans
Knochentuberkulose
Gelenktuberkulose
Chronische Polyarthritis (CP)
Knochentumoren
Knorpeltumoren
Riesenzelltumor
Synovialom
Knochenmetastasen
Morbus KAHLER
Spondylopathia deformans
Spondylitis ankylopoetica BECHTEREW
Aseptische Knochennekrosen
Morbus PERTHES
Knochenzysten
Konnatale Luxationen
Osteoporose

Morbus PAGET
Gicht
Frakturheilung
Renale Osteopathie
Arthritis
Ganglien
Osteogenesis imperfecta
Akuter Rheumatismus
Osteomalazie
Chondrokalzinose
Tendovaginitis
EWING-Sarkom
CHARCOT-Gelenk
Spina ventosa
Exostosen
Meniskuserkrankungen
Fibröse Dysplasie JAFFE-LICHTENSTEIN
Hyperparathyreoidismus
SUDECKsche Knochenatrophie

Weitere Begriffe, die bekannt sein müssen und definiert werden sollen.

BRODIE-Abszeß
Kalter Abszeß
Gelenkrheumatoid
Infektarthritis
Tendovaginitis creptians bzw. stenosans
Schnellender Finger
Bursitis calcarea
Hygrom
Ganglion
Gelenkmaus
Freier Gelenkkörper
Osteochondritis dissecans

Epiphysiolyse
Chondromalacia patellae
Pseudogicht
Bandscheibenprolaps
Spondylolisthesis
Grünholzfraktur
LOOSERsche Umbauzone
MILKMAN-Syndrom
Subluxation
Spontanluxation
Konnatale Hüftgelenkluxation

66. Tumoren der Weichgewebe. Eine Übersicht

> Weichgewebe sind nach WHO **alle nichtepithelialen, extraskelettalen Gewebe inklusive der nervalen Strukturen des peripheren Nervensystems.** Weichteiltumoren sind demnach eine völlig heterogene Gruppe von nichtepithelialen Geschwülsten *„zwischen Skelett und Haut"*.

Die Einteilung der Weichgewebe – (Weichteil-)Tumoren erfolgt histogenetisch nach dem Ursprungsgewebe (Lipome leiten sich vom Fettgewebe her) bzw. nach der Differenzierungsrichtung (fibrohistiozytäre Tumoren zeigen als Differenzierungsprodukte Fibroblasten und Histiozyten).

Gutartige Weichteiltumoren sind wesentlich häufiger als bösartige. Die **Bestimmung des Malignitätsgrades** richtet sich vor allem nach der Anzahl der Mitosen, evtl. pathologischer Mitosen sowie dem Zellreichtum und dem Differenzierungsgrad.

Hochdifferenzierte Formen können mit konventionellen, histologischen Färbungen typisiert, d. h. einem Muttergewebe zugeordnet werden. Weniger differenzierte Formen lassen sich nur immunhistochemisch anhand von „Zellmarkern" (Zytoskelettbestandteile, Oberflächenstrukturen) bestimmen.

Beispiele für immunhistochemische Reaktionen:
- **Vimentin** in sämtlichen Weichgewebstumoren
- **Desmin** in myogenen Tumoren
- **Zytokeratin** in vielen Weichgewebstumoren (nicht nur in Karzinomen!)
- **Myoglobin** in Rhabdomyosarkomen
- **S-100 Protein** und **neurospezifische Enolase (NSE)** in neuralen Tumoren

---

66.1 Tumoren und tumorähnliche Bildungen des Fasergewebes, d. h. fibröse Differenzierung

66.1.1 Gutartige Tumoren des fibrösen Bindegewebes

1. **Fibrom**
   Zumeist mehr oder weniger abgekapselte, faserreiche Tumoren mit beschränkter Wachstumstendenz, von meist derber Konsistenz und weißer glänzender Schnittfläche.
   Morphologisch können faserreiche, zellarme, **harte Fibrome (Fibroma durum)** von zellreicheren, faserärmeren, **weichen (Fibroma molle)** unterschieden werden.

2. **Bindegewebshyperplasien**
   - **Reizfibrome:** Durch chronische Irritation induziert. Prothesenfibrom an der Gingiva, Marisken = Analfibrome.
   - **Hyperplastische Narben**
   - **Spontan- oder Narbenkeloide** (s. Allgemeine Pathologie 23).

3. **Noduläre Fasziitis**
   Entwickelt sich meist aus den subkutanen Faszien. Wegen des Zell- und Mitosereichtums und ihres raschen Wachstums oft schwierig von Sarkomen abzugrenzen.

4. **Juveniles Nasen-Rachen-Fibrom**
   Angiofibrom mit evtl. knochenzerstörendem Wachstum (s. 34.1.6).

66.1.2 Fibromatosen

Fibromatosen sind eine breite Gruppe gutartiger Bindegewebsneubildungen, die jedoch hinsichtlich ihres biologischen Verhaltens **zwischen den benignen Fibromen und den malignen Fibrosarkomen stehen.** Sie wachsen infiltrativ und sind daher nicht scharf abgrenzbar, neigen zu Rezidiven, metastasieren jedoch nicht.

- Wichtigster Vertreter ist die **Palmarfibromatose** (auch Plantarfibromatose): Langsam wachsende, unilaterale oder bilaterale, knotige oder diffuse Fibromatose bei Erwachsenen mittleren Alters. Im Bereich der Hand führt sie zu einer Kontraktur der Finger (DUPUYTRENsche Kontraktur).
- Zu den **oberflächlichen Fibromatosen** gehört ferner die **Penisfibromatose (Induratio penis plastica)**.
- **Tiefe Fibromatosen** (Abdominale Fibromatose, Mesenteriale Fibromatose, Stahlenfibromatose).

66.1.3 Maligne Tumoren des fibrösen Bindegewebes

Die maligne Variante des Fibroms ist das **Fibrosarkom**, eine meist weißliche, fischfleischartige, nicht abgrenzbare Geschwulst, die häufig rezessive Veränderungen, besonders Nekrosen aufweist. Die spindeligen Zellen sind fischzugsartig angeordnet, zeigen zahlreiche Mitosen und bilden kollagene Fasern aus. Übergänge zu entdifferenzierten Formen (spindelzelliges, undifferenziertes Sarkom) sind möglich. Die Metastasierung erfolgt vorwiegend hämatogen (Lunge). Fibrosarkome besitzen eine relativ hohe Strahlenresistenz.

66.2 Fibrohistiozytäre Tumoren, d. h. Differenzierung zu Fibroblasten und Histiozyten

Die Bezeichnung „fibrohistiozytär" ist rein deskriptiv. Es soll damit nur angezeigt werden, daß der Tumor aus Zellen aufgebaut ist, die teils zur Faserbildung fähig sind, teils histiozytäre Eigenschaften (Speicherfähigkeit) haben.

66.2.1 Gutartige, fibrohistiozytäre Tumoren

- Der wichtigste Vertreter ist das **Fibröse Histiozytom** (auch **Dermatofibrom**), eine gutartige, nicht abgekapselte Neubildung der Dermis, die aus faserbildenden Fibroblasten, Histiozyten, Fett- und Blutpigment-speichernden Makrophagen (auch riesenzellige Formen) und reichlich Blutgefäßen besteht.
  Wenn Fettspeicherung, dann **Xanthom**.
- Hierzu gehört auch **Dermatofibrosarcoma protuberans**, ein langsam aber progressiv wachsendes und rezidivierendes Neoplasma vorwiegend der Dermis und Subkutis.

66.2.2 Maligne, fibrohistiozytäre Tumoren

- Das **Maligne Fibröse Histiozytom** gehört zu den häufigsten malignen Vertretern der gesamten Weichgewebstumoren. Es enthält neben faserbildenden Zellen auch mehr oder weniger zahlreiche, histiozytäre Elemente, oft als Riesenzellen. Die Faserstruktur ist storiform (wirbelartig, „Feuerrad-Strukturen", Spiralnebel-Muster).
  Die meisten Fälle treten zwischen dem 50. und 70. Lebensjahr auf. Hauptlokalisationen sind die Extremitäten und das Retroperitoneum.

66.3 Tumoren des Fettgewebes, d. h. lipomatöse Differenzierung

66.3.1 Gutartige Tumoren des Fettgewebes

1. **Lipom**
   Aufgebaut aus reifem, univakuolärem Fettgewebe, weich, gelblich, bindegewebig abgekapselt. Vorkommen ubiquitär (besonders subkutan, Magen-Darm-Trakt, Respirationstrakt, Retroperitoneum, Mediastinum). Oft mit anderen, mesenchymalen Geweben gemischt (**Fibrolipom, Angiolipom**). Maligne Entartung außerordentlich selten.

2. **Hibernom**
   Gutartiger, abgekapselter Tumor meist in der Schulter- und Nackenregion junger Erwachsener. Braunes, plurivakuoläres Fettgewebe (s. Allgemeine Pathologie).

3. **Angiomyolipom der Nierenrinde**
   Gutartiges Hämartom (Fettgewebe, glatte Muskulatur, dickwandige Gefäße). Manchmal im Rahmen der tuberösen Sklerose.

66.3.2 Maligne Tumoren des Fettgewebes

Liposarkome entstehen selten durch maligne Entartung eines gutartigen Lipoms, sondern sind primär maligne Neoplasmen, die mit besonderer Bevorzugung bei älteren Patienten im Retroperitoneum und im Mediastinum auftreten (Häufigster, maligner, retroperitonealer Tumor des höheren Lebensalters!).

66.4 Tumoren des Muskelgewebes, d. h. myogene Differenzierung

66.4.1 Glatte Muskulatur = „Leiomyo"-Tumoren

1. **Gutartig – Leiomyom**
   Ubiquitär, am häufigsten aber im Uterus vorkommende Neubildung („**Uterus myomatosus**"), häufig mit regressiven Veränderungen im Zentrum (Nekrosen, Zysten, Blutungen, Erweichungen, Verkalkungen). Sehr selten erfolgt eine maligne Entartung.

2. **Bösartig – Leiomyosarkom**
   Meist primär maligne Tumorbildung mit raschem Wachstum und hämatogener Metastasierung. Histologisch oft nur geringe Anaplasie. Wichtigstes

Malignitätskriterium ist die Mitosezahl: mehr als 10 Mitosen in 10 Gesichtsfeldern mit 400facher Vergrößerung (high power fields).

66.4.2 Quergestreifte Muskulatur = „Rhabdomyo"-tumoren

1. **Gutartig – Rhabdomyom**
   Seltene Neubildung aus quergestreifter Muskulatur, meist in der Nackenregion, Zunge, Pharynx, Larynx, Herz.

2. **Bösartig – Rhabdomyosarkom**
   Ein immer hochmaligner Tumor mit verschiedenen histologischen Varianten, bevorzugt im Kindesalter.

   - **Botryoides (embryonales) Rhabdomyosarkom** (bei Kindern): meist Urogenitaltrakt (siehe 48.3.3).
   - **Alveoläres Rhabdomyosarkom** (bei Kindern): meist Skelettmuskulatur, vorwiegend der Extremitäten.
   - **Pleomorphes Rhabdomyosarkom** (bei Erwachsenen): meist in der 4.–7. Dekade, vorwiegend in der Extremitätenmuskulatur.

66.5 Tumoren der Blutgefäße, d. h. vaskuläre Differenzierung

Eine sichere Unterscheidung zwischen echten Neoplasmen und tumorähnlichen Bildungen (zumeist Hämartomen) ist nicht immer möglich.

66.5.1 Gutartige Blutgefäßgeschwülste

1. **Hämangiome**
   Je nach dem Aufbau werden **kapilläre Hämangiome** (kapillare Gefäßräume, beetartige, blaurote Bezirke in der Haut und an Schleimhäuten), **kavernöse Hämangiome** (große, blutgefüllte Hohlräume; häufig in Leber, Haut und Schleimhäuten; dunkelblaurote, schwammige Knoten), **arterio-venöse Hämangiome** (Haemangioma racemosum; enthält arterielle und venöse Bluträume) und **venöse Hämangiome** unterschieden.

2. **Systemisierte Hämangiomatosen**
   Multiple, multizentrisch in verschiedenen Organen auftretende Hämangiome (z. B. M. RENDU-OSLER; siehe 33.12.1).
   Oft im Rahmen konnataler, neuroektodermal dysplastischer Syndrome (Phakomatosen, s. 61.17.8):

- Enzephalo-trigeminale Angiomatose STURGE-WEBER;
- Angiomatosis retino-cerebellosa HIPPEL-LINDAU;
- Tuberöse Hirnsklerose, BOURNEVILLE-PRINGLE.

3. **Glomustumoren MASSON**[1]
   Zumeist kleine, aber schmerzhafte, tumorartige Bildungen, die von den AV-Anastomosen der Haut ausgehen (neuromyoarterieller Glomus), s. 33.12.1.

66.5.2 Blutgefäßgeschwülste mit intermediärer Dignität

Eine kleine Gruppe von Gefäßtumoren kann histologisch nicht eindeutig der benignen oder malignen Gruppe zugeordnet werden. Für diese grenzwertige Tumorgruppe wurde die Bezeichnung **Hämangioendotheliom** vorgeschlagen.

66.5.3 Maligne Blutgefäßgeschwülste

1. **Angiosarkom**
   Aufgebaut aus anaplastischen Endothelzellen, die spaltförmige, oft blutgefüllte Hohlräume auskleiden.

2. **KAPOSI-Sarkom**
   Das multizentrische Auftreten eines Angiofibrosarkoms ist assoziiert mit AIDS (s. 33.2.1 und 70.2.11).

66.6 Tumoren der Lymphgefäße

Analog zu den Blutgefäßgeschwülsten werden auch hier benigne **Lymphangiome** (kavernös, zystisch) und **Lymphangiomatosen** sowie maligne **Lymhangiosarkome** unterschieden. Eine Sonderform ist das „**Postmastektomie-Lymphangiosarkom**" (STEWART-TREVES-Syndrom), das nach Mastektomien mit axillärer Lymphknotenausräumung nach Jahren in der zugehörigen oberen Extremität auftreten kann.

66.7 Tumoren und tumorähnliche Bildungen des Synovialgewebes

Zu den gutartigen Formen dieser Gruppe gehören die **Riesenzelltumoren der Sehnenscheiden**. Das **Synovialsarkom** ist ein hoch maligner Tumor des Gelenkbe-

---

1 MASSON, Pierre (1880–1959), Pathologe und Onkologe in Montreal.

reiches, der meist durch seine histologische Biphasizität (mesenchymale und „epitheliale" Strukturen) gekennzeichnet ist (s. 65.18).

66.8 Tumoren des Mesothelgewebes

Mesotheliome können lokalisiert oder multipel in den serösen Höhlen (Pleura sowie Peritoneum) vorkommen. Maligne Mesotheliome (meist Pleura) treten gehäuft bei Asbest-Exposition auf (s. 34.4.3.1).

Die Mesotheliome sind ähnlich den Synovialomen oft biphasisch mit epithelartigen (adenomatoiden) und mesenchymalen Strukturen.

66.9 Tumoren und tumorähnliche Bildungen der peripheren Nerven

S. Pathologie des Peripheren Nervensystems, 62.5.

REKAPITULATION

1. Definiere die Weichteiltumoren (66.)!
2. Welche histochemischen Reaktionen sind bei Weichteiltumoren wichtig? (66.)
3. Gib einen Überblick der Einteilung von Weichteiltumoren (66.)!
4. Was ist der Unterschied zwischen einem Fibrom und einer Bindegewebshyperplasie? (66.1)!
5. Erläutere das juvenile Nasen-Rachen-Fibrom (34.1.6)!
6. Was sind Fibromatosen, nenne Beispiele? (66.1.2)
7. Definiere fibrohistiozytäre Tumoren (66.2)!
8. Was ist ein benignes bzw. malignes Histiozytom? (66.2.1 und 66.2.2)
9. Was ist ein Hibernom? (66.3.1)
10. Erläutere die Tumoren des Muskelgewebes (66.4)!

67. Krankheiten des frühen Kindesalters

Ein Kind ist biologisch kein „Mini-Erwachsener", Kinderkrankheiten sind nicht „Größenvarianten" der Krankheiten von Erwachsenen. Kinderkrankheiten sind altersspezifisch, die Prognose von Säuglingserkrankungen ist altersabhängig (z. B. ist die Sterberate in der 1. Lebenswoche 10mal höher als in der 2. Woche).

Entwicklungszeiträume des Kindes
1. **Neugeborenenperiode = Neonatalperiode:** die ersten 4 Lebenswochen. Darin eingeschlossen ist die **Perinatalperiode**, d. h. von der Geburt bis zum Ende der 1. Lebenswoche.
2. **Säuglingsalter:** das 1. Lebensjahr
3. **Kleinkindesalter:** vom 1.–4. Lebensjahr
4. **Kindesalter:** vom 5.–14. Lebensjahr.

67.1 Perinatalperiode – Neonatalperiode

In der Neugeborenenperiode besteht eine höhere Mortalität als in jedem anderen Lebensabschnitt.
Beachte folgende Zahlenangaben:

- Die **Kindersterblichkeit in der Perinatalperiode beträgt 1 % aller Geburten,** darunter sind die Hälfte Totgeburten.
- 70 % der Todesfälle in der Neugeborenenperiode fallen in die 1. Lebenswoche = **Perinataltodesfälle;** davon treten zwei Drittel innerhalb der ersten 24 Stunden ein.
- Die **Säuglingssterblichkeit** beträgt innerhalb des 1. Lebensjahres etwa 0,5 %.

Achtung!
Wiederhole „Einführung, Kap. 18, insbes. 18.1–18.4" und beantworte folgende prüfungsrelevanten Fragen.

REKAPITULATION

1. Welche Allgemeinfaktoren sind für die perinatale Mortalität verantwortlich?
2. Was sind die häufigsten Todesursachen in der Perinatalperiode?
3. Welches sind verläßliche Reifezeichen?
4. Was ist eine Frühgeburt?
5. Was ist eine Fehlgeburt?
6. Was kann man mit der HAASE-Regel errechnen?
7. Was ist der Unterschied zwischen einem Caput succedaneum und einem Cephalhaematoma neonatorum?
8. Was sind Lebensproben?

Schwangerschaftswochen (SSW) werden ab der letzten Menstruation (p. m. = post mestruationem) gezählt und sind daher in der Gesamtzahl stets um 2 mehr als die tatsächlichen Entwicklungswochen post conceptionem (p. c.). Beispiel: 10. SSW = 8. Woche p. c.

67.1.1 Unreife, Frühgeburt

In den meisten Fällen **Ursache der Frühgeburt** nicht feststellbar.

Frühgeburt jedoch besonders häufig bei:
EPH-Gestose (Schwangerschaftstoxämie)
Placenta praevia
Vorzeitiger Plazentalösung
Alter der Schwangeren über 30 Jahre
Zigarettenabusus
Das Geburtsgewicht allein ist nicht der entscheidende Faktor zur Beurteilung der Unreife, denn fetale Reife und Geburtsgewicht gehen nicht in jedem Fall parallel.

Die derzeitige Klassifizierung berücksichtigt Geburtsgewicht und Schwangerschaftsalter in gegenseitiger Korrelation:
- Normalgewichtig, im Verhältnis zur Schwangerschaftsdauer = *„appropriate for gestational age"* = AGA
- Untergewichtig = *„small for gestational age"* = SGA
- Übergewichtig = *„large for gestational age"* = LGA

Tab. 67.1: Mortalitätsrate unreifer Neugeborener

Gewicht (g)	Mortalität in %
unter 750	98,5 %
750–1000	85,5 %
1000–1250	63,2 %
1250–1500	43,0 %
1500–1750	25,6 %
1750–2000	13,4 %
2000–2250	6,5 %

Ursachen der hohen Mortalität unreifer Neugeborener: Physiologische und anatomische Unreife vor allem der Lungen, die sofort nach der Geburt volle Funktionsfähigkeit benötigen. Daher häufigste, unmittelbare Todesursache: Hypoxie.

> Der Tod infolge Unreife ist praktisch immer ein Tod an respiratorischer Insuffizienz.

Anatomische Zeichen der Unreife

- Größe und Gewicht (s. 18.2 sowie Tab. 67.1)
- Mangelhafte Entwicklung des Unterhautfettgewebes;
- Finger- und Zehennägel erreichen nicht die Finger- bzw. Zehenkuppen;
- Reichlich vorhandene Lanugobehaarung;
- Hoden nicht im Skrotum, bzw. kleine Labien werden nicht von den großen überdeckt;
- Unreife des Respirationstraktes (Lunge): fetale Atelektasen;
- Zentralnervensystem: weiße und graue Substanz schwer abgrenzbar (mangelhafte Myelinisation), Oberflächenrelief nicht entwickelt (wenige Windungen);
- Nieren: Fetale Lappung der Nieren; in äußeren Rindenzonen zahlreiche, unreife Glomerula.
- Lymphoretikuläres Gewebe: Fehlen oder mangelhafte Entwicklung der Lymphfollikel in Lymphknoten und Milz;
- Gefäßsystem: Dünnwandige, leicht vulnerable Gefäße.

Beurteilung der Vitalität von Neugeborenen

Der APGAR[1]-Index ist ein klinisches Bewertungssystem von 5 geprüften Parametern, die mit einem Punktewert versehen sind. Ein Punktetotal von 10 bedeutet beste Verfassung des Kindes, unter 7 ist das Kind als Risikofall zu bewerten.

Tab. 67.2: APGAR-Schema

Beurteilungs-Kriterium	Bewertung 0 Punkte	1 Punkt	2 Punkte
Atembewegungen	keine	flach, unregelmäßig	gut, Schreien
Puls	nicht wahrnehmbar	langsam (unter 100)	über 100
Grundtonus (Muskeltonus)	schlaff	wenige Beugungen der Extremitäten	aktive Bewegung
Aussehen (Kolorit)	blau, blaß	Körper rosa, Extremitäten blau	vollständig rosa
Reflexerregbarkeit	keine Reaktion	Schrei	kräftiger Schrei

---

1 APGAR, Virginia (1909–1974), amerikanische Anästhesistin.

67.1.2 Todesursachen in der Neugeborenenperiode

Für die perinatale Mortalität verantwortliche Allgemeinfaktoren:

- Zustand des Neugeborenen bei der Geburt
- Reife des Neugeborenen (Geburtsgewicht)
- Lebensfähigkeit des Neugeborenen (evtl. Anomalien)
- Gesundheitszustand der Mutter (z. B. Diabetes)
- Effekt des Geburtsvorganges auf das Neugeborene (Trauma)
- Postpartale Betreuung des Neugeborenen (O_2-Mangel, O_2-Überschuß, Unterkühlung u. a.)

Wichtigste Todesursachen der Perinatalperiode
- **Atemnotsyndrom**
- **Frühgeburt, niedriges Geburtsgewicht → Lebensschwäche**
- **Asphyxie während der Geburt**
- **Komplikationen mit Plazenta und Nabelschnur**
- **Geburtstrauma**
- **M. haemolyticus neonatorum**

Wichtigste Todesursachen der Neonatalperiode
- **Angeborene Mißbildungen**
- **Spätfolgen der Unreife → respiratorische Komplikationen (z. B. Pneumonie)**
- **Infektionen des Darmtraktes → Durchfallserkrankungen**

67.1.3 Plazenta und neonatale Erkrankungen

Die normale Ausbildung und volle Funktion der Plazenta ist für die Entwicklung und Reifung des Fetus von integraler Bedeutung, daher ist für eine Beurteilung perinataler Erkrankungen und perinataler Todesfälle eine exakte Untersuchung der Plazenta wichtig (Details siehe Kapitel 50).

1. Strukturstörungen der Plazenta
   Zottenreifungsstörungen
2. Durchblutungsstörungen der Plazenta
   Plazentainfarkte, Retroplazentares Hämatom
3. Formanomalien der Plazenta

4. **Implantationsanomalien der Plazenta**
   Placenta praevia
5. **Störungen des Amnions**
   Hydramnion, Oligohydramnion, Amnionbänder
6. **Anomalien der Nabelschnur**
   Nabelschnurvorfall, Nabelschnurumschlingung
7. **Entzündungen der Plazenta**

67.2 Intrauteriner Fruchttod, Totgeburt

Bei intrauterinem Fruchttod entstehen sowohl am Fetus (Mazeration) wie an der Plazenta Veränderungen, die Hinweise auf den Zeitpunkt des Fruchttodes ermöglichen.

Mazeration
Nach 6–12 Stunden wird durch Separation der Epidermis von der Dermis die erstere verschiebbar. Etwa nach 24 Stunden entstehen Blasenbildungen durch Flüssigkeitsanreicherung unter der Epidermis. Eine progressive Hämolyse führt zur blutigen Imbibition und dunkelroten Verfärbung aller Organe. In Abhängigkeit vom Flüssigkeitsgehalt des Fetus kommt es zu einer allmählichen Flüssigkeitsanreicherung in allen Geweben, die ein ödematöses Aussehen bewirkt, ebenso tritt eine fortschreitende Erweichung aller Organe und Gewebe ein. Nach ca. 5–7 Tagen ist die Dura von der Calvaria abgelöst, die Schädeldachknochen kollabieren, und das Gehirn präsentiert sich in einem halbflüssigem Zustand.

Mazeration: Veränderungen an der in utero abgestorbenen Frucht durch abakteriell-fermentative Autolyse sowie Einwirkung des Fruchtwassers.
Grad I: blasige Abhebung der Haut, evtl. aufbrechend, so daß tiefrotes Korium freiliegt.
Grad II: großflächige Ablösungen der Haut mit schmutzig brauner Verfärbung. Zusammensinken des Hirnschädels.
Grad III: Weichteilzerfall bis zur Skelettierung.

Plazentaveränderungen nach intrauterinem Fruchttod
Mit dem Tod des Fetus kommt die fetale Zirkulation zum Stillstand. In der Plazenta treten zunehmend Synzytiotrophoblastknoten auf, und auch der Zytotrophoblast proliferiert gleichzeitig mit einer Verdickung der trophoblastischen Basalmembran. Das Zottenstroma verdichtet sich durch Fibrosierung, die Zottengefäße zeigen eine progressive Sklerose. Nach dem 5. Tag ist eine morphologische Beurteilung der Plazenta hinsichtlich pathologischer Veränderungen nicht mehr möglich.

67.3 Intrapartale Asphyxie

Asphyxie bedeutet Atemstörung bzw. Atemstillstand.

Intrapartale Asphyxien sind oft mit Geburtstraumen assoziiert, können jedoch auch durch andere präpartale und intrapartale Faktoren verursacht werden. Oft ist ein Zusammenwirken mehrerer Faktoren für das Zustandekommen der Asphyxie verantwortlich.

Präpartale Faktoren
- Maternales Alter, Zahl vorausgegangener Geburten
- Übertragung (besonders bei mehr als 42 Wochen)
- Mütterliche Erkrankungen: EPH-Gestose, Diabetes mellitus, Hypertonie, schwere Anämien, Blutungen aus der Plazenta
- Fetale Störungen: Versagen des Atemzentrums, Unreife von Lunge und Atemmuskulatur
- Vorzeitiger Blasensprung
- Fruchtwasseraspiration

Intrapartale Faktoren
- Frequenz und Dauer der Uteruskontraktionen (durch Beeinträchtigung des uteroplazentaren Kreislaufs → Hypoxie)
- Drogen (Anästhetika, Narkotika, u. a.)
- Lageanomalien der Frucht
- Nabelschnurvorfall, Nabelschnurumschlingung
- Plazentare Blutungen (Abruptio placentae, Placenta praevia)
- Atemnotsyndrom (siehe 67.7.2)

Pathologisch-anatomische Veränderungen
Bei akuten, intrapartalen Asphyxien entstehen typische Veränderungen am Fetus, die diagnostisch von Bedeutung sind:
- Starke Blutfülle aller Organe
- Subkapsuläre und subseröse Blutungen (Thymus, Lungen, Herz, Leber)
- Massive, intrapulmonale Blutungen, Nebennierenblutungen
- Aspiration von Fruchtwasser und Mekonium
- Stauungshyperämie des Nierenmarks
- Innenschichtnekrosen am Herzmuskel
- Streß-Veränderungen am Thymus

Bei künstlicher Beatmung: interstitielles Lungenemphysem mit Mediastinalemphysem und/oder Pneumothorax.

67.4 Geburtstraumen

Wichtige Todesursache der Perinatalperiode.

67.4.1 Kranielle Läsionen

- **Caput succedaneum:** Physiologische Geburtsgeschwulst in den weichen Schädeldecken (s. 18.3). Bei Beckenendlage Geburtsgeschwulst am vorangehenden Kindesteil (z. B. Skrotum).
- **Kephalhämatom:** Subperiostale Blutung der Schädeldachknochen, begrenzt durch die Suturen (s. 18.3).
- **Schädelfrakturen:** Sehr selten, da die Weichheit der Knochen ein Brechen verhindert. Am häufigsten können an den Parietalknochen lineare Frakturen bei Beckenendlagen und bei Zangengeburten auftreten.
- **Okzipitale Osteodiastase:** Traumatische Trennung im Bereich der knorpeligen Verbindung zwischen den Seitenteilen und der Squama des Okzipitalknochens. Der untere Rand der Squama wird nach vorne geschoben und bewirkt dadurch meist ausgedehnte subdurale Blutungen in der hinteren Schädelgruppe und eine Lazeration des Kleinhirns.
- **Subduralhämatom:** Wichtigste und häufigste, tödliche Geburtstraumen.

  Ursachen: Abnorme Deformierungen des Schädels während des Geburtsaktes (besonders bei Zangengeburt oder bei Beckenendlage, bei engem Geburtskanal etc.).
  Meist **Ruptur des Tentoriums** mit subduraler Blutung (Haematocephalus externus), intrakraniellem Druckanstieg und Einpressen des Hirnstammes ins Foramen occipitale magnum.

  Andere Blutungsursachen: *Ruptur der Falx cerebri,* Zerreißung der vom Gehirn zu den großen Sinus ziehenden Venen (z. B. Vena magna cerebri GALENi[2], Venae cerebri superiores).

67.4.2 Extrakranielle Läsionen

- **Weichgewebsverletzungen**
- **Blutungen in inneren Organen** (Leber, Milz, Nieren).
- **Blutungen in der Skelettmuskulatur** (besonders bei Beckenendlagen).
- **Ruptur subkapsulärer Hämatome** der Leber mit Hämaskos.

- **Verletzungen peripherer Nerven:** Bei Zug am Arm Schädigung des Plexus brachialis möglich.
- **Knochenbrüche:** Clavicula, lange Extremitätenknochen. Selten.
- **Wirbelsäulenverletzungen:** Selten. Bei Beckenendlagen und bei Überstreckung des Kopfes. Meist Querschnitt im unteren Halswirbelbereich (Separation der Wirbel).

67.5 Prä- und perinatale Infektionen

Die Infektionskrankheiten der Perinatalperiode sind durch die besondere Abwehrsituation des Kindes bestimmt, die wiederum von dem Reifezustand des Neugeborenen wesentlich beeinflußt wird.

67.5.1 Intrauterine Infektionskrankheiten

Mikroorganismen, die am häufigsten für intrauterine Infektionen verantwortlich sind, werden als TORCH-Gruppe (Toxoplasmose – Rubeolen – Cytomegalie – Herpes simplex) bezeichnet.
Die Anzeichen einer intrauterinen Infektion sind nur zum Teil charakteristisch, zum Teil unspezifisch. Meist besteht eine Wachstumsretardation, und die Kinder werden vorzeitig geboren. Charakteristischerweise findet sich häufig eine Schädigung des ZNS, petechiale Blutungen, Hepatosplenomegalie mit Ikterus, Mikrophthalmie und Katarakte.

Rubeolen
Klassisches, kongenitales Rubella-Syndrom = Katarakte, Taubheit und offener Ductus arteriosus BOTALLI; häufig jedoch noch vielfache, andere Folgen.

Zytomegalie
Typische Zellen mit intrazytoplasmatischen Einschlüssen (meist in Nieren, Leber und Lungen). Mikrozephalie mit Ventrikelerweiterung und zystischen Enzephalomalazien, Chorioretinitis, Mikrophthalmie, Katarakte.

Herpes simplex hominis
20 % HSV 1, 80 % HSV 2 (Herpes progenitalis). Bei früher Infektion Abortus, sonst Veränderungen in Haut, ZNS, Augen, Leber und Nebennieren.

Toxoplasmose
Infektion des Fetus nur bei primärer Infektion einer seronegativen Graviden möglich. Schwere der fetalen Erkrankung abhängig vom Zeitpunkt der Infektion. Bei **Infektion im ersten Trimester** periventrikuläre Enzephalitis mit Verkalkungen und Hydrozephalus, Chorioretinitis mit Blindheit, interstitielle, mononukleäre Infiltrate in den Lungen, herdförmige Myokarditis, extramedulläre Blutbildung.

---

2 GALEN, eigentl. Claudius GALENOS von Pergamon (130–201 n. Chr.), Leibarzt von Kaiser MARC AUREL. GALEN war nach HIPPOKRATES die bedeutendste medizinische Persönlichkeit der Antike.

Andere intrauterine Infektionen
Viren: Enteroviren, Hepatitis, Varicellen, Mumps, u. a.
Pilze: Candida albicans (Gastroenterokolitis, Pneumonie)
Bakterien: Listeria monocytogenes (Listeriose), Mycobacterium tuberculosis, Treponema pallidum (Konnatale Lues).

67.5.2 Intrapartale Infektionen, Postpartale Infektionskrankheiten

Infektionen während des Geburtsaktes sind meist bakterielle Infektionen, verursacht durch die Bakterienflora des Geburtskanals (Streptokokken, Haemophilus influenzae, Escherichia coli, u. a.)

Beta-hämolysierende Streptokokken
Wichtigster, GRAM-positiver Erreger perinataler Infektionen! Kann in der Vagina von 25 % gravider Frauen nachgewiesen werden. Die infizierten Neugeborenen zeigen die Zeichen eines rasch progressiven Atemnotsyndroms: **IRDS-Lunge mit hyalinen Membranen** und – wenn die Kinder mehr als 12 Stunden überleben – einer **Pneumonie**; ferner können Meningitis, Gesichtsphlegmone, Konjunktivitis, Osteomyelitis, eitrige Arthritis und Impetigo auftreten.

Staphylococcus (aureus und epidermidis)
Verursachen beim Neugeborenen **Pyodermien**, Lymphadenitis, **Otitis media**, Abszesse, Pyämie, **abszedierende Pneumonie** und **Osteomyelitis**.

Escherichia coli
Infektionen mit E. coli können zu Pneumonie, Septikämie, Meningitis und Harnwegsinfektionen führen.

Haemophilus influenza
Folgen ähnlich wie bei Streptokokken-Infektionen; meist Pneumonie und Meningitis.

Neisseria gonorrhoeae
Potentielle Ursache einer eitrigen Konjunktivitis.

Klebsiella-Enterobacter-Serratia-Infektionen
Gewöhnliche, umweltbedingte Infektionen, die meist erst nach den ersten 48 Stunden in Erscheinung treten. Meningitis mit hämorrhagisch-nekrotisierender Enzephalomyelitis.

67.6 Erythroblastosis fetalis = Morbus haemolyticus neonatorum
(siehe 36.1.2.9)

Häufigste immunologische (hämolytische) Erkrankung des Neugeborenen.

Ursache: **Inkompatibilität von Blutfaktoren zwischen Mutter und Kind** → Schädigung der kindlichen Erythrozyten durch mütterliche Antikörper.

Prinzipiell bei allen Blutfaktoren möglich; praktisch größte Bedeutung bei Rhesus-Inkompatibilität und bei ABO-Inkompatibilität.

Rh-Inkompatibilität
Pathogenese: Eine **Rh-negative Frau** kann durch Bluttransfusion mit Rh-positivem Blut oder durch eine Schwangerschaft mit einem **Rh-positivem Kind** sensibilisiert werden. Dabei werden Anti-D-Antikörper gebildet (D ist das stärkste Antigen des Rh-Systems). Diese können bei einer späteren Schwangerschaft transplazentar den fetalen Organismus erreichen und die kindlichen Erythrozyten (wenn diese Rh-positiv sind) schädigen.

Häufigkeit: Sensibilisierung bei 1 von 200 Geburten (wesentlich geringer als der statistischen Erwartung entsprechend: 15 % der Bevölkerung = Rh-negativ!).

ABO-Inkompatibilität
Bei Blutgruppenunverträglichkeit zwischen Mutter und Kind. Schädigung der kindlichen Erythrozyten durch die Isoantikörper der Mutter. Keine vorherige Sensibilisierung notwendig. Folgen meist geringer und nicht letal.

Erscheinungsformen der Erythroblastosis fetalis
- **Intrauteriner Fruchttod:** Meist im ersten Trimenon.
- **Hydrops universalis congenitus:** Meist bei Totgeburten oder Frühgeburten. Schwere, allgemeine Ödeme und Hydrops der Körperhöhlen, hochgradige Anämie. Hydramnion. Lebenserwartung meist nur wenige Tage.
- **Icterus gravis neonatorum:** Hämolytischer Ikterus (indirektes Bilirubin über 3 mg %); besteht bereits bei der Geburt oder tritt innerhalb der ersten 24 Stunden in Erscheinung.
- **Anaemia neonatorum:** Schwere hämolytische Anämie bei oder kurz nach der Geburt.

Morphologische Organbefunde
Hepato- und Splenomegalie mit extramedullärer Blutbildung; bei langer Dauer portale Fibrose und Gallestauung in der Leber.
Extramedulläre Blutbildung (Blutbildungsherde) auch in anderen Organen (Nieren, Lungen, Myokard, Plazenta).
ZNS: Durch unkonjugiertes Bilirubin Schädigung des oxydativen Stoffwechsels der Gehirnzellen. Pigmentablagerung und Untergang von Ganglienzellen der grauen Substanz → **Kernikterus.**

67.7 Respiratorische Erkrankungen des Neugeborenen

Häufige Todesursache, besonders bei unreifen Neugeborenen.

67.7.1 Fruchtwasseraspiration

Atembewegungen können bereits frühzeitig in utero erfolgen. Die aspirierten Substanzen werden jedoch unter normalen Umständen rasch resorbiert oder durch die Luftwege eliminiert.
Bei eingeschränkter, respiratorischer Funktion und bei Hypoxie ist nur eine insuffiziente Elimination des Alveoleninhaltes möglich, dadurch werden die Luftwege blockiert (Tafel 59).

Ursachen: Durch intrauterine Asphyxie erfolgen verstärkte, intrauterine Atembewegungen, dadurch massive Fruchtwasseraspiration.

Histo: In den Alveolen Plattenepithelien, Lanugohaare, Detritus, Fettsubstanzen (Vernix caseosa).

67.7.2 Atelectasis neonatorum

● **Primäre Atelektase:** Primär mangelhafte Entfaltung der Alveolen.

   Ursachen: Unreife (mangelhafte Entwicklung des Atemzentrums); intrauterine Anoxie (vorzeitige Plazentalösung, Knickung oder Torsion der Nabelschnur, Nabelschnurumschlingung des Halses).

   Lungen: Blaurot, gummiartig, negative Schwimmprobe; histologisch wie fetale Lunge, mit dicken Alveolarsepten, kubischem Alveolarepithel.

● **Sekundäre Atelektase:** Primär normale Luftfüllung, doch infolge inadäquater Atemtätigkeit nur partielle Entfaltung der Alveolen.
   Bei zusätzlicher Aspiration oder bei Depression der Atemtätigeit sekundäre, komplette Atelektase.
   Mitverantwortlich wahrscheinlich auch Mangel an Antiatelektasefaktor (surfactant-factor).

67.7.3 Atemnotsyndrom des Neugeborenen

Synonym: „**Infant Respiratory distress syndrome**" = **IRDS**
Wichtigste und häufigste Todesursache der Perinatalperiode. Meist Frühgeborene, jedoch AGA (67.1.1).

● **Sekundär:** Folge einer pränatalen (intrauterinen) oder intranatalen Hypoxie, häufig bei Diabetes der Mutter und bei Sectio caesarea.
● **Idiopathisch:** Keine Ursache nachweisbar.
   Klinik: Nach Geburt zunächst Spontanatmung. Nach etwa 30 Min. zunehmende Erschwerung der Atmung, Zyanose, Exitus meist innerhalb der ersten beiden Tage.

   Makro: Lungen fest, rot, fleckig durch blassere und dunklere Areale, Schwimmprobe meist negativ.

   Histo:
   1. **Hyaline-Membranen-Syndrom**
      Alveolen durch azidophile, homogene („hyaline") Membranen tapetenförmig ausgekleidet (Fibrin, Reste der zugrundegegangenen Alveolarepithelzellen).
   2. **Kongestive Atelektase (Stauungsatelektase)**
      Hochgradige Stauungshyperämie der interalveolären Kapillaren sowie Atelektase vom Typ der fetalen Atelektase (Tafel 60).

Grundlegender Defekt ist ein Mangel an oberflächenaktivem Surfaktant-Faktor.
Daher erhöhte Oberflächenspannung und verminderte Öffnung der Alveolen (Atelektase). Bei jedem Atemzug kollabieren die Alveolen wieder → Hypoventilation → Hypoxämie. Die Hypoxie bewirkt Austritt von Plasma in die Alveolen, Fibrinogen wird zu Fibrin → hyaline Membranen. Dadurch wird der Gasaustausch an der Alveolarwand blockiert, die Hypoxie nimmt zu, und es beginnt eine Circulus vitiosus.

Die Mortalität liegt (je nach Reife und Gewicht) zwischen 30–50 %. Die Gefahr besteht im ungenügenden Gasaustausch mit nachfolgender Hypoxämie und Azidose beim Kind.

67.7.4 Pneumonie beim Neugeborenen

Infektion der Lungen schon intrauterin möglich (Infektion des Fruchtwassers hämatogen oder bei Blasensprung, evtl. bei Amniozentese).

Zuerst vorwiegend interstitielle Pneumonien, später auch alveoläre Mitbeteiligung. Im Neugeborenenalter auch durch sonst wenig pathogene Mikroorganismen (z. B. Haemophilus influenzae) verursacht.

67.8 Kardiovaskuläre Erkrankungen des Neugeborenen

- **Fehlbildungen des Herzens und der Gefäße**, siehe 32.20.
- **Konnatale Herzhypertrophie**
  Makrosomie bei Diabetes mellitus der Mutter
  Glykogenose Typ II (POMPEsche Krankheit)
- **Perinatale Myokarditis**
  Wichtigste virale Infektion erfolgt mit COXSACKIE B-Virus: vorweigend mononukleäre entzündliche Infiltration. Mitbetroffen können Gehirn (Meningoenzephalitis), Nebennieren, Leber und Lungen sein.
  Eine Myokarditis kann auch im Rahmen einer intrauterinen Rubeolen-Infektion vorkommen, ferner bei Infektionen mit Toxoplasmose, bei Candida Sepsis und bakterieller Sepsis.
- **Endokardfibroelastose**, siehe 32.12.
- **Hypoxische Myokardschädigungen** in Form von Myokardischämie und subendokardialen Myokardnekrosen können bei allen Situationen mit Hypoxie auftreten.

67.9 Neonatale Veränderungen am Zentralnervensystem

- **Fehlbildungen und Entwicklungsstörungen**
  (siehe 61.18).
  Pränatale, degenerative Veränderungen (Hydranenzephalie, Porenzephalie, Mikroenzephalie und Hydrozephalie) sind oft Folgen intrauteriner Erkrankungen (Infektionen).
- **Perinatale und frühkindliche Hirnschäden**, siehe 61.15.

67.10 Gastrointestinale Erkrankungen des Neugeborenen

- **Angeborene Pylorusstenose** (siehe 39.4.1)
  Hypertrophie der Ringmuskulatur des Pylorus mit sekundärer Dilatation des Magens. Manifestation in den ersten zwei Lebenswochen.
- **Mekoniumileus**
  Gewöhnlich vergesellschaftet mit zystischer Pankreasfibrose (Mukoviszidose), selten auch ohne Pankreasveränderungen. Obstruktion des Darm-

kanals durch das besonders zähe Mekonium. Bei Darmperforation kann eine (sterile) **Mekoniumperitonitis** entstehen.

- **Hämorrhagische Infarzierung des Darmes**
  Bei **Volvulus**, Strangulation (**angeborene Hernien**) und **Invagination**.
- **Enterokolitis**
  Bei untergewichtigen Neugeborenen nach Infektionen mit pathogenen E. coli-Stämmen oder auch anderen Bakterien.

HIRSCHSPRUNGsche Krankheit (Megakolon)
Häufigkeit: 1 auf 2000 Lebendgeburten. Fehlende Entwicklung der Ganglienzellen im Plexus myentericus und im Plexus submucosus des distalen Dickdarms, der stark verengt und aperistaltisch ist. Oral davon starke Dilatation des oberen Dickdarms mit sekundärer Muskelhypertrophie. Diagnose durch Biopsie aus dem distalen, engen Darmabschnitt (siehe 39.5.1.4).

67.11 Leber- und Gallenwegserkrankungen beim Neugeborenen
(siehe auch Kap. 41)

- **Hepatomegalie** beim Neugeborenen kann Folge einer Stauungshyperämie (Herzmißbildung), einer extramedullären Blutbildung oder einer angeborenen Stoffwechselstörung (Speicherkrankheit) sein.
- **Angeborene Stoffwechselkrankheit mit Leberbeteiligung**
  Beispiele: Glykogenosen (besonders Typ I und II), NIEMANN-PICKsche Krankheit, WOLMANsche Krankheit, GAUCHERsche Krankheit, Mukopolysaccharidosen, Galaktosämie, angeborene Fruktose-Intoleranz, angeborene Tyrosinämie, alpha1-Antitrypsin-Mangel u. v. andere.
- **Hypoxische Leberschäden**
  Bei perinataler Asphyxie, Herzmißbildungen, Atemnotsyndrom u. a. kann es zur *Leberverfettung* oder zu *Leberparenchymnekrosen* kommen.
- **Leberveränderungen bei perinatalen Infektionen**
  Lebervergrößerung, extramedulläre Blutbildung, Cholestase, portale Lymphozyteninfiltration und portale Fibrose sowie Leberzellverfettung können als unspezifische Reaktionen bei verschiedenen Infektionen beobachtet werden.

Ikterus beim Neugeborenen

I. **Unkonjugierte Hyperbilirubinämien**
- **Übermäßiger Erythrozytenabbau**
  Inkompatibilität von Blutgruppen, Rh-Inkompatibilität
  Hämorrhagien (Kephalhämatom, intramuskuläre Blutungen)
  Erythrozyten-Anomalien (Hämoglobinopathien, Sphärozytose)
  Sepsis
- **Transportstörungen, Aufnahmestörungen**
  Konnatale Hepatitis
  Hypalbuminämie
  Mangelhafte Leberdurchblutung (Herzfehler u. a.)
- **Konjugationsstörungen**
  CRIGLER-NAJJAR-Syndrom
  Physiologischer Neugeborenenikterus
  Drogen

II. **Konjugierte Hyperbilirubinämien**
- **Ausscheidungsstörungen**
  Konnatale Hepatitis
  Toxische Leberzellschädigung
  Gallenwegsmißbildungen
  Speicherkrankheiten
  Zystische Fibrose

67.12 Pankreasveränderungen beim Neugeborenen

- **Inselzellhyperplasie** bei schwerer Diabetes mellitus der Mutter.
- **Zystische Pankreasfibrose,** siehe 43.3.

67.13 Plötzlicher Kindstod, SIDS

SIDS = sudden infant death syndrome: Plötzlicher und unerwarteter Tod eines Säuglings, der vor Todeseintritt gesund oder kaum krank war und dessen Tod auch durch autoptische Untersuchung nicht geklärt werden kann (siehe Einführung, 18.6).

Die Ursache des SIDS ist nicht bekannt. Wahrscheinlich ist die Ätiologie multifaktoriell.
Die meisten betroffenen Säuglinge sterben zu Hause, gewöhnlich nachts im Schlaf und werden erst als Tote

entdeckt. Relativ häufig besteht ein geringfügiger Infekt der oberen Luftwege (Tracheobronchitis).

Hypothesen zur Ätiologie:
1. Zentrale Regulationsstörung der Atmung: manchmal gibt es vor dem tödlichen Ereignis Apnoe-Anfälle.
2. Genetisch bedingte Störungen der Lipidoxidation: mangelhafter Abbau von Fettsäuren.
3. Infektionen: virale oder bakterielle Darminfekte.
4. Ähnlichkeiten zur malignen Hyperthermie.

Tab. 67.3: Risikofaktoren für SIDS

- **Mutter**
  Alter unter 20 Jahren
  Niedriger, sozioökonomischer Status
  Rasch aufeinanderfolgende Schwangerschaften
  Rauchen
  Drogenmißbrauch

- **Kind**
  Unreife, niedriges Geburtsgewicht
  Männlich
  Nicht erstgeboren
  Älteres Geschwister an SIDS gestorben

67.14 Tumoren im Kindesalter

Ausgenommen in der Neugeborenenperiode gehören die neoplastischen Prozesse zu den wichtigsten Erkrankungen des Kindesalters (nach den Unfällen zweithäufigste Todesursache).

Charakteristische Unterschiede zu den Tumoren im Erwachsenenalter
1. Epitheliale Tumoren sehr selten (Ausnahmen: endokrine Drüsen, Leber, Speicheldrüsen).
2. Meist rascher Verlauf – hohe Mortalität (ca. 70 %).
3. Nur geringe Korrelation zwischen morphologischem Bild und klinischem Verlauf.
4. Entstehung vor allem in rasch wachsenden Organen und Geweben (blutbildende Gewebe, Knochen, unreife, neurale und mesenchymale Gewebe).

Häufigkeit der Neoplasmen im Kindesalter
1. **Leukämien, insbes. ALL** (35 %)
2. **Hirntumoren** (20 %)
3. **Lymphome, HODGKIN häufiger als Non-HODGKIN** (15 %)
4. **Tumoren des sympathischen Nervensystems, insbes. Neuroblastom** (10 %)
5. **Nierentumoren, insbes. Nephroblastom** (10 %)
6. **Tumoren in Retina, Leber, Knochen, Weichgewebe, Gonaden u. a.** (Rest)

67.14.1 Leukämien

80 % der Leukämien bei Kindern sind **akute lymphatische Leukämien (ALL)**; die restlichen 20 % sind **akute myeloische Leukämien**. Chronische Leukämien kommen praktisch nicht vor.

67.14.2 Hirntumoren

Häufigste kindliche Hirntumoren sind **Medulloblastome**: meist im Kleinhirnwurm, d. h. mittelliniennahe. Komplikationen: Verschlußhydrozephalus, Abtropfmetastasen auf dem Liquorweg.
Weiters **juvenile Astrozytome** und **Ependymome**.

67.14.3 Lymphome, Histiocytosis X

Bei Kleinkindern selten, die Häufigkeit nimmt ab dem 5. Lebensjahr rasant zu. 50 % sind HODGKIN-**Lymphome**, weiters **lymphoblastische Lymphome** sowie **tumorartige Proliferation der** LANGERHANS-**Zellen** (siehe 37.3).

67.14.4 Tumoren des sympathischen Nervensystems

Typischer Tumor ist das **Neuroblastom**: Auftreten innerhalb der ersten 5 Lebensjahre, Hauptlokalisation in den Nebennieren oder im Bereich des Grenzstranges. Ausreifungen des Tumorgewebes führen zum **Ganglioneuroblastom** und schließlich zum **Ganglioneurom**.

67.14.5 Andere Tumoren

Nephroblastom (WILMS-Tumor), siehe 56.15.3.2.
Retinoblastom, siehe 63.5.
Keimzelltumoren des Hodens, siehe 51.6.1.
Keimzelltumoren des Ovariums, siehe 45.6.3.
Embryonales Rhabdomyosarkom, siehe 48.3.3.
Sonstige Weichgewebstumoren, siehe 66.
EWING-Sarkom, siehe 65.17.2.4.
Osteosarkom, siehe 65.17.2.1.

67.14.6 Hamartome, Teratome

- **Hamartome sind tumorähnliche Fehlbildungen aus ortsständigen Gewebsbestandteilen:** Chondrom der Lunge, Kavernom der Leber, sonstige Angiomatosen, Phakomatosen.

- **Choristome sind tumorähnliche Fehlbildungen aus ortsfremdem (verlagertem) Gewebe:** Nebennierenrindenteile in der Niere.

- **Teratome sind Tumoren, die aus pluripotenten Zellen (z. B. Keimzellen) hervorgegangen sind und verschiedene Differenzierungen aufweisen.** Siehe z. B. 45.6.3.5
  Reife Teratome: vollständig differenzierte Gewebe, z. B. Dermoidzyste.
  Unreife Teratome: unvollständig differenzierte Gewebe.
  Teratome mit maligner Entartung, Teratokarzinom.

Als Teratome werden aber auch parasitäre d. h. im Körper des Fetus eingeschlossene, unvollständige Zwillingsbildungen bezeichnet:
Steißteratome, Halsteratome (Schilddrüsenregion), **Epignathus** (im Bereich des harten oder weichen Gaumens), **Mediastinalteratome und Retroperitonealteratome**. Auch diese Teratome können maligne entarten, wobei oft Dottersacktumoranteile enthalten sind.

REKAPITULATION

1. Was ist der Unterschied zwischen Perinatal- und Neonatalperiode? (67.)
2. Erläutere die Sterblichkeit im Kleinkindesalter (67.1)!
3. Wann tritt eine Frühgeburt gehäuft auf? (67.1.1)
4. Was ist die Todesursache bei Unreife? (67.1.1)!
5. Anatomische Zeichen der Unreife? (67.1.1)!
6. Was ist das APGAR-Schema? (Tab. 67.2)!
7. Erläutere die wichtigsten Todesursachen der Perinatal- und Neonatalperiode (67.1.2)!
8. Was ist eine Mazeration? (67.2)
9. Was bedeutet Asphyxie? (67.3)
10. Erläutere präpartale und intrapartale Faktoren für eine Asphyxie (67.3)!
11. Gib einen Überblick der wichtigsten Geburtraumen (67.4)!
12. Welche sind wichtige, intrauterine Infektionskrankheiten? (67.5.1)!
13. Welches sind wichtige, postpartale Infektionskrankheiten? (67.5.2)!
14. Erläutere ausführlich die Erythroblastosis fetalis (67.6)!
15. Was ist eine Fruchtwasseraspiration? (67.7.1)
16. Erläutere das Atemnotsyndrom des Neugeborenen (67.7.3)!
17. Erläutere SIDS (67.13)!
18. Gib einen Überblick der Tumoren im Kindesalter (67.14)!

68. Einführung in die Teratologie

Teratologie bedeutet Mißbildungslehre, der Begriff stammt von „teras" (griech.) = Wunder, Unbegreifliches.

Konnatale Mißbildungen sind morphologische Anomalien, die bei der Geburt vorhanden sind.
Kongenitale Anomalien sind eigentlich nur solche Atypien, die einen genetischen Hintergrund haben. Die Nomenklatur wurde jedoch verschlampt, sodaß heute gleichwertig nebeneinanderstehen: *congenital anomalies – congenital malformations – birth defects – angeborene Mißbildungen – konnatale Mißbildungen – kongenitale Mißbildungen – Mißgeburt.*

Kurzdefinition: **Mißbildungen sind das morphologische Ergebnis einer gestörten Entwicklung.**

Eine Grenzziehung zwischen *Mißbildung* (als Entwicklungsstörung höheren Grades) und *Anomalie* (als Entwicklungsstörung geringeren Grades) ist nicht möglich; die Anomalie unterscheidet sich durch die mit ihr einhergehende Funktionsänderung(-störung) von der *Varietät*, durch die keine Funktionsstörung gesetzt wird.

Zum Verständnis der Begriffe: **Ontogenese** = die Keimesentwicklung; **Dysontogenese** = die gestörte Keimesentwicklung.

Mißbildungen manifestieren sich in verschiedenen Mustern:
1. Betroffen sind Einzelorgane oder einzelne Organsysteme, z. B. Mißbildungen des Herzens und der großen Arterien oder Mißbildungen der Gallenwege: **Organmißbildungen.**
2. Multiple Mißbildungen betreffen verschiedene Organe und Gewebe. Dabei gibt es pathogenetisch zwei Möglichkeiten:
   - Eine lokalisierte Störung der Organogenese zieht sekundär „kaskadenartig" weitere Defekte nach sich: es entsteht eine **Mißbildungssequenz.**
   - Verschiedene Defekte treten nebeneinander in verschiedenen Organen auf, meist auf Basis einer einzigen auslösenden Ursache: es entsteht ein **Mißbildungssyndrom.**

Etwa 3 % der Neugeborenen haben schwere Mißbildungen, d. h. solche von funktioneller oder kosmetischer Bedeutung.

Mißbildungen sind *die* führende Todesursache in der Neonatalperiode (siehe 67.1.2).

68.1 Formale Pathogenese der Mißbildungen

Die intrauterine Entwicklung besteht aus zwei zeitlichen Phasen:
1. Die **embryonale Phase** in den ersten 8 Wochen post conceptionem. In dieser Zeit erfolgt die Organogenese, die Empfindlichkeit gegenüber teratogenen Noxen ist sehr hoch.
2. Die **fetale Phase** ab der 9. Entwicklungswoche zeigt eine stark verminderte Anfälligkeit auf teratogene Noxen. Dagegen reagiert der Fetus sehr empfindlich auf Einflüsse, die das Wachstum hemmen oder bereits gebildete Organe schädigen.

Für die normale Entwicklung jedes Organes ist eine bestimmte Zeitspanne innerhalb der rund 8 Wochen währenden Embryogenese vorgesehen. Während dieser Zeitspanne kann es zur Ausbildung einer Mißbildung des entsprechenden Organes bzw. der entsprechenden Organanlage kommen → **teratogenetische Terminationsperiode**, nachher, d. h. mit Abschluß der Entwicklung → *teratogenetischer Terminationspunkt*, ist die Ausbildung einer Mißbildung nicht mehr möglich.

Die **teratogenetische Terminisationsperiode** eines Organs bzw. einer Organanlage fällt zeitlich mit einer Periode **hoher mitotischer Aktivität** zusammen.

Ein Herzkammerscheidewanddefekt (VSD, siehe 32.20.1) entsteht bei einer teratogenetischen Einwirkung vor der 6. Woche, weil das Septum nach dieser Periode geschlossen ist. Da der Lippenschluß am 36. Tag erfolgt, muß das Teratogen, welches eine Lippenspalte verursacht, vor diesem Zeitpunkt einwirken.

Der **Schweregrad einer Mißbildung** hängt vom Zeitpunkt der Störung während der Entwicklung ab; allgemein kann dieser Zeitpunkt mit zunehmendem Schweregrad der Mißbildung weiter, d. h. in Richtung auf die ersten Tage der Entwicklung, vorverlegt werden.

> Je schwerer die Mißbildung, desto frühzeitiger ist sie im allgemeinen entstanden.

Teratogene Noxe **während der Blastogenese** (Ausbildung von Embryoblast und Trophoblast während der ersten 14 Tage) → Mißbildungen, die aus einer Störung im Keimgewebe entstehen: *Doppelmißbildungen, Akardier, Teratome.*

Teratogene Noxe **während der Embryogenese** → Mißbildungen mit sonst erhaltenem, übergeordnetem Bauplan des Organismus: z. B. *Anenzephalus, (mit) Rhachischisis.*

Teratogene Noxe **während der Fetogenese** → (Gewebs-)Mißbildungen durch Störung der Feindifferenzierung: z. B. *Katarakt.* Morphologische Veränderungen treten gegenüber funktionellen Störungen in den Hintergrund.

- **Blastopathien:** die Störung der Entwicklung erfolgt zwischen dem 1. und 14. Tag
- **Embryopathien:** Störungseinwirkung zwischen 3. und 8. Woche
- **Fetopathien:** Krankheiten des Fetus ab der 9. Woche

Die Erscheinungsform einer Mißbildung ist in gleicher Weise von der Entwicklungsphase (zeitlich), in der die Störung erfolgt, als auch von der Störung selbst (Art der exogenen Noxe) abhängig.

> Mißbildungen entstehen *„phasen-"* und *„noxenspezifisch".*

Grundtypen der Mißbildungen

1. **Entwicklungshemmung**
   - **Agenesie:** Organanlage fehlt
   - **Aplasie:** Organentwicklung bleibt aus
   - **Hypoplasie:** Organentwicklung kam vorzeitig zum Stillstand
2. **Spaltbildung und Verdopplung** durch Hemmung der Vereinigung:
   - Symmetrisch zur Hälfte angelegte (z. B. Wirbelbogen → Spina bifida) oder
   - Symmetrisch zur Gänze, d. h. doppelt angelegte (z. B. Uterus → Uterus bicornis bicollis) Organe.
3. **Verklebungen und Verwachsungen** normalerweise getrennt bleibender Organe oder Organanlagen (z. B. des kranialen Embryopoles mit dem Amnion (sogenannte „amniogene" Exenzephalie).
4. **Abschnürung und Verlagerung;** *Abschnürung von Teilen einer Organanlage* (typischerweise von Drüsen und Ausbildung einer Glandula accessoria oder von Drüsenausführungsgängen mit nachfolgender Zystenbildung – sehr häufig). *Verlagerung frühzeitig abgetrennter Organanlagen* mit evtl. Nachfol-

gender Wiedereinpflanzung (z. B. von Extremitäten an atypischer Stelle der Körperoberfläche – sogenannte amniogene Transplantation – überaus selten).

5. **Atresien** (fehlende Lichtungsbildung) und **Stenosen** (Verengung durch mangelhafte Lichtungsbildung) von Hohlorganen: z. B. Gallengangsatresie, Darmatresien.
6. **Hyperplasien:** Folge eines „übertriebenen Wachstums".
7. **Überschußbildungen** als Folge „übertriebener Differenzierung" (numerische Vermehrung von Organen bzw. Organteilen). Typisches Beispiel Polydaktylie (Verdoppelung des kleinen Fingers: häufigste Extremitätenmißbildung).

68.2 Kausale Genese = Ätiologie der Mißbildungen

> 1. **Genetisch bedingte Mißbildungen** (20 %)
>   - Chromosomenanomalien
>   - Mutation eines Einzelgens
> 2. **Exogen induzierte Mißbildungen** (10 %)
> 3. **Mißbildungen ohne geklärte Ursache** (70 %)

68.2.1 Endogene, genetische Kausalfaktoren

Wiederhole „Allgemeine Pathologie", Kapitel 28!

1. **Anomalien der Autosomen**
   - DOWN-Syndrom: Trisomie 21 bzw. Translokalisation 21 auf 14
   - EDWARDS-Syndrom: Trisomie 18
   - PÄTAU-Syndrom: Trisomie 13
   - Cri-du-chat-Syndrom: Deletion auf 5
2. **Anomalien der Geschlechtschromosomen**
   - **Echter Hermaphroditismus:** chromosomal uneinheitlich
   - **Pseudohermaphroditismus**
   - TURNER-Syndrom: Monosomie X, d. h. 45 XO
   - KLINEFELTER-Syndrom: überzähliges X, d. h. 47 XXY
   - **Polysomie X**
   - **Polysomie Y**
3. **Monogene Erbkrankheiten**
   Mutation eines einzelnen Gens, hereditär. Hierher gehören z. B. die harmlosen Polydaktylien und Syn-

daktylien sowie die schwer schädigenden „inborn errors of metabolism". Es handelt sich um die häufigste, erbliche Mißbildungsgruppe.

68.2.2 Exogene Kausalfaktoren

Die Vielzahl bisher bekannt gewordener, exogenteratogener Faktoren macht deren Zusammenfassung zu größeren Gruppen erforderlich.

Es gab örtlich und zeitlich begrenzt auftretende, teratogene Noxen, sodaß es zu *epidemischen Mißbildungsereignissen"* kam.
Beispiel: **Rubeolenembryopathie:** Rötelinfektion der Mutter in der Frühschwangerschaft → Augen-, Ohren-, Herzmißbildungen des Kindes – erstmals von dem australischen Augenarzt GREGG 1941 beschrieben.
Neben der Rubeolenembryopathie kennt man gegenwärtig noch drei weitere Embryopathien, die „epidemisch" aufgetreten sind:
Die **Strahlenembryopathie:** Mikrozephalie und Mikrophthalmie als Auswirkungen der Atombombenexplosionen über Hiroshima und Nagasaki (1945) und der Katastrophe von Tschernobyl (1986);
Die **Progestinembryopathie:** Vermännlichung des äußeren Genitales in Form der sogenannten labioskrotalen Fusion bei weiblichen Neugeborenen jener Mütter, die wegen drohenden Abortus mit Progestin (Progesteronpräparat mit androgener Nebenwirkung) behandelt wurden (1950-1959);
Das **Dysmelie-Syndrom** = **Thalidomid-Syndrom** (1958–1962): Extremitätenmißbildungen der sogenannten „Conterganbabies", ausgelöst durch das Schlafmittel Contergan.

1. **Medikamente und chemische Kausalfaktoren**
   - **Zytostatika, Antimetabolite (Folsäureantagonisten)**
   - **Antibiotika**
   - **Steroidhormone**
   - **Schlafmittel, Antiepileptika**
   - **Antikoagulantien**
   - **Alkoholabusus:** Noxe von großer praktischer Bedeutung → *Alkoholembryopathie:* Wachstumshemmung; Mikrozephalie; verstärkte Gesichtsbehaarung mit kurzen Lidspalten, Oberlidptose, schmalen Lippen und kurzer aufgestülpter Nase; Herzmißbildungen; Hodenhypoplasie bzw. Klitoromegalie
   - **Eine Vielzahl chemischer Substanzen aus der Umwelt**
2. **Infektiöse Kausalfaktoren**
   - **Virusinfektionen in der Frühschwangerschaft:** Röteln, Zytomegalie, HIV u. a.
   - **Toxoplasmose**
3. **Physikalische Kausalfaktoren**
   - **Ionisierende Strahlen**
   - **Mechanische Noxen:** Mißbildungen der Gebärmutter, Lageanomalien des Fetus in utero, Eibettstörungen, amniotische Verwachsungen (SIMONARTsche Bänder)

4. **Immunologische Kausalfaktoren**
   Zytotoxische Antikörper der Mutter, die intrauterin gegen das Kind gerichtet sind, haben möglicherweise einen teratogenen Effekt.

68.3 Einteilung der Mißbildungen

Die Einteilung in Einzelmißbildungen und Doppel(miß-)bildungen – erstere werden in „Mißbildungen der äußeren Form" und „Mißbildungen der einzelnen Organsysteme und Organe" unterteilt –, bildet den Rahmen der „**morphologisch-topographischen Einteilung**".

Tab. 68.1: Einteilung der Mißbildungen nach Form und Lokalisation

I.   Einzelmißbildungen
   - „Mißbildungen der äußeren Form"
     1. Spaltmißbildungen
        Symmetrische, dorsale u. ventrale Spaltmißbildungen → Dysraphien; asymmetrische Spaltmißbildungen → amniotische Spaltmißbildungen;
     2. Polymißbildungen
        Mißbildungen des kranialen und kaudalen Fetuspoles;
     3. Extremitätenmißbildungen;
     4. Mißbildungen der Sinnesorgane;
     5. Mißbildungen der Haut;
     6. Mißbildungen des äußeren Genitales;
     7. Generalisierte Mißbildungen;
     8. Polyphänien und eponymisch definierte Syndrome

        Polyphänie: „Vielmerkmaligkeit", z. B. Mongolismus; viele, voneinander verschiedene Merkmale, die auf eine chromosomale numerische Aberration zurückzuführen sind.
        Eponymisch: den Namen gebend; nach Autoren benannt, z. B. DOWN-Syndrom.

   - „**Mißbildungen der einzelnen Organsysteme und Organe**"
     9. Mißbildungen des Herz-Kreislaufsystems;
     10. Mißbildungen des Respirationstraktes;
     11. Mißbildungen des Gastro-Intestinaltraktes;
     12. Mißbildungen des uropoetischen Systems;
     13. Mißbildungen des inneren Genitales.

II. Doppelmißbildungen
     1. Gesonderte Doppelbildungen: Akardiusbildungen;
     2. Nicht gesonderte Doppelbildungen:
        Pagus- und Duplizitasbildungen: symmetrisch;
        Parasitenbildungen: asymmetrisch.

Die Mißbildungen der äußeren Form und die Doppelmißbildungen werden im folgenden abgehandelt, die Mißbildungen der einzelnen Organe finden sich in den entsprechenden Kapiteln.

68.4 Einzelmißbildungen

68.4.1 Symmetrische, dorsale Spalt- bildungen

Die schwerste Fehlbildung, die totale dorsale Dysraphie, heißt *Kraniorhachischisis:* die Spalt(miß)bildung betrifft dabei den kranialen Pol (Schädeldach und Gehirn) und den Stamm (Abb. 61.12).

Die leichteste (und zugleich häufigste) Fehlbildung ist die *Spina bifida occulta* mit isoliertem Ausbleiben des Wirbelbogenschlusses bei intakter Weichteildeckung, evtl. mit zirkumskripter Behaarung. Die Wirbelbogenspalte wird von einer derben Bindegewebsmembran überbrückt, die mit dem Rückenmark verwachsen ist. Sie betrifft meist den lumbosakralen Abschnitt des Achsenskelettes.

Unterscheide: Spina bifida occulta = isoliertes Ausbleiben des Wirbelbogenschlusses, von Spina bifida aperta = Ausbleiben des Wirbelbogenschlusses kombiniert mit Schlußstörungen des Rückenmarks.

- **Spina bifida occulta:** Haut intakt, oft umschriebene Hypertrichose: „Pferdeschwanz" lumbosakral. Eventuell trichterförmige Hauteinziehung, darunter ein spaltförmiger Defekt der Wirbelbögen.

  DD:
  1. **Dermoidzyste, Teratom:** Weicher, kugeliger, mit Epidermis ausgekleideter Balg, welcher fettigen Detritus, Haare und evtl. weitere Organrudimente enthält.
  2. **Sinus pilonidalis (Haarnestgrübchen):** Grübchenförmige Einsenkung der behaarten Haut, die sich als blind endendes Gangsystem fortsetzt.

- **Spina bifida cystica sive aperta:** Im Bereich der Wirbelbogendefekte liegt eine bruchsackartige Ausstülpung vor. Die Haut kann intakt oder defekt sein, evtl. sekundäre Überhäutung.

- **Meningozele:** Liquorgefüllter „Bruchsack", aus abnormen Meningealanteilen gebildet.

- **Meningomyelozele:** Die Wand des Sackes besteht aus Rückenmarkhäuten und Teilen des verbildeten Rückenmarks. Der liquorgefüllte Hohlraum wird von Nervenwurzeln durchzogen.

- **Meningomyelozystozele:** Eine zystische Erweiterung des Zentralkanals kommt noch hinzu.

- **Rhachischisis:** Zustand der offenen Medullarinne. Der Zentralkanal liegt nach außen hin frei, das Rückenmark setzt sich seitlich als *Area medullovasculosa:* zottig-schwammig-grau-rot (Ganglienzellen und Glia in einem Gefäßmaschenwerk) fort, um über die *Area epithelioserosa:* glatt, grauweiß (Pia und Arachnoidea) in die intakte Haut überzugehen.

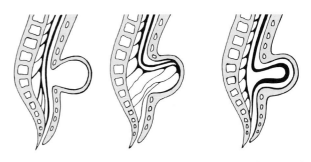

Meningozele   Meningomyelozele   Meningomyelozystozele

Abb. 68.1: Seitenansicht der dorsalen Spaltbildungen. Vgl. Abb. 61.12.

68.4.2 Dorsokraniale Dysraphien und amniotische Spaltbildungen

- **Anenzephalus:** Schädeldach fehlt, an der Schädelbasis liegt eine *Area cerebrovasculosa* (siehe oben), Exopthalmus durch hypoplastische Orbitae: „*Krötenkopf"* (Tafel 55).

- **ARNOLD-CHIARI-Syndrom:** Kleinhirnwurm durch das Foramen occipitale nach kaudal verlagert, oft kombiniert mit dorsaler Verschlußstörung.

- **DANDY-WALKER-Syndrom:** Mediane Spaltbildung in Kleinhirnwurm.

- **Zephalozelen:** Hirnbrüche; Synonym: Hernia cerebri.
  Ausstülpung von Hirnhäuten und Hirnsubstanz („Bruchinhalt") aus Defekten in der Mittellinie der Schädelkapsel („Bruchring") mit Weichteildeckung („Bruchsack" = Kopfhaut).
  DD: Amniogene Exenzephalie.

- **Amniotische (amniogene) Exenzephalie:** Verwachsungen der Plazenta mit dem kranialen Fetuspol – als Ursache für oder als Folge von Fehlbildungen des Gehirns (Abb. 68.2, A).

Die formale Teratogenese gilt noch immer als nicht restlos geklärt. Zu Recht wird nach wie vor an der Forderung des Nachweises von Amnionfäden, -bändern oder -verwachsungen (amnionic bands, SIMONARTsche Stränge) am Ort der „Keimverletzung" für eine amniogene Ursache festgehalten.

Amniotische Mißbildungen bzw. die Ausbildung amniotischer Stränge werden durch Abfaltungsstörungen des Amnions erklärt; andererseits müssen amniotische Stränge nicht unbedingt die Ursache, sie können auch die Folge von Fehlbildungen sein.

Hält man die Ausbildung amniotischer Stränge im Zusammenhang mit Einrissen im Amnion für die alleinige Ursache sogenannter amniogener Fehlbildungen, dann stellt die amniotische Exenzephalie das typische Beispiel eines „Disruptionssyndroms" durch Amnionstränge dar.

Allgemein versteht man unter Disruptionen diejenigen Anomalien, die durch sekundär nach zunächst ungestörter Entwicklung wirksam gewordene Schädigungen auftreten. Disruptionssyndrome durch Amnionbänder werden auch als **ADAM-Komplex:** Amniotic Deformities, Adhesions, Mutilations bezeichnet.

- **VATER-Syndrom (Vacterl-Syndrom):** ein akronymisch (durch Aneinanderreihung von Anfangsbuchstaben) bezeichnetes Syndrom:
  Vertebral defects
  Anal atresia
  Tracheal fistula
  Esophageal atresia
  Renal Dysplasia
  Im Falle zusätzlicher Herzfehlbildungen: Cardiac anomalies und Extremitätenfehlbildungen (Limb anomalies) erweitert sich die Bezeichnung sinngemäß auf VaCterL-Syndrom.

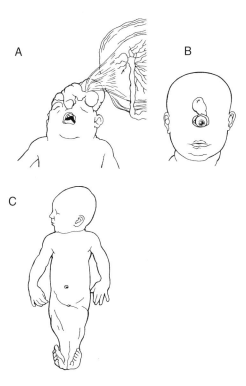

Abb. 68.2: A Amniotische Exenzephalie, B Zyklopie, C Sireniforme Mißbildung.

68.4.3 Symmetrische, ventrale Spaltmißbildungen

Unter dem übergeordneten Begriff der (symmetrischen) ventralen Spaltmißbildungen (ventrale Dysraphien) werden folgende Fehlbildungen zusammengefaßt:
1. Fissura thoracis (Thorakoschisis) mit Fissura sterni und Ectopia cordis.
2. Fissura abdominis mit Hernia funiculi umbilicalis, Omphalozele und Paromphalozele sowie Event(e)ration.
3. Fissura pelvis mit (Ectopia und) Exstrophia vesicae; Epispadie (= obere Harnröhrenspalte).

Ectopia cordis
Die Einteilung der Herzektopie, die im Falle der Ectopia cordis thoracalis immer mit einem Defekt im Be-

reich des Brustbeines (Fissura sterni) vergesellschaftet ist, erfolgt nach systematischen und topographischen Gesichtspunkten:

Systematische Einteilung: In Abhängigkeit davon, ob das Herz ganz oder nur zum Teil außerhalb der Brusthöhle liegt, unterscheidet man eine **Ectopia cordis completa** bzw. **incompleta;** ferner wird je nach Vorhandensein oder Fehlen einer Weichteilhülle des ektopischen Herzens zwischen einer **Ectopia cordis tecta** bzw. **nuda** unterschieden.

Topographische Einteilung: Nach der Lokalisation des ektopischen Herzens unterteilt man die Ektopie in:
1. *Ectopia cordis thoracalis* (in- oder außerhalb der vorderen Thoraxwand),
2. *Ectopia cordis cervicalis* (über der Apertura thoracis superior) und
3. *Ectopia cordis abdominalis* (unter dem Diaphragma).
Die weitaus häufigste Lokalisation ist die im Bereich der vorderen Thoraxwand; das ektopische Herz selbst und/oder große Gefäße sind häufig fehlgebildet (Vitium cordis).

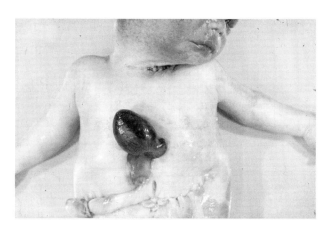

Abb. 68.3: Ectopia cordis nuda.

Hernia funiculi umbilicalis und Omphalozele

Beachte: Der eigentliche Nabelbruch = Hernia umbilicalis, der nach dem Abfall der Nabelschnur auftretende und demnach im Säuglingsalter erworbene Nabelbruch (die Nabelhernie), ist keine Mißbildung.

Die beiden Herniationen unterscheiden sich insofern voneinander, als mit den Omphalozelen ein mehr oder weniger ausgedehnter Bauchwanddefekt (Fissura abdominis) kombiniert ist → **breite Basis der Omphalozele** gegenüber dem **gestielten Nabelschnurbruch.** Der in beiden Fällen von Peritoneum und Amnion (der Nabelschnur) gebildete Bruchsack enthält Dünndarmschlingen oder verschieden große Abschnitte des Intestinums sowie Leber und Milz. Formalgenetisch handelt es sich bei der Hernia funiculi umbilicalis demnach um eine Persistenz des sog. physiologischen Nabelstrangbruches (siehe Embryologie).

Gastroschisis = Paromphalozele

Gegenüber den Omphalozelen unterscheidet sich die Paromphalozele durch eine marginal (das heißt neben dem in der Regel rechtsseitigen Bauchwanddefekt) inserierende Nabelschnur und einen fehlenden Bruchsack, so daß intrauterin die Baucheingeweide in der Amnionflüssigkeit flottieren.

Exstrophia vesicae

Mit Exstrophia vesicae wird das „Frei-zu-Tage-liegen" der Blasenhinterwand bezeichnet, die – exstrophiert (griech.) = „ausgestreift" – einen entsprechenden Bauchwanddefekt in der Nähe zwischen Nabel und Symphyse überbrückt (siehe 58.1.1), häufig mit Epispadie kombiniert.

68.4.4 Mißbildungen des kranialen Fetuspoles

- **Zyklopie – Holoprosenzephalie:** Morphologische Merkmale dieser Gruppe sind die mediane Augenanlage mit einem meist über dieser befindlichen, rüsselförmigen Fortsatz (Rüsselnase = Proboscis) (Abb. 68.2, B), eine mediane, unpaare, vordere Schädelgrube und ein monoventrikuläres Gehirn mit Balkenmangel. Weiters fehlen Bulbus und Tractus olfactorius, daher auch **Arhinenzephalie** genannt.
- **Kraniostenose, Kraniosynostosen, Turrizephalie:** Turmschädel, pathologischer Hochkopf. Unter dem Begriff Kraniostenosen wird eine Anzahl von Schädelfehlbildungen zusammengefaßt, denen die spontane, prämature Verknöcherung einer oder mehrere Nähte (Synostose) und ein entsprechendes, kompensatorisches Schädelwachstum (unter dem Einfluß des sich zunächst noch normal weiterentwickelten Gehirns) zugrunde liegt. In der Folge kommt es „Stenose"-bedingt zur Hemmung der weiteren Gehirnentwicklung, vor allem seines Wachstums, sowie zur Hirnnervenschädigung (Nervus opticus!).
  Bei vorzeitigem Verschluß einer Naht erfolgt die kompensatorische Ausdehnung des Schädels in der Achse der betreffenden Naht, bzw. die Ausdehnungsbegrenzung des Schädels senkrecht zur synostosierten Naht.
- **Angeborener Hydrozephalus** (siehe 61.18)
- **Mikrozephalie, Mikroenzephalie:** Es kann z. B. infolge Hemmung einer Migration der Neuroblasten in die Peripherie die Oberflächenvergrößerung des Gehirnes im Sinne einer Gyrierung unterbleiben (Lissenzephalie) und aus der solcherart zustande kommenden Mikroenzephalie eine Mikrozephalie resultieren.

Typisch für die Mikrozephalie ist der im Vergleich zum Gesicht zu kleine Gehirnschädel mit enger Stirn und abgeflachtem Hinterhaupt.

68.4.5 Mißbildungen des kaudalen Fetuspoles

- **Sireniforme Mißbildungen:** Ihr hervorstechendstes, äußeres Merkmal ist eine mehr oder weniger vollständige Verschmelzung der unteren Extremitäten. In Abhängigkeit von der Ausbildung der Füße läßt sich eine teratologische Reihe: dipodale – monopodale – apodale Sirenie erstellen. Mit der Extremitätenverschmelzung geht eine Rückbildung des Hüftgürtels einher, die von der Annäherung beider Hüftgelenke bis zu deren Verschmelzung reichen kann. Daneben bestehen Fehlbildungen des Urogenitaltraktes und des Enddarmes (Abb. 68.2, C).
- **Kaudale Regression:** Hypoplasien und Aplasien des Kreuzbeines, des Beckengürtels und kaudaler Wirbelsäulenabschnitte unterscheiden sich von den sireniformen Mißbildungen grundsätzlich.

68.4.6 Extremitätenmißbildungen

Die häufigsten „Einfachmißbildungen" (im Sinne von Einzelmißbildungen) sind Fehlbildungen der Extremitäten.

Einteilung der Extremitätenmißbildungen
1. Dysmelien
2. Aplasien
3. Plus- und Minusvarianten
4. Syndaktylien
5. Extremitätenmißbildungen aufgrund generalisierter Fehlbildungen des Skelettsystems
6. Angeborene Luxationen, Gryposen und Kontrakturen
7. Sogenannte amniogene Extremitätenmißbildungen

---

1. Dysmelien
Darunter werden folgende Extremitätenmißbildungen zusammengefaßt:
1. Amelie = völliges Fehlen einer Gliedmaße
2. Ektromelie = Hypoplasie eines langen Röhrenknochens

3. Peromelie = Stummelextremität wie nach Amputation
4. Phokomelie = „Robbengliedrigkeit" – Hände bzw. Füße entspringen unmittelbar von Schulter bzw. Hüfte
Die Phokomelie ist zwischen 1958 und 1962 durch das Schlafmittel Contergan = Thalidomid gehäuft ausgelöst worden.

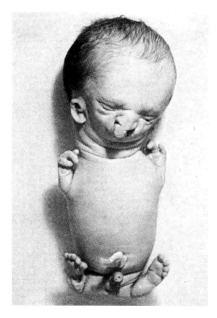

Abb. 68.4: Phokomelie mit doppelseitiger Lippen-Kiefer-Gaumenspalte.

2. **Aplasien**
Aus der Vielfalt hierzu zählender Fehlbildungen seien zwei „Hemimelien" und zwar die Radiusaplasie und die Fibulaaplasie herausgegriffen.
Die **Aplasie des Radius** kann mit einer kongenitalen, hypoplastischen Thrombozytopenie vergesellschaftet sein.
Die **Aplasie der Fibula** ist die häufigste Defektbildung der langen Röhrenknochen.
3. **Plus- und Minusvarianten**
Überschuß- und Unterzahlbildungen im Sinne einer Abweichung von der normalen Fünfstrahligkeit werden als **Polydaktylie** und **Oligodaktylie** bezeichnet.
Polydaktylie infolge Verdoppelung des ersten oder fünften Strahles ist die häufigste Extremitätenmißbildung.
4. **Syndaktylien**
Die Verwachsung zweier oder mehrerer Strahlen miteinander heißt Syndaktylie; sie ist die häufigste Fehlbildung der Hand.

Morphologisch gibt es im wesentlichen zwei Syndaktylieformen: die ossäre und die kutane Syndaktylie. Die schwerste Form der ossären Syndaktylie wird auch als totale Syndaktylie oder Löffelhand bezeichnet; die kutane Syndaktylie ist am häufigsten zwischen 3. und 4. Finger.
5. **Extremitätenmißbildungen aufgrund generalisierter Fehlbildungen des Skelettsystems** (siehe 65.2.1)

Zwergwuchs auf der Basis generalisierter Skelettfehlbildung
- **Chondrodystrophie**
- **Thanatophorer Zwerg**

Knochenbrüchigkeit auf der Basis generalisierter Skelettfehlbildung
- **Osteogenesis imperfecta letalis** VROLIK
- **Osteo genesis imperfecta tarda** LOBSTEIN
- **Marmorknochenkrankheit** ALBERS-SCHÖN-BERG
6. **Angeborene Luxationen, Gryposen und Kontrakturen** (siehe 65.2.3)
7. **Sogenannte amniogene Extremitätenmißbildungen**
Ein breites Spektrum von seltenen Fehlbildungen der Extremitäten wird seit langem auf amniotische Stränge = SIMONARTsche[1] Bänder zurückgeführt. Es handelt sich um Abschnürungen → Amputationen von Gliedmaßen.

68.5 Doppelmißbildungen

Die Doppel(miß)bildungen können in gesonderte (getrennte) und nicht gesonderte Doppelmißbildungen, letztere in symmetrische und asymmetrische Doppelmißbildungen, unterteilt werden; die Symmetrie der Doppelbildungen wählte vor allem SCHWALBE (1907) zum Einteilungsprinzip.
- Als **gesonderte Doppelmißbildungen** gelten die verschiedenen Ausbildungsgrade der

Akardie
Eine asymmetrische, voneinander gesonderte Doppelmißbildung. Vorliegen einer eineiigen Zwillingsschwangerschaft mit monochorialer, diamniotischer Plazenta sowie **ein normaler und ein hochgradig mißgebildeter Fetus.**
Am mißgebildeten Feten ist eine „rudimentäre" Ausbildung oder das gänzliche Fehlen des Herzens (Akardie = ohne Herz) charakteristisch. Die Zir-

---

1 SIMONART, Pierre (1817–1874), Gynäkologe in Brüssel.

kulation des mißgebildeten Fetus wird vom normalen (Zwillings)-Fetus über die gemeinsame Plazenta besorgt.

Unter den Akardien werden verschiedene Formen unterschieden:
Akardie mit fehlender Kopfanlage = Acardius acephalus
Akardie mit unvollkommener Kopfanlage = Acardius acormus
Akardie ohne Kopf-, Rumpf- sowie Extremitätendifferenzierung = Acardius amorphus

● **Als nicht gesonderte und symmetrische Doppel(miß)bildungen** gelten die

Pagus- und Duplizitasbildungen
Pagusbildungen sind komplette, nicht getrennte symmetrische Doppelbildungen („Siamesische Zwillinge"): die beiden gleichmäßig ausgebildeten Feten sind miteinander vereinigt; die Nomenklatur dieser Doppelbildungen richtet sich nach der Lokalisation des Verwachsenseins, zum Beispiel: Kraniopagus (Abb. 68.5); häufigste symmetrische Doppelbildung ist der Thorakopagus.

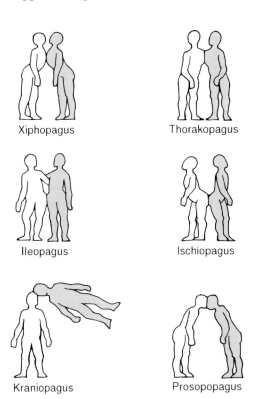

Xiphopagus   Thorakopagus

Ileopagus   Ischiopagus

Kraniopagus   Prosopopagus

Abb. 68.5: Beispiele verschiedener Pagusbildungen.

Duplizitasbildungen sind inkomplette Doppelbildungen, z. B. Dizephalus (Abb. 68.6)

Als *nicht gesonderte und zugleich asymmetrische Doppel(miß)bildungen* werden die aus Autosit und Parasit bestehenden Doppelbildungen *(Duplicitas parasitica)* bezeichnet: Der regelrecht entwickelte **Fetus** (= **Autosit**) enthält einen mangelhaft und/oder fehlgebildeten **Gewebskomplex** (= **Parasit**) bzw. ist mit diesem vereinigt. Typisch sind ein **Sakralparasit** (Sakralteratom) bzw. ein **Epignathus** (siehe 39.2.8).

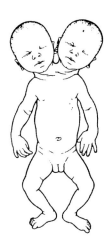

Abb. 68.6: Dizephalus.

REKAPITULATION

1. Wie hoch ist die Häufigkeit angeborener Mißbildungen? (68.)!
2. Erläutere die formale Pathogenese der Mißbildungen (68.1)!
3. Was ist die teratogenetische Terminationsperiode? (68.1)!
4. Welches sind die Grundtypen von Mißbildungen? (68.1)!
5. Welche Kausalfaktoren können Mißbildungen verursachen? (68.2)
6. Erläutere mit Beispielen die endogenen Kausalfaktoren (68.2.1)!
7. Erläutere mit Beispielen die exogenen Kausalfaktoren (68.2.2)!
8. Was ist das Thalidomid-Syndrom? (68.2.2 und 68.4.6)!
9. Wie erfolgt die Einteilung der Mißbildungen? (Tab. 68.1)
10. Erläutere detailliert die Reihe der symmetrischen, dorsalen Spaltbildungen (68.4.1)!
11. Was ist ein Anenzephalus? (68.4.2)
12. Was ist der Unterschied zwischen Nabelschnurbruch und Omphalozele? (68.4.3)
13. Was ist der Unterschied zwischen Sirenie und kaudaler Regression? (68.4.5)
14. Erläutere die verschiedenen Formen der Extremitätenmißbildungen (68.4.6)!
15. Was versteht man unter Akardie? (68.5)
16. Worin besteht der Unterschied zwischen einem „Pagus" und einer „Duplizitas"? (68.5)

69. Haut

Die Haut besteht aus drei morphologisch differenten Schichten sowie den Hautanhangsgebilden.

1. **Ektodermale Epidermis:** verhornendes Plattenepithel; das Stratum basale ist die Regenerationspopulation und sitzt der Basalmembran unmittelbar auf. Neben den ausreifenden Zellen des Plattenepithels sind wichtig: **Melanozyten** (in der Basalzellschicht gelegen) zur Synthese von Melanin; LANGERHANS-**Zellen** als Immunmakrophagen; MERKEL[1]-**Zellen** als neuroendokrine Zellen.

2. **Mesenchymale Dermis = Korium.** Die **papilläre Dermis** ist durch Reteleisten mit der Epidermis verzahnt und besteht aus lockerem, gefäßreichem Bindegewebe. Die tiefer gelegene, **retikuläre Dermis** (mittleres und tiefes Korium) besteht überwiegend aus kollagenen und daneben elastischen Fasern.

3. **Mesenchymale Subkutis:** Fettgewebe.

   Hautanhangsgebilde sind Haare, Nägel, Talg- und Schweißdrüsen.

69.1 Nomenklatur der Dermatopathologie

Es besteht eine detaillreiche, deskriptive Terminologie der makro- und mikroskopischen Veränderungen. Wiederhole: Einführung, Kapitel 10.9 bis 10.13.

Grundlegende histologische Reaktionen

- **Akantholyse:** Kohärenzverlust der Keratinozyten im Stratum spinosum → Loslösung der Epidermiszellen voneinander.
- **Akanthose:** Verdickung der Epidermis durch Verbreiterung des Stratum spinosum.
- **Ballonierende Degeneration:** Schwellung der Keratinozyten durch ein intrazelluläres Ödem, häufig mit nachfolgender Akantholyse.
- **Blase/Bläschen:** Ausbildung von Hohlräumen in der Epidermis oder in der papillären Dermis unter Einströmen von Flüssigkeit.
  Beispiele: **Intraepidermale Blase:** Blase in der Epidermis, meist im Stratum spinosum (Pemphigus vulgaris). **Subkorneale Blase:** Intraepidermale Balse unmittelbar unter dem Stratum corneum. **Subepidermale Blase:** Blasenbildung unterhalb der Epidermis (bullöses Pemphrigoid).
- **Dyskeratose:** Vorzeitige, abnorme Verhornung von Einzelzellen.
- **Exozytose:** Eindringen von Entzündungszellen in die Epidermis.

- **Hydropische Degeneration:** Zerstörung der Basalzellschicht durch ein intrazelluläres Ödem.
- **Hyperkeratose:** Verbreiterung des Stratum corneum bei normaler Verhornung.
- **Koilozytose:** Virusindizierte, perinukleäre Auflösung des Zytoplasmas, insbesondere des Zytoskeletts.
- **Mikroabszesse:** Ansammlung von Entzündungszellen in der Epidermis.
- **Papillomatose:** Verlängerung der dermalen Papillen, dabei sind auch immer die epidermalen Reteleisten verlängert.
- **Parakeratose:** Abnorme (inkomplette) Verhornung mit Persistenz der Zellkerne im Stratum corneum.
- **Pigmentinkontinenz:** Melaninspeicherung in der oberen Dermis in Makrophagen (häufig bei chronisch-entzündlichen Erkrankungen).
- **Pustel:** Massive Ansammlung neutrophiler Granulozyten in der Epidermis.
- **Spongiose:** Schwammartige Auflockerung der Epidermis durch ein interzelluläres Ödem; kann bis zur Bildung spongiotischer Bläschen führen.

69.2 Störungen epidermaler Differenzierung

Auf ihrem transepidermalen Weg differenziert die Epidermalzelle aus. Differenzierung = Synthese von Strukturproteinen; Endprodukt = verhornte Zelle.

a) Hyperkeratose
Verdickung des Str. corneum durch vermehrte Hornbildung oder verzögerte Abschilferung.

Ichthyosen
Genetisch fixierte Verhornungsstörungen. Hyperkeratose (klinisch Schuppenbildung) bis zu panzerartiger Hornauflagerung.

- **Ichthyosis vulgaris:** Autosomal-dominant. Str. corneum verdickt, Str. granulosum fehlt. Mäßige Schuppung; trockene, rauhe Haut.
- **Geschlechtsgebundene Ichthyose:** X-chromosomal gebundener Erbgang, d. h. es erkranken nur Männer, Frauen sind Überträgerinnen.
- **Lamelläre Ichthyose:** Autosomal-rezessiv. Bei Geburt ist der gesamte Körper von folienartiger Hornschicht überzogen, die nach Austrocknung einreißt = **Kollodiumbaby**[2]. Hochgradige, groblamelläre Schuppung (Tafel 61).
- **Kongenitale ichthyosiforme Erythrodermie:** Hochgradige Hyperkeratose, Vakuolisierung des Str. granulosum mit Zytolyse = *epidermolytische Hyperkeratose*. Führt besonders bei

---

1 MERKEL, Friedrich (1845–1919), Anatom in Göttingen.
2 Kollodium = Collodium ist eine dickflüssige Zellulosenitratlösung; hinterläßt beim Verdunsten einen brüchigen Film auf der Haut.

Neugeborenen zu Blasenbildung, Erythrodermie und massiven Hornauflagerungen. Umschriebene Sonderform: *Ichthyosis hystrix.*

Andere Hyperkeratosen
Als Sekundärerscheinung bei chronisch entzündlichen Dermatosen, Präkanzerosen, Karzinom.

b) Parakeratose
Fehlerhafte, überstürzte Verhornung. Fehlen des Str. granulosum. Mangelhafter Kernabbau bei der Verhornung → pyknotische Zellkerne in den verhornten Zellen.
Vorkommen: Psoriasis vulgaris, entzündliche Dermatosen mit Epidermisbeteiligung, Präkanzerosen, Karzinome.

c) Dyskeratose
Frühzeitige, fehlerhafte Verhornung einzelner Zellen innerhalb noch nicht verhornter Epidermisschichten. Dyskeratotische Zelle ist eosinophil und retiniert einen pyknotischen Kern. Ablösung von der Umgebung → Akantholyse.

- **Dyskeratosis follicularis (M. DARIER[3])**: Typisch sind rauhe, reibeisenartige, follikuläre Pappeln, denen histologisch eine dyskeratotische Verhornung und Hyperkeratose entsprechen. Assoziiert ist häufig ein milder Immundefekt (erhöhte Infektneigung).

69.3 Dermatitis und Ekzemerkrankungen

Der Begriff „**Ekzem**" (= oberflächliche Hautentzündung mit Rötung, Bläschen, Nässen, Krusten und Abschuppen sowie Lichenifikation, d. h. entzündliche Verdickung und vergröberte Felderung der Haut) ist nicht eindeutig definiert und wird häufig synonym mit „**Dermatitis**" gebraucht. In beiden Fällen handelt es sich um epidermale Intoleranzreaktionen auf meist (aber nicht immer!) exogene Noxen.

Toxische Kontaktdermatitis = toxisches Kontaktekzem
Durch exogenes Einwirken einer irritierenden Substanz, z. B. Chemikalien, pflanzliche Substanzen u. v. a. Typisch ist das „*Hausfrauenekzem*" bzw. „*Berufsekzem*". Entzündliche Reaktion im oberen Corium, Spongiose der Epidermis. Entzündungszellen: *neutrophile Leukozyten.*

Allergische Kontaktdermatitis = allergisches Kontaktekzem
Eine der häufigsten Hautkrankheiten. Bei Kontakt mit Substanzen, gegen die der Organismus zu einem früheren Zeitpunkt sensibilisiert wurde. Beruht auf zellvermittelter Immunität, histologisch daher *Lymphozyten* und *Monozyten* im dermalen Infiltrat und in der spongiotischen Epidermis.

Beispiele für Kontaktallergene
Privat
Kosmetika, Kontaktlinsenpflegemittel, Brillengestelle, Schmuck, Zahnfüllmaterialien, Kaugummi, Kleidungsstücke, Kondome u. v. a.
Beruf
- *Bäcker:* Aromastoffe, Gewürze, Eier, Mehl
- *Büro:* Kopierpapier, Tintenfarben, Klebestoffe
- *Bauberufe:* Zement, Kreide, Holzkonservierungsmittel, Leim
- *Elektriker:* Isoliermaterial, Metalle, Lötmittel
- *Friseur:* Shampoos, Dauerwell- und Blondiermittel, Farbstoffe, Nickel
- *Gärtner:* Kompost, Kunstdünger, Pflanzenschutzmittel
- *Hausfrau:* Seifen und Detergenzien, Putzmittel, Backmittel, Nahrungsmittel
- *Krankenhauspersonal:* Seife und Desinfektionsmittel, Latex, Arzneistoffe
- Weiters *landwirtschaftliche Berufe, Mechaniker, Metallarbeiter, Wäschereiarbeiter* u. v. a.

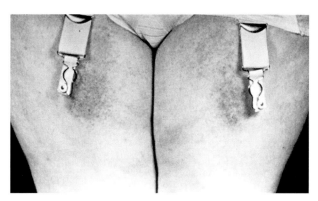

Abb. 69.1: Allergisches Kontaktekzem gegen Strumpfhalterschnallen (Nickelallergie).

Neurodermitis, endogenes Ekzem
Eine häufige Ekzemform des Kindesalters und Teilsymptom der polygen vererbten „**atopischen Reaktion**", siehe Allgemeine Pathologie, Kapitel 26 (Rhinitis und Conjunctivitis allergica, Asthma bronchiale, Neurodermitis), die durch polyklonale IgE-Hyperproduktion, Eosinophilie und gesteigerte Histaminausschüttung gekennzeichnet ist.
Die Pathogenese ist nicht gänzlich geklärt: die Disposition ist ererbt, exogene Faktoren haben nur modulierenden Einfluß.

---

3 DARIER, Jean (1856–1938), Dermatologe in Paris.

„Toxische" Exantheme

Sind meist nicht „toxisch", sondern allergischer Natur, z. B. Arzneimittelexantheme. Perivaskuläre Zellinfiltrate mit *eosinophilen* und gelegentlich neutrophilen, polymorphkernigen Leukozyten im oberen und mittleren Korium. Vasodilatation, gelegentlich Erythrodiapedese und Blutungen. Bei schweren Reaktionen z. B. Erythema exsudativum multiforme.

Erythema exsudativum multiforme

Zur Blasenbildung neigende, polyätiologische Hautreaktion (keine eigenständige „Krankheit"): In rund 50 % auslösende Faktoren eruierbar.

Tab. 69.1: Auslösende Faktoren bei Erythema exsudativum multiforme

1. Virusinfektion
   Herpes simplex, Mykoplasmen, Ornithose, Influenza A, Katzenkratzkrankheit, Adenovirus, Vakziniavirus
2. Bakterielle Infektion
   Streptokokken, F. tularensis, Salmonellen, Tuberkulose
3. Mykosen
   Histoplasmose
4. Medikamente
   Sulfonamide, Phenylbutazon, Barbiturate, Antibiotika, Antimalariamittel, Hydantoin
5. UV-Licht

Urtikaria

Quaddeln sind flüchtige (Stunden), beetartige Erhabenheiten der Haut. Ihre Größe variiert bis über Handflächengröße, sie sind hellrot oder weiß. Häufig assoziiert sind „QUINCKE-Ödeme" (siehe Allgemeine Pathologie 23). Akute, massive Schübe können durch ein Larynxödem zum Tod durch Ersticken führen!

Histo: Ödem der papillären Dermis.

Pathogenese: Der Quaddel entsteht durch lokale Mediatorfreisetzung mit Weitstellung und Durchlässigkeitssteigerung der Gefäße.

- **Immunologisch inszenierte Urtikaria = IgE-mediierte (Typ I) Urtikaria.** Dieser Urtikariatyp tritt entweder als lokales oder als generalisiertes Phänomen, z. B. im Rahmen eines anaphylaktischen Schocks, auf. Wichtige auslösende Allergene sind Arzneimittel (Penizillin, Salizylate, Allergenextrakte etc.), Seren, Nahrungsmittel (Fische, Schalentiere, gewisse Fleisch- und Obstsorten), Inhalationsallergene, parasitäre Allergene.

- **Nichtimmunologisch mediierte Urtikaria** sind die „physikalischen" Urtikariaformen (Kälte-, Wärme-, Lichturtikaria, Urticaria factitia = mechanische Irritation, z. B. „*Schreiben*" auf der Haut).

Nekrotisierende Vaskulitis (allergische Vaskulitis, hypersensitivity angiitis)

Entzündlicher Prozeß der Gefäßwand, der in seiner Maximalvariante zur Zerstörung des Gefäßrohres mit allen Folgeerscheinungen führen kann (siehe Kap. 33.4.3.3).

69.4 Psoriasis vulgaris

Eine der häufigsten Hautkrankheiten der Gesamtbevölkerung (Morbidität 2 bis 3 %). Prädisposition autosomal-dominant mit unregelmäßiger Penetranz vererbt.

Pathologie: **Hochgradige, überstürzte Proliferation der Epidermalzellen.** Mitoserate erhöht, germinativer Zellpool stark vergrößert, d. h. viel mehr Zellen besitzen Teilungsfähigkeit, daher mitotische Zellen auch suprabasal. Beschleunigung des Turnovers der Epidermis von 28 auf 3 bis 4 Tage. Als Folge davon:

1. Verbreiterung der Epidermis (Akanthose)
2. Beschleunigter Transit der Zellen durch die Epidermis und damit mangelhafte Differenzierung (Parakeratose)

Durch Vergrößerung des germinativen Zellpools Verlängerung der Retezapfen mit keulenförmiger Verdickung am unteren Ende, gleichzeitig Verlängerung der Koriumpapillen, über denen die Epidermis verdünnt ist. Papillargefäße stark, erweitert. Exsudation durch Migration polymorphkerniger Leukozyten in das Epithel → Spongiose. Lamelläre Aufsplitterung der Hornschicht, die Leukozytenansammlungen enthält = MUNROsche Abszesse.

Klinik: Meist runde, rötliche, von einer silbrigen Schuppung bedeckte Herde, vor allem an den Extremitätenstreckseiten (Ellenbogen, Knie). Werden oberflächliche Schuppen abgenommen → stärkere Lichtreflexion: „*Kerzentropfenphänomen*". Nach Lösung aller Schuppenschichten Auftreten einer glatten, rosafarbenen Fläche: „*Phänomen des letzten Häutchens*". Nach Kratzen punktförmige Blutung durch Verletzung hochreichender Kapillarschlingen: „*Blutiger Tau bzw. AUSPITZ*[4]*-Phänomen*".

---

4 AUSPITZ, Heinrich (1835–1886), Hautarzt in Wien.

69.5 Autoimmunerkrankungen der Haut

69.5.1 Autoimmundermatosen mit Blasenbildung

Diese Gruppe der „bullösen Dermatosen" wird geteilt in Krankheiten mit intraepidermaler Blasenbildung (**Pemphigus-Gruppe**) und Krankheiten mit subepidermaler Blasenbildung (**Pemphigoid-Gruppe**).

Pemphigus vulgaris

Prototyp einer akantholytischen Hauterkrankung.
Vorkommen: Beginn meist 4. und 5. Lebensjahrzehnt, extrem selten bei Kindern.

Ätiologie und Pathogenese: Autoimmunkrankheit. Zirkulierende, organspezifische **Auto-AK (vorwiegend IgG) gegen Interzellularverbindungen (Desmosomen)** der Epidermis und Schleimhäute mit geschichtetem Plattenepithel. AK-Titer korrelieren mit klinischem Verlauf. Auto-AK sind Ursache der Akantholyse, Pemphigus-AK in vitro können zu Akantholyse von Epidermis in Organkulturen führen (letzteres ohne Komplement, so daß die Rolle vom Komplement bei in vivo Akantholyse nicht geklärt ist).

Pathologie: Beschränkt auf Haut und Schleimhaut mit geschichtetem Plattenepithel (Mundschleimhaut, Pharynx, Genitale). Basalzellen verlieren durch Veränderung der Interzellularsubstanz den Flächenkontakt mit den unmittelbar darüberliegenden Zellen des Str. spinosum. Auflösung der Desmosomen führt zur komplett zellulären Trennung und damit zur **suprabasalen Spaltbildung** und Loslösung individueller Zellen aus dem Zellverband: Die Epidermis bricht sozusagen auseinander. Durch Einströmen von Gewebsflüssigkeit wird der Spalt zur Blase erweitert.

Klinik: Epidermis läßt sich durch seitlichen Druck von ihrer Unterlage abstreifen (NIKOLSKI[5]-Phänomen). Große, schlaffe Blasen auf sonst unveränderter Haut. Später Erytheme, großflächige, leicht blutende Erosionen, Verkrustungen.

Verlauf: Monate und Jahre, Exazerbationen und Remissionen bei stetiger Progredienz. Flüssigkeits-, Elektrolyt-, Eiweißverlust. Exitus an Entkräftung, Letalität vor der Ära der Kortikosteroide und Immunsuppressiva 90 %, heute abhängig von der Verträglichkeit und den Komplikationen der Therapie.

Bullöses Pemphigoid

Erkrankung des höheren Lebensalters, die durch Blasenbildung gekennzeichnet ist.

Ätiologie und Pathogenese: Autoimmunkrankheit. Im Serum organspezifische **Auto-AK (vorwiegend IgG)**, die in der Basalmembran befallener Haut zusammen mit Komplement gebunden werden. Pathomechanismus: Fixierung von AK an Antigen in Basalmembranzone → Aktivierung von Komplement → Freisetzung chemotaktischer Faktoren, Anziehung polymorphkerniger Leukozyten, Freisetzung lysosomaler Enzyme, Zerstörung der Haftstrukturen → dermoepidermale Trennung → subepidermale Blasenbildung.

Klinik: Große, pralle Blasen, Erosionen, meist milder Verlauf.

69.5.2 Sogenannte „Kollagenosen"

Siehe Allgemeine Pathologie, Kapitel 26.
Chronisch-diskoider Lupus erythematodes
Systemischer Lupus erythematodes
Sklerodermie: Morphea, progressive Systemsklerose, CREST-Syndrom
Dermatomyositis, Polymyositios
Mixed connective tissue disease (SHARP-Syndrom)
Immunvaskulitiden

69.6 Ausgewählte infektiöse Hautkrankheiten

Die Haut ist im Rahmen von hämatogen disseminierten Infektionskrankheiten häufig mit einem **Ausschlag = charakteristisches Exanthem** beteiligt.
Beispiele: Viruserkrankungen – Röteln, Masern, Varizellen, Herpes zoster
Rickettsiosen – Fleckfieber
Bakterielle Erkrankungen – Scharlach, Lues, Lepra, Septikopyämie

Hier werden nur infektiöse Hauterkrankungen mit lokaler Manifestation behandelt. Sonst siehe Kap. 70 „Infektionskrankheiten".

69.6.1 Erkrankungen durch Viren

> Bei Virusbefall epidermaler Zellen zwei grundsätzliche Reaktionsmuster möglich:
> 1. Zytolyse → Hohlraumbildung = **Bläschen**
> 2. Umschriebene, tumorartige Proliferation: **Virusakanthom**

---

5 NIKOLSKI, Piotr Wasiljewitsch (1858–1940), russischer Dermatologe.

1. Vesikuläre Veränderungen

Herpes-simplex-Virus

Durchseuchung bis zu 75 %, daher eine der häufigsten Virusinfektionen des Menschen. Man unterscheidet Typ I (Erreger des Herpes labialis) und Typ II (Erreger des Herpes genitalis).

Typisch sind die **gruppiert stehenden Bläschen auf entzündlichem Grund** → im Volksmund „Fieberblasen". Nach der Erstinfektion bleiben die Herpesviren in der Haut und den Spinalganglien zeitlebens in latenter Form erhalten. Die Rezidivmanifestationen sind Folge ihrer Reaktivierung.

Histo: Intraepidermale Blasen mit Virus-Riesenzellen.

Zoster-Varizellen-Virus

Die Erstmanifestation der Infektion sind **Varizellen = Windpocken = Feuchtblattern**, die Rezidivmanifestation ist der **Herpes zoster = Gürtelrose**.

2. Virusakanthome

Molluscum contagiosum

Der Erreger gehört zur Gruppe der Pockenviren.
Tumorartiges Knötchen, das einen mit gelatinösen Massen (*„Molluskumbrei"*) erfüllten Hohlraum enthält. Aufgebaut aus regelrecht geschichteten Epithelzellen mit eosinophilen, zytoplasmatischen Einschlußkörperchen. Im Tumorzentrum sind diese basophil und füllen die ganze Zelle aus. Entleerung durch kanalförmige Öffnung an die Hautoberfläche (Tafel 62).

Papilloma-Virus-(HPV-)Infektionen

Häufig! Manifestationen sind die verschiedenen Typen der **Viruswarzen**, aber auch **Präkanzerosen** und **Karzinome**. Die Erstinfektion erfolgt gewöhnlich in der Kindheit. Viruswarzen heilen zwar grundsätzlich spontan ab, doch bleiben HPV latent erhalten. Patienten, die eine gegen HPV gerichtete Abwehrschwäche haben, leiden an besonders vielen und hartnäckigen Warzen. Immunsuppression (z. B. nach Organtransplantation) führt oft zum Wiederauftreten von Warzen.
Humane Papilloma-Viren (HPV) sind DNA-Viren aus der Gruppe der Papova-Viren.

Bislang sind mehr als 60 Typen bekannt, die in Gruppen (A-P) zusammengefaßt sind.
Zwischen Virustypen und klinischen Manifestationen besteht hohe Erregerspezifität. Die meisten Virustypen liegen in Plasmidform vor und sind nicht zur neoplastischen Transformation der Wirtszelle fähig.

- Die **high-risk-HPV** werden in das Genom der Wirtszelle integriert und führen nach bis zu jahr- zehntelanger Latenz zu anogenitalen Karzinomen (z. B. **Zervixkarzinom**) oder im Rahmen der **Epidermodysplasia verruciformis** (HPV-Infektion bei Immundefekt) zu **Plattenepithelkarzinomen der Haut**.

- **Verrucae vulgares** sind bei Kindern bevorzugt an Fingern und Händen. Sie imponieren als derbe, hyperkeratotische Knoten mit papillärer Oberfläche. Verrucae planae juveniles sind fast fleckartig flach, filiforme Warzen solitär, zapfenartig ausgezogen.

- **Condylomata acuminata** (Feigwarzen; Erwachsene) sind ausgedehnte, hahnenkammartige, rötliche, papilläre Wucherungen der Anogenitalregion. Sie werden durch Geschlechtsverkehr übertragen (Tafel 63).

69.6.2 Erkrankungen durch Bakterien

1. Staphylokokkeninfektionen

Staphylokokkeninfektionen sind häufig am Haarfollikel lokalisiert. Ihr klinisches Kennzeichen ist die Eiterung: **Pyodermie**.

Man unterscheidet die **Follikulitis** (Infekt des Haarfollikels), den **Furunkel** (abszedierende Entzündung des gesamten Follikels und der Umgebung) und den **Karbunkel** (konfluierende, benachbarte Furunkel).

Staphylogenes Syndrom der „verbrühten Haut" = SSS = staphylococcal scalded skin syndrome; staphylogene toxische Epidermonekrolyse.

Bei Säuglingen und Kleinkindern, bei Erwachsenen nur unter Immunsuppression.

Ätiologie: Hervorgerufen durch epidermolytisches Toxin eines Staphylococcus aureus. Der Keim besiedelt die Haut, Tonsillen, Nasenrachenraum; Toxin wird resorbiert und gelangt hämatogen wieder an Haut und Schleimhaut.

Pathologie: Flammende Rötung des gesamten Integuments: Abhebung der oberen Epidermisschichten in großen Fetzen wie bei Verbrühung 2. Grades.
Ein ähnliches Erscheinungsbild zeigt die **toxisch-allergische Epidermolyse = LYELL[6]-Syndrom** (meist Medikamentenallergie).

---

6 LYELL, Alan, zeitgenössischer Dermatologe in Aberdeen. 1956 Erstbeschreibung der toxisch-allergischen Epidermiolyse.

2. Streptokokkeninfektionen

Infektionen durch ß-hämolysierende Streptokokken sind häufig, breiten sich rapide aus und können erhebliche Allgemeinerscheinungen verursachen (Toxinämie, Sepsis).

Erysipel (Rotlauf)

Streptokokkeninfektion der Lymphspalten und Lymphgefäße der papillären Dermis. Prädilektionsstellen sind Unterschenkel und Gesicht: Ein sich schnell ausbreitendes Erythem mit typischen flammenartigen Ausläufern (Lymphangitis). Begleiterscheinungen: Lymphadenitis und meist hohes Fieber. Das Erysipel besitzt eine hohe Rezidivneigung. Komplikationen sind Phlegmone, Sepsis und chronisches Lymphödem (als Folge einer Verödung der ableitenden Lymphwege).

Phlegmone

Die Phlegmone ist ein akuter, diffus-eitriger Infekt der tiefen Dermis und Subkutis. Die Phlegmone nimmt von Vorläuferläsionen (Operationswunden, Ulzera) ihren Ausgang und kann zu Nekrose, Zerstörung großer Gewebspartien und Sepsis führen.

3. Lyme-Borreliose

Die Lyme-Borreliose ist eine in Mitteleuropa häufig vorkommende Systemerkrankung. Ihr Erreger, **Borrelia Burgdorferi**, wird durch den Biß von infizierten Zecken übertragen. Die Borreliose manifestiert sich **an der Haut in 2 Formen:** Beginn der Erkrankung mit einem **Erythema chronicum migrans** (zentrifugales, ringförmiges Erythem um den Zeckenbiß), in späteren Stadien **Akrodermatitis chronica atrophicans** (Hautatrophie an Extremitäten) (Tafel 64).

69.6.3 Erkrankungen durch Pilze

Kutane Pilzinfektionen entstehen nur auf vorgeschädigter Haut bzw. bei Abwehrschwäche (typisch bei Immunsuppression und Immundefekten). Eine der häufigsten Infektionen erfolgt durch den Sproßpilz Candida albicans.

Kandidamykosen = Soor

Kandidapilze sind nur fakultativ pathogene Hefepilze. Ihre Vermehrung erfolgt durch Sprossung. Kandidamykosen sind stets ein Zeichen von Immunschwäche („*very young, very old, very sick*"). Wichtige zugrundeliegende Krankheiten sind Diabetes mellitus und AIDS sowie immunsuppressive Therapie.

Zwei Grundmuster: Läsionen vom **Schleimhauttyp** (weißliche Beläge auf gerötetem Epithel) und vom **Hauttyp** (oberflächliche Pusteln auf geröteter Haut, die platzen und zu kreisrunden Erosionen werden).

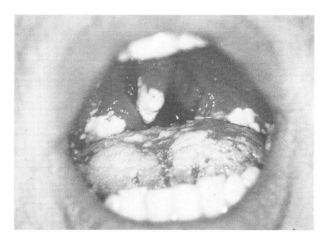

Abb. 69.2: Soorbeläge auf Zunge und Mundschleimhaut.

REKAPITULATION

1. Beschreibe den Unterschied zwischen Hyperkeratose, Parakeratose und Dyskeratose (69.2)!
2. Nenne Beispiele für Ichthyosen (69.2)!
3. Versuche eine Definition des Ekzems (69.3)!
4. Erkläre den Unterschied zwischen einer toxischen und einer allergischen Kontaktdermatitis (69.3)!
5. Was ist eine Urtikaria? (69.3)
6. Erläutere die Psoriasis vulgaris (69.4)!
7. Gib einen Überblick der Autoimmunerkrankungen der Haut (69.5)!
8. Was ist der Unterschied zwischen Pemphigus und Pemphigoid? (69.5.1)!
9. Gib einen Überblick der Viruserkrankungen der Haut (69.6.1)!
10. Erläutere die Problematik der HPV-Infektionen (69.6.1)!
11. Erkläre den Unterschied zwischen Follikulitis, Furunkel und Karbunkel (69.6.2)!
12. Was ist der Unterschied zwischen SSS und Lyell-Syndrom? (68.6.2)
13. Wo liegt der Unterschied zwischen Erysipel und Phlegmone? (69.6.2)
14. Was ist die Lyme-Borreliose? (69.6.2)
15. Wie entstehen kutane Pilzinfektionen? (69.6.3)

69.7 Granulomatöse Prozesse
(Siehe Allgemeine Pathologie, Kapitel 24)

69.7.1 Palisadengranulome = Granulome vom Typ der rheumatoiden Arthritis

Primäre, fibrinoide Nekrose umschriebener Bindegewebsabschnitte mit sekundär granulomatöser Reaktion der Umgebung, wobei sich die beteiligten Histiozyten radiär = palisadenartig zum Herd ausrichten.

Granuloma anulare

Ringförmige, aus knötchenförmigen Infiltraten aufgebaute Hautveränderungen unbekannter Genese mit spontaner Rückbildungstendenz.

Necrobiosis lipoidica

Palisadengranulom, das (selten!) bei Diabetes auftreten kann. Meist an den unteren Extremitäten; führt zu hochgradiger Atrophie, manchmal Ulzeration.

Pathologie: Ausgedehnte, etagenförmig angeordnete, nekrotische Herde im Korium, umgeben von granulomatösen Infiltraten aus Histiozyten, Lymphozyten, Epitheloidzellen, LANGHANSschen- und Fremdkörperriesenzellen. Feintropfige Fetteinlagerung im nekrobiotischen Areal (Gefrierschnitt!). Die Gefäße zeigen Zeichen diabetischer Mikroangiopathie.

Rheumatischer Knoten = rheumatoides Granulom

Bei Patienten mit seropositiver, chronischer Polyarthritis. Zentrale, fibrinoide Nekrose mit peripherem Palisadengranulom; außen Lymphozyten, Fibrosierung der Umgebung.

69.7.2 Fremdkörpergranulome

Zelluläre Abwehrreaktion auf Fremdkörper oder Ablagerungen körpereigener Substanzen. In der Haut sind Fremdkörpereinbringungen nicht selten!

69.7.3 Sarkoide Granulome = Granulome vom Sarkoidosetyp

Sarkoidose = M. BOECK

Multisystemkrankheit. Histologisch identisch mit Sarkoidose anderer Organe (Leber, Lunge, Augen, Knochen etc.). Hautmanifestation als *kleinknotiges Miliarlupoid* oder *großknotiger Lupus pernio.*

Sarkoidose-ähnliche Granulome

In der Haut sehr häufiges Ereignis: Gewebsantwort auf unterschiedlichste Noxen, oft im Rahmen einer Immunantwort vom Typ IV (zellvermittelte Hypersensibilität). Silikat-, Beryllium-, Zirkoniumgranulom (Einsprengungen) von echter Sarkoidose histologisch oft nicht zu unterscheiden. Daher:

> Die Diagnose „Sarkoidose" darf sich nie ausschließlich auf die Histologie stützen.

69.8 Störungen der Hautpigmentierung

(Siehe Allgemeine Pathologie, Kap. 23, Melanin-Pigmente).

Melanozyten stammen von der Neuralleiste ab, woher sie während der Embryonalzeit in die Epidermis einwandern. Mit Hilfe des Enzyms Tyrosinase synthetisieren sie in das Pigment Melanin, dieses wird über dendritische Fortsätze an Epidermalzellen weitergegeben.

69.8.1 Hypomelanose

Vitiligo

Progressiver Pigmentschwund: Manifestation als scharf umschriebene, weiße Herde in normal pigmentierter Umgebung.

Ätiologie: Wahrscheinlich Autoimmunerkrankung.

Pathologie: Zugrundegehen von Melanozyten der Haut. Pigmentzellen der Augen und der Tyrosinase.

Okulokutaner Albinismus

Autosomal-rezessives Fehlen von Melanin in Haut, Chorioidea und Retina.

Pathologie: Weiße Haut, weiße Haare, rote Iris, Nystagmus. Melanozyten vorhanden, Defekt der Tyrosinase.

Erworbene Hypomelanose

Zerstörung der Melanozyten nach Entzündungen, meist bei Vernarbung, Verbrennung, Lupus erythematodes, Röntgenschaden.

69.8.2 Hypermelanose

Meist infolge erhöhter Melaninproduktion durch stimulierte Melanozyten oder Melanozytenvermehrung.

Generalisiert

physikalisch:	UV-Bestrahlung, chronische Wärmeeinwirkung
metabolisch:	Hämochromatose, Porphyria cutanea tarda
endokrin:	durch MSH oder ACTH: M. ADDISON; M. ADDISON-ähnliche Pigmentierung bei bestimmten Karzinomen, die ACTH oder MSH-ähnliche Peptide synthetisieren: paraneoplastisches Syndrom
Ernährung:	Vitamin B12-Mangel
Entzündung:	bei generalisierter chronischer Entzündung (Erythrodermie)
maligne Prozesse:	Lymphome bzw. paraneoplastisches Syndrom (siehe oben)
medikamentös:	durch massive Zytostatikatherapie

Umschrieben

Genetisch als umschriebene braune Flecken bei Neuro-fibromatose (café au lait-Fleck), ALBRIGHT-Syndrom (fibröse Knochendysplasie mit Hautpigmentierungen), PEUTZ-JEGHERS-Syndrom, Lentigines.

Erworben an lichtexponierten Stellen als *Melasma = Chloasma* bei Schwangerschaft oder Einnahme von Östrogenen.

Lentigo (Mz. Lentigines): Pigmentflecken, d. h. nicht-neoplastische Vermehrung der Melanozyten in der Epidermis. Multipel, überall in der Haut vorkommend. Beachte: Auftreten im Rahmen von Phakomatosen (M. RECKLINGHAUSEN) bzw. PEUTZ-JEGHERS-Syndrom.

Epheliden: Sommersprossen, d. h. verstärkte Melaninpigmentierung, aber Melanozytenzahl nicht vermehrt. Sonnenlichtabhängig.

69.8.2.1 Acanthosis nigricans

Das Erscheinungsbild aller Formen von Acanthosis nigricans ist gleichartig:
- *Achselhöhle, seitliche Hals- und Nackenregion, Genitoanalgegend*
- *Graubraune Hautpigmentierung*
- *Verstärkte Furchung und Fältelung der Haut, evtl. „hahnenkammartig"*
- *Hyperkeratose*

  Histo: Papillomatose und Akanthose, Hyperkeratose, Hyperpigmentierung

---

Entscheidend wichtig ist, daß bei Acanthosis nigricans zwei völlig unterschiedliche Formen existieren.

---

1. **Benigne Formen**
   „Acanthosis nigricans begina": Unregelmäßig, dominant erblich, Manifestation in der Kindheit. Geringe Hautmanifestation. Harmloser „Schönheitsfehler" der Haut.
   Acanthosis nigricans bei endokrinen Krankheiten: Überschuß von ACTH, Glukokortikoiden, STH; jugendlicher Diabetes.

2. **Maligne Formen**
   Die Acanthosis nigricans ist ein **paraneoplastisches Syndrom.** Die Hautveränderung kann dem Manifestwerden des malignen Tumors jahrelang vorausgehen oder auch synchron verlaufen (Tafel 65).
   Die Primärtumoren sind meist Adenokarzinome, bevorzugt im Verdauungstrakt.

69.9 Veränderungen der Stützstruktur und der Grundsubstanz

69.9.1 Elastika

Generalisierte Elastolyse (Cutis laxa)

Hereditär, dominante und rezessive Formen. Haut *„zu weit", „hängt in Falten am Körper herunter",* Neigung zu Hernien, Divertikeln, Hüftgelenkluxation, Emphysem. Kombiniert mit Dystopie von Leber, Milz; Herzfehlern.

Pathologie: Fragmentierung und Fehlen elastischer Fasern im Korium.

Pseudoxanthoma elasticum

Dominant oder autosomal-rezessiv vererbte, universelle Störung des elastischen Gewebes. Pflastersteinartige, gelbliche Einlagerungen in der Haut, besonders am Hals und große Beugen.

Pathologie: Fragmentierung, Verklumpung, Kräuselung der elastischen Fasern, in die Kalzium abgelagert werden.
Andere Organe: Auge (Einrisse der BRUCHschen[7] Membran = Angioid streaks), Gefäßsystem (retinale, gastrointestinale, urogenitale Blutungen), periphere Durchblutungsstörungen.

Aktinische Elastose

Erworbener Schaden des oberen Koriums durch jahrzehntelange Sonnenexposition. Sehr häufig, meist kombiniert mit aktinischen Schäden der Epidermis (Präkanzerosen).

Pathologie: Verquellung und Verklumpung der Fasern des oberen Koriums, die zunehmend homogenisiert werden und basophil reagieren.

Striae cutis distensae

Erworbene, streifenförmige Atrophien senkrecht zur Spannungsrichtung der Haut angeordnet. Bei Schwangerschaft, Hyperkorizismus, starker Gewichtszunahme und -abnahme, in der Adoleszenz.

Pathologie: In den Randzonen elastischer Fasern gequollen, zusammengerollt, im Zentrum fehlend. Epidermis atrophisch.

---

7 BRUCH, Karl (1819–1884), Anatom in Basel. Die Membran trennt die Chorioidea von der Retina.

69.9.2 Kollagenes Gewebe

EHLERS[8]-DANLOS[9]-Syndrom

Hereditäre Multisystemkrankheit, bei der verschiedene Formen nach Klinik, zugrundeliegendem Enzymdefekt und Vererbungsmodus unterschieden werden. Überstreckbarkeit der Gelenke, Überdehnbarkeit und abnorme Verletzlichkeit der Haut. Blutungsneigung, ausgedehnte, atrophische Narbenbildung (Zigarettenpapiernarben); viszerale Gefäßrupturen.

Pathologie: Kollagenbündel aufgesplittert und fragmentiert durch Synthese abnormen Kollagens und abnorm lockerer Verflechtung der Kollagenbündel. Grundsubstanz aufgelockert ödematös.

Sklerodermie

(siehe Allgemeine Pathologie, Kapitel 26).
Hautveränderungen durchlaufen 3 Stadien mit fließenden Übergängen:
1. Ödem, Erythem, diffuse Schwellung
2. Verhärtung, Verlust der Verschiebbarkeit und Deformierungen
3. Straffe Atrophie mit Hyperpigmentierung

Histo: Ödematisation des Bindegewebes, Erhöhung des Glykosaminglykangehaltes der Grundsubstanz. Schüttere, perivaskuläre Lymphozyteninfiltrate. Verbreiterung und Homogenisierung der Kollagenbündel, Abnahme der Zahl fixer Bindegewebszellen. Chronische Entzündung an der Korium-Subkutis-Grenze mit Fibrosierung, dadurch „Verbreiterung" des Koriums. Im atrophischen Stadium Abflachung des Papillarkörpers, Atrophie der Epidermis, Schwund der Hautanhangsgebilde.

69.9.3 Grundsubstanz

Vermehrung normaler Bestandteile der Grundsubstanz oder Ablagerung von Substanzen, die normalerweise im Korium nicht vorkommen.

Glykosaminglykane

Typisch bei Myxödem (siehe Hypothyreose 60.3.5.2).

Amyloid (siehe Allgemeine Pathologie 23)

Im Papillarkörper, in Gefäßwänden und um die Schweißdrüsen; lokalisiert oder generalisiert, kann zu tumorartigen Einlagerungen führen. Meist bei primärer Amyloidose und bei multiplem Myelom.

Hyalin

Bei „Kollagenosen", Narben, Keloidbildungen.

Fettsubstanzen

Speicherung zellulär, in Histiozyten, die in Schaumzellen umgewandelt werden. Diffuse Infiltrate, Knötchen oder tumoröse Knoten = **Xanthome**.
Siehe Allgemeine Pathologie 23 (Pygopegie, MADELUNGscher Fetthals, Adipositas dolorosa DERCUM sowie Fettspeicherkrankheiten).

Kalzium

1. *Kalzifikation bei erhöhten Kalziumkonzentrationen in der Gewebsflüssigkeit:* Nierenversagen, Milch-Alkali-Syndrom, Hyperparathyreoidismus, Hypervitaminose D.
2. *Kalzifikation bei normaler Kalziumkonzentration der Gewebsflüssigkeit („Dystrophische Verkalkung"):* Sklerodermie, Dermatomyositis, Pseudoakanthoma elasticum, EHLERS-DANLOS, Fremdkörpergranulome etc.
3. *Echte Knochenbildung* bei Hyperparathyreoidismus, Trauma, Myopathien (Dermatomyositis) und als paraneoplastisches Syndrom.

Uratkristalle

Ablagerungen bei Gicht. Meist hochgradig granulomatöse Reaktion der Umgebung.

69.10 Veränderungen im subkutanen Fettgewebe

69.10.1 Pannikulitis

Entzündung im Fettgewebe. Entweder primär ohne erkennbare Ursache oder sekundär, als Antwort auf degenerative oder nekrotisierende Gewebsschäden.

Beispiele für entzündliche Fettgewebserkrankungen:

Erythema nodosum

Hyperergische Reaktion auf bakterielle Infekte (Streptokokken, Mycobacterium tuberculosis, Yersinien u. a.), Systemmykosen (Histioplasmose), Arzneimittel; Begleitreaktion akut auftretender Sarkoidose (LÖFGREN-Syndrom).

Pathologie: Akut, septal beginnende Panniculitis. Septen ödematös aufgesplittert und von lockerem, entzündlichem Infiltrat (Neutrophilen) durchsetzt, das auch auf Fettläppchen übergreift. Endophlebitis kleinerer und mittelgroßer Venen, Blutungen ins Gewebe. Keine Einschmelzung, histiozytäre Reaktion von den Septen ausgehend.

---

8 EHLERS, Edvard (1863–1937), Dermatologe in Dänemark. 1899 stellte er den ersten Fall von „Cutis laxa" vor. Dies ist aber ein anderes Syndrom, außerdem gebührt die Erstbeschreibung dem Amsterdamer Chirurgen VAN MEEK'REN (1657).
9 DANLOS, Henri Alexander (1844–1912), Dermatologe in Paris. Er übernahm 1908 den Terminus „Cutis laxa" von EHLERS, dies war falsch.

Klinik: Fieber, subkutane, schmerzhafte, entzündliche Knoten, vorwiegend an unteren Extremitäten.

Nodulärvaskulitis (Erythema induratum BAZIN[10])

Primär entzündlicher Prozeß der Gefäße unklarer Ätiologie (früher als Tuberkuloid aufgefaßt: allergisch-hyperergische Reaktion bei bestehender Tuberkulose).

Pathologie: Befall kleiner und größerer Venen, entzündliche Infiltration der Gefäßwand, Thrombosierung und Obliteration des Lumens. Perivaskuläre Entzündung, Fibrosierung mit Verbreiterung der Bindegewebssepten und Ersatz der Fettgewebsläppchen durch tuberkuloides Granulationsgewebe.

Klinik: Knotig-plattenförmige Infiltrate der unteren Extremitäten, Neigung zur Einschmelzung und Ulzeration.

Nekrotisierende Vaskulitis, Panarteriitis nodosa

Ischämische Nekrosen durch Ausfall der Gefäßversorgung (siehe 33.4.3.1).

PFEIFFER-WEBER-CHRISTIANsche[11] Krankheit (Panniculitis nodularis nonsuppurativa febrilis recidivans)

Primäre Entzündung der Fettgewebsläppchen. Infiltration der Fettgewebslobuli durch Neutrophile und Lymphozyten. Zugrundegehen der Fettzellen und Phagozytose der Fettmassen durch Histiozyten, so daß Fettlobuli durch Schaumzellen und TOUTONsche[12] Riesenzellen ersetzt werden. Abheilung durch Fibrosierung, manchmal Einschmelzung.

Klinik: Multiple, subkutane Knoten, Fieber, Schwächegefühl, Erbrechen.

Enzymatische Fettgewebsnekrose

Bei Pankreatitis oder Pankreaskarzinom durch Ausschwemmung von Pankreaslipase. Pathologisch identisch mit der abdominellen, pankreogenen Fettgewebsnekrose.

Traumatische Pannikulitis

Primär Zerstörung der Fettzellen durch Trauma, Injektionen etc. → entzündliche Reaktion → Ausbildung eines Granulationsgewebes vom Fremdkörpertyp mit reichlich Schaumzellen = Lipogranulom.

Adiponecrosis subcutanea neonatorum: Fettgewebsnekrose mit Lipogranulom nach Geburtstraumen.

Pannikulitiden durch infektiöse Prozesse

Bei bakteriellen Infektionen, tiefreichenden Pilzerkrankungen, Systemmykosen, Tuberkulose.

69.10.2 Stoffwechselstörungen

Sklerema adiposum neonatorum

Wachsartige Verhärtung des gesamten Integuments wenige Tage nach der Geburt. Auskristallisation von Triglyzeriden innerhalb der Fettzellen durch geringen Gehalt an ungesättigten Fettsäuren. Hohe Letalität.

Lipodystrophien, Lipoatrophie

Leitsymptom dieser Krankheitsgruppe ist der Schwund des Unterhautfettgewebes. Es gibt hereditär-konnatale und erworbene Formen sowie lokalisierte und generalisierte Erscheinungen.

69.10.3 Tumoren (siehe Kapitel 66)

Lipome, Angiolipome, Hibernome, manche Adnextumoren.

69.11 Hautanhangsgebilde

69.11.1 Haartalgdrüsenapparat

Haar: Verhorntes Differenzierungsprodukt des aus der Epidermis hervorgehenden Follikelepithels. Während der Wachstumsphase wird der Haarschaft durch den Schub des sich teilenden und graduell verhornenden Follikelepithels aus dem von einer Bindegewebsscheide umgebenen und von einem eigenen Gefäß- und Nervenapparat versorgten Follikel herausgeschoben. Im oberen Drittel des Haarkanals münden in diesen die Ausführungsgänge der **Talgdrüsen,** die holokrin sezernieren: hauptsächlich Triglyzeride, Fettsäuren, Wachs- und Sterolester. Talgsekretion ist direkt abhängig von der Größe der Talgdrüsen und wird bei Mann und Frau von Androgenen stimuliert. Letzte gemeinsame Wegstrecke von Haut und Talg im Haarkanal = **Infundibulum.** Öffnet sich trichterförmig an Hautoberfläche, daher Locus minoris resistentiae für Eindringen exogener Noxen.

Follikulitis

Eine der häufigsten Entzündungsformen der Haut. Meist durch bakterielle Erreger oder Pilze, die in das Infundibulum eindringen, verursacht (siehe 69.6.2).

Akne vulgaris

Häufige Erkrankung des Follikelapparates während der Pubertät, gelegentlich bei Erwachsenen.

Ätiologie und Pathogenese: Nicht völlig geklärt; pathogenetische Faktoren:

---

10 BAZIN, Antoine (1807–1878), Dermatologe in Paris.
11 PFEIFFER, Victor (1846–1921), Deutscher Arzt. 1892 Erstbeschreibung der „Panniculitis nodularis" als „herdweise Atrophie des subcutanen Fettgewebes". Frederik Parkes WEBER (siehe Fußnote 18, Kapitel 33) beschrieb 1925 die Krankheit erneut als „nichteitrige, knotige Pannikulitis", 1928 hob Henry Asbury CHRISTIAN (1876–1951), Internist in Boston, den fieberhaften Verlauf hervor.
12 TOUTON, Karl (1858–1934), Dermatologe in Breslau und Wiesbaden.

- *Verhornungsstörung* im Haarfollikel, dadurch Akkumulation von keratinösem Material und Rückstau von Talg, zystische Erweiterung des Follikelkanals = Comedo.
- Durch *Androgene* ausgelöste Stimulation der Talgsekretion.
- Durch *bakterielle Lipasen* (Propionibacterium acnes) im Haarfollikel aus dem Talg freigesetzte Fettsäuren wirken bei Übertritt in das Gewebe als starker Entzündungsreiz.

Pathologie: Ausbildung von Komedonen, Platzen der Follikelwand, perifollikuläre Entzündung mit Abszedierung und Fremdkörperreaktion.

Rosazea
Häufige, akneähnliche Krankheit ungeklärter Ursache in der zweiten Lebenshälfte: Teleangiektasien, Erythem, Talgdrüsenhypertrophie. Die (nur bei Männern vorkommende) Maximalform ist das Rhinophym (knotige Talgdrüsenwucherung an der Nase (siehe Einführung 10.21).

69.11.2 Schweißdrüsen

Ekkrine Schweißdrüsen sind tubuläre Knäueldrüsen, in deren sekretorischem Anteil Na⁺ aktiv sezerniert wird, um im Ausführungsgang zurückresorbiert zu werden. Schweiß daher hypoton. An der Körperoberfläche bis zu 3 Millionen Schweißdrüsen, die unter thermalen Streßsituationen eine Sekretionsleistung von bis zu 3 Liter/Stunde erbringen können.

Hidradenitis suppurativa
Schwere, abszedierende Entzündung mit Fistelbildung der axillaren, inguinalen oder perianalen Schweißdrüsen und des Follikelapparates.

Zystische Fibrose
Erhöhte Na⁺- und Cl⁻-Ausscheidung im Schweiß durch mangelhafte Rückresorption im Ausführungsgang. Keine morphologischen Veränderungen an den Drüsen in der Haut (siehe 43.3).

69.11.3 Adnextumoren der Haut

Tumoren der Anhangsgebilde zeigen ein großes Spektrum von Erscheinungsformen, abhängig von Ursprungsort, Reife, Differenzierungsgrad. Eher selten und fast immer gutartig. Karzinom der Talgdrüsen und Schweißdrüsen extrem selten.

Tab. 69.2: Adnextumoren der Haut

Ekkrine Schweißdrüse:
Ekkrines Porom, Syringom, solid-zystisches Hidradenom

Apokrine Drüse:
Syringocystadenoma papilliferum, Hidradenoma papilliferum

Haarfollikel:
Trichofollikulom, Trichoepitheliom, Pilomatrixom, Basaliom

69.12 Tumoren der Haut

69.12.1 Epidermale Tumoren

69.12.1.1 Gutartige Neubildungen

Stromaabhängige, fibroepitheliale Tumoren, d. h. Epidermis und dazugehöriges Stroma (Gefäßbindegewebeapparat) gleichermaßen beteiligt.

Verruca seborrhoica
Basalzellenpapillom. Sehr häufig! Beetartig der Haut aufsitzender, papillärer, meist pigmentierter Tumor aus uniformen, basaloiden Zellen mit orthokeratotisch verhornten Hornzysten. Hyperplastische Bindegewebspapillen unterteilen den Tumor septenartig.

Virusakanthome
Verruca vulgaris, Molluscum contagiosum, Condylomata accuminata (siehe 69.6.1).

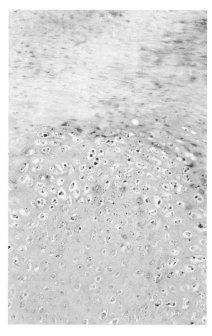

Abb. 69.3: Ausschnittvergrößerung einer Verruca vulgaris. Im Bild oben die Schicht der Verhornung, unten zahlreiche Koilozyten.

Histo: Charakteristisch sind Koilozyten, d. h. große, vakuolisierte Keratozyten mit grobscholligen, basophilen Kerneinschlußkörpern.

69.12.1.2 Präkanzerosen

Auf Epidermis beschränkte Veränderung mit fakultativer oder obligater Transformierung in ein invasives Karzinom.

Aktinische Keratose
Häufigste Präkanzerose überhaupt. Bei älteren Menschen an lichtexponierten Körperstellen durch jahrzehntelange UV-Exposition.

Pathologie: Maligner Klonus von Basalzellen breitet sich flächenhaft zentrifugal in der Basalschicht aus. Zellen regellos angeordnet; Hyper-, Polychromasie der Kerne. Störung der Differenzierung = Parakeratose, Dyskeratose.
Bei 25 % Durchbruch in das Bindegewebe und damit Übergang in invasives Karzinom.

Präkanzeröse (verruköse) Leukoplakie
Meist solitäre, scharf und unregelmäßig begrenzte, weiße Plaque der Schleimhaut (Unterlippe, Zungenrand) mit rauher, papillärer Oberfläche.
Kausalfaktor: Teerstoffe (Raucher).

M. BOWEN
Carcinoma in situ. Verlust der epidermalen Stratifizierung, hochgradige Zellpolymorphie, atypische Mitosen, Riesenzellen, Dyskeratose, Epidermis in ganzer Breite befallen. Basalzellager anfangs aber unverändert (Unterschied zu aktinischer Keratose). Bei Einbruch ins Korium rasch wachsendes, anaplastisches Karzinom.

Erythroplasie QUEYRAT
Analog wie M. BOWEN, betrifft jedoch die Genitalschleimhaut: Glans oder Praeputium penis, Labien.

> M. BOWEN der Haut und **Erythroplasie QUEYRAT** sind intraepitheliale Neoplasien.

M. PAGET mammillae (siehe auch Kap. 55.8.7)
Keine Präkanzerose, sondern intraepithelial per continuitatem fortschreitendes Mammakarzinom (meist besteht ein intramammäres, duktales Karzinom). Extramammärer M. PAGET analog von Karzinomen apokriner Drüsen ausgehend.

Xeroderma pigmentosum
Ätiologie: Autosomal-rezessiv vererbte Erkrankung und Lichtüberempfindlichkeit. Fehlen oder mangelhafte Funktion des Enzyms Endonuclease, damit kein DNA-Repair Mechanismus (Ausschaltung der durch UV-gesetzten DNA-Schädigung).

Folge: somatische Mutationen durch fehlerhafte DNA → Karzinom.

69.12.1.3 Karzinome der Epidermis

Entstehung:
1. aus Präkanzerosen (häufig),
2. de novo, ohne erkennbaren Grund auf unveränderter Haut (selten),
3. vorhergehende, massive, ionisierende Bestrahlung, extrem chronisch-entzündlich-fistulierende Prozesse.

Der wichtigste karzinogene Faktor ist das UV-Licht:
Karzinome kommen vor allem an lichtexponierten Stellen vor (Gesicht, Handrücken), besonders gefährdet sind hellhäutige Weiße in Sonnengebieten (Australien), seltenes Vorkommen bei melaningeschützten Negern. Weitere Karzinogene: Teerinhaltsstoffe, HPV, genetische Faktoren (Xeroderma pigmentosum), Immunsuppression, Hautnarben (besonders Verbrennungen).

Plattenepithelkarzinom
Das Hautkarzinom des Skrotums bei Kaminkehrern war die erste Krebsart, deren exogene Ursache geklärt und beseitigt werden konnte (siehe Allgemeine Pathologie, Kapitel 25).

Plattenepithelkarzinome der Haut sind *exophytisch, ulzeriert* oder *diffus-infiltrierend,* in allen Fällen derb bis bretthart. Lokalisation: Gesicht (Ohr, Wange, Nase, Lippe), Handrücken.

Histo: Ausgang von der Epidermis. Verlust der normalen Architektonik des Epithels, zytologische Zeichen der Malignität. Basalmembran wird zerstört → Invasion des Koriums.

Reife Plattenepithelkarzinome zeigen Verhornungstendenz (Hornperlenbildung), unreife verhornen nicht; hochgradig anaplastische Karzinome haben sowohl architektonische als auch zytologische Eigenschaften des Epithels verloren.

Metastasierung: Lymphogen, selten hämatogen. Metastasen überhaupt selten, da frühzeitige Erkennung und Behandlung.

MERKEL-Zell-Karzinom

Kutanes, neuroendokrines Karzinom. Rundlicher Tumor, selten größer als 2 cm.

Histo: In der Dermis gelegene, eher monomorphe, rundliche Tumorzellen in soliden Komplexen. Die Diagnose muß immunhistochemisch gesichert werden: positive Reaktion gegen Zytokeratin (epithelialer Marker) und auch gegen neuronenspezifische Enolase = NSE (neuroendokriner Marker).
Metastasierung in 50 % der Fälle.

Basaliom

Ausgang von pluripotenten, unreifen Zellen der Epidermis und des Follikelapparates, wobei eine Potenz zur Differenzierung in Richtung Hautadnexe beibehalten wird: Das Basaliom ist ein unreifer organoider Tumor mit lokaler Aggressionstendenz.

Biologische Dignität: **Lokal infiltrierend und destruierend.** Verschleppte Tumorzellen können ohne ihr eigenes Stroma an anderen Orten nicht „angehen", d. h. **Basaliom metastasiert nicht.**

Histo: Uniform, aus dichtgedrängten, basaloiden Zellen aufgebaut, die an der Peripherie Palisadenstruktur aufweisen und einer Basallamina aufsitzen. Umgeben und septenartig unterteilt von lockerem, gefäßreichem Stroma, das mit dem Tumor mitwächst und seinerseits das umgebende Bindegewebe verdrängt.

Morphologische Varianten: Zystisch (durch zentrale Verflüssigung), *keratotisch* (keratotische Hornzysten), *pseudoadenoid* (muzinöse Verflüssigung des Stromas zwischen Tumorsträngen = drüsenähnliche Hohlräume).
Sklerodermiformes Basaliom: Überwiegen des Stromas (bis 80 % der Tumormasse).

Verlauf: Langsames Wachstum; lokale Destruktion (am Schädel Einbruch in Dura und ZNS möglich). Unter Einwirkung zusätzlicher Faktoren (ionisierende Strahlen) Übergang in Karzinom.

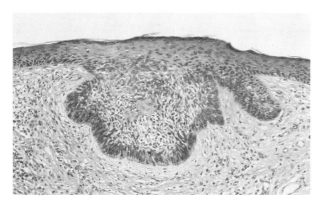

Abb. 69.4: Basaliom mit palisadenartig aufgestellter, peripherer Zellschicht. Zentral locker miteinander verbundene Zellen sowie in der Mitte eine Verhornung.

69.12.1.4 Pseudokanzerosen

Epitheliale Wucherungen, große Ähnlichkeit mit Karzinom, biologisch aber gutartig. Limitiertes Wachstum, spontane Rückbildung möglich.

Pseudoepitheliomatöse Hyperplasie

Reaktive Epithelproliferation mit tumorartigem Vordringen in das Korium, aber relativ gut erhaltener, epithelialer Architektonik und Abgrenzung gegen das Stroma.
Vorkommen: Infektiöse Granulome (Blastomykose, Tuberkulose), chronisch fistulierende Prozesse, Ulzera.

Sonderformen: **Floride orale Papillomatose** (Mundschleimhaut, häufiger Übergang in echtes Karzinom), **Papillomatosis cutis carcinoides.**

Keratoakanthom

Rasch wachsender, der Haut aufsitzender, halbkugeliger Knoten mit zentralem, von keratotischen Massen erfülltem Krater. Histologisch pseudoepitheliomatöse Wucherung mit massiver Verhornungstendenz. Spontane Involution. Unterscheidung von Plattenepithelkarzinomen histologisch nur bei Beurteilung des gesamten Tumors (keine kleine Biopsie!) möglich. Wichtig ist weiters die Anamnese: kurzer Verlauf → Keratoakanthom, langsamer Verlauf → Plattenepithelkarzinom.

69.12.2 Tumoren des pigmentbildenden Systems

> Der Melanozyt ist die Mutterzelle sämtlicher Pigmenttumoren.

69.12.2.1 Gutartige, melanozytäre Tumoren

Nävuszellnävus (Muttermal)

Eine der häufigsten, gutartigen Tumoren. Vorkommen abhängig vom Lebensalter: extrem selten bei Neugeborenen, Auftreten während der Kindheit, starke Vermehrung in der Adoleszenz, Abnahme in der 2. Lebenshälfte.

Makro: Flach-beetartig erhaben, halbkugelig prominierend, papillomatös. Hautfarben oder braun bis schwarz.

Pathologie: Runde Zellen mit klarem Zytoplasma, rundem Kern und wechselnden Mengen von Melanin. Vorkommen in sphärischen Zellaggregaten: Nävuszellnester.

Drei histologische Typen:

1. **Junktionaler Nävus:** Nävuszellnester an der dermoepidermalen Grenze, oberhalb der Basallamina = intraepithelial in der Epidermis.
2. **Kombinations-(Compound)Nävus:** Nävuszellnester an der dermoepidermalen Grenze (intraepidermal) und im Korium.
3. **Dermaler Nävus:** Nävuszellnester auf das Korium beschränkt.

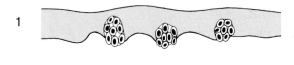

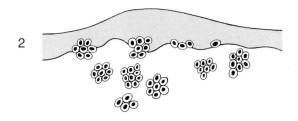

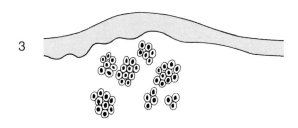

Abb. 69.5: Histologische Typen des Nävuszellnävus.
1 Junktionaler Nävus,
2 Kombinationsnävus,
3 Dermaler Nävus.

Evolutionszyklus: Entwicklung in drei Stadien, die den drei histologischen Typen entsprechen: Nävuszellnester beginnen an der dermoepidermalen Grenze (Junktionsnävus), wandern („tropfen") ins Korium ab (Compound-Nävus), bleiben hier einige Zeit stationär (Dermaler Nävus) und werden im Alter fibrös umgewandelt.

Prognose: Gutartig. Aus einem Nävus kann jedoch ein Melanom entstehen, aber nur bei junktionaler Aktivität (Junktions-, Compound-Nävus). Allerdings ist die Chance einer Nävuszelle zur Melanomzelle zu werden, nicht größer als die eines jeden anderen Melanozyten der Haut. Der Nävus ist daher keine prämaligne Veränderung. Ausnahme: *polymorphzellige, dysplastische Nävi.*

Spindelzellnävus (SPITZ[13]-Nävus; früher: juveniles Melanom)
Häufig im Kindesalter, seltener bei Erwachsenen. Sonderform eines Junktionsnävus mit großen, epitheloiden oder spindeligen Zellen sowie Riesenzellen. Gutartig. Bezeichnung „juveniles Melanom" daher irreführend!

Mongolenfleck
Graublaue Verfärbung über dem Kreuzbein (bei über 90 % der Mongolen). Es handelt sich um pigmentbeladene Melanozyten im Korium.

Blauer Nävus
Gutartiger Melanozytentumor im Korium. Es handelt sich nicht um Nävuszellen, keine Anordnung in Nävuszellnestern. Die Melanozyten tragen verzweigte Plasmaausläufer, haben kleine Melaningranula und liegen in unregelmäßigen Bündeln.

> Nomenklatur: **Melanozyten** sind dendritisch verzweigte Zellen in der basalen Epidermis, **Nävuszellen** sind rundlich konfiguriert und liegen immer in Nestern. Beide Zelltypen sind zur Melaninsynthese fähig und histogenetisch eng miteinander verwandt.

Der klinische Begriff „Nävus" ist nicht mit dem pathologischen Terminus „Nävus = Nävuszellnävus" identisch.

Klinisch: Melanozytische Nävi (z. B. Lentigo, Mongolenfleck, Blauer Nävus), Nävuszellnävi und organoide Nävi (z. B. Tierfellnävus, Nävus flammeus u. a.).

69.12.2.2 Bösartige, melanozytäre Tumoren

Lentigo maligna
Intraepitheliale Proliferation maligner Melanozyten. Dem Wesen nach ein **Melanoma in situ.** Vorwiegend bei älteren Individuen an lichtexponierten Hautregionen (Gesicht).

Makro: Scharf begrenzter, scheckig hyperpigmentierter Fleck unregelmäßiger Begrenzung.

---

13 SPITZ, Sophie (1910–1956), Pathologin in New York. 1948 Beschreibung des „juvenilen Melanoms". Sie litt an einer familiären Dickdarmpolypose und starb mit 46 Jahren an einem metastasierenden Kolonkarzinom.

Histo: Horizontale Ausbreitung anaplastischer Melanozyten im Basalzellager, die Basalzellen stellenweise fast völlig ersetzend. Obere Epidermisschichten und Str. corneum durch gesteigerte Melanogenese in den Melanozyten stellenweise exzessiv pigmentiert, anaplastische Melanozyten werden durch den Zellstrom nach oben getragen. Bei Einbruch in das Korium → Melanom, etwa in 30–50 % der Fälle.

Melanom

Außerordentlich bösartiger Tumor, jedenfalls der höchstmaligne Tumor der Haut.

Inzidenz: In Mitteleuropa 10 Melanome/100 000 Personen pro Jahr, in Regionen mit starker Sonneneinstrahlung bis zu 10mal häufiger (Australien, Texas).

Alter: Extrem selten bei Kindern und vor der Pubertät, Ansteigen der Häufigkeit im 3. Lebensjahrzehnt, Gipfel zwischen 4. und 7. Dezennium.

Lokalisation: Alle Körperregionen, besonders häufig Kopf-Hals, untere Extremitäten.

> **Ausgangspunkt:**
> - **Nävus mit junktionaler Aktivität (30 %)**
> - **Lentigo maligna (10 %)**
> - **De novo auf normal erscheinender Haut (60 %).**

Makro: Flacher oder halbkugeliger, weicher, leicht traumatischer Tumor, meist braun bis schwarz pigmentiert. Amelanotische Melanome: fleischfarben (Tafel 66).

Histo: Melanomzellen (= maligne Melanozyten) zeigen große morphologische Variationsbreite: runde, blasige, epitheloide, spindelige und lymphozytenähnliche Zellen mit zytologischen Zeichen der Malignität.

Pigmentbildung: Melanomzellen besitzen Fähigkeit zur Melaninsynthese und enthalten Melanin, Grad der Pigmentierung aber variabel, es gibt depigmentierte = amelanotische Melanome.

Wuchsformen

Melanom zeigt grundsätzlich Tendenz zur Bildung sphärischer Tumorzellaggregate, ähnlich den Zellnestern des gutartigen Nävuszellnävus.

Unterscheidung von 3 differenten Wuchsformen:
1. **Lentigo-maligna-Melanom:** Primär intraepitheliales Wachstum: Beginn als Lentigo maligna und flächenhafte Ausbreitung im Stratum basale, dann nestartige Aggregate maligner Melanozyten → multifokaler Einbruch ins Korium.

2. **SSM (superficial spreading melanoma):** Häufigste Form. Ebenfalls primär zweidimensionales Wachstum, aber alle Schichten der lebenden Epidermis von Verbänden relativ monomorpher Melanozyten durchsetzt → multifokaler Einbruch ins Korium.
3. **Noduläres Melanom:** Primär dreidimensionales Wachstum mit Einbruch ins Korium in breiter Front.

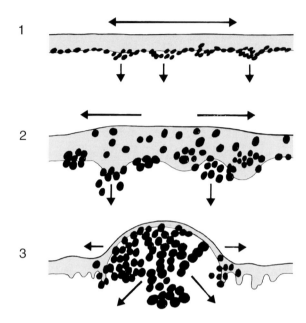

Abb. 69.6: Wuchsformen eines Melanoms.
1 Lentigo-maligna-Melanom, 2 SSM, 3 Noduläres Melanom.

> **Staging des malignen Melanoms**
> **Level I:** Intraepidermaler Tumor = Melanoma in situ
> **Level II:** Vertikale Tumordicke < 0,75 mm = pT1
> **Level III:** Tumordicke 0,75 bis 1,5 mm = pT2
> **Level IV:** Tumordicke 1,5 bis 4 mm = pT3
> **Level V:** Tumordicke > 4 mm = pT4
>
> **Dissemination**
> Stadium I: Primärtumor
> Stadium II: Regionäre Lymphknotenmetastasen
> Stadium III: Metastasen in entfernten Organen
>
> **Fünfjahresüberlebensquote**
> Stadium I: 70 %
> Stadium II: 20 %
> Stadium III: 0 %

Metastasierung: Nach Invasion des Koriums relativ frühzeitiger Einbruch in die Gefäße. Am häufigsten lymphogen in die regionären Lymphknoten und die umgebende Haut: *Satellitenmetastasen.* Hämatogen in alle Organe.

Klinische Sonderformen

- Das **akrolentiginöse Melanom**, ist an Hand-flächen und Fußsohlen lokalisiert. Es imponiert klinisch wie eine Lentigo maligna, entspricht aber in seiner Aggressivität einem superfiziell spreiten-den Melanom.
- **Schleimhautmelanome** sind meist in Mund- und Genitalschleimhaut sowie Bindehaut des Auges lokalisiert.
- **Intraokuläres Melanom**, siehe 63.5.
- **Depigmentierte (amelanotische) Melanome** sind rötliche oder hautfarbene Flecke oder Knoten. Die Depigmentierung ist entweder Folge mangelnder Differenzierung oder Tumorzellen oder Ausdruck einer immunologisch bedingten, partiellen Rück-bildung.

69.12.3 Andere typische Hauttumoren

Kaposi-Sarkom

Progrediente, multizentrische Angiosarkomatose mit Befall der Haut und innerer Organe, besonders Magen-Darm-Trakt, Lunge. Gehäuftes Vorkommen bei AIDS (s. 70.2.11), aber auch ohne Immundefekte in Afrika häufig.

Pathologie: Proliferation diffus infiltrierender, spindeli-ger (Fibroblasten-ähnlicher) Zellen und angiomatöse

Gefäßneubildungen. Blutung, Hämosiderinablagerung, Fibrosierung, Tumorformationen bestehen aus anapla-stischen Spindelzellen und schlitzförmigen, kapillaren Hohlräumen.

Kutane Lymphome

Es werden (wie in allen Organen) unterschieden:

1. HODGKIN-Lymphome,
2. Non-HODGKIN-Lymphome mit der Unterteilung in B-Zell-Lymphome und T-Zell-Lymphome (siehe 37.2)

Prinzipiell können alle bekannten Lymphome auch in der Haut auftreten.

Klinik: Knoten, plaqueförmige Infiltrate, diffuse Infiltration des ge-samten Integuments mit Rötung und Schuppung (Erythrodermie), Ulzerationen. Je nach Art des Lymphoms mit oder ohne Lymph-knotenbefall.

Beispiele für kutane Lymphome

Mycosis fungoides

T-Zell-Lymphom vom jahre- bis jahrzehntelangen Verlauf, das lange auf die Haut beschränkt bleibt, dann aber Lymphknoten und inne-re Organe befällt.

Pathologie: Beginnt mit bandförmigem Lymphozyteninfiltrat sub-epidermal, pathognomonisch die Epidermotropie: Einwanderung von großen und kleinen lymphoiden Zellen in die Epidermis → Auseinanderdrängen epidermaler Zellen → kleine, intraepidermale Hohlräume, die von Aggregaten eingewanderter Zellen erfüllt sind: PAUTRIERsche[14] Mikroabszesse.

Später wird das Infiltrat polymorpher, mit Beimengung von eosino-philen und histiozytären Elementen, zunehmende Unreife mit Zell- und Kernpolymorphie. Im Tumorstadium knotige Infiltrate bis in die Subkutis reichend.

Typisch sind LUTZNER[15]-Zellen: Große, undifferenzierte, lymphoi-de Zelle mit gelapptem, zerebriform-gyriertem Kern; typisch aber nicht spezifisch.

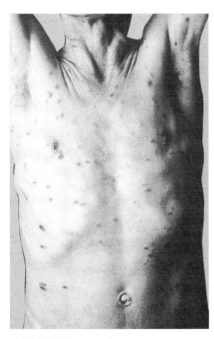

Abb. 69.7: Multiple KAPOSI-Sarkome.

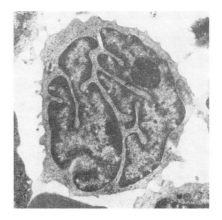

Abb. 69.8: Mycosis fungoides. LUTZNER-Zelle mit gyriertem Kern.

---

14 PAUTRIER, Lucien Marie (1876–1959), Dermatologe in Straßburg.
15 LUTZNER, Marvin, zeitgenössischer Elektronenoptiker vormals in Bethesda. Nach Drogenproblemen als bildender Künstler in Paris.

Sézary[16]-Syndrom

Erythrodermisches T-Zell-Lymphom mit Lutzner-Zellen im peripheren Blut. Lymphknotenbefall, Haarausfall, massiver Juckreiz. Wird als leukämische Form der Mycosis fungoides aufgefaßt.

Pseudolymphome

Lymphomartige, kutane Infiltrate meist reaktiv auf bekannte oder unbekannte Stimuli, z. B. Insektenstich, Zeckenbiß. Histomorphologisch von echtem Lymphom oft schwer zu unterscheiden.

Pseudolymphome bilden sich meist spontan zurück, der Übergang in maligne Lymphome ist zwar selten aber möglich.

Proliferation von Mastzellen

Mastozytom

Gutartiger, solitärer Mastzellentumor der Haut, meist bei Kindern.

Mastozytose (Urticaria pigmentosa)

Generalisierte Proliferation von Mastzellen; entweder auf die Haut beschränkt oder mit Mitbeteiligung von Leber, Milz, Magendarmtrakt und Knochenmark. Meist bei Kindern, aber auch Erwachsenen.

Histo: Mastzellen perivaskulär oder das ganze Korium als dichtes, uniformes Infiltrat durchsetzend.

Klinik: Je nach Dichte und Ausdehnung als papulöses Exanthem (Urticaria pigmentosa) oder diffuse Infiltration der gesamten Haut. **Reiben, Traumatisierung führt zur Mastzellendegranulation, Freisetzung von Histamin und Heparin → Quaddelbildung.** Bei systematischer Beteiligung kann massive Mastzelldegranulation zu Allgemeinsymptomen führen: Blutdruckabfall, Diarrhöe, Tachykardie, Erbrechen.

Prognose: Meistens spontane Involution, außer bei generalisiertem Systembefall, Mastzell-Leukämie selten.

Regel: Je früher in der Kindheit Mastozytose auftritt, desto eher erfolgt spontane Involution; je später Mastozytose auftritt, desto größer Wahrscheinlichkeit eines Systembefalls.

REKAPITULATION

1. Erläutere die verschiedenen Granulome an der Haut (69.7)!
2. Nenne Beispiele für Hypomelanose (69.8.1)!
3. Nenne Beispiele für Hypermelanose (69.8.2)!
4. Erläutere detailliert die Acanthosis nigricans (69.8.2.1)!
5. Was ist eine Pannikulitis? (69.10.1)
6. Erläutere den Unterschied zwischen Akne vulgaris und Rosazea (69.11.1)!
7. Was versteht man unter Adnextumoren der Haut? (69.11.3)
8. Erläutere die epidermalen Präkanzerosen (69.12.1.2)!
9. Erläutere Einzelheiten und Unterschiede von Plattenepithelkarzinom und Basaliom (69.12.1.3)!
10. Was sind „Pseudokanzerosen" der Haut? (69.12.1.4)
11. Erkläre den Nävuszellnävus und seine 3 Typen (69.12.2.1)!
12. Was ist ein Blauer Nävus? (69.12.2.1)!
13. Was ist der Unterschied zwischen einer Lentigo maligna und einem Lentigo-maligna-Melanom? (69.12.2.2)
14. Erläutere detailliert das Melanom (69.12.2.2)!
15. Was ist das Kaposi-Sarkom? (69.12.3)!
16. Erkläre den Unterschied zwischen kutanen Lymphomen und Pseudolymphomen (69.12.3)!
17. Was ist eine Urticaria pigmentosa? (69.12.3)

---

16 Sézary, Albert (1880–1956), Dermatologe in Paris. 1938 Erstbeschreibung einer leukämischen Variante der Mycosis fungoides.

70. Infektionskrankheiten

Wiederhole „Allgemeine Pathologie", Kapitel 31.

Die Klassifizierung der krankheitsauslösenden Mikroorganismen erfolgt nach deren morphologischen, biochemischen, genetischen und immunologischen Merkmalen. Die systematische Ordnung der Mikroorganismen heißt **Taxonomie**.

Im bestehenden Nomenklatursystem werden unterschieden:

- **Bakterien,** inklusive Mykoplasmen, Chlamydien und Rickettsien
- **Viren**
- **Pilze**
- **Parasiten,** d. h. Protozoen (Einzeller = Mikroparasiten) und Helminthen (Würmer = Makroparasiten).

Die Besprechung der Infektionskrankheiten erfolgt hier im wesentlichen nach der systematischen Ordnung der Erreger. Dabei werden folgende Rangbezeichnungen verwendet:

- **Spezies = Art:** Dies ist die unterste Einheit, dabei werden alle Stämme mit gleichartigen Merkmalen zusammengefaßt.
- **Genus = Gattung:** Dies umfaßt die miteinander verwandten Arten.
- **Familia = Familie:** Umfaßt verwandte Gattungen
  Beispiele: Familie: *Bazillen,* Gattung: *Clostridium,* Spezies: *Clostridiun perfringens* = Erreger des Gasödems bzw. Gasbrandes.
  Familie: *Bazillen,* Gattung: *Clostridium,* Spezies: *Clostridium tetani* = Erreger des Tetanus (Wundstarrkrampf).

70.1 Bakterielle Infektionskrankheiten

Im klinischen Sprachgebrauch wird manchmal noch zwischen **unspezifischen** und **spezifischen Infektionskrankheiten** unterschieden. Mit der Bezeichnung „spezifisch" meint man fast ausschließlich die *Tuberkulose,* evtl. noch die *Syphilis.*

Beachte: **Es gibt keine Spezifität (gemeint als Ausschließlichkeit) der morphologischen Veränderungen, es existiert nur eine Spezifität der Erreger.**

Daher sollte aus pathomorphologischer Sicht die Trennung von unspezifischen und spezifischen Infektionskrankheiten unterbleiben.

Tab. 70.1: Systematik der Kokken

GRAM-positive Kokken
Staphylokokken
- St. aureus
- St. epidermidis
- Peptococcus
Streptokokken
- β-hämolysierende Str.
- α-hämolysierende, vergrünende Str.
- nichthämolysierende Str.
- Str. faecalis = Enterokokken
- Str. pneumoniae = Pneumokokken
- Peptostreptococcus

GRAM-negative Kokken
Neisserien
- N. gonorrhoeae = Gonokokken
- N. meningitidis = Meningokokken
- N. mucosa
Branhamella
- B. catarrhalis

70.1.1 Erkrankungen durch Staphylokokken[1]

Verschiedene Spezies unterschiedlicher Virulenz:
- **Staphylococcus aureus** (hoch virulenter Typ)
- **Staphylococcus epidermidis** (wenig virulenter Typ)
- **Peptococcus** (anaerob wachsender Typ).

Staphylokokken produzieren das Ferment Plasmakoagulase, welches Plasmafibrinogen zur Gerinnung bringt. Die durch St. hervorgerufenen Erkrankungen sind meist umschriebene, eitrige Entzündungen = Abszesse (Staphylokokken = Eitererreger).

a) Staphylokokkenerkrankungen der Haut
- *Furunkel:* eitrige Entzündungen eines Haarfollikels.
- *Karbunkel:* Eiterung in mehreren, nebeneinander liegenden Haarfollikeln.
- *Abszeß:* umschriebene, eitrige Entzündung mit Kolliquationsnekrose, dadurch Hohlraumbildung.
- *Mastitis purulenta:* eitrige Entzündung der Brustdrüse bei stillenden Müttern.
- *Impetigo contagiosa:* eitrige Pusteln und Krusten an der Gesichtshaut von Kleinkindern.

---

1 staphyle (griech.), Weintraube; kokkos (griech.), Kern. Staphylokokken sind Haufenkokken.

- *Panaritium (Fingerwurm):* Eiterungen nach Verletzungen im Nagel- und Fingerbereich.
- *Staphylococcal scaled skin syndrome* (siehe 69.6.2).

b) Staphylokokkenerkrankungen innerer Organe

Tonsillitis, Otitis media (Mittelohrentzündung), Nebenhöhlenentzündungen u. v. a.

- *Empyem:* eitrige Entzündung in präformierten Hohlräumen, z. B. Pleuraempyem (auch Pyothorax) etc.
- *Osteomyelitis:* eitrige Knochenmarksentzündung.
- *Sepsis, Pyämie.*

c) Lebensmittelvergiftung

Staphylokokken produzieren in kontaminierten Lebensmittel ein **Enterotoxin,** das 2–5 Stunden nach der Nahrungsaufnahme zu Brechdurchfällen führt.

d) Toxisches Schock-Syndrom (TSS)

Staphylokokken können ein **Ektotoxin = Schock-Toxin** produzieren und bei Wundinfektionen und Infektionen während der Menstruation (durch Verwendung von Tampons) eine akute Schockreaktion verursachen. Das Syndrom wird manchmal zu Unrecht auch als Tamponkrankheit bezeichnet.

e) Hospitalismus

Unter dem *„infektiösen Hospitalismus"* versteht man gehäufte, durch denselben Erreger verursachte Infektionen bei Patienten in Krankenhäusern (am häufigsten Staphylokokken-Hospitalismus). Meist handelt es sich um besonders widerstandsfähige Keime, die sich im Krankenhausmilieu erhalten können. *Aktuell:* **MRSA = Methicillin-resistenter Staphylococeus aureus,** d. h. der Erreger ist gegen die geläufigen Antibiotika weitgehend unempfindlich.

70.1.2 Erkrankungen durch Streptokokken[2]

Die Streptokokken werden entweder nach ihrem Verhalten auf bluthaltigen Nährböden (**ß-hämolysierende Str. = komplette Hämolyse, α-hämolysierende Str. = Vergrünung, nichthämolysierende Str.**) oder nach serologischen Eigenschaften (antigenmäßig unterscheidbare Typen A-T) klassifiziert. Die meisten Krankheitserreger gehören der Gruppe A an, die Gruppe D umfaßt die sog. **Enterokokken,** anaerob wachsende Str. werden als **Peptostreptokokken** bezeichnet.

Str. können zahlreiche *Toxine* und *Fermente* bilden (Streptolysin O, Streptokinase, Hyaluronidase, erythrogenes Toxin). Eine Möglichkeit zur Erfassung von durchgemachten Streptokokkenerkrankungen ist die Bestimmung des *Antistreptolysin O-Titers* (ASLO).

a) Scharlach (Scarlatina)

Häufige Kinderkrankheit mit kleinfleckigem Hautausschlag und Rötung der Mund- und Rachenschleimhaut („Himbeerzunge"). Eintrittspforte der α-hämolysierenden Streptokokken sind meist die Tonsillen. Ein erythrogenes Toxin führt zum Ausschlag.

Typische **Komplikationen** sind:
Interstitielle Begleitnephritis und Myokarditis in der 1. Krankheitswoche und allergische Komplikationen ab der 3. Krankheitswoche (Rheumatisches Fieber, Poststreptokokken-Glomerulonephritis).

b) Erkrankungen durch Streptococcus viridans[3]

Chronische Tonsillitis und Zahngranulome, Bronchitis, Sinusitis, Otitis media, **Endocarditis lenta** (siehe 31.10.6). Streptococcus viridans gehört zu den α-hämolysierenden, „vergrünenden" Streptokokken.

c) Erkrankungen durch Enterokokken = Streptococcus faecalis

Entzündungen der Gallenblase und Gallenwege, häufig beteiligt bei Durchwanderungs- und Perforationsperitonitis, Endometritis puerperalis. Entzündungen der Harnwege (auch im Rahmen von Mischinfektionen).

d) Erkrankungen durch Pneumokokken = Streptococcus pneumoniae

Pneumokokken sind GRAM-positive Diplokokken, die von einer Schleimkapsel umgeben sind. Sie sind Eitererreger und verursachen **Lungenentzündungen** (siehe 34.3.10.2), **Nebenhöhlen- und Mittelohreiterungen** sowie **Hirnhautentzündungen.**

e) Streptokokkeninfektionen als Herderkrankungen

Ein durch Str. verursachter, chronischer Entzündungsherd (z. B. Zahngranulom, chronische Tonsillitis = **Fokalinfektion** kann durch Toxin-(Antigen)Produktion die Bildung von Antikörpern und damit immunologische Zweiterkrankungen an anderen Organen hervorrufen → **Fokaltoxikose** (siehe Allgemeine Pathologie, Kapitel 31).

---

2 streptos (griech.), gedreht, geflochten. Streptokokken sind Kettenkokken.
3 viridare (lat.), grün sein, grünend.

70.1.3 Erkrankungen durch Neisserien[4]

a) Gonorrhoe (Tripper)[5]
Erreger: **Neisseria gonorrhoeae (Gonokokken):** GRAM-negative Diplokokken.
Häufigste Geschlechtskrankheit (Übertragung durch Geschlechtsverkehr).

Inkubationszeit: 2–6 Tage.

Klinik: Zuerst katarrhalische, dann **eitrige Entzündung der Schleimhäute** der Harn- und Geschlechtswege:

- **Beim Mann:** Urethritis mit Befall der Anhangsdrüsen (als Spätfolge Narbenstrikturen der Harnröhre), Prostatitis, Spermatozystitis, Deferentitis, Epididymitis.
- **Bei der Frau:** Urethritis, Barholinitis (Abszeß der B. Drüsen), Zervizitis, Endometritis, Salpingitis, evtl. mit Übergreifen auf das Peritoneum (Pelveoperitonitis).
- **Extragenitale Lokalisationen und hämatogene Fernkomplikationen:** Proctitis gonorrhoica, Arthritis gon., Endocarditis gon. u. a.
- **Beim Kind:** Conjunctivitis gonorrhoica durch Infektion im Geburtskanal mit Erblindungsgefahr (Gonoblenorrhoe); Vulvovaginitis gonorrhoica.

Nachweis der Gonorrhoe: Abstrich und Kultur (Spezialnährböden). Wichtig: Verwendung spezieller Transportmedien (Keime müssen bis zur Untersuchung auf Körpertemperatur gehalten werden!).

Erreger einer Meningitis

Eitrige Meningitis: mehr Granulozyten als Lymphozyten im Exsudat
- Meningokokken
- Pneumokokken
- Haemophilus influenzae
- Streptokokken
- Listerien

Nichteitrige Meningitis: mehr Lymphozyten als Granulozyten im Exsudat
- Mycobacterium tuberculosis
- diverse Viren
- Treponema pallidum

---

b) Andere Erkrankungen durch Neisserien
Neisseria meningitidis (Meningokokken[6]) verursachen eine eitrige Hirnhautentzündung (Haubenmeningitis) oder eine Meningokokkensepsis (WATERHOUSE-FRIDERICHSEN-Syndrom).

Gering pathogen und nur bei Immunschwäche krankheitsauslösend sind **Neisseria mucosa** und **Branhamella[7] catarrhalis.**

70.1.4 Erkrankungen durch Korynebakterien und Listerien

a) Diphtherie
Erreger: **Corynebacterium diphtheriae**[8]: GRAM-positive Stäbchen mit einem keulenförmigen Ende.
Übertragung durch Tröpfcheninfektion oder kontaminierte Gegenstände; *Inkubationszeit:* 3–5 Tage.
Lokalinfektionskrankheit der oberen Luftwege (Rachen, Kehlkopf, Nase) oder von Wunden (Wunddiphtherie): **pseudomembranös-nekrotisierende Entzündung** (s. Allgemeine Pathologie, Kapitel 24). Durch Exotoxine können toxisch-degenerative Organschäden verursacht werden (postdiphtherische Lähmungen, Herzmuskelnekrosen, siehe 32.14.1).

b) Listeriose
Erreger: **Listeria monocytogenes**[9]: GRAM-positive, kurze Stäbchen.
Übertragung durch Kontakt mit Tieren, roher Milch, Käse, Fleisch oder durch Schmutz- oder Schmierinfektion; *Inkubationszeit:* 1–4 Wochen.

Schwangerschaftslisteriose: meist keine manifeste Erkrankung der Mutter, aber Schädigung des Kindes
- **Fetale Listeriose** bei Infektion in der 2. Schwangerschaftshälfte: Miliare Granulome mit Nekrosen in verschiedenen Organen, intrauteriner Fruchttod.
- **Konnatale Listeriose** bei Infektion kurz vor der Geburt: Neugeborenensepsis mit Meningitis und Ependymitis mit der Gefahr der Entwicklung eines Hydrozephalus.

---

4 NEISSER, Albert (1855–1916), dermatologische Klinik Breslau, entdeckte 1879 die Gonokokken.

5 gonorrhoia (griech.), Samenfluß; drippen (niederdeutsch), Tropfen.

6 1887 vom Wiener Pathologen Anton WEICHSELBAUM (1845–1920) als Erreger der Meningitis entdeckt. Weiters stammt von ihm die Erstbeschreibung der Pneumokokken (1886) sowie gemeinsam mit Carl Friedrich FRIEDLÄNDER, des Erregers der gleichnamigen Pneumonie (70.1.9).

7 Benannt nach der zeitgenössischen amerikanischen Bakteriologin S. BRANHAM, nicht – wie oft falsch berichtet – nach dem amerikanischen Kliniker aus dem 19. Jh. H. H. BRANHAM.

8 koryne (griech.), Keule, Kolben; diphthera (griech.), Tierhaut, Haut, Membran – entsprechend den diphtherischen Pseudomembranen.

9 LISTER, Sir Joseph (1827–1912), Chirurg in Glasgow. Er führte 1861 die „antiseptische Behandlung mittels Karbolsäure" ein; monocytogenes (griech.), Monozyten hervorbringend.

Listeriose des Erwachsenen: Verschiedene Verlaufsformen (septische Form, zerebrale Form = Meningoenzephalitis; tonsilläre Form; okulo-glanduläre Form; zerviko-glanduläre Form).

70.1.5 Erkrankungen durch Bacillus und Clostridium

- Bacillus[10]: aerob wachsende, GRAM-positive Sporenbildner (B. anthracis)
- Clostridium[11]: anaerob wachsende, GRAM-positive Sporenbildner (Cl. tetani, Cl. botulinum, Gasödem-Gasbrand-Gruppe, Cl. difficile).

a) Milzbrand (Anthrax[12])
Erreger: **Bacillus anthracis.**

Inkubationszeit: wenige Stunden bis 3 Tage.

Übertragung durch kranke Tiere und deren sporenhaltige Ausscheidungen; Infektion meist durch verendete Tiere oder bei der Verarbeitung von tierischen Produkten (Felle, Schafwolle).

Hämorrhagische Entzündung (je nach Eintrittspforte: *Hautmilzbrand* = Milzbrandkarbunkel = Pustula maligna; *Lungenmilzbrand* → meist tödliche, hämorrhagische Pneumonie; *Darmmilzbrand* → hämorrhagische Enteritis; bei allen Formen Gefahr der Milzbrandsepsis).

b) Tetanus[13] (Wundstarrkrampf)
Erreger: **Clostridium tetani.**

Inkubationszeit: Tage bis Wochen.

Infektion vor allem bei Verletzungen (Gartenarbeiten, Unfälle etc.). Gefährdet sind vor allem tiefe Wunden mit mangelhaftem Sauerstoffzutritt (anaerobes Milieu!) bei Verschmutzung mit Staub, Erde, Fäkalien, Textilien; **Lokalinfektion (der Erreger bleibt an der Eintrittspforte) mit Toxinämie.** Das Tetanustoxin blockiert die Hemmung der motorischen Neurone → *tonisch-klonische Krämpfe.*

Klinik: Die Krankheitssymptome werden durch die Ektotoxine verursacht (Muskelkrämpfe, Starrkrampf), die morphologischen Organbefunde sind wenig charakteristisch (wachsartige Degeneration der Skelettmuskulatur, Muskelblutungen, Fettembolie in Lungen und Gehirn mit Purpura cerebri). Etwa die Hälfte der Tetanuserkrankungen endet tödlich. Daher ist eine aktive Immunisierung als Vorbeugung oder eine passive Immunisierung bei Verletzungen von großer Bedeutung!

c) Botulismus[14]
Erreger: **Clostridium botulinum** bzw. dessen Ektotoxin.

Die Erreger vermehren sich unter anaeroben Bedingungen in Lebensmitteln (Konserven, Würste) und produzieren ein Ektotoxin. Der Botulismus ist eine **reine Lebensmittelintoxikation** (Symptome: Doppeltsehen, Schlucklähmung, Atemlähmung). 0,1 Mikrogramm Botulismustoxin sind tödlich!

d) Gasödem (Gasbrand)
Erreger: **Clostridium perfringens** und andere Gasödem-Erreger (Cl. novyi, Cl. septicum, Cl. histolyticum).

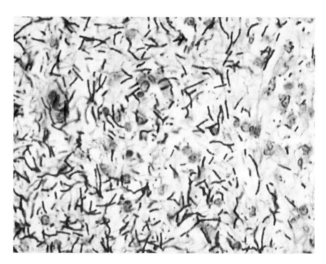

Abb. 70.1: Clostridien (Gasödem-Erreger) sind GRAM-positive, schlanke Stäbchen.

Inkubationszeit: 5 Stunden bis 5 Tage.

Schwere **Wundinfektion** bei verschmutzten (Erde, Staub, Fremdkörper), tiefen Wunden (Kriegs- und Verkehrsverletzungen), Darmverletzungen (Clostridien häufig im Darminhalt!), Spritzengasödem nach unsterilen Injektionen, bei artifiziellem Abort, Infektionen nach Gefäßoperationen.

Klinik: Schwere toxische Allgemeinschädigung des Organismus mit hoher Letalität (über 50 %). Lokal entwickelt sich ein **massives Ödem mit lokalem Gewebszerfall** (Kolliquationsnekrose) **und durch die Erreger Gasbildung** im Gewebe.

Achtung: Alkohol tötet die Sporen von Gasödemerregern nicht ab! Durch einfaches Auskochen von Instrumenten werden die Sporen ebenfalls nicht vernichtet und bleiben wirkungsfähig!

---

10 bacillus (lat.), Stäbchen.
11 kloster (griech.), Spindel. Die Sporen treiben die Erreger oft spindelförmig auf.
12 anthrax (griech.), Kohle. Hämorrhagische Entzündung, daher schwarzrot.
13 tetanos (griech.), Spannung, Krampf.
14 botulus (lat.), Wurst. Lebensmittelvergiftung, z. B. durch Wurst.

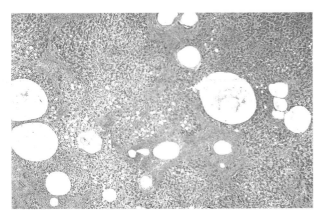

Abb. 70.2: Gasbrandsepsis. In der weitgehend zerstörten Leber finden sich die charakteristischen Gasblasen.

e) Lebensmittelvergiftung durch Clostridium perfringens

Brechdurchfälle durch ein von Cl. perfringens produziertes Enterotoxin.

f) „Antibiotika-Kolitis", Antibiotika-assoziierte, pseudomembranöse Kolitis
Erreger: **Clostridium difficile.**

Infolge einer Antibiotikatherapie kann es zu einer schwerwiegenden Änderung der Dickdarmflora kommen, wobei ein Überwuchern mit Anaerobiern und vor allem Cl. difficile eintreten kann. Durch die Produkti-

Tab. 70.2: Systematik der Stäbchen

GRAM-positive Stäbchen
- Corynebacterium diphtheriae
- Listeria monozytogenes
- Bacillus anthracis
- Clostridium tetani
- Clostridium botulinum
- Clostridium perfringens u. a.
- Clostridium difficile

GRAM-negative Stäbchen
Enterobakterien
- Salmonellen
- Shigellen
- Escherichia coli
- Klebsiella, Enterobacter, Serratia, Proteus
- Yersinia

Brucellen
Bordetellen
Francisellen
Haemophilus
Pseudomonas
Legionella
Fusobakterien, Bacteroides
Vibrionen

on eines **gegen die Dickdarmschleimhaut wirksamen Ektotoxins** entsteht eine pseudomembranös-nekrotisierende Entzündung mit ausgedehnten Nekrosen. Letalität 20–40 %.

70.1.6 Erkrankungen durch Salmonellen[15]

Derzeit sind mehr als 2000 Salmonellenarten bekannt, die serologisch aufgrund ihrer unterschiedlichen Antigeneigenschaften differenziert werden können. Durch Salmonellen können drei verschiedene Arten von Erkrankungen verursacht werden:

Typhöse Erkrankungen: Hämatogene Generalisation der Erreger mit starker Beeinträchtigung des Allgemeinzustandes und des Bewußtseins = *„Status typhosus".*

Salmonellen-Gastroenteritis: Lokale Infektionskrankheit des Verdauungstraktes mit fieberhaften Brechdurchfällen.

Gewebseiterungen: Lokalisierte, eitrige Entzündungen in den befallenen Organen: Entzündungen der Gallenwege, Harnwegsinfekte, Osteomyelitis.

Achtung!
Nur 4 Salmonellenarten – Salmonella typhi sowie Salmonella paratyphi A, B und C – verursachen die zyklische Infektionskrankheit Typhus. Alle übrigen Salmonellenarten verursachen „nur" eine akute, lokale Gastroenteritis ohne Sepsis.

Die früher häufig gestellte Frage: „Was ist der Unterschied zwischen Typhus und Paratyphus?" ist so zu beantworten: Gleiche Krankheit, lediglich die Namen der Erreger sind verschieden!

70.1.6.1 Typhöse Erkrankungen: Typhus abdominalis = typhoid fever

Erreger: **Salmonella typhi; Salmonella paratyphi A, B und C.**
Infektionsquelle ist ausschließlich der Mensch (Keimträger, Erkrankte, Ausscheider). Die Erreger werden mit dem Stuhl oder Harn ausgeschieden und entweder direkt oder über Zwischenträger (Fliegen) auf Nahrungs-

---

15 Die Namensgebung für die Gattung „Salmonella" ist grundfalsch. Erstbeschreibung 1880 durch den deutschen Pathologen Carl Joseph EBERTH (1835–1926), Züchtung in Reinkultur 1884 vom Schüler und Nachfolger Robert KOCHs Georg GAFFKY (1815–1918). Der Veterinärmediziner des US Department of Agriculture Daniel Elmer SALMON (1850–1914) hatte mit der Entdeckung der Salmonellen nichts zu tun.

mittel und Trinkwasser übertragen → **orale Infektion** durch Nahrungsmittel, Speiseeis, Milch, Wasser (z. B. auch Eiswürfel!).

Klinischer Verlauf und Ausprägung des morphologischen Bildes variabel: Von extrem leichten (= *Typhus sine typho*) bis zu schwersten Fällen mit spezifischen Veränderungen in Ösophagus, Magen, Duodenum, gesamtem Dünndarm und Kolon einschließlich der Appendix (= *Typhus gravissimus*).

Bei intrauteriner Infektion durch diaplazentare Übertragung von der Mutter auf das Kind in der Regel Typhussepsis des Kindes und Abort. Bei Säuglingen und Kleinkindern Ablauf der Erkrankung meist leicht (unter dem Bild einer unspezifischen Gastroenteritis).

Kennzeichnend für den Krankheitsablauf

1. **Inkubation:** bis 3 Wochen.
2. **Generalisierte, septische Infektionskrankheit mit kontinuierlichem Fieber und Bewußtseinstrübung.**
3. Mit der Nahrung aufgenommene Salmonellen passieren exklusiv das lymphretikuläre Gewebe des Dünndarmes (Lymphfollikel und PEYERsche Plaques, besonders des unteren Ileums) unter gleichzeitiger **Sensibilisierung** desselben. Sie gelangen über die Lymphgefäße in den Blutkreislauf und über Leber und Galle erneut in den Darm. In die Zeitspanne fallen die Inkubationszeit und das erste Stadium der Erkrankung (markige Schwellung).

   Mit der Galle ausgeschiedene Salmonellen erreichen erneut die bereits geschwollenen PEYERschen Plaques und Lymphfollikel und lösen dort nach Art des ARTHUSschen Phänomens eine Sofortnekrose (Verschorfung) aus.
4. Bei Heilung **langdauernde Immunität.**
5. **Erregernachweis:**
   - In der 1. Krankheitswoche im Blut (bestes Kulturmedium ist Blut in Galle) und im Stuhl.
   - Ab der 2. Krankheitswoche Antikörpersuchtest nach WIDAL[16] (Titeranstieg verfolgen!)
   - In der 3. Krankheitswoche Erregernachweis im Stuhl und/oder Harn.

Morphologie des Typhus

Intestinale Veränderungen

1. **Stadium** (1. Erkrankungswoche): **Markige Schwellung** der Lymphfollikel und der PEYERschen Plaques (mit eigentümlich gyrierter Oberfläche).

   Histo: Knötchenförmige Proliferation von histiozytären Zellen (Typhuszellen = RINDFLEISCH[17]-Zellen), mit Phagozytose von Leukozyten und Erythrozyten. Die Typhusknötchen nennt man *Typhome.*

2. **Stadium** (2. Erkrankungswoche): **Nekrose = Verschorfung** der vergrößerten Lymphfollikel und PEYERschen Plaques (ARTHUSsches Phänomen).
3. **Stadium** (3. Erkrankungswoche): **Geschwürbildung** durch Abstoßung der Nekroseschorfe: Seichte, runde bis ovale, stets längsgestellte Geschwüre mit aufgeworfenen, unterminierten Rändern.
4. **Stadium** (4. Erkrankungswoche): **Geschwürheilung** mit seichten, kaum wahrnehmbaren Narben.

Komplikationen (besonders in der 3. Krankheitswoche): Profuse Blutungen, Geschwürperforation mit Peritonitis, Thrombose der Darmwandvenen und -arterien mit Darmgangrän.

Bei Rückfällen und Rezidiven – selten auch primär – können andere Teile des Verdauungstraktes (besonders Kolon einschließlich Appendix, gelegentlich auch Ösophagus, Magen, Zwölffingerdarm und oberer Dünndarm) mitbetroffen werden.

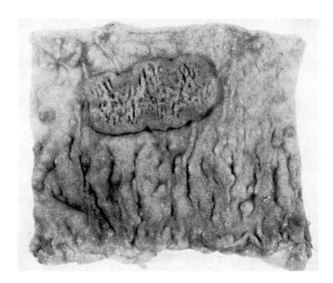

Abb. 70.3: Typhus in der 1. Krankheitswoche. Markige Schwellung eines PEYERschen Plaque.

Veränderung anderer Organe

1. **Markige Schwellung** und Verschorfung mit nachfolgender Verkalkung der **mesenterialen Lymphknoten.** Selten eitrige Lymphadenitis mit eitriger Peritonitis (Erregernachweis: positiv!)
2. **Milz:** Septische Milzschwellung.
3. **Leber:** Umschriebene Parenchymnekrosen und Typhome, pylephlebitische und cholangitische Abszesse.
4. **Gallenblase und -wege:** Trotz langdauernder Präsenz von Salmonellen in der Gallenblase (Dauerausscheider!) kann das Organ völlig intakt sein. In

---

16 WIDAL, Georges Fernand Isidor (1862–1929), Internist und Pathologe in Paris. 1886 Entdeckung der Serumagglutinationsreaktion.
17 RINDFLEISCH, Eduard (1836–1908), Pathologe in Zürich, Bonn und Würzburg.

anderen Fällen entzündliche Veränderungen aller Schweregrade.

5. **Knochenmark:** Umschriebene Nekrosen und Typhome.

6. **Knochen:** Spondylitis und Osteomyelitis bzw. Periostitis der langen Röhrenknochen im Verlauf der Erkrankung oder als Spätkomplikation (nach 1 Jahr).

7. **Muskulatur:** ZENKERsche wachsartige Degeneration des Zwerchfelles und des M. rectus abdominis mit konsekutiven Muskelrissen und -blutungen.

8. **Haut:** Durch bakterielle Embolie (?) in der 2. Krankheitswoche kleinfleckige Rötungen, sog. „*Roseolen*", insbesondere im Bereich des Rumpfes.

9. **Kardiovaskuläres System:** subintimale Typhome an Arterien und Venen.

10. **Respirationstrakt:** Entzündung des Larynx, abszedierende Perichondritis der Aryknorpel, typhöse Bronchitis und Herdpneumonie.

11. **Harn- und Genitaltrakt:** Herdförmige Typhome und miliare typhöse Abszesse in den Nieren, gelegentlich Cystopyelitis typhosa, Prostatitis, Epididymitis, Orchitis typhosa bzw. typhöses Vaginalgangrän.

12. **ZNS und peripheres NS:** Seröse und eitrige Meningitis bzw. Meningoenzephalitis mit positivem Erregernachweis im Liquor. Selten Hirnabszeß, Myelitis und Neuritis peripherer Nerven.

> **Mortalitätsrate des Typhus: etwa 10 %.** Tod in der Regel durch peripheren Kreislaufkollaps (Endotoxinschock).

70.1.6.2 Salmonellen – Gastroenteritis

Erreger: Salmonella typhimurium (BRESLAU[18]), Salmonella enteritidis (GÄRTNER[19]) und alle sonstigen Salmonellenarten. Die Bakterien bilden Endotoxine.

Übertragung durch Nahrungsmittel, die geschmacklich und optisch nicht verändert sind, durch Wasser, Milch und insbesondere Enteneier.

Salmonellen dieser Gruppe bleiben in der Darmlichtung, verursachen daher **nur eine lokale Entzündung = Gastroenteritis** aber – zum Unterschied von der Typhusgruppe – **nie eine Sepsis.** Kurze Inkubation (Stunden bis 1 Tag). Keine Immunisierung.

Klinisch: Erbrechen, wässerige Durchfälle und Fieber. Prognose im allgemeinen günstig. Tödlicher Verlauf durch Wasser- und Elektrolytverlust nur bei Kleinkindern, im Senium und bei dekrepiden Patienten.

Morphologisch: Graduell unterschiedlich entzündliche Gastroenteritis. Milz und Lymphknoten bleiben unbeteiligt. Miterkrankung anderer Organe fehlt.

70.1.7 Erkrankungen durch Shigellen

Dysenterie = bakterielle Ruhr
Erreger: Bakterien der **Shigella**[20] **Gruppe** (GRAM-negative Stäbchen). Schwere und Ablauf der Erkrankung durch die besondere Eigenschaft des Shigellen-Stammes bestimmt → unterschiedliche Toxinbildung. Die Shigellen bleiben im Dickdarm und gehen selbst nicht in das Blut über, sondern nur ihre Toxine.

Übertragung des Erregers durch Schmierinfektion entweder direkt von Mensch zu Mensch oder durch verunreinigte Gegenstände und Nahrungsmittel (Überträger: Fliegen).

Klinisch: Inkubationszeit: 1–7 Tage. Tenesmen und fieberhafte, zunächst schleimige, später eitrig-blutige Durchfälle (bis zu 30/Tag). Tod schon in den ersten Krankheitstagen durch peripheren Kreislaufkollaps möglich. Bei Übergang in das chronische Leiden (Monate bis Jahre) Exsikkose, Eiweiß- und Eisen-Mangel, schließlich völlige Entkräftung.

Lokalisation: Kolon. **Veränderungen nehmen Sigmarektumwärts an Ausmaß und Intensität zu.** Mitbeteiligung des Ileums (besonders bei Kindern) in 50 %. Lymphknoten und Milz nicht oder nur geringfügig mitbeteiligt.

Pathologie: An der Darmschleimhaut schwere exsudativ-entzündliche Veränderungen von einfacher, serös-katarrhalischer bis zu schwerster, pseudomembranös-nekrotischer-ulzeröser Form. **Alle entzündliche Reaktionsformen können schrittweise aufeinander folgen oder nebeneinander auftreten:**

1. **Serös-katarrhalische Entzündung**
   Aktive entzündliche Hyperämie, Ödem, kleinfleckige Blutungen in Schleimhaut und Submukosa, Ausgeprägte Hypersekretion von Schleim.

2. **Eitrig-pseudomembranös-nekrotisierende Entzündung**
   Durch Exsudation vom Plasma und Plasmagerinnung an der Schleimhautoberfläche **Bildung schmutzig-bräunlicher Schorfe,** zunächst „*kleieförmig*" an den Faltentälern.

---

18 mus (lat.), Maus, d. h. „Mäusetyphus"; weiters charakterisiert durch die Stadt Breslau.
19 Erreger einer Lebensmittelvergiftung, 1888 von August GÄRTNER (1848–1934), Hygieniker in Jena, isoliert.
20 SHIGA, Kiyoshi (1870–1957), japanischer Bakteriologe, entdeckte 1898 die Erreger der bakteriellen Ruhr.

3. Ulzeration

Durch Abstoßung der Schorfe in der 2.–3. Krankheitswoche, bis in die Submukosa reichende **Ulzera mit zackigen, unterminierten Rändern.** Vergrößerung derselben durch fortschreitenden Gewebszerfall und durch Konfluenz. Dazwischen entzündlich infiltrierte Schleimhautinseln (*„entzündliche Pseudopolypen"*) und unterminierte Schleimhautbrücken. Dadurch **„strickleiterähnliches"** Aussehen.

Bei Abstoßung der Schorfe schwere Blutungen und Auftreten von Sago-ähnlichen, aus den erweiterten Krypten stammenden Schleimkügelchen.

Bei Superinfektion mit Eiterungen Darmwandphlegmone, periproktitische Abszesse und diffuse Peritonitis. Gelegentlich Perforation bei tiefgreifenden Ulzerationen und Darmwandgangrän.

4. Geschwürheilung

In der 6. Woche Organisation der Ulzera durch unspezifisches Granulationsgewebe, dann Narbengewebsbildung und Reepithelialisierung. Letztere erfaßt auch die Außenfläche der Schleimhautbrücken. Die Schleimhautinseln werden zu polypösen Bildungen umgeformt. Lichtungsstenosen selten.

Folgen:

1. Heilung (nach 6wöchigem Krankheitsverlauf).
2. Tod durch Kreislaufkollaps in der 1. Erkrankungswoche.
3. Übergang der akuten Erkrankung in ein chronisches Leiden (Monate bis Jahre).
4. Als Spätfolge evtl. REITERsche Trias = **REITER-Syndrom: Seröse Arthritis der großen Gelenke, Ureteritis bzw. Balanitis und Konjunktivitis.**

70.1.8 Erkrankungen durch Escherichia[21] coli

GRAM-negative Bakterien der normalen Darmflora. Ihr Nachweis in Nahrungsmitteln weist auf fäkale Verunreinigungen hin.

- **Eitrige Entzündungen außerhalb des Darmes,** bes. Harnwegsinfekte (Pyelonephritis), Peritonitis, Abszesse, Sepsis, Säuglingsmeningitis.
- **Infektiöse Coli-Enteritis**

> **E. coli als Erreger von Durchfallserkrankungen**
>
> Es werden 4 Gruppen von *„Enteritis-erregendem"* E. coli unterschieden:
>
> 1. **Enterotoxischer E. coli (ETEC):** Typische „tropische Reisediarrhoe"
> 2. **Enteroinvasiver E. coli (EIEC):** Dysenterieähnliche Erkrankung
> 3. **Enterohämorrhagischer E. coli (EHEC):** Hämorrhagische Enterokolitis oder hämolytisch-urämisches Syndrom (siehe 56.9.9)
> 4. **Enteropathogener E. coli (EPEC):** Dieser „Dyspepsie-Coli" verursacht bei Säuglingen eine schwere, lebensbedrohliche Enteritis mit katharrhalischen bis ulzerös-nekrotisierenden Entzündungen des Dünndarmes. Durch starken Flüssigkeits- und Elektrolytverlust entstehen oft tödliche Komplikationen (Schockgefahr), paralytischer Ileus und Permigrationsperitonitis.
>
> *Infektionsquelle:* Stuhl erkrankter Kinder oder infizierte Gegenstände (Wäsche, Wickeltisch, Badewasser).

70.1.9 Erkrankungen durch Klebsiella, Enterobacter, Serratia und Proteus

Klebsiella[22]: GRAM-negative Stäbchen, oft zu zweit, mit Schleimkapsel. Sie führen bei resistenzgeschwächten Personen zu einer abszedierenden Pneumonie („**FRIEDLÄNDER**[23]**-Pneumonie**", s. Kap. 34.3.10.2).

Enterobacter: GRAM-negative Stäbchen. Erreger von Harnwegsinfektionen und evtl. eitrigen Gewebsentzündungen.

Serratia[24]: GRAM-negative Stäbchen. Erreger von Harnwegsinfektionen. Serratia bildet ein rotes Pigment und kann daher „Blut" vortäuschen (auf Heiligenstatuen u. dgl.).

Proteus[25]: GRAM-negative Stäbchen, mit typischem urinösem Geruch in der mikrobiologischen Kultur. Erreger von Harnwegsinfektionen, Begleitkeim bei jauchigen Entzündungen und Peritonitis.

---

21 ESCHERICH, Theodor (1857–1911), geboren in Bayern, entdeckte 1886 in München das „Bacterium coli commune". Später Pädiater in Graz und im St. Anna-Kinderspital in Wien.
22 KLEBS, Edwin (1834–1913), Schüler VIRCHOWs, Pathologe in Deutschland und der Schweiz.
23 FRIEDLÄNDER, Carl Friedrich (1847–1887), Pathologe in Berlin.
24 Benannt nach dem italienischen Arzt Seratino SERRATI.
25 Proteus, Meeresgott der griechischen Sage.

70.1.10 Erkrankungen durch Calymmato-
bakterien

Granuloma venereum
Erreger: **Calymmatobacterium granulomatis** DONO-
VAN[26].

Nach einer mehrwöchigen Inkubationszeit entstehen
an Haut und Schleimhäuten der Anogenitalregion blu-
menkohlartig erhabene, leicht blutende, chronische
Granulationen. Nach Sekundärinfektion entstehen
durch Zerfall der Granulome Verstümmelungen und
schließlich eine narbige Abteilung.

70.1.11 Erkrankungen durch Yersinien

GRAM-negative, oft kokkoide Stäbchen. Es existieren
drei menschenpathogene Arten: Y. pestis, Y. enterocolitica, Y. pseudotuberculosis.

a) Pest
Erreger: **Yersinia**[27] **pestis.**
Inkubationszeit: 2–5 Tage.

Die Pest ist eine bei Nagetieren (vor allem Ratten) verbreitete Zoo-
nose, die durch Flöhe auf den Menschen übertragen werden kann.
Heute existieren noch Pestherde in Zentralasien, Zentralafrika und
Mittelamerika.

- **Beulenpest (Bubonenpest):** Hämorrhagisch-eitri-
  ge Entzündung an der Infektionsstelle der Haut
  und in den stark angeschwollenen, regionären
  Lymphknoten (Bubonen).

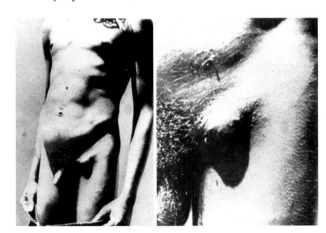

Abb. 70.4: Bubonenpest. Die Infektionsstelle ist ein Flohbiß bzw.
-stich (zu Stechborsten umgebildete Mundwerkzeuge)
am Bein, die inguinalen Lymphknoten sind angeschwollen.

- **Lungenpest:** Hämorrhagische Pneumonie (durch
  direkte Tröpfcheninfektion von Mensch zu
  Mensch).
- **Pestsepsis:** Hämorrhagische Septikopyämie durch
  hämatogene Generalisation der Erreger.

b) Yersinien-Enterokolitis
Erreger: **Yersinia enterocolitica.**

Inkubationszeit: 3–10 Tage.

Akute oder subakute Enterokolitis mit dünnflüssigen
Durchfällen. Die Erreger werden mit dem Stuhl ausgeschieden. Die Übertragung erfolgt durch kontaminierte Nahrungsmittel oder als Schmutzinfektion von
Mensch zu Mensch.

c) Humane Pseudotuberkulose, Yersiniose i.e.S.
Erreger: **Yersinia pseudotuberculosis.**

Inkubationszeit: 3–10 Tage.

Es sind unterschiedliche Krankheitsbilder bekannt:

- **Pseudoappendizitis:** Ödematöse Schleimhaut-
  schwellung im Ileozökalbereich mit Anschwellung
  der PEYERschen Plaques. Starke regionäre Lymphknotenvergrößerung durch eine **abszedierende re-
  tikulohistiozytäre Lymphadenitis** (siehe Allgemeine Pathologie, Kapitel 24).
- **Enteritis.**
- **Septikämisch-typhöse Form:** Infektion durch direkten Kontakt mit infizierten Tieren.

70.1.12 Erkrankungen durch Brucellen

Kleine, GRAM-negative, kokkenähnliche Stäbchen.
Erreger der **Brucellosen.** Es werden drei verschiedene
Krankheitstypen entsprechend den Erregern unter-
schieden:

- **Brucella**[28] **abortus** = Erreger des **M.** BANG[29] (Brucellose vom
  bovinen Typ; Keimträger = Rinder).
- **Brucella melitensis** = Erreger des **Malta-Fiebers** (Keimträger
  = Schafe und Ziegen).
- **Brucella suis** = Erreger der **Schweine-Brucellose** (Keimträger
  = Schweine).

Inkubationszeit: 1–6 Wochen.

Übertragung: Entweder direkt vom Tier durch Kontakt- oder
Schmierinfektion (Landbevölkerung, Tierärzte, Fleischhauer) oder
durch Nahrungsmittel (Milch, Käse, ungekochtes Fleisch).

---

26 kalymma (griech.), Hülle. DONOVAN, Charles (1863–1951), Tropenarzt in Madras.
27 YERSIN, Alexandre (1863–1943), gebürtiger Schweizer, Tropenarzt in Hanoi (Vietnam). Entdeckte 1888 gemeinsam mit Emile ROUX
    das Diphtherietoxin und 1894 in Hongkong den Erreger der Pest.
28 BRUCE, Sir David (1855–1931), Mikrobiologe in London, entdeckte 1887 den Erreger des Maltafiebers.
29 BANG, Bernhard (1848–1932), Tierarzt in Kopenhagen.

Es werden verschiedene Formen von Brucellosen unterschieden:

- **Enteritische Form:** Lymphadenitis mesenterialis, Sepsis.
- **Akute lokalisierte Formen:** Orchitis, Endometritis, Epididymitis, Nephritis, Endokarditis, Hautabszesse.
- **Chronische Form:** Tuberkuloide Granulome in verschiedenen Organen des lymphoretikulären Gewebes wie Milz, Lymphknoten, Knochenmark, Leber, aber auch Niere.
- Bei manchen Fällen können **entzündliche Infiltrate** (Granulationsgewebe mit Nekrosen, Epitheloidzellen und einzelnen Riesenzellen) im Weichgewebe, im Knochenmark (Osteomyelitis brucellosa) und in der Wirbelsäule (Spondylitis brucellosa) auftreten.

70.1.13 Erkrankungen durch Bordetellen und Francisellen

Keuchhusten (Pertussis)
Erreger: Bordetella[30] pertussis.

Inkubationszeit: 7–14 Tage.

Übertragung durch Tröpfcheninfektion. Mit **Krampfhusten** einhergehende **Bronchitis und Bronchiolitis**. Komplikationen: Lungenentzündung, Bronchiektasien, interstitielles Emphysem und Gehirnschädigungen.

Tularämie (Hasenpest)
Erreger: Francisella[31] (Pasteurella[32]) tularensis.

Inkubationszeit: etwa 3 Tage.

Die Tularämie[33] ist eine Zoonose (Hasen, Füchse, Feldmäuse u. a. Nager), die durch Kontakt auf den Menschen übertragen werden kann (Biß, Verletzung beim Abhäuten von Kadavern, Einatmen von kontaminiertem Staub oder von versprühtem Wasser bei der Reinigung von Zuckerrüben).

Klinik: An der Infektionsstelle entsteht ein kleines Ulkus (Primäraffekt), dann erkranken die regionären

Lymphknoten in Form einer **abszedierenden retikulohistiozytären Lymphadenitis** (s. Kap. 37.1.2), gleichzeitig mit einer fieberhaften Allgemeininfektion.

Je nach der Eintrittspforte werden unterschieden:
- Kutano-glanduläre Form (Primäraffekt an der Haut);
- Okulo-glanduläre Form (Primäraffekt an der Bindehaut);
- Oral-glanduläre Form (Primäraffekt im Mund);
- Pulmonale Form (abszedierende Pneumonie);
- Abdominale Form (ulzerös-nekrotisierende Gastroenteritis);
- Typhoide Form (hämatogene Generalisation – Tularämiesepsis).

Nachweis durch Antikörpernachweis im Serum (WIDALsche Reaktion).

70.1.14 Erkrankungen durch Haemophilus

Haemophilus influenzae
GRAM-negative, pleomorphe Stäbchen, die zur normalen Besiedlungsflora des Nasen-Rachenraumes gehören und bei verminderter Resistenz zu Infektionen der Atemwege und bei Kindern zu **Hirnhautentzündungen** führen können (einer der häufigsten Meningitis-Erreger bei Kindern!). Übertragung durch Tröpfcheninfektion von Mensch zu Mensch.

Haemophilus DUCREYI[34]
Erreger der seltenen Geschlechtskrankheit **Ulcus molle** (weicher Schanker). An der Infektionsstelle entsteht 1–3 Tage nach der Infektion ein papulöses Primärknötchen, das sich dann in eine Pustel umwandelt und nach Platzen derselben zu einem Geschwür mit unterminierten Rändern wird. Mitbefall der regionären Lymphknoten.

70.1.15 Erkrankungen durch Pseudomonas

Pseudomonas aeruginosa[35] ist ein GRAM-negatives Stäbchen und bildet einen grünlichen bis bläulichen Farbstoff („**blaugrüner Eiter**"). Typischer Verunreinigungskeim. Wundinfektionen (Verbrennungen, Gangrän, Ulcus cruris, Dekubitus), Harnwegsinfektionen, Mittelohrentzündung, Enteritis u. a. vor allem bei Krankenhauspatienten (Hospitalismus).

---

30 BORDET, Jules (1870–1961), Bakteriologe in Brüssel. Er entdeckte 1906 den Erreger des Keuchhustens und gemeinsam mit Paul EHRLICH die Komplementbindungsreaktion; erhielt dafür 1919 den Nobelpreis für Medizin.

31 FRANCIS, Edward (geb. 1872), Bakteriologe in Washington.

32 PASTEUR, Louis (1822–1895), Chemiker und Mikrobiologe, einer der bedeutendsten Forscher des 19. Jahrhunderts. Er widerlegte die angebliche Urzeugung, entdeckte ein Verfahren zum Haltbarmachen von Lebensmitteln sowie die Tollwutschutzimpfung.

33 Im kalifornischen Bezirk Tulare wurde 1912 der Erreger der Hasenpest aus Erdhörnchen erstmals isoliert.

34 DUCREY, Agosto (1860–1940), Dermatologe in Rom.

35 pseudos (griech.), Lüge, Trug, Betrug; monas (griech.), Einheit, vgl. die „Monaden" von LEIBNITZ; aerugo (lat.), Grünspan.

70.1.16 Erkrankungen durch Legionella

Legionella pneumophila = Erreger der **Legionärskrankheit** (fibrinös-eitrige Pneumonie mit schweren Allgemeinsymptomen, s. Kap. 34.9.10.2)
Übertragung aerogen, d. h. erregerhaltige Aerosole (Dusche, Befeuchtungsanlagen, Klimaanlagen, Badebecken u. dgl.)

70.1.17 Erkrankungen durch Fusobakterien und Bacteroides

Fusobacterium fusiforme (fadenförmige, an den Enden zugespitzte, GRAM-negative, lange Stäbchen) und **Bacteroides** (GRAM-negative, abgerundete, pleomorphe Stäbchen) sind Anaerobier und verursachen **gangranös-jauchige Entzündungen** (Respirationstrakt, Verdauungstrakt).

Tab 70.3: Besonders geformte, GRAM-negative Stäbchen

Kommaförmig
- Vibrio cholerae, V. El-Tor
- Campylobacter, Helicobacter

Spiralförmig
- Borrelia

Kleiderbügelartig
- Leptospiren

70.1.18 Erkrankungen durch Vibrionen

Cholera (asiatica)
Erreger: **Vibrio[36] cholerae** und **Vibrio El-Tor**[37] (GRAM-negative, kommaförmige Stäbchen).

Inkubationszeit: einige Stunden bis einige Tage.

Lokalinfektion des Darmes mit schweren, reiswasserähnlichen Durchfällen und starkem Flüssigkeits- und Elektrolytverlust: ein **Enterotoxin** der Erreger schädigt die Darmepithelien.

Infektionsquelle: Menschliche Ausscheidungen. Übertragung durch verunreinigtes Wasser, kontaminierte Nahrungsmittel (Fliegen).

70.1.19 Erkrankungen durch Campylobacter und Helicobacter

Campylobacter[38] **jejuni** sowie **coli** kann bakterielle Lebensmittelvergiftungen verursachen: Ungenügend erhitztes (Geflügel-)Fleisch, Milch. Es kommt zu einer akuten Durchfallerkrankung (siehe 39.5.6.1).

Helicobacter[39] **pylori** gilt als wesentlicher auslösender Faktor einer Gastritis Typ B sowie des Magen- und Zwölffingerdarmgeschwüres (siehe 39.4.6.2 und 39.4.8.1).

Beide Bakterien sind kommaförmige bis regelmäßig gewundene Stäbchen, die mikroskopisch nur mit Spezialfärbungen nachzuweisen sind.

Campylobacter läßt sich aus Stuhlproben auf geeigneten Nährböden züchten und typisieren, Helicobacter ist durch seine Ureaseproduktion zu identifizieren.

70.1.20 Erkrankungen durch Borrelien

GRAM-negative, spiralig gewundene, zarte Fäden.
- **Borrelia VINCENTi**[40]: Verursacht in Mischinfektionen gemeinsam mit Fusobakterien (siehe 70.1.17) gangranös-jauchige Entzündungen (z. B. Angina PLAUT[41]-VINCENT).
- **Borrelia recurrentis** u. a.: Erreger des Rückfallfiebers, Übertragung durch Läuse und Zecken. Sepsis, Milzschwellung, hämorrhagische Diathese, Polioenzephalitis.
- **Borrelia BURGDORFERi**: Erreger der LYME-Krankheit (siehe 61.10.4 und 69.6.2), Übertragung durch blutsaugende Zecken von Wild- und Haustieren auf den Menschen. Manifestationen an der Haut (Erythema chronicum migrans, Acrodermatitis chronica atrophicans), den Gelenken (Mono-, Oligo- oder Polyarthritis), dem Herzen (Herzrhythmusstörungen) und am Nervensystem (Meningopolyneuritis).

---

36 vibrare (lat.), schwanken, zittern. Vibrionen sind bewegliche, geißeltragende Stäbchen.
37 El-Tor war ein Quarantänelager für Mekkapilger am Roten Meer.
38 kampylos (griech.), gekrümmt; bakterion (griech.), Stock, Stab.
39 helix (griech.), Windung.
40 BORREL, Amédée (1867–1936), Bakteriologe in Straßbourg. VINCENT, Henri (1862–1950), Bakteriologe in Paris.
41 PLAUT, Hugo (1858–1928), Bakteriologe in Hamburg.

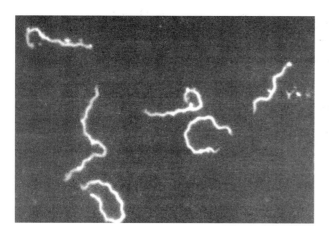

Abb. 70.5: Borrelien.

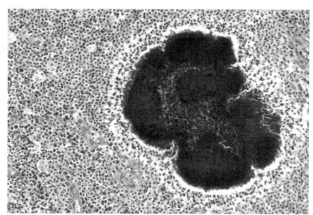

Abb. 70.6: Aktinomyces-Drusen im Abszeßeiter.

70.1.21 Erkrankungen durch Leptospiren

Bakterien mit feinen Windungen, an den Enden charakteristischerweise kleiderbügelartig gebogen.

Leptospirosen sind typische Zoonosen. Die erkrankten Tiere (Nagetiere, Hunde, Pferde, Schweine, Rinder, Schafe, Ziegen, Katzen u. a.) scheiden die Erreger mit dem Harn aus. Infektion des Menschen durch Abwässer oder auf Feldern. Nach einer Inkubationszeit von 7–14 Tagen hochfieberhafte Erkrankungen, nach einem fieberfreien Intervall von einigen Tagen verschiedene Organsymptome (seröse bis serös-lymphozytäre Leptomeningitis; fokale Lebernekrosen bis akute, gelbe Leberdystrophie mit Ikterus; interstitielle Nephritis; ikterische Nephrose; Blutgerinnungsstörungen; ZENKERsche Degeneration der Skelettmuskulatur.

- **Leptospira ictero-haemorrhagica** → Morbus WEIL.[42]
- **Leptospira grippotyphosa** → Feld- und Schlammfieber.
- **Leptospira canicola** → Stuttgarter Hundeseuche.

70.1.22 Erkrankungen durch Aktinomyzeten und Nokardien

70.1.22.1 Aktinomykose

Erreger: **Actinomyces ISRAELi**[43]. GRAM-positive, verzweigte Fäden mit anaerobem Wachstum. Im eitrigen Exsudat können Fadengeflechte (sog. Drusen) entstehen.

Infektion meist endogen von der Mundhöhle ausgehend, sobald ein entsprechendes anaerobes Milieu entsteht (Quetschungen, Zertrümmerungen, Fremdkörper), und meist Mischinfektion mit aeroben Begleitbakterien.

„Tumorartiges", diffuses, hartes, chronisch-entzündliches Granulationsgewebe mit der Tendenz zu Abszeß- und Fistelbildung. Im übelriechenden Eiter oft Drusen, in der Wand der Abszesse massenhaft Pseudoxanthomzellen. Das aktinomykotische Granulationsgewebe breitet sich ohne Berücksichtigung von Organgrenzen

aus. Bei Einbruch in die Blutbahn ist eine hämatogene Aussaat möglich. Die Abheilung erfolgt durch Narbengewebsbildung mit herdförmiger Verkalkung.

- *Zerviko-faziale Aktinomykose:* Meist durch ins Zahnfleisch eingedrungene Fremdkörper, kariöse Zähne etc. Bei Ausbreitung auf den Knochen kann durch reaktive Knochenneubildung ein Osteosarkom vorgetäuscht werden.
- *Thorako-pulmonale Aktinomykose:* Primär (Aspiration) oder sekundär (vom Mund-Rachenbereich aus).
- *Abdominale Aktinomykose:* Primär (endogene Infektion über Schleimhautdefekte, meist im Appendixbereich) oder sekundär (Übergreifen vom Thorax).

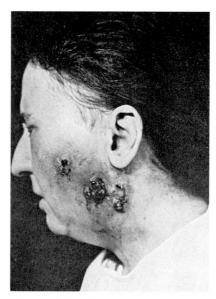

Abb. 70.7: Zerviko-faziale Aktinomykose. Aus mehreren Fisteln entleert sich Eiter.

---

42 WEIL, Adolf (1848–1916), deutscher Internist.

43 aktis (griech.), Strahl; mykes (griech.), Pilz. Kein Pilz, sondern ein Bakterium. ISRAEL, James Adolf (1848–1926) war ein deutscher Chirurg und Urologe in Berlin.

- *Hämatogene Ausbreitung* mit Manifestationen in verschiedenen Organen.

70.1.22.2 Nokardiose

Erreger: **Nocardia**[44] **asteroides, brasiliensis** bzw. **madurae:** GRAM-positive Stäbchen mit aerobem Wachstum. Granulomatöse, eitrig einschmelzende Entzündungsprozesse der Haut und innerer Organe.

- *Hämatogene Ausbreitung* mit Befall von Lungen, Gehirn, Subkutangewebe, Leber und Nieren.
- *Lokale Nokardiose* (Hautverletzungen durch erregerhaltige Pflanzenteile oder bei Erdverschmutzung) → chronische, eitrige, abszedierende und fistulierende Entzündung mit Zerstörung der Weichgewebe und des Knochens, z. B. „Madurafuß".

REKAPITULATION

1. Erkläre kritisch den Begriff „spezifische Infektionskrankheit" (70.1)!
2. Gib einen Überblick der Systematik der Kokken (Tab. 70.1)!
3. Nenne Beispiele für Erkrankungen durch Staphylokokken (70.1.1)!
4. Was bewirkt das Enterotoxin und was das Schock-Toxin der Staphylokokken? (70.1.1)
5. Was ist Hospitalismus, war bedeutet MRSA? (70.1.1e)
6. Nenne Beispiele für Erkrankungen durch Streptokokken (70.1.2a)!
7. Welche Komplikationen gibt es bei Scharlach? (70.1.2a)
8. Was sind Pneumokokken? (70.1.2d)
9. Erläutere die Gonorrhoe (70.1.3)!
10. Was kann Neisseria meningitidis verursachen? (70.1.3b)
11. Erläutere die Diphtherie (70.1.4a)!
12. Was bedeutet eine Listeriose während der Schwangerschaft? (70.1.4b)
13. Was ist der Unterschied zwischen Bacillus und Clostridien? (70.1.5)
14. Erkläre die Pathogenese des Tetanus (70.1.5b)!
15. Was ist ein Gasödem? (70.1.5d)
16. Wie entsteht eine „Antibiotika-Kolitis"? (70.1.5f)
17. Welche Erkrankungen können Salmonellen hervorrufen? (70.1.6)
18. Erkläre Pathogenese und Ablauf des Typhus abdominalis (70.1.6.1)!
19. Wieviele Erreger des Typhus gibt es? (70.1.6.1)!
20. Wieviele Erreger der Salmonellen-Gastroenteritis gibt es? (70.1.6.2)!
21. Erkläre den Unterschied der Morphologie zwischen Typhus und Dysenterie (70.1.7)!
22. Erläutere die 4 verschiedenen Gruppen von E. coli (70.1.8)!
23. Was ist eine Klebsiella-Pneumonie? (70.1.9)
24. Nenne Beispiele für Yersinien-Erkrankungen (70.1.11)!
25. Erläutere die Tularämie (70.1.13)!
26. Welche Erkrankungen werden durch Haemophilus hervorgerufen? (70.1.14)
27. Was ist die Legionärskrankheit? (70.1.16)
28. Wie entsteht Cholera? (70.1.18)
29. Welche Krankheit verursacht Campylobacter und welche Helicobacter? (70.1.19)
30. Welche Krankheit verursacht Borrelia BURGDORFERi? (70.1.20)
31. Erläutere die Aktinomykose (70.1.22.1)!

70.1.23 Erkrankungen durch Rickettsien, Chlamydien und Mykoplasmen

Diese drei Erregergruppen wurden lange Zeit von den Bakterien abgetrennt, in der aktuellen Systematik jedoch als Bakterienarten klassifiziert. Der Unterschied zu den klassischen Bakterien besteht darin, daß sie im Laufe der Evolution besondere Überlebensstrategien entwickelt haben:

- **Rickettsien**[45]: Zellulär strukturiert, Vermehrung aber nur innerhalb lebender Wirtszellen möglich.
- **Chlamydien:** Zellulär strukturiert, Vermehrung aber nur innerhalb lebender Wirtszellen möglich.
- **Mykoplasmen:** Besitzen keine feste Zellmembran, wachsen und vermehren sich jedoch auf unbelebten Nährmedien.

70.1.23.1 Rickettsiosen

Rickettsien sind kleiner als Bakterien, aber größer als Viren, und können sich nur in lebenden Wirtszellen vermehren. Sie enthalten RNA und DNA und besitzen antigene Eigenschaften. Sie werden meist durch Insekten auf den Menschen übertragen. Natürliche Wirte der Rickettsien sind blutsaugende Arthropoden (Läuse, Flöhe, Zecken, Milben). Beim Menschen verursachen sie septikämische Krankheitsbilder und zeigen einen Tropismus zu Endothel- und Serosadeckzellen. Die Rickettsiosen des Menschen werden in drei Gruppen zusammengefaßt:

---

44 NOCARD, Alfort Edmond (1850–1903), Veterinärmediziner in Paris.
45 RICKETTS, Howard (1871–1910), Pathologe in Chicago; starb in Mexico City an Fleckfieber.

1. **Fleckfieber-Gruppe:**
   Klassisches Fleckfieber: R. Prowazeki[46] → Kleiderlaus
   Murines Fleckfieber: R. mooseri → Rattenfloh
2. **Rocky Mountain Spotted-Fever-Gruppe:**
   Rocky Mountain Spotted Fever: R. rickettsi → Zecken
   Fiévre boutonneuse: R. conori → Zecken
   Nordasiat. Zeckenbißfieber: R. sibirica → Zecken
   Australisches Zeckenbißfieber: R. australis → Zecken
   Rickettsienpocken: R. akari → Milben
3. **Übrige Rickettsiosen:**
   Tsutsugamushi[47]-Fieber: R. orientalis → Milben
   Q-Fieber – R. Burneti[48] → Exkremente, Staub, Zecken
   Wolhynisches[49] Fieber: R. quintana → Kleiderlaus

Rickettsien gelangen mit den Überträgern (Läuse, Flöhe, Zecken und Milben) auf den Menschen, wobei sie von den meisten Arthropoden mit den Fäzes, von den Zecken beim Saugakt auch mit dem Speichel ausgeschieden werden. Infektion des Menschen aerogen oder perkutan durch Hautverletzungen. Im Körper siedeln sich die Rickettsien in Kapillarendothelien an. Infolge der intrazellulären Rickettsienvermehrung gehen die Wirtszellen zugrunde, dadurch gelangen schubweise immer wieder neue Rickettsien in das Blut und besiedeln weitere Endothelien.

Klassisches Fleckfieber

(Synonyme: Flecktyphus, Typhus exanthematicus, Typhus fever). *Inkubationszeit:* 10–14 Tage. Beginn mit hohem Fieber und Gliederschmerzen. Generalisiertes Exanthem (stecknadelkopf- bis linsengroße Roseolen, oft hämorrhagisch umgewandelt), Kontinua, Delirium, Meningismus. Letalität 1–10 %.

Histo: Charakteristische, allerdings nicht spezifische, sog. **Fleckfieberknötchen** (Hirn, parenchymatöse Organe): Zerstörung rickettsienhaltiger Kapillarendothelien, Nekrose der Gefäßwand, evtl. Thrombose; Ansammlung polymorphkerniger Leukozyten und Ma-

krophagen; lymphozytäre-monozytäre, perivaskuläre Infiltrate und Proliferation von Adventitiazellen.

Serologische Diagnose durch Weil-Felix[50]-Reaktion (Agglutinationsreaktion mit Proteus OX19).

Rocky Mountain Spotted Fever
(Synonym: Amerikanisches Zeckenbißfieber)
Im Vergleich zum klassischen Fleckfieber histologische Läsionen ausgedehnter und schwerer: Intima- und Medianekrosen in Arteriolen mit Gefäßthrombosen → Mikroinfarkte in Haut, subkutanem Gewebe und Gehirn mit nachfolgenden, perivaskulären Zellinfiltrationen → gefäßgebundene Granulome.

Q-Fieber
(Synonym: Query[51]-fever).
Infektion erfolgt aerogen durch Inhalation von kontaminiertem Staub. Plötzlich einsetzendes hohes Fieber, retrobulbäre Kopfschmerzen und „atypische" interstitielle Pneumonie.

70.1.23.2 Erkrankungen durch Chlamydien[52]

Psittakose-Ornithose (Papageienkrankheit)
Erreger: **Chlamydia psittaci**

Durch Kontakt mit infizierten Vögeln auf den Menschen übertragbare Infektionskrankheit (Geflügelzüchter, Jäger, Vogelliebhaber). *Inkubationszeit:* 1–2 Wochen. Akut fieberhafte Erkrankung mit pneumonischer, typhöser oder zentralnervöser Verlaufsform. Letalität 1–2 %. Bei Todesfällen konfluierende Herdpneumonien, Blutungsneigung infolge toxischer Schädigung der Gefäßwände, multiple Hirnerweichungsherde mit Blutungen sowie eine auffällige Thrombosebereitschaft in peripheren Gefäßen.

Lymphogranuloma inguinale (venereum); 4. Geschlechtskrankheit
Erreger: **Chlamydia trachomatis** (Serotypus L1–2).

Primäraffekt (Ulcus) im Genitalbereich und retikuläre, abszedierende, granulomatöse, inguinale Lymphadenitis.

Trachom (Körnerkrankheit)
Erreger: **Chlamydia trachomatis** (Serotypen A-C).

Chronische Entzündung der Bindehaut und Durchwachsung der Hornhaut mit einem Granulationsgewebe (s. Kap. 63.2.4).

---

46 Prowazek, Stanislaus von (1875–1915), Bakteriologe in Hamburg.
47 (japan.), ein gefährliches Insekt.
48 Burnet, Sir Frank Mac Farlane (1899–1985), australischer Serologe; 1937 Entdeckung des Erregers (jetzt Coxiella Burneti genannt). 1960 Nobelpreis für Medizin für die Erklärung der erworbenen Immunität durch die „clonal selection theory".
49 Fünftagefieber, bekannt geworden während beider Weltkriege in den Wolhynischen Sümpfen (im Nordwesten der Ukraine).
50 Weil, Edmund (1880–1922), Serologe in Prag. Gemeinsam mit A. Felix entdeckte er 1916 eine Methode zur Diagnose des Fleckfiebers. Weil starb an einer Fleckfieber-Laborinfektion.
51 query (engl.), Frage.
52 chlamys (griech.), Mantel, Umhüllung; die Erreger können nur innerhalb von Zellen „umhüllt" leben.

Schwimmbadkonjunktivitis

Erreger: **Chlamydia trachomatis** (Serotypus D-K): s. Kap. 63.2.4.

Zervizitis, Urethritis

Erreger: **Chlamydia trachomatis** (Serotypus D-K).

Durch den Geschlechtsverkehr übertragene, serösschleimige oder eitrige Entzündung der Schleimhäute der Urethra und der Zervix.

70.1.23.3 Mykoplasmenbedingte Infektionskrankheiten

Bakterienähnliche Erreger, die interstitielle, peribronchiale Pneumonien (**Mycoplasma pneumoniae**) oder Entzündungen der Harnröhre, Prostata und Zervixschleimhaut (**Mycoplasma hominis**) verursachen können.

70.1.24 Erkrankungen durch Treponemen

Zarte, korkzieherartig gewundene, etwa 10 μm lange Fäden, die nur im Dunkelfeld oder durch Spezialfärbungen (Versilberungen) dargestellt werden können.

- **Treponema pallidum** = Erreger der Lues (Syphilis).
- **Treponema pertenue** = Erreger der Frambösie (Himbeerartige Hautläsionen, später Ulzera sowie Knorpel- und Knochendestruktion).
- **Treponema carateum** = Erreger der Pinta (tropische Hautkrankheit).

70.1.24.1 Lues = Syphilis des Erwachsenen

Zyklische Infektionskrankheit, die in gesetzmäßigen Perioden durch viele Jahre hindurch ablaufen kann.

Der Name „Syphilis" leitet sich von einer Person in einem Gedicht des Renaissance-Gelehrten FRACASTORO (1530) ab, nämlich von dem Hirten SYPHILUS. Dieser wurde wegen Gotteslästerung mit einer neuen Krankheit bestraft. Die Bezeichnung „Lues" bedeutet Seuche. Es ist üblich geworden, darunter ausschließlich die Syphilis zu verstehen. Voller Name – **Lues venerea**; adjektiv **luisch**, nicht luetisch. Über den Ursprung der früher seuchenhaft aufgetretenen Krankheit besteht keine einheitliche Auffassung. Es stehen einander die amerikanische Theorie (Syphilis ursprünglich in Amerika beheimatet, nach 1492 nach Europa eingeschleppt) und die europäische Theorie (Syphilis schon in der vorkolumbianischen Zeit in Europa heimisch) gegenüber.

Verlaufgliederung der erworbenen Lues:

- **Frühsyphilis**
  Primärperiode = Lues I
    Primärkomplex
  Sekundärperiode = Lues II
    Hämatogene Generalisation
- **Lues latens**
- **Spätsyphilis**
  Tertiärperiode = Lues III
    Organlues
  Metalues = Lues IV
    Neurolues

  Diese Unterteilung hat praktische Konsequenzen: Frühsyphilis – bis etwa 2 Jahre nach der Infektion – besonders infektiös, aber leichter heilbar; Spätsyphilis – weniger ansteckend, aber schwerer heilbar.

Erreger: **Treponema pallidum**

Direkter Erregernachweis nur in Ausnahmefällen möglich, meist werden serologische Methoden zum Antikörpernachweis verwendet. Die Übertragung erfolgt durch den Geschlechtsverkehr von Mensch zu Mensch, sehr selten diaplazentar intrauterin oder indirekt (Zahnstocher, Gläser, Besteck).

a) Frühsyphilis

Primärperiode = **Primärkomplex:** Etwa 3 Wochen nach der Infektion entsteht an der Infektionsstelle ein Knötchen (Initialsklerose), das aus Fibroblasten mit kollagenen Fasern, Plasmazellen und Lymphozyten besteht. Durch Erosion entsteht schließlich das **Ulcus durum**, ein hartes, indolentes, rundlich-ovales Geschwür mit speckigem, rotbraunem Grund. Durch Ausbreitung über die Lymphgefäße auf die regionären Lymphknoten entsteht der Primärkomplex.

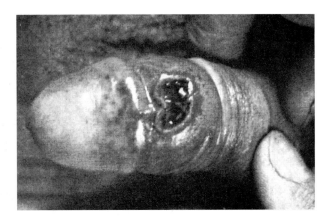

Abb. 70.8: Ulcus durum als Primäraffekt einer Syphilis.

Lokalisation des Primäraffektes

Genital: Präputium, Glans, Sulcus coronarius; Labien, Klitoris, Portio.

Perigenital: Skrotum, Anus.

Extragenital: Lippen, Zunge, Tonsillen, Mamilla, Finger.

Ab der fünften bis sechsten Woche post infectionem werden die serologischen Reaktionen allmählich positiv.

Sekundärperiode: Nach 7–8 Wochen kann es durch **hämatogene Generalisation** zu Allgemeinsymptomen mit *Fieber, generalisierten Lymphknotenschwellungen, Milzvergrößerung* und *disseminierten Hautexanthemen* (makulös, später makulös-papulös) kommen. Auch innere Organe können befallen sein (Parenchymschädigung der Leber mit Ikterus, nephrotisches Syndrom).

Klinik: Wichtige Manifestationen der Sekundärperiode sind:
- Angina syphilitica,
- Seborrhoische Papeln an der Stirn-Haar-Grenze („Corona venera"),
- Condylomata lata im Genital- und Perigenitalbereich,
- Leukoderma syphiliticum (Hautdepigmentierung an Hals und Nacken = Collier der Venus),
- Alopecia areata (Fleckförmiger Haarausfall),
- Plaques muqueuses (Papeln an der Mundschleimhaut).
  Histo: Perivaskuläre, lympho-plasmazelluläre Infiltrate und fibroblastische Gitterfaserbildung.

b) Latenzperioden

Auch ohne Behandlung treten im Laufe des ersten bis zweiten Jahres klinische Latenzperioden auf, d. h. *Intervalle, in denen die noch bestehende Syphilis beschwerdefrei ist.* Dazwischen treten Rezidive auf, wobei allerdings die Latenzperioden im Laufe der folgenden Jahre länger werden. Schließlich klingen alle klinischen Symptome ab ohne zu rezidivieren, nur die serologischen Reaktionen bleiben positiv. Die Lues hat die Latenzperiode zwischen der Sekundär- und Tertiärperiode erreicht: **Lues latens seropositiva.**

c) Spätsyphilis

Tertiärperiode: Kann nach 2–5 Jahren, aber auch erst nach Jahrzehnten eintreten. Sie zeigt sich in drei morphologischen Erscheinungsformen:

- **Tubero-ulzero-serpiginöse Hauteffloreszenzen:** Ring- oder schlangenförmig gruppierte Knötchen.
- **Gummen:** Spezifische Granulome von prall-elastischer Konsistenz mit zentralen käsigen Nekrosen. Histologisch: zentrale Nekrose mit noch schattenhaft erkennbaren Strukturen, außen Granulationsgewebe mit Lymphozyten, Plasmazellen, Fibroblasten, LANGHANS-Riesenzellen und reichlicher Faserbildung. Daneben proliferierende bis obliterierende Endarteriitis und Endophlebitis.
- **Interstitielle Entzündung:** vornehmlich parenchymatöser Organe mit starker Tendenz zur bindegewebigen Faserneubildung.

Häufige Manifestationen der Lues III an inneren Organen:

Leber:
1. **Leber:**
   - Gummen.
   - Herdförmige, interstitielle Hepatitis: Plasmo-lymphozelluläre Infiltrate mit Bindegewebsproliferation, begleitet von obliterierenden Gefäßprozessen. Durch Vernarbung entstehen schließlich tiefe Einschnürungen (**Hepar lobatum syphiliticum, Postpaketleber**).
2. **Lunge:**
   - Gummen.
   - Diffuse, interstitielle Pneumonie mit narbiger Schrumpfung (**Pulmo lobatus**).
3. **Kehlkopf:**
   - Ulzerierende Gummen und diffuse Infiltrate (stets im vorderen Teil des Larynx) mit ulzeröser Zerstörung und schließlich Skelettierung des Larynx mit narbiger Stenose.
4. **Magen:**
   - Gummen mit Ulzerationen (DD = Ulcus pepticum, Karzinom).
   - Diffuse, fibrosierende luische Gastritis: durch Schrumpfung Mikrogastrie (DD: diffus infiltrierendes Karzinom).
5. **Herz:**
   - Gummen und interstitielle Myokarditis.
6. **Knochen:**
   - Besonders betroffen oberflächlich gelegene Knochen (Schädeldach, Tibia, Nasen-Gaumenskelett).

   Gummöse Knochenveränderungen:
   - Osteoperiostitis gummosa: Von einem periostalen Gumma dringt Granulationsgewebe in die HAVERSschen Kanälchen ein und rarefiziert den Knochen: **Knochenabbau.**
   - Osteomyelitis gummosa: Die Gummen entstehen im spongiösen Markraum und können schließlich die Kompakta durchbrechen.

   Nicht-gummöse Knochenveränderungen:
   Ossifizierende Periostitis luica (herdförmiger oder diffuser **Knochenanbau**).
   Ossifizierende Ostitis luica: (Ausfüllung des Markraumes mit bimssteinartiger Spongiosa oder Knochenverdichtung).
7. **Gefäße:**
   - **Mesaortitis luica** (s. 33.4.2.1)
   Die syphilitischen Affektionen kleinerer Arterien gehen mit stenosierender Intimaproliferation einher: **Endarteriitis obliterans luica HEUBNER der Hirnarterien.**

Neurologische Manifestationen der Lues (siehe 69.10.3)
- Akute Meningoencephalitis syphilitica in der Sekundärperiode.
- Meningoencephalitis syphilitica = Lues cerebrospinalis im engeren Sinne während der Tertiärperiode.
- Progressive Paralyse und Tabes dorsalis, als metaluische Erkrankungen = Lues IV.

70.1.24.2 Syphilis connatalis = intrauterin erworbene Lues

Hämatogen-diaplazentare, intrauterine Übertragung von der Mutter auf den Fetus. Kein Primäraffekt!

Da bis zum fünften Schwangerschaftsmonat zwischen dem mütterlichen und fetalen Kreislauf eine für Treponemen undurchbrechbare Barriere besteht (Intaktheit der LANGHANS-Schicht?), kann die diaplazentare Übertragung erst in der zweiten Hälfte der Schwangerschaft erfolgen.

Je nach Infektionsmassivität entstehen verschiedene Manifestationen:

1. Typischer **syphilitischer Spätabort** im sechsten bis siebenten Lunarmonat.
2. **Nicht lebensfähige Frühgeburten.**
3. Termingerechte Geburt mit **frühmanifester Lues connatalis.**
4. **Lues connatalis tarda** im Schulalter.

Frühmanifeste Form der angeborenen Lues

Tritt schon bei der Geburt oder während der ersten Lebenswochen in Erscheinung.

- **Syphilitisches Pemphigoid:** Infiltrate und Blasen an Handteller und Fußsohlen.
- **Makulo-papulöses Exanthem:** Oft perioral, es entstehen Rhagaden, die mit radiären, tabakbeutelartigen Narben abheilen (PARROTsche[53] Narben).
- **Coryza syphilitica:** Hämorrhagisch-ulzeröse Nasenschleimhautentzündung.
- **Leber:** Vergrößert, derb, grünlich-bräunlich; interstitielle faserbildende Hepatitis, miliare Syphilome (1 mm große Granulome mit zentraler Nekrose), Blutbildungsherde als Unreifezeichen („**Feuersteinleber**").
- **Lunge:** Vergrößert, derb, blaßrosa, fast weißlich. Entwicklungsretardation des respiratorischen Parenchyms und interstitielle Bindegewebsvermehrung – „**Pneumonia alba**".
- **Thymus:** Zystische, endothelausgekleidete Hohlräume der Thymusanlage (entsprechend Ausstülpungen der Kiementaschen) bleiben erhalten („DUBOISsche[54] Höhlen").
- **Knochen:** Osteochondritis dissecans syphilitica WEGNER[55]: Störung der enchondralen Ossifikation mit Nekrosen und syphilitischen Granulationsgewebswucherungen an der Knorpel-Knochengrenze; Epiphysenlösung möglich, klinisch. Sog. PARROTsche Pseudoparalyse.
  Periostitis syphilitica: Knochenneubildung an den Diaphysen der Röhrenknochen bzw. als Tubera frontalia.

Lues connatalis tarda

Bei der angeborenen Spätlues, die erst im Schulalter oder um die Pubertät manifest wird, findet man als Charakteristika:

- **Tonnenförmige**, an der Kaufläche konkav eingebuchtete **Schneidezähne.**
- **Innenohrschwerhörigkeit** bzw. Labyrinthstörungen.
- **Keratitis parenchymatosa** der Augen.
- **Sattelnase.**
- **Periostitis syphilitica** (höckerige Schienbeinkante, Olympierstirn).

(Die ersten drei Charakteristika werden als „HUTCHINSONsche[56] Trias" bezeichnet).

Geschlechtskrankheiten

Geschlechtskrankheiten sind Infektionskrankheiten, deren Erreger sehr empfindlich und mikrobiologisch anspruchsvoll sind, und daher nur bei günstigen Bedingungen und intensivem Kontakt übertragen werden.

Dieser intensive Kontakt ist beim Geschlechtsverkehr gegeben, und so erfolgt die Infektion vornehmlich bei dieser Gelegenheit, obwohl andere Übertragungswege ebenso möglich sind. Andererseits werden bei sexuellem Kontakt auch andere Erkrankungen übertragen, die für gewöhnlich nicht als Geschlechtskrankheiten bezeichnet werden.

Der Begriff Geschlechtskrankheiten wurde ersetzt durch **STD = sexually transmitted disease.**

Klassische Geschlechtskrankheiten:

- **Gonorrhoe:** Häufig!
- **Lues:** Nicht selten!
- **Ulcus molle:** Selten!
- **Lymphogranuloma inguinale:** Mittelamerika, Asien
- **Granuloma venereum:** Nur in exotischen Gebieten

Sonstige STD:
Trichomaden-, Chlamydien-, Herpes-, HPV-Infektionen, Filzläuse, Skabies
HIV-Infektion

STD sind häufig! In den USA erkranken jährlich 2,5 Millionen Menschen an Gonorrhoe, d. h. alle 15 Sekunden ein Fall.

Nur 4 „Geschlechtskrankheiten" sind in Österreich der Sanitätsbehörde meldepflichtig: Gonorrhoe, Lues, Ulcus molle, Lymphogranuloma inguinale. Eine besondere Gesetzgebung gilt für HIV-Infektionen.

REKAPITULATION

1. Worin besteht der Unterschied zwischen Rickettsien, Chlamydien und Mykoplasma? (70.1.23)
2. Nenne Beispiele für Rickettsiosen (70.1.23.1)!
3. Nenne Beispiele für Chlamydienerkrankungen (70.1.23.2)!
4. Erläutere die Psittakose (70.1.23.2)!
5. In welche Verlaufsstadien teilt man die Lues ein? (70.1.24.1)
6. Was ist das Ulcus durum? (70.1.24.1a)
7. Nenne Symptome der Sekundärperiode der Lues (70.1.24.1a)!
8. Welche Organveränderungen gibt es bei der Spätsyphilis? (70.1.24.1c)
9. Erläutere die konnatale Syphilis (70.1.24.2)!
10. Was sind STD? (siehe oben)

---

53 PARROT, Jules Marie (1839–1883), Pädiater in Paris.
54 DUBOIS, Paul (1795–1871), Gynäkologe in Paris.
55 WEGNER, Friedrich (1843–1917), Pathologe in Berlin.
56 HUTCHINSON, Sir Jonathan (1828–1913), Chirurg in London.

70.1.25 Erkrankungen durch Mykobakterien

Mykobakterien sind schlanke, leicht gebogene Stäbchen. Gemeinsames Merkmal ist die „Säurefestigkeit": die Erreger werden durch Säuren nicht abgetötet und lassen sich, wenn sie einmal gefärbt sind, weder durch Säuren noch durch Alkohol entfärben = **alkohol- und säurefeste Stäbchen.**

Mykobakterien sind mittels GRAM-Färbung kaum darstellbar, sie werden durch die ZIEHL-NEELSEN-Färbung nachgewiesen: Karbolfuchsin färbt die Mykobakterien rot, alles andere wird durch Methylenblau in verschiedenen Blautönen dargestellt (Tafel 67).

Mykobakterien

M. tuberculosis: Tuberkulose
M. bovis: Tuberkulose
BCG-Stamm: avirulenter Impfstoff
M. leprae: Lepra[57]
MOTT = „Mycobacteria Other Than Tuberculosis"
= „Atypische Mykobakterien": Erreger von atypischen Mykobakteriosen.

70.1.25.1 Tuberkulose (TBC)

Die TBC ist eine **zyklische Infektionskrankheit mit stadienhaftem Ablauf,** die in **2 morphologischen Reaktionsformen** auftritt und entsprechend der Sensibilitätslage des Organismus in **Primär-** und **Postprimär TBC** unterteilt wird.

---

a) Epidemiologie und Bedeutung

Starker Rückgang der Erkrankungsfälle und Todesfälle an Tuberkulose in Europa und Nordamerika infolge verbesserter Hygiene, besserer sozialer Verhältnisse, verbesserter Diagnostik und Therapie. In Afrika und Asien aber auch heute noch hohe Mortalität.

Zahl der Infektionen wesentlich höher als Zahl der Erkrankungen (geringe Resistenz des Menschen gegenüber der Infektion, aber relativ hohe Resistenz gegenüber der Manifestation der Erkrankung: Schätzungsweise erkranken etwa 5 % der Infizierten).

Früher vorwiegende Erkrankung des Kindesalters und des frühen Erwachsenenalters, heute vorwiegend eine Erkrankung des höheren Lebensalters (70 % der Tuberkulosetodesfälle treten nach dem 55. Lebensjahr ein), meist verursacht durch Exazerbation einer früher durchgemachten (oft bis dahin asymptomatischen) Infektion.

---

57 lepra (griech.), Aussatz.

Zur Zeit ist ein Drittel der Weltbevölkerung mit Tuberkuloseerregern infiziert. Zahl der Neuerkrankungen pro Jahr: 9 Millionen Menschen. **Jährlich sterben weltweit 3 Millionen Menschen an TBC.**

In Österreich gibt es ungefähr 1000 Neuerkrankungen pro Jahr und etwa 50 Todesfälle. Zwei Drittel der TBC-Erkrankungen betreffen die einheimische Wohnbevölkerung, ein Drittel ausländische Mitbürger.

Ein unbehandelter Patient mit offener Tuberkulose infiziert innerhalb eines Jahres im Durchschnitt 15 Menschen.

b) Erreger

Mycobacterium tuberculosis (häufig) und **M. bovis** (selten).

Eigenschaften und Morphologie des M. tuberculosis

- Schlankes, ZIEHL-NEELSEN-rotgefärbtes, säurefestes Stäbchen;
- Obligater Aerobier: In O_2-reichem Milieu (offene Lungenkavernen) rasches Wachstum; in O_2-armem Milieu (Kavernen in Nieren oder anderen Organen, abgekapselte Käseherde) nur geringes Wachstum.
- Hohe Resistenz gegenüber Austrocknung, Säure und Alkohol.
- Vermehrung in Makrophagen als fakultative, intrazelluläre Parasiten im nicht sensibilisierten Organismus möglich.

Chemische Zusammensetzung

Proteine (Tuberkuloproteine): Verantwortlich für die Sensibilisierung des Wirtsorganismus; bewirken im bereits sensibilisierten Wirt eine allergische (Hypersensibilitäts-)Reaktion.

- *Lipide* (Neutralfette und Phospholipide, sog. „Wachshülle" der Mykobakterien): Verantwortlich für Säurefestigkeit und Virulenz (je höher der Lipidgehalt, um so größer die Virulenz); wahrscheinlich verantwortlich für Transformation von mononukleären Zellen zu Epitheloidzellen und LANGHANSschen Riesenzellen.
- *Kohlenhydratfraktion* (Polysaccharide): Bewirken Exsudation mononukleärer Makrophagen und Granulozyten-Ausschwemmung aus dem Knochenmark.

Die TBC-Bakterien bilden keine eigentlichen Toxine, sondern lösen eine Immunitätsreaktion aus → Hypersensibilitätsreaktion vom verzögerten Typ.

Der jeweilige Stand der Sensibilisierung bestimmt das weitere Schicksal der TBC. Die Erkrankung kann in jedem Stadium stehenbleiben und abheilen. **Größte Bedeutung hat die Immunitätslage = Abwehrkraft,** jede zusätzliche Belastung wird zur Gefahr: dies reicht vom Sonnenbrand bis zur HIV-Infektion.

c) Infektion

Infektionsquellen

- **Tuberkulosekranke** mit „offener" Lungentuberkulose (Husten, Niesen, Spucken); Infizierte Exkremente (z. B. Harn bei Nierentuberkulose etc.);
- **Infizierter Staub** (Resistenz gegen Austrocknung!);
- **Infizierte Milch** (von erkrankten Rindern → M. bovis), selten auch infiziertes Fleisch. (Durch Sanierung des Rinderbestandes weitgehende Elimination dieser Infektionsquelle).

> **M. tuberculosis wird von Mensch zu Mensch übertragen, d. h. man muß den Ausscheider suchen. M. bovis-Infektion bedeutet, man muß das kranke Tier suchen bzw. die Menschen von Tieren fernhalten.**

Infektionswege

1. **Inhalation:** Häufigste Infektionsart; führt meist zur Entwicklung eines Primärherdes in den Lungen, seltener in den Tonsillen.
2. **Perorale Infektion** (infizierte Milch, Fleisch): Primärherd im unteren Dünndarm, selten in den Tonsillen.
3. **Kutane Infektion:** sehr selten.
4. **Intrauterine Infektion** (konnatale Tuberkulose): Selten bei tuberkulöser Plazentitis; dabei verschiedene Infektionswege möglich:
   - Hämatogen über die Nabelvene
   - Verschlucken von infiziertem Fruchtwasser
   - Aspiration von Fruchtwasser.

Häufigste Lokalisation der Primärherde beim Erwachsenen

Lungen (95 %)
Intestinaltrakt
Tonsillen (erste klinische Manifestation meist durch die im Rahmen des Primärkomplexes miterkrankten, zervikalen Lymphknoten; s. Abschnitt „h").

d) Faktoren für die Manifestation der Erkrankung

1. *Erreger:* Massivität der Infektion, Virulenz.
2. *Wirtschaftsorganismus:*
   - Natürliche Resistenz oder Disposition für die Erkrankung.
   - Alter (geringe Erkrankungsrate, aber hohe Mortalität im Säuglingsalter; hohe Anfälligkeit für progrediente Primärtuberkulose im Pubertätsalter; geringe Resistenz gegenüber Exazerbation alter Herde im Greisenalter).
   - Erworbene Immunität (nach leichter früherer Infektion bzw. nach BCG-Impfung: s. unten).
   - Sozial-ökonomischer Status; Wohnverhältnisse, hygienische Umweltbedingungen, Unterernährung.
   - Prädisponierende Erkrankungen (unspezifische Infekte des Respirationstraktes, Lungensilikose, konsumierende Allgemeinerkrankungen, Immunschwäche, AIDS).
   - Hormonelle Einflüsse (ACTH, Cortison).

e) Pathogenese, Allergie und Immunität

Makrophagen phagozytieren die Mykobakterien, welche zunächst noch vital bleiben. Es erfolgt jedoch eine Antigenpräsentation durch diese Makrophagen, und dies hat eine T-Zellen-Aktivierung zur Folge: Resultat ist eine **Typ IV Hypersensibilisierungsreaktion → T-Zellen-vermittelte, verzögerte Reaktion mit Nekrose (Verkäsung) und Granulombildung.** Durch Zytokine aktivierte Makrophagen wandeln sich zu Epitheloidzellen um und sind nun in der Lage, die Mykobakterien abzutöten.

> **Die destruktive Wirkung der Mykobakterien beruht auf ihrer Fähigkeit, im Wirtsorganismus eine Hypersensibilitätsreaktion hervorzurufen.**

Je nach Reaktionslage des Wirtsorganismus daher Unterscheidung zwischen:

- **Primärtuberkulose** (Erkrankung durch Erstinfektion)
- **Postprimäre (sekundäre) Tuberkulose** (Erkrankung bei einem bereits sensibilisierten Wirt).

Tuberkulintest

Nachweis der veränderten Reaktionslage (Allergie) durch Applikation von avirulentem Tuberkuloprotein, z. B. durch den TINE[58]-Test: Intrakutane Inokulation von Tuberkuloprotein bewirkt bei Sensibilisierten eine lokale Rötung und Schwellung, die etwa nach 4 Std. beginnt und nach 12–24 Std. ihr Maximum erreicht. Die Reaktion ermöglicht lediglich eine Aussage über die Reaktionslage, jedoch nicht über eine eventuelle Erkrankung:

Positiv bei: stattgefundener Infektion mit oder ohne manifeste Erkrankung.

Negativ bei: Noch nicht Infizierten; nach völliger Elimination der Keime nach einer früheren Infektion; aber auch bei anergischer Reaktionslage.

---

58 TINE-Test, eigentl. disk-tine-test. Verwendung eines Stempels (Metallplatte = disk mit Edelstahlzinken = tine) zur intrakutanen Applikation von Tuberkulin.

Tuberkulintest
Positiv: Patient hat Primärinfektion gehabt,
Patient hat jetzt TBC.
Negativ: Patient war nie infiziert,
Patient ist biologisch ausgeheilt,
Patient im Zustand der Anergie.

Hypersensibilität (Allergie)

Einerseits verantwortlich für schwere Gewebsdestruktionen (käsige Nekrose), andererseits bewirkt sie durch eine raschere Entwicklung des entzündlichen Prozesses eine Lokalisierung der Erkrankung und verhindert die weitere Ausbreitung.

Immunität

Beruht auf der gesteigerten Fähigkeit der Phagozyten, das Bakterienwachstum zu hemmen und die phagozytierten Bakterien zu zerstören.

Bei der Erstinfektion wachsen zunächst die phagozytierten Keime innerhalb der Phagozyten weiter (Symbiose) und können mit diesen verschleppt werden (ins lymphoretikuläre Gewebe). Durch die Immunität werden die Phagozyten zu wirksamen zerstörenden Elementen transformiert.

Die Immunität ist nur eine relative: wirksam gegen geringe, nicht aber gegen massive Reinfektionen! Hypersensibilität und Immunität sind daher nicht identisch, wirken aber in gewissem Sinne konform!

Tuberkuloseschutzimpfung

BCG-Impfung: Bacillus CALMETTE-GUÉRIN[59] (auf Galle-Glyzerin-Kartoffel-Nährböden gezüchteter, avirulenter M. bovinus-Stamm). Durch die Impfung (meist in der ersten Lebenswoche) werden eine harmlose Erstinfekion und damit eine Allergie und Immunität erzeugt. Gefahr einer schweren progressiven Erkrankung nach der BCG-Impfung bei angeborenen Defektimmunopathien (besonders mit T-Zell-Insuffizienz).

f) Die tuberkulöse Gewebsreaktion

Entsteht nach Ausbildung der Hypersensibilität. Je nach Resistenz des Wirtsorganismus und Massivität sowie Virulenz der Keime Überwiegen der proliferativen (produktiven) oder exsudativen Gewebsreaktion.

- **Proliferative Gewebsreaktion** = Bildung eines epitheloidzelligen Granulationsgewebes in Form eines Knötchens (Tuberculum = Knötchen).
- **Exsudative Gewebsreaktion** = Entstehung einer käsigen Nekrose.

1. Proliferative tuberkulöse Gewebsreaktion

Bei hoher Resistenz des Wirtsorganismus.
Bildung eines stecknadelkopf- bis hirsekorngroßen grauen, später im Zeitraum gelblichen Knötchens = „Tuberkel":
Innerer Saum von **Epitheloidzellen** = aus Histiozyten und Fibroblasten entstandene, große Zellen mit chromatinarmen, ovalen, eingedellten Kernen, die epithelartig nebeneinander angeordnet sind. Sind zur Phagozytose von Tuberkelbakterien befähigt.

Daneben durch Kernteilung entstandene LANGHANSsche Riesenzellen: eosinophiles Zytoplasma, zahlreiche hufeisenförmig an der Zellperipherie angeordnete Kerne.

Äußerer Saum von **Lymphozyten**

Im Tuberkel meist nur wenige Tuberkelbakterien nachweisbar: entweder frei oder in Epitheloidzellen, selten in Riesenzellen.

Weiteres Schicksal des Tuberkels

→ **Umwandlung des „harten" Tuberkels in „weichen" Tuberkel:** Verkäsung im Zentrum des Knötchens (makroskopisch = gelbes Zentrum), Tafel 68.

Progression der Verkäsung solange sich die Tuberkelbakterien vermehren. Wenn die Bakterienzerstörung durch die Makrophagen das Bakterienwachstum übersteigt, wird der Herd durch Bindegewebsproliferation fibrös abgekapselt und damit eine weitere Ausbreitung der Verkäsung verhindert. Bakterien können auch im abgekapselten Herd erhalten bleiben und bei O_2-Zufuhr reaktiviert werden (z. B. bei Ruptur der Kapsel oder bei Blutung in den Herd).

Bei Progression der Verkäsung weitere Ausbreitung der Erkrankung möglich.
→ **Vernarbung („Heilung") des Tuberkels:** Bildung von Fibroblasten und kollagenen Fasern: Umwandlung des Tuberkels in eine fibröse Narbe. Später hyaline Umwandlung oder Verkalkung.

2. Exsudative tuberkulöse Gewebsreaktion

Bei geringer Wirtsresistenz und bei massiver Infektion mit hochvirulenten Keimen.
Zuerst Bildung eines serös-fibrinösen Exsudates, dann rascher Übergang in eine käsige Nekrose: Völlige Strukturlosigkeit (organische Strukturen bis zu Molekularkomplexen abgebaut). *Ausnahme:* Durch Erhaltenbleiben von elastischen Fasern in der Lunge manchmal alvoläre Struktur noch schattenhaft erkennbar.

---

59 CALMETTE, Leon Charles Albert (1863–1933), Mikrobiologe in Paris. Nach 13jährigem Kultivieren eines Stammes von Mykobakterium bovis erzielte er eine avirulente Mutante, die als Impfstoff (Bakterium CALMETTE/GUÉRIN = BCG) geeignet war. GUÉRIN, Camille (1872–1961), Bakteriologe in Paris; Assistent von CALMETTE.

Schicksal der Verkäsung
- Vergrößerung der käsigen Nekrose → **progredienter Verlauf**
- Bindegewebige Umwachsung und Abkapselung → **Scheinheilung**
- Organisation und narbige Durchwachsung → **echte Heilung**

g) Verlauf und Einteilung der Tuberkulose

Zyklische Infektionskrankheit mit stadienhaftem Ablauf.

Klassische Einteilung nach RANKE[60]:

I. Primärstadium:
Bei Erstkontakt; Primäraffekt mit Beteiligung der regionären Lymphknoten = Primärkomplex.

II. Sekundärstadium:
Durch lymphogene, hämatogene oder kanalikuläre Ausbreitung bzw. Streuung.

III. Tertiärstadium:
Organtuberkulose (meist Lungentuberkulose).

Einteilung nach Sensibilitätslage:

1. Primärtuberkulose
Ausbildung eines Primärkomplexes (Primärherd + Erkrankung der regionären Lymphknoten); **bei Erstinfektion eines nicht sensibilisierten Organismus.**
Früher vorwiegend im Kindesalter, heute in höheren Altersgruppen häufiger.

2. Postprimäre Tuberkulose

Erkrankung bei einem bereits sensibilisierten Wirt:
- **Exogene Reinfektion**
- **Endogene Reinfektion** = Aufbruch oder Reaktivierung von ruhenden, scheinbar abgeheilten Herden (Exazerbationstuberkulose).

h) Primärtuberkulose (Primärinfektionsperiode)

Lokalisation an der Eintrittsstelle der Bakterien: meist in der Lunge (95 %), seltener im Darm (Ileozökum, abhängig von Verbreitung der Rindertuberkulose), Oropharynx (meist Tonsillen), Nasenschleimhaut, Kehlkopf, Haut, Genitalorgane.

Primärtuberkulose der Lunge

Infektion: Aerogen durch Inhalation (Tröpfchen- oder Staubinhalation).

Charakteristikum jeder Primärtuberkulose ist neben dem Primärherd (Primäraffekt) die Miterkrankung der regionären Lymphknoten (Lymphknotenherd) = bifokaler (GHONscher) Primärkomplex.

1. Primärherd in der Lunge
Lokalisation in den gut beatmeten Lungenanteilen: basale Teile der Oberlappen und Spitzenabschnitte der Unterlappen, subpleural. Die eingedrungenen Bakterien werden von Makrophagen phagozytiert. In den Makrophagen, die den Alveolarraum ausfüllen, zunächst noch Vermehrung der Bakterien und Antigenpräsentation: **Phase der Sensibilisierung.** Gleichzeitig serös-fibrinöse Exsudation. Diese **Desquamativpneumonie** breitet sich im ganzen Azinus aus und erreicht eine Größe von meist 1–1,5 cm im Durchmesser.
Nach etwa 2 Wochen käsige Nekrose des Exsudates inklusive des dazwischenliegenden Lungengerüstes (nur die elastischen Fasern bleiben erhalten) = **käsige Pneumonie.** Im Randgebiet Bildung eines Granulationsgewebes mit Epitheloidzellen, LANGHANSschen Riesenzellen und Lymphozyten. Gleichzeitig entsteht eine **Pleuritis.**
Die Nekrose kann später (frühestens nach 6 Monaten) verkalken oder verknöchern. Residuum meist ein etwa linsengroßer, selten größerer subpleuraler Kalkherd mit narbig eingezogener Pleura.

2. Lymphknotenherd des Primärkomplexes
Bereits bei der Infektion **lymphogene Verschleppung der Bakterien** über die peribronchialen Lymphgefäße zu den bronchopulmonalen Lymphknoten am Lungenhilus → käsige Nekrosen der Lymphknoten: **exsudativ-verkäsende Lymphadenitis.**
Die Veränderungen an den zwischen Primärherd und Lymphknotenherd liegenden Lymphgefäßen bleiben meist unsichtbar und heilen mit Restitutio ad integrum aus.
Sowohl im Primärherd wie im Lymphknotenherd können lebende Bakterien erhalten bleiben und später Quelle einer Exazerbationstuberkulose sein.

Extrapulmonale Primärtuberkulose

1. Primärtuberkulose im Magen-Darm-Trakt
Infektion: Milch oder Milchprodukte von tuberkulösen Rindern; Häufigkeit daher abhängig von Verbreitung der Rindertuberkulose; heute selten).
Lokalisation: Gewöhnlich Ileozökalregion.

---

60 RANKE, Karl Ernst (1870–1926), Internist in München. Von ihm stammt die historische Klassifikation der Tuberkulose.

Infektion führt zur Bildung eines verkäsenden Tuberkels, durch Zerfall entsteht ein **linsenförmiges (lentikuläres) Geschwür**. Durch lymphogene Propagation (zirkulärer Verlauf der Lymphgefäße) Bildung ringförmiger, perlschnurartiger Knötchen bzw. quergestellter, **zirkulärer Ulzera. Verkäsende Lymphadenitis** der mesenterialen Lymphknoten.

2. **Primärkomplex bei BCG-Impfung**
   Inokulation meist intrakutan am Oberschenkel oder an der Brust.
   Nach 3–4 Wochen Bildung eines zentral verkäsenden Knötchens. Schwellung der regionären (inguinalen oder axillären) Lymphknoten. Progressive Tuberkulose nach BCG-Impfung bei angeborenen Defektimmunopathien möglich!

3. **Konnatale Tuberkulose**
   Intrauterine Infektion bei florider Tuberkulose der Mutter: hämatogen oder durch das Fruchtwasser möglich.
   Hämatogene Infektion über die Nabelvene: Primärherd meist in der Leber.
   Infektion über das Fruchtwasser (Aspiration oder Verschlucken): Lokalisation des Primärherdes in der Lunge, im Darm, in den Tonsillen oder im Mittelohr (über die Tuba auditiva) möglich.

Verlauf der Primärtuberkulose
- In den meisten Fällen **Abheilung** nach klinisch asymptomatischem Verlauf (evtl. Dyspnoe durch begleitende Pleuritis).

Als **Residuen** bleiben zurück:
- Subpleurale Narbe mit Verkalkung
- *Verkalkungen in den regionären Lymphknoten*
- *Allergische Reaktionslage*
- **Scheinheilung**, d. h. bindegewebige Umwachsung, jedoch im Herd sind noch Mykobakterien erhalten. Gefahr späterer Exazerbation.
- Übergang zum **progressiven Primärkomplex**
- **Hämatogene Frühstreuung** (vom Primärherd oder häufiger vom Lymphknotenherd aus).

Progressive Primärkomplexe
Wenn der Primärkomplex nicht abheilt, kann sich die Tuberkulose weiterentwickeln. Die Progression kann vom Primärherd (Primärherdphthise) oder vom Lymphknotenherd (progressive Lymphknotentuberkulose, lymphonoduläre Perforationsphthise) ausgehen.

Primärherdphthise: Keine Abkapselung des Primärherdes, der sich weiter ausbreitet → lobuläre käsige Pneumonie. Durch Ausstoßung der Käsemassen durch den Bronchus Bildung eines Hohlraumes (Kaverne). Dabei Möglichkeit einer weiteren bronchogenen Ausbreitung = **progressive Lungenphthise („Schwindsucht")**.

Progressive Hiluslymphknotentuberkulose: Ausbreitung über die regionären Lymphknoten hinaus auf die tracheobronchialen, paratrachealen, bifurkalen und mediastinalen Lymphknoten.
Lymphknoten vergrößert, miteinander und mit benachbarten Organen (Trachea, Ösophagus, Bronchien, Perikard, Pleura) verbacken, ausgedehnte Verkäsung. Einbruch in die Nachbarorgane möglich.
Lymphonoduläre Perforationsphthise: Durch Vergrößerung und Verkäsung der Hiluslymphknoten Kompression von Bronchien mit Atelektase und **Perforation eines verkäsenden Lymphknotens in einen Bronchus → Phthise.**

i) Sekundäre (postprimäre) Tuberkulose

> **Eine lymphogen-hämatogene Streuung kennzeichnet den Eintritt der Erkrankung in das sekundäre Stadium.**

Kann sich ohne Intervall an die Primärtuberkulose anschließen oder nach einem (u. U. jahrelangen) Intervall aus einer exogenen oder (wahrscheinlich häufiger) aus einer endogenen Reinfektion (Exazerbation eines alten Herdes) entwickeln.
Die Erkrankung kann sich hämatogen auf den ganzen Organismus ausbreiten (Generalisation) oder auf ein Organ oder ein Organsystem beschränken (Organtuberkulose). Auch von einer sekundären Organtuberkulose aus ist jederzeit eine weitere Streuung möglich.

> **Quellherde:** Ausgangspunkt der Streuung oder Propagation.
> **Streuherde:** Die gesetzten, tuberkulösen „Metastasen". Unterscheide: **Streuung** = *diskontinuierliche (hämatogene oder lymphogene) Herdsetzung.* **Propagation** = Ausbreitung, d. h. kontinuierliche, kanalikuläre, lymphogene oder hämatogene Expansion.

Tab. 70.4: Grundsätzliche Möglichkeiten der Propagation aus dem Primärkomplex

Vom Primärherd aus:
1. per continuitatem → käsige Pneumonie
2. kanalikulär → käsige Bronchitis
3. lymphogen → bronchopulmonale Lymphknoten → Duct. thoracicus → hämatogen
4. hämatogen → Veneneinbruch → hämatogene Streuung

Vom Lymphknoten aus:

1. per continuitatem → progressive Hiluslymphknotentuberkulose
2. kanalikulär → lymphonoduläre Perforationsphthise
3. lymphogen → fortschreitende Lymphknotentuberkulose
4. hämatogen → hämatogene Streuung

Hämatogene Streuformen der Tuberkulose

> **Die wichtigsten Streuformen der Tuberkulose entstehen hämatogen:**
> - **Milde (abortive) Streuung** → z. B. in die Lungenspitze = SIMONscher Spitzenherd
> - **Akute Generalisation** → kleiner Kreislauf = **hämatogen-disseminierte Lungentuberkulose** → großer Kreislauf → **Meningitis** → **Miliartuberkulose**
> - **Organabsiedelung mit unterschiedlich langer Latenz** → **Organtuberkulose**
>
> Alle diese Streuformen können entstehen als
> 1. **Frühstreuung** vom noch nicht ausgeheilten Primärkomplex.
> 2. **Spätstreuung** von einem exazerbierten Primärkomplex aus oder von einem Organherd der Frühstreuung.

Zielorgane der hämatogenen Streuung:
Häufig: Lungen, Knochen, Gelenke, Nieren, Meningen, Nebennieren, Leber, Milz, Eileiter, Nebenhoden.
Selten: Muskulatur, Herz, Pankreas, Magen, Schilddrüse, Hoden.

Folgen der Streuung
- Generalisationstuberkulose

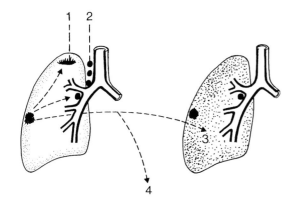

Abb. 70.9: Tuberkulöse Streuung vom Primärherd weg. 1 Hämatogen in die Lungenspitze → SIMONscher Spitzenherd, 2 Lymphogene Propagation, 3 Hämatogen-disseminierte Lungentuberkulose, 4 Hämatogene, extrapulmonale Organabsiedelung.

- Organtuberkulose – oft nach jahrelangen Intervallen

Formen der Generalisationstuberkulose

1. Akute hämatogene Miliartuberkulose
Alle Organe von hirsekorngroßen (miliaren) Knötchen mehr oder weniger dicht durchsetzt, besonders Lunge, Leber, Milz, Nieren; auch Meningen, Knochenmark, Lymphknoten, Schleimhäute und seröse Häute.

Miliartuberkulose der Lunge: Schnittfläche dunkelrot und feucht, übersät mit grauweißlichen Knötchen, die größeren mit verkästem Zentrum: Epitheloidzelltuberkel mit oder ohne Verkäsung.

Miliartuberkulose der anderen Organe: Im Prinzip gleichartige Durchsetzung des Organparenchyms mit miliaren Knötchen; meist produktiv, Übergang in exsudative Formen bei entsprechenden Voraussetzungen möglich (z. B. Meningen, Organe mit Hohlraumsystemen).

2. Sepsis tuberculosa gravissima
Synonyme: Sepsis tuberculosa acutissima, Typhobazillose LANDOUZY.
Verlauf wie septische Allgemeininfektion mit Fieber, Schüttelfrost, hämorrhagische Diathese.
Dichte Aussaat von nekrotisierenden, grauen bis gelblichen Herdchen in alle Organe und Gewebe (bes. Lunge, Leber, Milz und Lymphknoten), oft makroskopisch nicht deutlich erkennbar.

Histo: Verkäsung ohne zelluläre Reaktion mit massenhaft Tuberkelbakterien.
Vorkommen bei angeborener Defektimmunopathie, bei Leukosen und anderen Blutkrankheiten, nach Cortison- und ACTH-Therapie, bei immunsuppressiver Therapie etc.
Letaler Ausgang unter dem Bild einer Sepsis.

j) Die postprimäre Organtuberkulose der Lunge

> **Woher nimmt die isolierte, postprimäre Lungentuberkulose ihren Ausgang?**
> 1. **Endogene Wiedererkrankung = Reaktivierung = Exazerbation (80–90 %)**
> 2. **Exogene Neuherdsetzung = Reinfektion (10–20 %)**

Beide Möglichkeiten setzen eine durchgemachte Primärperiode voraus.

Eine **Exazerbation** eines scheingeheilten Primärkomplexes kann für alle Formen der Resistenzsenkung erfolgen (z. B.: unzureichende Ernährung, Alkoholiker, körperliche Überanstrengung, Diabetes, Pubertät, Schwangerschaft, Senium u. v. a.).

Eine **exogene Reinfektion** ist meist eine aerogen-inhalative Ansteckung.

Die häufigste Form einer postprimären Herdbildung in der Lunge ist eine Lungenspitzentuberkulose = SIMONscher Spitzenherd.

Tuberkulöser SIMONscher[61] Spitzenherd

Käsige Streuherde im Lungenspitzenbereich. Keine Lymphknotenbeteiligung (!). Fast immer Beteiligung der Pleura (trockene, fibrinöse Pleuritis oder exsudative Pleurititis mit Bildung von Spitzenadhäsionen oder hyalin-fibrösen, kappenförmigen Pleuraschwielen).

Folgen: Verkalkung und Vernarbung, kleinblasiges lokalisiertes Emphysem, Bronchiektasien.
Bronchogene (phthisische) Weiterentwicklung zur Lungenphthise ist möglich.

Entstehung der Spitzentuberkulose

- **Hämatogen:** Wichtigster Entstehungsweg. Entweder im Rahmen einer Frühstreuung (diskrete Streuung vom noch floriden Primärkomplex) oder einer Spätstreuung (exazerbierte pulmonale oder extrapulmonale Herde).
- **Bronchogen:** Endogene (z. B. Lymphknoteneinbruch) oder exogene Reinfektion. Diese Variante ist selten.

Disposition der Lungenspitze:
a) Relative Mangeldurchblutung (aufrechte Körperhaltung)
b) Geringere Ventilation
c) Schlechte Lymphzirkulation
d) Mechanische Behinderung (Thoraxapertur)

Der SIMONsche Spitzenherd ist eine lokalisierte (meist hämatogene) Herdbildung bei guter Immunitätslage; entsteht entweder als **Frühstreuung** (sog. „subprimär" bzw. „frühsekundär") oder als **Spätstreuung.**

Tab. 70.5: Die Organ TBC der Lunge kann aus vier Ursprüngen entstehen

1. **Direkte Fortentwicklung des Primärkomplex** (siehe Tab. 70.4)
2. **Entwicklung aus einem scheingeheilten Primärkomplex**
3. **Entstehung aus einem Streuherd** (SIMON)
4. **Entstehung durch exogene Reinfektion**

Das erste klinisch faßbare Symptom am Beginn einer Organtuberkulose der Lunge ist meist ein röntgenologischer Verschattungsherd, welcher häufig intraklavikulär gelegen ist: ASSMANNsches[62] **Frühinfiltrat.** Es handelt sich um einen *Verkäsungsherd.*

Wie entsteht das ASSMANNsche Frühinfiltrat?
1. **Endogene Wiedererkrankung (80–90 %)**
   a) Exazerbation eines hämatogenen Spitzenherdes (SIMON) und Ausbreitung nach intraklavikulär
   b) Exazerbation aus einem Lymphknoten mit Bronchus-Perforation und kanalikulärer Ausbreitung nach infraklavikulär
   c) Exazerbation eines sonstigen latenten Lungenherdes
2. **Exogene Neuherdsetzung (10–20 %)**
   Aerogene Reinfektion mit infraklavikulärer Lokalisation

Weiterer Verlauf eines ASSMANNschen Frühinfiltrates:
1. **Abheilung:** Bindegewebige Durchwachsung und narbige Schrumpfung, evtl. kleinherdige Verkalkung.
2. **Abkapselung:** Bindegewebige Umwachsung, zentral verbleibt ein Käseherd. Als Rundherd *Tuberkulom* genannt. Kann später neuerlich exazerbieren (Resistenzsenkung).
3. **Progrediente Herdvergrößerung:** Je nach Kombination von proliferativen und exsudativen Veränderungen und je nach Form der Ausbreitung kann entstehen:
   - **Azino-nodöse Lungen TBC:** Kleeblattförmig-knotige Herde: Verkäsung und Granulombildung.
   - **Käsige Pneumonie:** Überwiegen der Verkäsung, evtl. Übergang in Phthise.
   - **Phthise:** Progressive Zerstörung von Lungengewebe durch bronchogen-kanalikuläre Ausbreitung in weiten Teilen des Organs.

   Wenn besonders rasch: *„galoppierende Schwindsucht".*
   Wenn Rundherdbildung: *„Tuberkulom".*

---

61 SIMON, Georg (1882–1957), deutscher Pneumologe.
62 ASSMANN, Herbert (1882–1950), Internist in Königsberg.

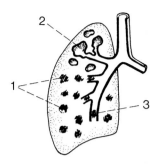

Abb. 70.10: Typische Formen der Lungentuberkulose.
1 Käsige Pneumonie, 2 Kaverne, 3 käsige Bronchitis.

> **Alle tuberkulösen Veränderungen können bei entsprechender Resistenzsteigerung des Organismus narbig umwachsen bzw. durchwachsen werden → chronische Induration, fibröszirrhotische Narbenbildung.**

Was ist ein Tuberkulom?

Darunter versteht man einen **tuberkulösen Rundherd** (1–5 cm groß), zentral verkäst und meist erregerhaltig, peripher durch Bindegewebe abgekapselt. Ein Tuberkulom ruht, kann jedoch exazerbieren → Streuung, Propagation.

Was ist eine Kaverne?

Hohlraumbildung durch Zerfall des verkästen Gewebes.

Entsteht bei Zerfall einer käsigen Pneumonie (unregelmäßige Form) oder einer käsigen Bronchitis (röhrenförmig).

Innenwand fetzig und unregelmäßig, aus verkästen Gewebsanteilen. Konfluenz mehrerer Kavernen möglich bis zur progressiven Zerstörung großer Lungenabschnitte.

Progrediente Kaverne: käsige Nekrose in der Wand.
Stationäre Kaverne: „gereinigte" Bindegewebswand.

Komplikationen der Kavernenbildung

- **Perforation in den Pleuraraum** (nur bei progredienten Kavernen und pleuranaher Lokalisation) – Pyopneumothorax.
- **Kavernenblutung:** Kleine Blutungen aus gefäßreichem Granulationsgewebe oder massive (u. U. tödliche) Blutungen durch Arterienarrosion (nach vorausgegangener Bildung eines Arrosionsaneurysmas).
- **Quelle für bronchogene Streuung:** Infektion weiterer Luftwege, „offene Tuberkulose".
- **Sekundärinfektion:** Abszeß, Gangrän, Sepsis.
- **Kavernenkrebs:** Narbenkarzinom oder karzinomatöse Entartung einer evtl. Epithelauskleidung der Kaverne.

Kavernenheilung

- **Kavernenwandheilung:** Bei offenem Drainagebronchus. Schwund des spezifischen Granulationsgewebes, Epithelisierung vom Drainagebronchus her, meist durch metaplastisches Plattenepithel.
- **Kavernenverödung:** Verschluß des Drainagebronchus durch Granulationsgewebe. Verkleinerung der Kaverne durch Schrumpfung der Bindegewebskapsel, Organisation des Inhaltes durch Granulationsgewebe mit Umwandlung zu Narbengewebe.
- **Rückverwandlung zum geschlossenen Herd:** Verschluß des Drainagebronchus. Durch Kapselschrumpfung Kompression und Eindickung des Inhaltes. Verkreidung, evtl. auch Verkalkung.

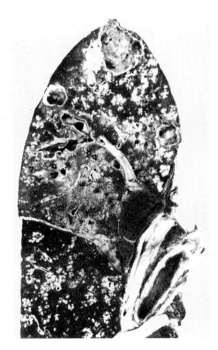

Abb. 70.11: Lungentuberkulose. Im Oberlappen Kavernen und azino-nodöse Herde, darunter käsige Pneumonie, im Unterlappen miliare Streuherde.

Komplikationen und Folgen der Lungentuberkulose

- **Progression der Tuberkulose:**
  Intrakanalikuläre Streuung → Kehlkopftuberkulose (nach Verschlucken der Erreger), ulzeröse Darmtuberkulose.
  Hämatogene Streuung → Generalisation.
- **Kachexie:** Oft mit Bein- und Beckenvenenthrombosen, Beinödemen, Dekubitalgeschwüren. Die TBC ist eine konsumierende Erkrankung.
- **Störung der Atmungsfunktion** (weniger durch Lungenveränderungen als durch Pleuraverschwartung, Spontanpneumothorax, Bronchitis).
- **Störungen der Lungenzirkulation:** Obliterierende Gefäßveränderungen, Thromben, besonders bei protrahiert verlaufenden Fällen.

- **Cor pulmonale:** Folge der Ventilationsstörungen und der Gefäßveränderungen.
- **Blutungen durch Arterienarrosion.**
- **Sekundärinfektion:** Unspezifische Pneumonie, Pyopneumothorax, Pleuraempyem.
- **Sekundäre Amyloidose.**
- **Karzinomentwicklung:** Narbenkarzinom, Kavernenkarzinom.

Woran stirbt man bei Tuberkulose?
1. Respiratorische Insuffizienz, Hypoxie, Cor pulmonale: **Kardiorespiratorisches Versagen**
2. Blutung: **Blutaspiration in die Luftwege** oder **Verblutung**
3. Bakterielle Superinfektion: **Pneumonien**
4. **Pyopneumothorax**
5. **Miliartuberkulose, tuberkulöse Leptomeningitis**
6. **Generalisierte Amyloidose.**

Tab. 70.6: Schematische Darstellung der Lungentuberkulose

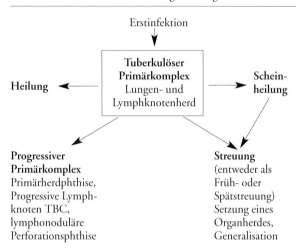

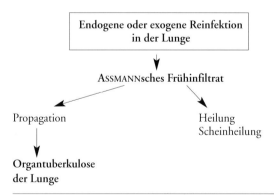

k) Pleuratuberkulose

Eine exsudative Pleuritis ist oft das einzige klinische Zeichen einer durchgemachten Primärinfektion.

In allen Phasen des Tuberkuloseablaufes kann eine entzündliche Mitbeteiligung der Pleura eintreten:
- Über dem **Primäraffekt**
- Über **Streuherden**
- Bei **Miliartuberkulose**
- Bei **Einbruch eines Käseherdes in den Pleuraraum.**

Die Pleuritis tuberculosa heilt meist nur unter Hinterlassung eines schwieligen Narbengewebes ab: **konstriktive Pleuraschwarten.**

l) Extrapulmonale Manifestation der Tuberkulose

Larynxtuberkulose
Meist durch kanalikuläre Infektion bei (kavernöser) Lungentuberkulose.
- **Ulzeröse (exsudative) Form:** Lentikuläre oder (an den Stimmbändern) schlitzförmige Geschwüre, später zu landkartenförmigen Ulzera konfluierend. Unterminierte Ränder, oft Knötchen am Ulkusgrund.
- **Produktive Form:** Wulstartige oder polypöse Verdickung der Schleimhaut durch tuberkulöses Granulationsgewebe mit Verkäsung.
  Lokalisation: Taschenbänder, hinterer Teil der Stimmbänder, Epiglottis.
  Komplikationen: Sekundärinfektion, Knorpelnekrose, Aspirationspneumonie, Glottisödem.

Tuberkulose des Magendarmtraktes
Häufigste Lokalisation: Ileozökum.

Primäre Darmtuberkulose: Orale Infektion durch Milch und Milchprodukte. Heute selten. Meist nur gering ausgeprägter Primärherd (ulzeröse Veränderungen an der Darmschleimhaut), aber stark ausgeprägte, verkäsende Tuberkulose der regionären mesenterialen Lymphknoten mit Übergang in Fibrose und Verkalkung. Bei schweren Lymphknotenveränderungen *("Tabes mesaraica")* Malabsorptionssyndrom.

Postprimäre Darmtuberkulose: Meist kombiniert mit schweren Formen offener Lungentuberkulose (Infektion durch verschlucktes Sputum).
- **Ulzeröse Form:** Ringförmige – landkartenförmige Ulzera mit lokaler Peritonitis tuberculosa; Abheilung mit strikturierenden Narben.
- **Produktive Form:** Tumorartige Granulationsgewebsbildung mit Darmstenose (DD: M. CROHN, Karzinom).

Peritonitis tuberculosa
Entweder als Komplikation einer Darmtuberkulose oder Salpingitis tuberculosa oder bei hämatogener Streuung. Meist hämorrhagisch-fibrinöse Entzündungen mit zahlreichen miliaren Tuberkeln am Peritoneum.

Lymphknotentuberkulose

Meist Befall im Rahmen des Primärkomplexes: Hiluslymphknoten bei Lungenherd, zervikale Lymphknoten bei Tonsillenherd, Mesenteriallymphknoten bei Darmherd.

Lymphknoten von verkäsenden Tuberkeln durchsetzt, die zu größeren Herden konfluieren können. Der Prozeß kann auf das perinoduläre Gewebe übergreifen (Lymphknoten dann miteinander verbacken → „Kartoffeldrüsen“).

Folgen der Lymphknotentuberkulose: Bei Exazerbation Perforation in benachbarte Hohlorgane (z. B. Bronchus) oder nach außen (Halsdrüsentuberkulose); Einbruch in Venen, Arterien oder Ductus thoracicus mit hämatogener Streuung (Miliartuberkulose).

Verwachsung mit Ösophaguswand und Bildung von Traktionsdivertikeln.

Tabes mesaraica: Verkäsende Tuberkulose der mesenterialen Lymphknoten. Malabsorptionssyndrom. Abmagerung.

Skrofulose: Progressive verkäsende Tuberkulose der Halslymphknoten. Bei Erweichung der Verkäsung Fistelbildung durch die Haut, Abheilung mit Narbenbildung.

Tuberkulose des Zentralnervensystems

Leptomeningitis tuberculosa: Entsteht meist hämatogen im Rahmen einer Generalisationstuberkulose, selten fortgeleitet von der Nachbarschaft bei Knochentuberkulose (Wirbelsäule, Schädelknochen) oder bei Gehirnaffektion (Tuberkulome).

Graugrünliches, gelatinöses Exsudat, besonders in den basalen Zisternen, daneben verkäsende Tuberkel. Ausbreitung des entzündlichen Prozesses längs der Gefäße auf das Gehirn (Meningoencephalitis tuberculosa).

Bei Chemotherapie durch Vernarbung häufig Abflußbehinderung des Liquors, dadurch Hydrozephalus. Im floriden Stadium Hydrozephalus durch vermehrte Liquorsekretion.

Tuberkulose der Nebennieren

Entstehung durch hämatogene Streuung. Meist doppelseitig → käsige Nekrose zerstört die Organe: *Nebennireninsuffizienz.*

Knochentuberkulose

Ausführliche Darstellung siehe Kapitel 65.3.4.

Besonders zu beachten sind folgende Begriffe:
- *Caries carnosa* und *caseosa*
- *Kalter Abszeß, Senkungsabszeß*
- *Gelenktuberkulose*
- *Spondylitis tuberculosa*
- POTT*scher Gibbus*
- *Spina ventosa*

Nierentuberkulose

Ausführliche Darstellung siehe Kapitel 56.14.

Genitaltuberkulose

Nebenhodentuberkulose: entsteht hämatogen (häufig) oder kanalikulär von anderen Organen des Urogenitaltraktes. Propagation entweder intraduktal → Deferentitis → Spermatozystitis → Prostatitis oder Übergreifen auf den Hoden. Manchmal Perforation durch die Haut nach außen (siehe Kapitel 51.5.3).

Die **Organtuberkulose des männlichen Genitales** beginnt in der Regel mit einer hämatogen entstandenen Nebenhoden TBC, welche sich typischerweise kanalikulär ausbreitet.

Salpingitis tuberculosa: entsteht hämatogen und breitet sich kanalikulär aus → Oophoritis tuberculosa, Pelveoperitonitis tuberculosa, Endometritis tuberculosa (siehe Kapitel 46.1).

70.1.25.2 Erkrankungen durch MOTT

„Atypische Mykobakterien“ sind die Erreger von atypischen Mykobakteriosen. Sie werden mit den gleichen Verfahren nachgewiesen wie M. tuberculosis, müssen jedoch molekularpathologisch (z. B. durch Gen-Sonden) identifiziert werden.

Atypische Mykobakterien kommen ubiquitär in der Umgebung des Menschen vor (z. B. Wasser, Hausstaub, Ackerboden, Haus- und Schlachttiere u. a.), nur wenige sind allerdings pathogen.

Morphologisch entstehen granulomatöse, tuberkuloseähnliche Veränderungen vor allem in Haut, Lunge, Lymphknoten und Verdauungstrakt.

Eine Infektion mit **atypischen Mykobakterien** ist vor allem bei **immunsupprimierten Patienten** und im Rahmen von **AIDS** bedeutungsvoll: unter dieser Voraussetzung kommt es zu **progredienten, granulomatös-nekrotisierenden Läsionen.**

Beispiele für Erreger:
Mycobacterium kansasii, M. avium, M. intrazellulare, M. fortuitum u. v. a.

70.1.25.3 Lepra

Mycobacterium leprae verursacht nach oft jahrelanger Inkubationszeit chronische Veränderungen der Haut mit Geschwürbildungen und knotigen Granulomen.
- **I-Form (Indeterminierte Lepra):** Fleckförmige Hauteffloreszenzen mit Depigmentierung und

unspezifischer chronischer Entzündung um Anhangsgebilde, Gefäße und Nerven.

- **T-Form (Tuberkuloide Lepra):** Tuberkuloide Granulome in der Haut und den Nerven.
- **L-Form (Lepromatöse Form):** Knotige Granulome in Haut, Nerven, Schleimhäuten und inneren Organen. Die Granulome enthalten vakuolisierte, histiozytäre Riesenzellen, die reichlich Keime enthalten können (VIRCHOW-Zellen, Lepra-Zellen). Das Gesicht kann durch die Granulome stark entstellt sein *(Facies leontina)*. Durch Mischinfektionen ulzerierter Knoten können ausgedehnte Zerstörungen am Gesicht und der Körperoberfläche entstehen *(Lepra mutilans)*.

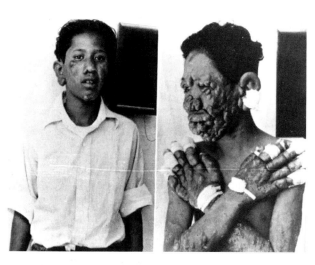

Abb. 70.12: Progression einer unbehandelten Lepra zwischen April 1931 und August 1933.

70.1.26 Die normale Bakterienflora des Menschen

Es handelt sich um eine normalerweise im gesunden menschlichen Körper anzutreffende Keimbesiedelung. Dies bedeutet jedoch nicht, daß solche Bakterien immer avirulent und apathogen sind; es besteht lediglich ein Gleichgewicht zwischen Gast und Wirt (zwischen Mikro- und Makroorganismus), sodaß es unter normalen Lebensumständen zu keiner Infektion bzw. Infektionskrankheit kommt.

Normale Bakterienflora

- **der Haut:** Staphylococcus epidermidis, verschiedene Streptokokkenarten, Escherichia coli, evtl. Klostridien (Tetanus-, Gasbranderreger) und atypische Mykobakterien.
  Auch häufiges Waschen kann die physiologisch vorhandene Bakterienflora nicht wesentlich verändern.

Merke:
1. Eine Resistenzverminderung des Menschen kann eine Infektion mit Keimen der normalen Bakterienflora ermöglichen.
2. Eine Veränderung der qualitativen und quantitativen Zusammensetzung der normalen Darmflora kann zu Verdauungsstörungen führen und den Weg für eine Invasion pathogener Erreger bahnen.
3. Eine scharfe Trennung in pathogene und apathogene Mikroben ist nicht generell möglich.
4. Wenn Keime der normalen Bakterienflora ihren gewohnten Platz verlassen und in andere Organe verschleppt werden (z. B. Blut, Peritonealhöhle), können sie dort krankheitsauslösend wirken.

- **des Ohres:** entspricht der normalen Hautflora.
- **des äußeren Auges:** Staphylococcus epidermidis, verschiedene Streptokokkenarten, Corynebacterium xerosis.
- **der Nasenhöhle:** Schimmelpilze, verschiedene Streptokokkenarten, Neisseria catarrhalis, Klebsiella xerosis.
- **des Mundes und oberen Respirationstraktes:** vergrünende Streptokokken, Neisseria mucosa, Branhamella catarrhalis, Corynebacterium pseudodiphthericum, evtl. Pilzelemente.
  Diese Mikroben finden sich in Mundhöhle, Rachen und Luftröhre, während in den Bronchien nur mehr sehr wenige Bakterien vorkommen; die kleinen Bronchien und Alveolen sind normalerweise bakterienfrei.
- **des Magen-Darmtraktes:** durch die Wirkung des normalen Magensaftes sind *Magen* und *Duodenum* keimarm bis keimfrei.
  Im *Dünndarm* findet man Enterokokken sowie milchsäureerzeugende Bakterien (Lactobazillus acidophilus, Bacterium bifidum); erst im unteren Dünndarm tritt Escherichia coli auf.
  Im *Dickdarm* besteht die normale Flora zu 95 % aus Anaerobiern (Bakteroides, Klostridien, Bacterium bifidum) und nur zu 5 % aus Aerobiern (Escherichia coli, Enterokokken, Proteus, Pseudomonas u. a.).
  Oral verabreichte Antibiotika können die empfindlichen Keime der Normalflora unterdrücken und zu einem Überwuchern von resistenten Keimen führen (Clostridium difficile, Pilze).
- **der Harn- und Geschlechtsorgane:** *Nierenbecken, Ureter* und *Harnblase* sind normalerweise keim-

frei; der äußere Teil der Harnröhre wird von Mikroben der umgebenden Haut besiedelt.

Im *Smegma* können atypische Mykobakterien vorkommen.

Je nach Entwicklungsstufe der *Vaginalschleimhaut* findet sich eine unterschiedliche Keimflora.

Kindesalter: keimarm, wenige Kokken und Stäbchen, fast keine Laktobazillen.

Pubertät: reichlich Laktobazillen (erzeugen durch Milchsäurebildung einen schützenden, sauren pH-Wert), daneben Streptokokken, Staphylokokken, Corynebacterium xerosis, Neisseria mucosa, Escherichia coli sowie unter dem Einfluß von Ovulationshemmern zunehmende Pilze.

Menopause: Laktobazillen gehen stark zurück, es besteht eine bunte Mischflora aus Kokken und Stäbchen.

REKAPITULATION

1. Was sind säurefeste Stäbchen? (70.1.25)!
2. Definiere die Tuberkulose (70.1.25.1)!
3. Erläutere die Eigenschaften von M. tuberculosis (70.1.25.1b)!
4. Welche Infektionsquellen und welche Infektionswege hat TBC? (70.1.25.1c)
5. Erläutere die Hypersensibilitätsreaktion bei TBC (70.1.25.1e)!
6. Was ist der Tuberkulintest? (70.1.25.1e)
7. Wie funktioniert die Tuberkuloseschutzimpfung? (70.1.25.1e)
8. Erläutere detailliert die proliferative und die exsudative Gewebsreaktion (70.1.25.1f)!
9. Was ist der Unterschied zwischen Primär TBC und Postprimär TBC? (70.1.25.1g)
10. Erläutere die Primär TBC der Lunge (70.1.25.1h)!
11. Welche Verlaufsformen der Primär TBC gibt es? (70.1.25.1h)
12. Definiere die Postprimär TBC (70.1.25.1i)!
13. Nenne die wichtigsten Streuformen der TBC (70.1.25.1i)!
14. Was ist der Unterschied zwischen einer Miliar TBC und einer Sepsis tuberculosa gravissima? (70.1.25.1i)
15. Wie entsteht die postprimäre Lungen TBC? (70.1.25.1j)
16. Was ist ein SIMONscher Spitzenherd? (70.1.25.1j)
17. Was ist ein ASSMANNsches Frühinfiltrat? (70.1.25.1j)
18. Was ist der Unterschied zwischen Phthise, Tuberkulom und Kaverne? (70.1.25.1j)
19. Erläutere detailliert eine tuberkulöse Kaverne (70.1.25.1j)!
20. Was ist eine offene Tuberkulose? (70.1.25.1j)
21. Komplikationen und Todesursachen bei TBC (70.1.25.1j)!
22. Erläutere die Pleuritis tuberculosa (70.1.25.1k)!
23. Erkläre mit Beispielen die extrapulmonale TBC (70.1.25.1l)!
24. Was sind atypische Mykobakteriosen? (70.1.25.2)
25. Wodurch ist die Lepra charakterisiert? (70.1.25.3)

70.2 Virale Infektionskrankheiten

Pathogenese der Virusinfektionen

Viren sind auf lebende Wirtszellen angewiesen. Die Wirtszelle wird gezwungen, Virussubstanzen aufzubauen um so Tochterviren entstehen zu lassen. Die Pathogenität der Viren beruht auf einer Zellschädigung bis zur Zerstörung der Wirtszellen: „zytopathogener Effekt". Entzündliche Reaktionen schließen sich erst nach der Zellschädigung an.

Allgemeiner Ablauf einer Virusinfektion

Das extrazelluläre Viruspartikel besteht aus einem **Proteinmantelkapsid** (spezifische Antigeneigenschaft) und einem zentralen **Nukleinsäurekernnukleotid** (genetische und infektiöse Komponente).

Die Infektion einer Wirtszelle erfolgt durch Anlagerung der Proteinhülle des Virus an Rezeptoren der Zelloberfläche. Daraufhin wird der Nukleinsäurekern aktiv in die Zelle injiziert, wobei das Kapsid verlorengeht. Die infektiösen Nukleinsäuren steuern den Zellstoffwechsel so, daß Virusbausteine produziert werden: Replikation von viraler Nukleinsäure und Produktion virusspezifischer Proteine. Diese Komponenten vereinigen sich wieder zu neuen vollständigen Viren.

Die Virusvermehrung im Organismus geht den eigentlichen klinischen Krankheitssymptomen voraus. Daher beginnt bei fast allen Viruserkrankungen die Erregerausscheidung schon vor der Krankheitsmanifestation. Beim Auftreten klinischer Erscheinungen sind die infizierten Wirtszellen bereits irreparabel geschädigt.

Verschiedene Typen von Virusinfektionen

- **Akut-manifeste Infektionskrankheiten**
- **Latente Infektionen:** Asymptomatische, chronische Infektionen, Manifestation der Erkrankung erst bei Störung des Gleichgewichtes zwischen Erreger und Wirt (z. B. Herpes simplex → „Fieberblasen").
- **Langsam progrediente Virusinfektionen** (slow virus infection): lange IKZ, langsame Virusvermehrung, monate- bis jahrelanger Krankheitsverlauf.
- **Virusembryopathien:** Diaplazentare Infektion ab dem 1. Trimenon der Schwangerschaft (z. B. Rötelnembryopathie).
- **Onkogene Virusinfektionen**

Einteilung der Viren

Wichtigstes Unterscheidungsmerkmal: Nukleinsäuretyp, den die einzelnen Virusarten enthalten.

1. RNA-Virusgruppe
   Picorna-Viren, Arbo-Viren, Myxo-Viren, Rhabdo-Viren, HIV
2. DNA-Virusgruppe
   Adeno-Viren, Herpes-Viren, Pox-Viren, humane Papilloma-Viren
3. Unklassifizierte Viren
   Z. B. Erreger von Encephalitis lethargica, Katzenkratzkrankheit.

70.2.1 Picorna-Viren

Gruppe der kleinsten RNA-Viren („pico" = sehr klein)

1. Enteroviren
   a) Poliomyelitisviren
   b) COXSACKIE-Viren A und B
   c) ECHO-Viren
   d) Hepatitis A-Viren
2. Rhinoviren
3. Maul- und Klauenseucheviren.

1. Entero-Viruserkrankungen

Infektion peroral, Viren dringen hauptsächlich vom Darmkanal in den Körper ein und werden mit dem Stuhl ausgeschieden. Sämtliche Enterovirusinfektionen führen zu einer Virämie und hinterlassen eine typenspezifische Immunität.

Poliomyelitis (siehe 61.10.5)

COXSACKIE-Virus-Krankheiten

(COXSACKIE = Ort im Staat New York). Sehr unterschiedliche Erkrankungen:

- **Herpangina:** Zahlreiche, 1–3 mm große, von einem roten Hof umgebene Bläschen an vorderem Gaumenbogen, Uvula und Tonsillen. Durch Platzen der Bläschen seichte Ulzera. Fieber, Halsschmerzen, Schluckbeschwerden.

- **Meningitis und Meningoenzephalitis:** In den Sommermonaten sind bis zu 40 % aller Meningitis- und Enzephalitisfälle durch COXSACKIE-Viren bedingt.

- **Pleurodynia epidemica BORNHOLM**
  Akute, heftige Schmerzen im vorderen unteren Teil des Thorax und im Epigastrium, schwere Kopfschmerzen und Schmerzen bei Augenbewegungen. Gutartiger Verlauf (1–3 Tage). Muskelbiopsien zeigen ZENKERsche hyaline Degeneration und herdförmige Myositis.

- Weiters häufig COXSACKIE-Viren bei: **Sommerdiarrhöen, Schnupfen, Perikarditis, Myokarditis, Enzephalomyokarditis** u. a.

ECHO-Virus-Krankheiten

ECHO = Abkürzung für enteric, cytopathogenic, human, orphan. Beim Menschen vielfältige Krankheitsbilder, vom leichten fieberhaften Infekt über respiratorische, gastrointestinale oder exanthematische Erkrankung bis zur Meningitis oder Enzephalitis.

Hepatitis A (siehe 41.8.1)

2. Rhino-Viruserkrankungen

Katarrhalische Erkrankungen des Nasen-Rachen-Raumes und der Luftwege: Rhinitis acuta (Schnupfen), Bronchitis. Übertragung durch Tröpfcheninfektion.

3. Maul- und Klauenseuche

Ansteckende Tierkrankheit (Rinder, Schafe, Ziegen, Schweine; Rotwild) mit Bläschenausschlag im Maul und an den Klauen. Das resistente Virus wird von Tier zu Tier, aber auch durch kontaminiertes Futter (infektiöser Speichel!) oder andere Gegenstände über weite Strecken verbreitet.

Erkrankungen des Menschen nur bei engem Kontakt mit kranken Tieren und massiver Infektion: an der Eintrittspforte (Mundhöhle, Melkhand) tritt eine Primärblase auf (bis 1 cm große Blasen mit serösem Inhalt, äußerst schmerzhaft). Im Generalisationsstadium Bläschen auf Lippen, Wangenschleimhaut, Zunge und Rachen sowie gleichzeitig an Zehen, Fingern, Handtellern und Fußsohlen. Nach Platzen der Blasen meist Sekundärinfektion und Vereiterung.

70.2.2 Arbo-Viren

Arthropode borne viruses sind eine Gruppe verschiedenartiger Viren (Togaviren, Bunyaviren), die durch blutsaugende Gliederfüßler, die selbst nicht erkranken, auf Wirbeltiere und Menschen übertragen werden.

Arthropoden fungieren als Überträger (= Vektor), die Wirbeltiere als Reservoirtiere (= Donor; langdauernde Virämie), der Mensch bildet meist das Endglied der Infektionskette. Arboviren werden nur durch bestimmte Vektoren übertragen, daher Verbreitung der Erreger an diese gebunden.

1. **Verschiedene Enzephalitisformen**
- **(Zentraleuropäische) Frühjahr-Sommer-Meningo-Enzephalitis = FSME** (siehe 61.10.5)
  Reservoirtiere sind Rehe, Hasen, Schafe, Ziegen, Mäuse und Vögel; Überträger in Europa = Holzbock (Ixodes ricinus). Infektion des Menschen erfolgt entweder direkt durch Zeckenbiß oder indirekt durch unabgekochte Milch. Gehäuftes Auftreten von Erkrankungen in den Monaten April bis Oktober (Zeckenaktivität).
2. **DENGUE-Fieber**
  (Spanisch denguero = „geziert": schmerzbedingte eigentümliche Körperhaltung der Patienten). Übertragung von Mensch zu Mensch durch die Stechmücke *Aedes aegypti*. Schweres Krankheitsbild mit Kopf-, Rücken-, Kreuz-, Gelenk- und Muskelschmerzen.

3. Gelbfieber

Nur in Tropen, durch Stechmücken übertragen. Reservoirtiere: Affen, von diesen Übertragung vereinzelt auf Menschen (*„Dschungelgelbfieber"*). Nach Einschleppung in Städte durch Übertragung von Mensch zu Mensch Epidemien möglich (*„Stadtgelbfieber"*). Nach 6 Tagen Inkubationszeit Krankheitsbeginn mit Fieber, Ikterus, Albuminurie und hämorrhagischer Diathese.

Pathologie: Ikterus; Haut- und Schleimhautblutungen; Hepatomegalie mit Nekroseherden bis zu Massennekrosen; typische homogen-eosinophile, intrazytoplasmatische Körperchen = COUNCILMAN[63]-bodies. Schwere Dystrophie bis Nekrose der Tubulusepithelien der Niere.

Tod erfolgt durch Leberkoma, Urämie oder Kreislaufversagen.

70.2.3 Myxo-Viren

Starke Affinität zu Mukoproteinen (Name!)

1. Influenza-Viren

Influenzaviren = „mutationsfreudige" Viren, daher treten immer wieder neue Antigenmuster auf. Eine erworbene Immunität gegenüber Influenzaviren hält nur kurz an und ist streng typenspezifisch. Impferfolg hängt davon ab, ob der Impfstoff antigenmäßig dem als Krankheitserreger auftretenden Virus entspricht.

Influenza = Grippe

Hochkontaginöse Infektionskrankheit, tritt fast immer epidemisch auf. Tröpfcheninfektion von Mensch zu Mensch. „Reine" Fälle von Virusgrippe selten, meist Misch- und Sekundärinfektionen mit Bakterien.

Bei reiner Virusgrippe uncharakteristische Rhinitis, Pharyngitis und Konjunktivitis, meist **hämorrhagische Tracheobronchitis,** hämorrhagisch-entzündliche Schwellung der zervikalen, paratrachealen und bronchialen Lymphknoten (**hämorrhagische Lymphadenitis).** Evtl. **hämorrhagische Herdpneumonie.** Im ZNS Hyperämie, Ödeme und petechiale Blutungen, evtl. parainfektiöse Enzephalomyelitis (Tafel 69).

Bei zusätzlich bakterieller Infektion (Staphylo- und Streptokokken, Haemophilus influenza, Klebsiella pneumoniae u. a.) pseudomembranös-nekrotisierende Laryngotracheitis, Bronchitis und Bronchiolitis, fibrinös-eitrige, abszedierende oder gangräneszierende Herdpneumonien.

Tod bei Frühtodesfällen an toxischem Kreislaufschock, später infolge bakterieller Komplikationen.

2. Mumps-Virus
Parotitis epidemica

Im wesentlichen auf das Kindesalter beschränkte, akute Infektionskrankheit. Vor allem Ohrspeicheldrüse befallen, jedoch können auch die übrigen Speicheldrüsen sowie andere drüsige Organe (Pankreas, Ovar, Hoden) miterkranken (Virämie!).

Parotitis: Interstitielle Sialoadenitis mit lymphozytär-plasmazellulären Infiltraten und herdförmigen Nekrosen.

Orchitis: Nekrosen des Samenepithels; interstitielle und intratubuläre, entzündliche Infiltrate. Als Spätfolge Hodenatrophie mit Fibrose (Sterilität).

Pankreatitis: Veränderungen wie in der Parotis (Pankreasinsuffizienz).

3. Masern-Virus
Morbilli

Tröpfcheninfektion. Inkubationszeit ca. 10 Tage. Beginn der ersten Krankheitsphase (katarrhalisches Stadium) mit Fieber, Konjunktivitis, Rhinitis, Tracheobronchitis. Exanthem des weichen Gaumens, KOPLIKsche Flecken (weiße Pünktchen von einem roten Hof umgeben, gegenüber den Molaren). Nach kurzer fieberfreier Latenz Ausbruch des Exanthems: zunächst makulös, dann papulös-konfluierend, vor allem im Gesicht und am Stamm, zuletzt kleieförmige Abschuppung.

Komplikationen: Masernpneumonie, Meningoenzephalitis.

Histologische Charakteristika: Zwei Typen von Riesenzellen; **epitheliale Riesenzellen** in der Mukosa des Respirationstraktes, **retikulo-histiozytäre Riesenzellen** (WARTHIN-FINKELDEY) im lymphatischen Gewebe (Tonsillen, Lymphknoten, Milz, Magen-Darm-Trakt u. a.).

70.2.4 Rubella-Virus

Röteln, Rubeolen

Tröpfcheninfektion. Inkubationszeit 2–3 Wochen. Akut fieberhafter Beginn mit allgemeiner Lymphknotenschwellung (vor allem zervikal und nuchal) und kleinfleckigem, makulösem Exanthem. Vor allem bei Kindern und jugendlichen Erwachsenen. Prognose gut.

Bei **Infektion in der Schwangerschaft** vor dem 5. Lunarmonat diaplazentare Infektion des Embryos möglich: **Embryopathia rubeolica:** angeborene Katarakt, Innenohrschwerhörigkeit, Schmelzdefekte und Hypoplasien an Milchzähnen, Herzmißbildungen, Mikroenzephalie u. a.

Bei Rubeoleninfektion im 1. Schwangerschaftstrimenon ist das Mißbildungsrisiko für das Kind 20 %!

---

63 COUNCILMAN, William (1854–1933), amerikanischer Pathologe.

70.2.5 Rhabdo-Viren

Stäbchenförmige Konfiguration (*rhabdos,* gr. = Stab).

Tollwut, Lyssa, Rabies

Erregerreservoir = wildlebende Tiere (Wolf, Fuchs, Dachs, Marder, Ratte, Hyäne, Schakal, Fledermäuse). Durch Hunde gelangt die Erkrankung in menschliche Siedlungen. Übertragung erfolgt durch Biß- oder Kratzwunden sowie Einbringen von Speichel eines infektiösen Tieres in bestehende Hautwunden.

Inkubationszeit beim Menschen: 10 Tage bis 1 Jahr.

- *Prodromalstadium:* brennen, jucken und Kältegefühl an der Bißstelle, Fieber, Kopfschmerzen, Unruhe.
- *Exzitationsstadium:* Tremor, Konvulsionen, hochgradiger Erregungszustand, Hydrophobie (beim Trinken oder Anblick von Wasser kommt es zu spastischen Krämpfen der Schluck- und Respirationsmuskulatur).
- *Paralytisches Stadium:* Muskellähmungen, Koma.

Pathogenese: Wahrscheinlich Viruswanderung von der Eintrittsstelle entlang der peripheren Nerven zum ZNS.

Histo: **Zentripetale interstitielle Neuritis, Polioenzephalitis mit charakteristischen NEGRIschen Körperchen** (Reaktionsprodukt der Zelle, das Viruspartikel enthält) in den Ganglienzellen der Groß- und Kleinhirnrinde und besonders des Ammonshorns.

Die einmal manifeste Erkrankung verläuft beim Menschen stets tödlich. Auch nach erfolgtem Biß durch ein verdächtiges Tier prophylaktische Schutzimpfung möglich (lange Inkubationszeit).

70.2.6 Filo-Viren

Den Rhabdoviren eng verwandt, in der Form jedoch sehr variabel: lange Stäbchen, oft gebogene Strukturen, ring- oder sechserförmig.

MARBURG-**Virus-Krankheit:** „hämorrhagisches Fieber" mit disseminierten Blutungen in allen Organen und nekrotisierender Enzephalitis. 1967 Laborinfektion in Marburg durch importierte Affen.

EBOLA-**Virus-Krankheit:** Benannt nach einem Fluß in Zaire. Übertragung ungeklärt, Manifestation als „hämorrhagisches Fieber".

70.2.7 Herpes-Viren

Vier Subgruppen:

---

1. Herpesviren im engeren Sinn (Herpes-simplex-Virus, Herpes-B-Virus).
2. Varizellen-(Zoster-)Virus.
3. Zytomegalievirus (CMV)
4. EPSTEIN-BARR-Virus

---

1. Erkrankungen durch das Herpes-simplex-Virus (HSV)

HSV-1 befällt Haut und Schleimhäute: intraepidermale Bläschen → sekundäre Pusteln. Bevorzugte Lokalisationen: Übergangsstellen der Haut in eine Schleimhaut *(Herpes labialis, nasalis, genitalis).*

Herpes-simplex-Virus unter Gesunden weit verbreitet (5 % aller Menschen), die Mehrzahl der Personen macht jedoch nie oder höchstens einmal eine Herpes-simplex-Affektion durch. Dagegen weisen sog. „Herpetiker" immer wieder streng lokalisierte Herpesrezidive auf: Wahrscheinlich durch eine dauernd reduzierte Immunlage Fortleben der Viren in der Haut ermöglicht, bei weiterer temporärer Schwächung der Abwehr (z. B. fieberhafter Infekt) Wiederaufflammen der Herpesinfektion – *„Fieberblasen".*

HSV-2 Infektion der Zervixschleimhaut ist ein Ko-Faktor bei der Entstehung des Zervixkarzinoms (siehe 47.9.1).

2. Herpes-B-Virus (Herpesvirus simiae)

Bei Affen vorkommend, für den Menschen hochpathogen, verursacht letal verlaufende Enzephalomyelitiden (Tierwärter, Laborpersonal).

3. Erkrankungen durch das Varizellen-(Zoster-)Virus (Tab. 70.7)

Bei erster Infektion in etwa 70 % generalisierte **Varizellen,** in 30 % klinisch stummer Verlauf. Sinkt die bei der Erstinfektion aktiv erworbene Immunitätslage unter einen kritischen Schwellenwert, so kann in diesem teilimmunisierten Organismus entweder durch endogene Virusreaktivierung oder exogene Reinfektion ein **Herpes zoster** entstehen.

Beide Krankheiten sind verschiedene Ausdrucksformen des gleichen Erregers, die auf einer unterschiedlichen Immunitätslage beruhen. Varizellen = Erstmanifestation bei vollempfänglichen Personen (daher hauptsächlich Kinder, meist epidemisch auftretend), Zoster = endogenes oder exogenes Rezidiv nach einer früher durchgemachten Varizelleninfektion (fast ausschließlich Erwachsene, sporadisch auftretend).

Varizellen, Schafblattern

Juckendes, schubhaft auftretendes Exanthem: Zuerst Flecken, dann Bläschen, die schließlich unter Krustenbildung eintrocknen; verschiedene Entwicklungsstadien nebeneinander. Selten Todesfälle durch septische Komplikationen, ausgehend von Sekundärinfektionen geplatzter Bläschen mit Eitererregern.

Herpes zoster, Gürtelrose

Metamer gebundene, neuro- und dermotrope Infektionskrankheit von nur geringer Kontagiosität. Gruppierte Knötchen und Bläschen halbseitig, gürtelförmig im Verteilungsgebiet eines sensiblen Nerven. Schmerzen, Parästhesien. Bedrohlich: Zoster des 1. Trigeminusastes = *Zoster ophthalmicus* (Hornhautnarben!), *Zoster oticus* (Taubheit!) und *Zoster-Enzephalitis* (Tafel 70).

Histo: Dermo-neuro-ganglio-radikulo-Myelitis.

Tab. 70.7: Erkrankungen durch das Varizellen-(Zoster-)Virus

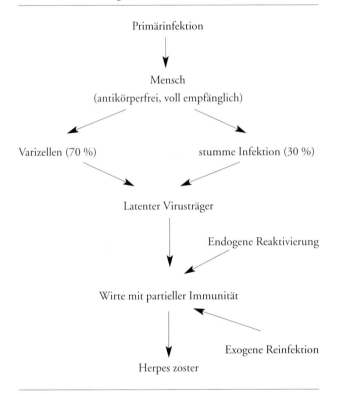

4. Zytomegalie

Zytomegalie-Virus (Cytomegalovirus = CMV) besitzt fakultative Pathogenität. Die Schwere der Erkrankung ist abhängig vom Zeitpunkt der Infektion (intrauterin, Säuglings- und Kindesalter, Erwachsenenalter), der infektiösen Virusdosis, dem Infektionsweg und zusätzlichen disponierenden Faktoren. Intrauterine Infektionen durch diaplazentare Virusübertragung → zytomegale Embryo- und Fetopathie. Postnatale Tröpfchen- oder Schmierinfektion → Säuglings- und Erwachse-

nenzytomegalie. Disponierende Faktoren: alle stark resistenzmindernden Krankheiten (Tumoren, Leukosen, Lymphome, Immundefekte, AIDS), Antibiotika-, Steroid- und Zytostatikamedikation.

Histo: **Riesenzellen mit „eulenaugenartigem" Kern,** mit intranukleärem Einschlußkörper, von der Kernmembran durch einen optisch leeren Hof abgegrenzt. Riesenzellen entstehen meist von den Epithelien drüsiger Organe (Speicheldrüsen, Pankreas, Leber, Darm, Niere u. a.), daneben auch von Mesenchymzellen (Milz, Lymphknoten, Gefäßendothelien).

Typisch sind: Zytomegalie-Virus-Pneumonie, Zytomegalie-Hepatitis.

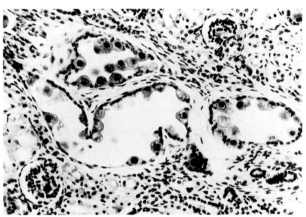

Abb. 70.13: Zytomegalie. Stark vergrößerte Tubulusepithelien in der Niere, große dunkle Kerne.

5. Erkrankungen durch das EPSTEIN-BARR-Virus (EBV)

EBV ist der Erreger der **infektiösen Mononukleose = PFEIFFERsches Drüsenfieber** (siehe 37.1.2): Fieberhafte Infektionskrankheit, gekennzeichnet durch Angina, Lymphknotenschwellungen, Lymphozytose.

EBV-assoziiert sind weiter das **BURKITT-Lymphom** (Tab. 37.4 bzw. Kapitel 37.2.2.4) und das **undifferenzierte Karzinom mit lymphoidem Stroma des Pharynx** (siehe 39.2.7) sowie **andere Non-HODGKIN-Lymphome.**

70.2.8 Pox-Viren

Ähnliche morphologische und antigene Erregereigenschaften und ähnliche klinische Merkmale (Allgemeinerkrankungen mit Virusabsiedelung in Organen und Manifestation auf Haut und Schleimhäuten). Ausnahme: Molluscum contagiosum (rein epidermotrop).
Für den Menschen wichtigste Vertreter:

1. Variolavirus → Erreger der echten Pocken
2. Kuhpockenvirus → Erreger der Kuhpocken
3. Vakziniavirus → verwendet zur Vakzinierung gegen Pocken
4. Molluscum contagiosum-Virus

1. Variola vera, Pocken

Indien, einige Gebiete in Südamerika und tropisches Afrika waren Pockenreservoire, von denen die Pocken in andere Gegenden eingeschleppt werden. **Seit 1977 ist laut WHO das Pockenvirus und damit die Krankheit ausgerottet.** Es gibt nur mehr Laborstämme.

Die Pocken waren eine hämorrhagische Entzündung mit Bläschen, Pusteln und Narben an der Haut; evtl. disseminierte Nekrosen in Organparenchymen sowie Enzephalitis. Letalität 50 %.

2. Kuhpocken

Vor allem an Euter und Zitzen lokalisierte, eher harmlose Rindererkrankung. Kann auf Menschen übertragen werden (Landwirte): an der Kontaktstelle eine lokalisierte, pockenartige Veränderung.

3. Vakzinia

Vakziniavirus = Variante des Variolavirus, als Kunstprodukt durch vielfache Tierpassagen erzeugt. Wurde infolge der abgewandelten Eigenschaften (geringe Virulenz und Pathogenität) zu Impfzwecken verwendet.

Eine Pockenschutzimpfung wird nach Ausrottung der Pocken nicht mehr durchgeführt.

4. Molluscum contagiosum

Halbkugelig vorspringende, breitbasig aufsitzende, zentral eingedellte Knötchen, aus denen sich ein weißer Brei ausdrücken läßt (siehe 69.6.1).

70.2.9 Humane Papilloma-Viren (HPV)

(siehe Allgemeine Pathologie, Kapitel 25)

Zur Familie der *Papovaviren* (**Pa**pilloma-**Po**lyoma-**Va**cuolating Agent) gehören die onkogenen HP-Viren (HPV).

HPV-Infektionen führen zunächst zu gutartigen Tumoren der Haut und der Schleimhäute. Manche HPV-induzierten Veränderungen können maligne entarten.

Tab. 70.8: Wichtige Erkrankungen durch HPV

Verruca vulgaris	gutartig
Plane, juvenile Warzen	gutartig
Condylomata accuminata	maligne Entartung selten
Larynxpapillome	maligne Entartung selten
Intraepitheliale Neoplasien	maligne Entartung möglich
Zervix, Vulva, Penis	(siehe 47.9.1)

Die allgemeine Durchseuchungsrate mit HPV ist sehr hoch, d. h. bis zu 70 % aller Erwachsenen haben Antikörper. Das onkogene Potential der einzelnen Typen ist sehr unterschiedlich (s. 69.6.1):

In 85 % der Zervixkarzinome findet man zwar DNA von HPV 16 und 18, jedoch nur bei einer unter 100 HPV 16-Infektionen entwickelt sich ein Zervixkarzinom.

70.2.10 Zusammenfassung der „Hepatitis-Viren"

(siehe 41.8.1)

Hepatitis A: Hepatitis A-Virus (HAV) aus der Gruppe der Enteroviren

Hepatitis B: Hepatitis B-Virus (HBV) aus der Gruppe der Hepadnaviren
Wichtig sind das HBsAG und das HbcAG

Hepatitis C: Hepatitis C-Virus (HCV) aus der Gruppe der Flaviviren

Hepatitis D: Hepatitis D-Virus (HDV) ist ein inkomplettes RNA-Virus

Hepatitis E: Hepatitis E-Virus (HEV) aus der Gruppe der Caliciviren

70.2.11 Retro-Viren

Retroviren verfügen über eine **reverse Transkriptase**: Dieselbe stellt aus dem RNA-Genom des Virus eine DNA-Kopie her, welche in das Genom der Wirtszelle integriert wird und damit zu einer lebenslang persistierenden Infektion führt.

Zwei Retrovirustypen sind wichtig:
1. Oncornaviren (onkogene RNA-Viren, siehe Allgemeine Pathologie, Kapitel 25)
2. Lentiviren: HIV 1 und 2

HIV-Infektionskrankheit, AIDS
(siehe Allgemeine Pathologie, Kapitel 26)

AIDS ist das Endstadium einer oft jahrelang persistierenden, chronischen Infektion mit dem HIV, das zu einer erworbenen zellulären Immunschwäche mit opportunistischen Erkrankungen und Tumoren führt.

AIDS = acquired immune deficiency syndrome
HIV = human immunodeficiency virus
Opportunisten = schwach pathogene Bakterien und Pilze, welche unter normalen Abwehrbedingungen nur als „harmlose" Schmarotzer an Haut und Schleimhäuten vegetieren.

Infektion mit HIV

- Sexualverkehr: Virus ist in Sperma und Vaginalflüssigkeit enthalten
- Vertikale Übertragung: intrauterin von der Mutter auf das Kind
- Postnatal: beim Stillen
- Blutprodukte: Bluttransfusion, Gerinnungspräparate (Hämophile!)
- Kontaminiertes Gerät: Injektionsbestecke bei Fixern, alle mit Blut kontaminierten Geräte in Krankenhäusern.

Wo überall ist HIV enthalten? Blut (Vollblut, Serum, Blutfraktionen), Sperma, Vaginalsekret, Speichel, Liquor, Gelenksflüssigkeit, Aszites, lymphatisches Gewebe, Muttermilch.

Bei normaler pflegerischer Tätigkeit besteht unter entsprechender hygienischer Vorsicht keine Ansteckungsgefahr!

Zwischen Infektion und Auftreten nachweisbarer Antikörper vergehen etwa 1 bis 4 Monate: diagnostisches Fenster der Serolatenz.
Das Auftreten der AK im Serum nennt man „Serokonversion".
Die Latenzzeit zwischen Infektion und Auftreten der ersten klinischen Symptome reicht von wenigen Wochen bis zu 10 Jahren.
Antikörper-Nachweis: ELISA-Methode, Western Blot
Direkter Virus-Nachweis: PCR

Pathogenese des Immundefektes

HIV nützt das CD4-Zellmembranprotein als Rezeptor um an Zellen anzudocken: T-Helfer-Lymphozyten, Monozyten, Makrophagen, LANGERHANS-Zellen, d. h. wichtige Immunzellen.

- HIV befällt CD4-T-Lymphozyten (Helferzellen). Die Virusvermehrung in diesen Zellen führt zu deren Zerstörung → kontinuierlicher T-Zellen-Verlust.
- HIV infiziert Monozyten und Makrophagen, ohne diese Zellen zu vernichten → Störung der Phagozytose, Erregerabtötung und AG-Präsentation.

- Durch Ungenauigkeit der Replikationsenzyme des HIV kommt es zu Mutationen, die vom Immunsystem nicht erkannt und bekämpft werden. Diese Mutanten entziehen sich der Immunantwort: „Escape-Mutanten".
- Zelluläre MHC II wird in die HIV-Hülle eingebaut: Budding.
  Dadurch erhält das Virus Eigenschaften des Wirtsorganismus und wird immunologisch nicht als fremd erkannt.
- Die Reduktion der CD4-Helferzellen stört den gesamten Immunmechanismus: Störung der AK-Bildung durch B-Lymphozyten, herabgesetzte Aktivität der K- sowie NK-Zellen, Störung der Zytokinproduktion.

HIV führt über die primäre Zerstörung der CD4-T-Lymphozyten zu einer globalen Schwächung des Immunsystems.

Klinische Stadien der HIV-Infektion

Stadium I: Akute HIV-Infektion. Bei 30 % aller Infizierten kommt es 2 Wochen bis 6 Monate nach der Infektion zu klinischen Symptomen: „unspezifisch" imponierender Infekt mit Fieber, Halsschmerzen und Lymphknotenschwellung. Kann klinisch wie eine Mononucleosis infectiosa PFEIFFER imponieren. Spontane Remission nach 2–3 Wochen.

Stadium II: Latenzzeit. Symptomfreie Phase von unterschiedlicher Länge (wenige Wochen bis viele Jahre). Während dieser Zeit sind die AK-Nachweistests positiv, und der Betroffene ist selbstverständlich infektiös!

Stadium III: Lympadenopathiesyndrom (LAS). Persistierende Lymphknotenschwellung an mindestens 2 Körperstellen über mehr als 3 Monate. In den Lymphknoten zunächst eine Hyperplasie der B-Zonen, danach zunehmender Lymphozytenverlust.

Stadium IV A: AIDS-related complex (ARC). Auftreten „unspezifischer" klinischer Symptome mit Krankheitscharakter: Fieberschübe, Nachtschweiß, Gewichtsverlust, Diarrhöen, Muskelschmerzen, Anämie.

Stadium IV B: Manifestation von AIDS durch typische (definierende) Sekundärerkrankung.

Tab. 70.9: AIDS-definierende Erkrankungen

Pneumocystis-carinii-Pneumonie: Erregernachweis aus Sputum
oder Bronchialsekret

Toxoplasmose: meist Hirnbefall

Pilzinfektionen: Candida-Mykose, Kryptokokkose, Aspergillose,
Histoplasmose u. a.

Tuberkulose

Atypische Mykobakteriosen

Zytomegalie-Virus-Infektion

Herpes-simplex-Virus Infektion

Rezidivierende bakterielle Pneumonien

KAPOSI-Sarkom

Maligne Lymphome

Wasting-Syndrom: Fieber, Gewichtsverlust,
Diarrhöen → Kachexie

HIV-Enzephalopathie

> **AIDS ist keine eigenständige Krankheit, son-
> dern das Endstadium einer HIV-Infektion mit
> typischen Sekundärerkrankungen.**

Prognose

Die Dauer der einzelnen Stadien ist äußerst variabel, die Prognose jedoch infaust. Todesursache sind Infektionen bzw. Tumoren. Eine kausale Therapie ist nicht möglich, da HIV im Genom der Patienten integriert ist. Azidothymidin (AZT) blockiert die Reverse-Transkriptase und damit die HIV-Infektion neuer Zellen → längere Überlebenszeit. Die Lebenserwartung hängt von der CD4-Zellzahl ab.

Epidemiologie

Der Ursprung des HIV liegt vermutlich in Zentralafrika: diskutiert wird der Übergang einer Virusmutante von Affen auf Menschen. Weltweit waren 1998 über 33 Millionen Menschen infiziert, der überwiegende Anteil der Infizierten lebt in Ländern der „Dritten Welt". 2 Millionen Menschen sind an AIDS gestorben. Derzeit in Österreich etwa 300 Neuinfektionen pro Jahr (gemeldet!?) und 100 Neuerkrankungen entsprechend Stadium IVB.

70.2.12 Wahrscheinliche Viruserkrankungen – Erreger nicht identifiziert

1. **Encephalitis lethargica**
   Von ECONOMO 1916/17 aufgrund klinischer und anatomischer Studien entdeckt. Erreger bisher nicht isoliert.

2. **Katzenkratzkrankheit**
   Sporadisch oder in kleinen Epidemien auftretende,

spezifische Wundinfektion, deren (virale?) Erreger durch Kratz- oder Bißwunden, evtl. durch infizierte Gegenstände übertragen werden.

An der Eintrittsstelle flüchtiger ulzeröser Primäraffekt. Ausbreitung gewöhnlich nur bis zu den regionären Lymphknoten: **retikulo-histiozytär abszedierende Lymphadenitis** (siehe Allgemeine Pathologie, Kapitel 24).

REKAPITULATION

1. Wie entstehen virale Infektionskrankheiten? (70.2)
2. Erläutere die Influenza (70.2.3)!
3. Welche Gefahr bringt eine Röteln-Infektion? (70.2.4)
4. Was ist Tollwut? (70.2.5)
5. Was ist der Unterschied zwischen HSV 1 und HSV 2? (70.2.7)
6. Wann entstehen Varizellen, wann ein Herpes zoster? (70.2.7)
7. Erläutere die Zytomegalie (70.2.7)!
8. Welche Krankheiten werden durch das EPSTEIN-BARR-Virus hervorgerufen? (70.2.7)
9. Erläutere die Bedeutung der HPV (70.2.9)!
10. Was ist die Besonderheit von Retroviren? (70.2.11)
11. Erläutere ausführlich AIDS (70.2.11)!
12. Schildere die klinischen Stadien der HIV-Infektion (70.2.11)!
13. Welches sind AIDS-definierende Erkrankungen? (Tab. 70.9)
14. Was ist die Katzenkratzkrankheit? (70.2.12)

70.3 Erkrankungen durch Pilze (Mykosen)

> Pilzinfektionen sind häufig und im Zunehmen begriffen.

Pilze wachsen in Fadenform = **Hyphen** und bilden Geflechte = **Myzel**.

Die Vermehrung erfolgt durch **Sprossung**, d. h. Ausstülpung von der Mutterzelle und schließlich Abschnürung → es entstehen rundliche **Oidien**.

Pilzsporen sind abgekapselte, resistente Dauerformen.

Infektion durch Einatmen, Wundinfektion, endogene Infektion (Erreger bereits im Organismus vorhanden) oder Kontakt.

Nur ein Teil der Pilze ist obligat pathogen. Fakultativ pathogene Pilze nehmen als Krankheitserreger an Bedeutung und Häufigkeit zu (Resistenzsenkung bei Leukosen, malignen Lymphomen, Diabetes, Zytostatikatherapie, immunsuppressiver Therapie, Transplantatempfänger, AIDS).

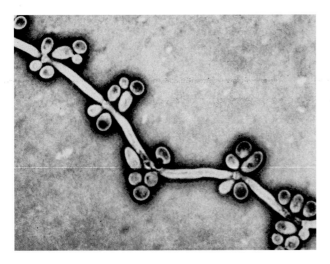

Abb. 70.14: Pilzhyphen mit Sprossung und Abschnürung von Oidien.

Im Gewebe verursachen Pilze eine ausgedehnte **Nekrose mit reichlich neutrophilen Granulozyten, umgeben von Granulationsgewebe** aus Histiozyten, Makrophagen, Epitheloidzellen, Riesenzellen, Schaumzellen und Bindegewebsfasern. Dieses Vollbild der Gewebsveränderungen wird durch verschiedene Pilze variiert.

70.3.1 Candidiose (Candidiasis, Moniliasis, Soormykose)

Erreger: **Candida albicans** und andere Spezies von Candida. In menschlichem Gewebe in Form von GRAM-positiven, 4–6 µ großen Oidien und Myzelien. Wächst invasiv!

Vorkommen: Häufigste Pilzerkrankung in Mitteleuropa. Als Saprophyt oft auf Schleimhäuten (Mundhöhle, Rachen, Vagina, Darmtrakt) bei Menschen und Tieren. **Fakultativ pathogen bei Grundkrankheiten** mit verminderter Resistenz. „Überwuchern der Pilze" bei langdauernder Antibiotikatherapie möglich. Infektion entweder endogen oder durch direkten Kontakt mit infizierten Personen.

Candida-Mykose der Schleimhäute (Soor)
Vaginaler und oraler Soor (vor allem bei Schwangeren und Kleinstkindern) häufig. Grauweiße, samtartige Beläge in Mund und Rachen, sekundär oft durch Nahrungsmittel imbibiert. Darunter manchmal Erosionen bzw. Ulzerationen.

Histo: Abgeschilferte, teilweise nekrotische Epithelzellen, Fibrin, Leukozyten, Speisereste, Bakterien und Pilze. Pilzfäden ziehen senkrecht durch das Epithel, evtl. bis ins submuköse Gewebe. Hier chronisch entzündliche Infiltrate.

Bei langdauernder Antibiotikatherapie häufig Zungensoor („Antibiotikazunge"). Bei Resistenzsenkung Ausgangspunkt für generalisierte Candidiasis.

Candida-Mykose der Haut und Nägel
Vor allem an mazerierten Hautstellen und an dauernd feuchten Hautarealen (Intertrigostellen, Hände, Nägel), im Bereich allergischer Hautveränderungen. Rötung und Vesikelbildung, dann Desquamation und Ulzeration mit gelblichweißem Grund und entzündlichem Hof.

Candida-Mykose der Lungen
In Kavernen und Bronchiektasien häufig. Bei Systemerkrankung Candida-Pneumonien mit Nekrosen und Granulationsgewebe.

Generalisierte Candida-Mykose (Septikämische Candida-Mykose)
Bei Invasion von Gefäßen hämatogene Ausbreitung und Befall aller Organe. Vor allem in der Niere bis stecknadelkopfgroße, gelbe, trockene Nekrosen (massenhaft Pilze mit leukozytären Infiltraten bis zur Abszeßbildung). In den Leptomeningen Knötchenbildung entlang der Gefäße, im Exsudat reichlich Lymphozyten, Plasmazellen, neutrophile Granulozyten. Im Gehirn disseminierte Abszesse und Granulome. In seltenen Fällen Candida-Endokarditis, meist nach vorhergehender Klappenschädigung.
Bei starker Resistenzsenkung fehlt eine Gewebsreaktion.

70.3.2 Histoplasmose

Erreger: **Histoplasma capsulatum.** Runde oder ovale, doppelt konturierte Pilze mit Kapselbildung. Häufig intrazelluläre Lagerung. Infektion durch Einatmen pilzhaltigen Staubes.

Vorwiegend Lungenbefall. Bildung tuberkuloider Granulome mit zentraler Nekrose, Vaskulitis und Thrombose. Bei guter Abwehrlage fibröse Umwandlung und Abheilung, evtl. Verkalkung. Gelegentlich Bildung großer granulomatöser, konzentrisch geschichteter Herde oder konfluierender, bronchopneumonischer Herde mit geringer granulomatöser Reaktion. Regionäre Lymphknoten regelmäßig befallen.

70.3.3 Kryptokokkose (Torulose)

Erreger: **Cryptococcus neoformans.** Ovaler oder runder Erreger mit dicker, geschichteter Membran.

Vorkommen: Weit verbreitet, in taubenmisthaltigem Staub, Fruchtsäften und Milch. Infektion vorwiegend durch Inhalation.
Befall der Lunge: Abszeß mit Granulombildung. Bei hämatogener Ausbreitung Befall zahlreicher Organe (Haut, Leber, Milz, Knochen etc.), häufig auch der Leptomeningen und des Gehirns (Neurotropie!): In basalen Zisternen gelbgrünes Exsudat, evtl. Bildung von

Granulomen. Im Gehirn kleine, Schleim enthaltende Zystchen im Bereich der Stammganglien.

70.3.4 Aspergillose

Erreger: Zahlreiche Arten, z. B. **A. fumigatus, A. niger, A. flavus.** Verzweigte Hyphen mit kolbenartigen Auftreibungen und kugeligen Sporen.

Vorkommen: Weit verbreitet. Aspergilluspilze in Getreide, Staub, Kompost, Heu, Stroh, Erdnüssen, tropischen Früchten, Wolle etc. Infektion durch kontaminierten, sporenhaltigen Staub (Ohren, Nase, Nebenhöhlen, Augen, Haut und Respirationstrakt). Produktion verschiedener Toxine (Aflatoxine → Leberschädigung). Bei langdauernder oraler Aufnahme (kontaminierte Erdnüsse) erhöhtes Risiko für Magenkarzinom.

Pulmonale Aspergillose
Herdförmige Nekrosen mit hämorrhagischem, leukozytärem Rand. Später Fibrose mit Ausbildung von Aspergillomen (bis 3 cm große, dünnwandige, von granulären, gelblichbräunlichen Pilzkolonien enthaltenden Massen gefüllte Höhlen).

Nase, Nebenhöhlen, Ohr
Granulome mit Nekrosen.

70.3.5 Mukormykose

Erreger: Pilze der Familie Mucoraceae: **Rhizopus-, Mukor-, Absidia-Arten.**

Vorkommen: Weit verbreitet. Pilze (im Staub etc.) werden oft eingeatmet.
Beginnt meist an Nasenschleimhaut, Gaumen, Konjunktiva, Gehörgang, Auge, Haut. Ausbreitung der Pilze in die Tiefe des Gewebes und Gefäßinvasion (Thrombosen mit Infarkten), Übergreifen auf Hirnbasis und Orbita möglich: **rhinozerebrale Mukormykose.**

Histo: Pilzfäden mit kleinsten Nekrosen, lympho- und leukozytäre Infiltration.

70.3.6 Dermatomykosen

Weit verbreitete, sehr häufige Hauterkrankungen, durch verschiedene Pilze verursacht: Epidermophytien (Epidermis), Trichophytien (Haarfollikel), Mikrosporien (Haare), Onychomykosen (Nägel).

70.4 Erkrankungen durch Protozoen

Protozoen = einzellige Lebewesen mit allen Funktionen einer lebenden Zelle.

Sie benötigen teilweise für ihre Entwicklung einen Zwischenwirt. Manche Formen bilden im Rahmen des Lebenszyklus Zysten (gegen Umwelteinflüsse resistente Ruhephase).

Vereinfachte Einteilung der Protozoen:

A. Mastigophora (Flagellaten, Geißelträger):
 1. Trypanosomen
 2. Leishmanien
 3. Lamblien
 4. Trichomonaden
B. Rhizopodien (Wurzelfüßer):
 Amöben
C. Sporozoen (Sporentierchen):
 1. Plasmodien
 2. Toxoplasma gondii
D. Ciliophoren (Ciliaten, Wimperntierchen):
 Balantidium coli
E. Pneumocystis CARINIi

70.4.1 Afrikanische Trypanosomiasis (Schlafkrankheit)

Erreger: **Trypanosoma[64] gambiense** (vorwiegend in Westafrika in Waldgebieten) und **Trypanosoma rhodesiense** (vorwiegend in Ostafrika in Steppengebieten). Übertragung durch Stich infizierter **Tse-Tse-Fliegen** (Stechrüssel).

Klinik: Geringe lokale Reaktion, später Fieber und Lymphknotenschwellung, schließlich meningoenzephalitische Phase (Kopfschmerzen, Benommenheit, Schlafsucht, Koma), Exitus nach Monaten oder Jahren.

Pathologie: **Chronische Meningoenzephalitis.**

70.4.2 Amerikanische Trypanosomiasis (CHAGAS[65]-Krankheit)

Häufige Erkrankung in Mittel- und Südamerika und im Süden der Vereinigten Staaten.
Erreger: **Trypanosoma CRUZi[66]** lebt im Darm von **Raubwanzen,** gelangt mit dem Kot auf Haut und Schleimhäute und durch Kratzwunden, Fissuren oder Bißwunden der Wanzen in den menschlichen Organismus.
1. **Akutes Stadium:** an der Eintrittsstelle lokale Entzündung mit Befall der regionären Lymphknoten (Primärkomplex). Aufnahme der Erreger durch Makrophagen. Nicht abgetötete Trypano-

---

64 trypanon (griech.), Bohrer; soma (griech.), Leib, Körper.
65 CHAGAS, Carlos (1879–1934), Bakteriologe in Rio de Janeiro.
66 CRUZ, Osvaldo (1872–1917), Bakteriologe in Rio de Janeiro.

somen vermehren sich intrazellulär und bilden eine **Pseudozyste**. Nach Ruptur der Pseudozysten **akute parasitämische Phase** mit Befall innerer Organe (vor allem ZNS, Herz und Verdauungstrakt).

2. **Chronisches Stadium:** bei Zunahme der Antikörperproduktion Bildung von Granulomen mit reichlich Pseudozysten mit Erregern. Klinisch zunächst geringe Symptomatik, dann – als Spätmanifestation – CHAGAS-Syndrom:

- **Enzephalomyelopathien:** Degeneration von Ganglienzellen, Myelinzerfall, Denervation.
- **Kardiomyopathien:** Herzdilatation (Cor bovinum) mit Wandverdünnung.
- **Verdauungs- und Harntrakt:** Degeneration und Schwund intramuraler Ganglienzellen (Folge: Aperistaltik, Megakolon, Megaösophagus, Megaureter).

70.4.3 Leishmaniosen

Erreger: **Leishmanien** = Hämoflagellaten. Überträger: **Sandmücken,** Infektion von Menschen beim Blutsaugen. Infektion auch durch Zerdrücken der Insekten und Einkratzen der Leishmanien.

Kala-Azar[67] (viszerale Leishmaniose)

Erreger: **Leishmania** DONOVANI[68].

Vorkommen: Mittelmeerküste, West- und Mittelafrika, Südostasien, Indien, China, Brasilien.

Pathologie: An der Infektionsstelle nur leichte Rötung und Entzündung. Später Befall der regionären Lymphknoten, Leber, Milz, Knochenmark und anderer Organe mit Proliferation von Makrophagen, Lymphozyten und Plasmazellen. In den Makrophagen reichlich Erreger. Dadurch Hepatomegalie, Splenomegalie, Lymphknotenvergrößerungen, Knochenmarkshyperplasie (Proliferation von Makrophagen und atypischen myeloischen und erythropoetischen Zellen), Herzdilatation.

Orientbeule (Aleppobeule[69], kutane Leishmaniose)

Erreger: **Leishmania tropica.**

Vorkommen: Mittelmeerländer, Nordafrika, Südrußland, Süditalien.

Pathologie: Einzelne oder mehrere konfluierende Hautknötchen, die später ulzerieren. Nach vielen Monaten Heilung unter Narbenbildung.

Mukokutane Leishmaniose (südamerikanische Haut- und Schleimhautleishmaniose)

Erreger: **Leishmania brasiliensis, Leishmania mexicana, Leishmania peruana** etc.

Vorkommen: Süd- und Zentralamerika.

Pathologie: Ein oder mehrere Hautknötchen an der Infektionsstelle mit rascher Ulzeration. Nach Jahren Schleimhautbefall (Nase, Mundhöhle, Larynx, Pharynx, Trachea) und Verstümmelungen (z. B. Knochen- und Knorpelperforationen).

70.4.4 Lambliasis (Giardiasis)[70]

Erreger: **Giardia lamblia** (früher **Lamblia intestinalis**). Infektion oral (meist werden zystische Dauerformen aufgenommen), Ansiedelung im Duodenum und Jejunum. Befallsrate 2 % der Bevölkerung. Es kommt zu einer chronischen Entzündung mit Schmerzen, Durchfällen, Steatorrhoe und Malabsorption.

70.4.5 Trichomoniasis[71]

Erreger: **Trichomonas vaginalis.**
Klinisch oft symptomlos. Durch Geschlechtsverkehr oder indirekt (Wasser, Bäder etc.) übertragen. Häufige Infektion! Kolpitis, Zervizitis, Urethritis; selten Prostatitis.

70.4.6 Amöbenruhr (Amöbendysenterie)

Erreger: **Entamoeba**[72] **histolytica.** Einzellige Parasiten von 10–40 μ Größe, mit Pseudopodien zur Fortbewegung.

Vorkommen: Häufig in tropischen und subtropischen Gebieten, in gemäßigten Zonen meist importiert.

Infektion und Pathogenese: Aufnahme der Amöben in Zystenform (Dauerform), Umwandlung zu aktiven Invasionsformen: können in die Darmwand einwandern und Erythrozyten und Kerntrümmer phagozytieren. Vermehrung vor allem im Dickdarm.

Pathologie: Amöben wandern aktiv in die Schleimhaut des Dickdarms ein. Abszeßbildungen in den Krypten und Entstehung unterminierender („erlenmeyerkolbenartiger") Ulzera mit Tendenz zur Konfluenz. Häufig Perforationen. Anzahl der Geschwüre nimmt analwärts ab. Bei schweren Verlaufsformen Verschleppung der Amöben über die Vena portae in die Leber → „**tropische Leberabszesse**".

---

67 (hindi), Schwarze Krankheit.
68 LEISHMAN, Sir William (1865–1926), britischer Pathologe und Tropenarzt; DONOVAN, Charles (1863–1951), Tropenarzt in Madras.
69 Aleppo ist eine Stadt in Syrien.
70 LAMBL, Wilhelm Dusan (1824–1895), österreichischer Pathologe in Charkow (Ukraine). GIARD, Alfred (1846–1908), Biologe in Paris.
71 thrix, trichos (griech.), Haar.
72 amoibos (griech.), wechselhaft.

70.4.7 Primäre Amöben-Meningo-
enzephalitis

Erreger: Frei im Süßwasser lebende Amöben der Gattungen NAEG-LERIA und HARTMANELLA. Übertragung beim Baden in Seen und Swimmingpools. Bei plötzlichem Schlucken gelangen Wasser und Amöben in den Nasopharynx. Amöben treten kanalikulär (Fila olfactoria) in die Schädelhöhle ein.

Pathologie: Akute Entzündung und seichte Exulzeration der Nasopharynxschleimhaut. Basale, frontale, eitrige oder granulomatöse Meningoenzephalitis.

Vorkommen: Selten; Australien, Amerika aber auch in Europa.

70.4.8 Malaria[73]

Vorkommen und Häufigkeit: Zwischen dem 60. Grad nördlicher und 40. Grad südlicher Breite weltweite Verbreitung. Malaria tropica in Zentral- und Westafrika und Indien.

Entwicklung der Erreger:

a) **Geschlechtliche Vermehrung:** Anophelesmücken nehmen beim Blutsaugen Geschlechtsformen der Parasiten (männliche und weibliche Gametozyten) auf. Im Mückenmagen Konjugation, Entstehung eines beweglichen, wurmförmigen Ookineten. Dieser dringt in die Wand des Mückenmagens ein und wird zur Oozyste. In dieser Bildung von Sporozoiten durch Teilung. Bei Platzen der Oozyste in der Leibeshöhle werden Sporozoiten frei, die sich in der Speicheldrüse ansammeln. Bei Stich Infektion des Menschen.

b) **Ungeschlechtliche Vermehrung:** Nach Infektion gelangen die Sporozoiten rasch in die Leberzellen *(präerythrozytäre Phase)* und bilden intrazelluläre Schizonten. Teilung der Schizonten (ungeschlechtlich) bis die gesamte Leberzelle mit Tochterzellen (Merozoiten) erfüllt ist und platzt. Neuerlicher Befall von Le-

Stechende Mücke   Saugende Mücke

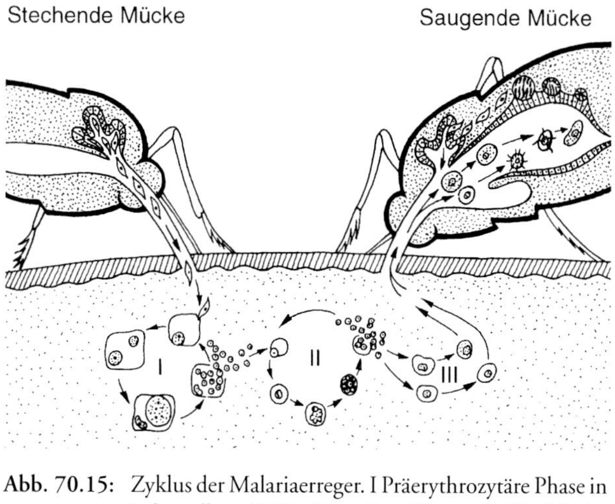

Abb. 70.15: Zyklus der Malariaerreger. I Präerythrozytäre Phase in Leberzellen, II Erythrozytäre Phase mit Zerfall der Erythrozyten, III Geschlechtsformen der Parasiten.

---

73 mala aria (ital.), schlechte Luft.
74 TÜRK, Ludwig (1810–1868), Neurologe in Wien.

berzellen und Bildung neuer Schizonten (Dauer des Leberzyklus von der Art des Plasmodiums abhängig). Schließlich Einschwemmung der Merozoiten ins Blut und Beginn der *erythrozytären Phase:* Merozoiten befallen Erythrozyten (intraerythrozytär ringförmige Trophozoiten). Dadurch geht der Erythrozyt zugrunde, Merozoiten werden frei (toxischer Fieberanstieg) und befallen neue Erythrozyten. Neben Merozoiten werden auch einzelne Geschlechtsformen gebildet. Form und Dauer der einzelnen Entwicklungsstadien vom Erreger abhängig.

---

4 Erreger – 3 klinische Formen der Malaria:

1. **Plasmodium vivax:** Erreger der **Malaria tertiana.** Nach uncharakteristischen Prodromalsymptomen allmähliche Synchronisierung der Erregerentwicklung in den Erythrozyten und periodische, hohe Fieberschübe jeden 2. Tag (Dauer mehrere Stunden). Nach 10 bis 12 Anfällen allmähliches Erlöschen der Erkrankung. Rezidive (auch nach Monaten) rekrutieren sich aus der exoerythrozytären (Leber-)Phase.

2. **Plasmodium ovale:** Erreger der **Malaria tertiana,** lediglich in Zentralafrika.

3. **Plasmodium malariae:** Erreger der **Malaria quartana.** Fieberanstieg jeden 3. Tag.

4. **Plasmodium falciparum:** Erreger der **Malaria tropica** (= maligne, perniziöse Malaria). Kurze Latenzzeit, Fieber unregelmäßig und hoch.

Pathologie:

Anämie durch Hämolyse und Erythrophagozytose durch die Zellen des MMS; Erreger in den Erythrozyten nachweisbar. Umbau von Hämoglobin in **Malariapigment** → durch Aufnahme des Pigments in Makrophagen charakteristische **braungraue Verfärbung der Organe.** Mit zunehmender Dauer starke **Milzvergrößerung,** evtl. mit Kapselrupturen und Hämaskos, **Hepatomegalie,** Vergrößerung der Lymphknoten.

Bei chronischer Malaria Kachexie, evtl. sekundäre Amyloidose.

Bei **Malaria tropica** besondere Verlaufsformen mit raschem Tod möglich. Plasmodien in großer Zahl in den Kapillaren; durch agglutinierte Erythrozyten, Fibrin, Erreger und Pigment Obstruktion der Gefäße:

- **Zentralnervensystem (zerebrale Malaria):** Hyperämie, Ödem, petechiale Blutungen. Selten „Malariagranulom" (TÜRKsche[74] Knötchen): Zentrale Arteriole mit befallenen Erythrozyten, in der Umgebung nekrotische Hirnsubstanz.

- **Leber:** Läppchenzentrale Lebernekrosen, Verfettung und Pigmentablagerung.
- **Herz (kardiale Form):** Blutungen und Nekrosen im Myokard.
- **Nebennieren:** Blutungen und Nekrosen durch Anschoppung der Gefäße mit Plasmodien.

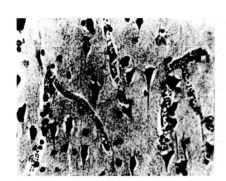

Abb. 70.16: Zerebrale Malaria. In vielen Kapillaren mit Plasmodien befallene Erythrozyten.

Schwarzwasserfieber (hämoglobinurisches Fieber)

Schwere, meist tödliche Komplikation der Malaria tropica. Rasche und massive Zerstörung der Erythrozyten, Hämoglobinämie, Hämoglobinurie, Ikterus, Anämie, Blutdruckabfall, hohes Fieber und akutes Nierenversagen durch Hämoglobinurie und Schock.

70.4.9 Toxoplasmose

Erreger: **Toxoplasma gondii**[75], 7–9 μ großer, ovaler, leicht gekrümmter, intrazellulärer Parasit. Kann sich in allen Vertebratenzellen mit Ausnahme von Blutzellen vermehren. Bei Vögeln und Säugetieren weit verbreitet.

Entwicklung, Infektion und Pathogenese: In der Hauskatze („spezifischer Wirt") zyklische Vermehrung im Darmepithel. Die entstehenden Oozysten mit Sporozoiten werden mit den Fäzes ausgeschieden. In „unspezifischen" Wirten (Hunde, Nagetiere, Schweine, Schafe, Vögel, Menschen) Bildung von Trophozoiten, dann trophozoitenhaltigen Pseudozysten bzw. Zysten. Die Trophozoiten sind die eigentlichen infektiösen Erreger = Toxoplasmen. Infektion durch orale Aufnahme von Oozysten bzw. Sporozoiten (enger Kontakt mit Katzen), Genuß von rohem, zystenhaltigem Fleisch (Beefsteak tartare) oder intrauterine Übertragung. Menschliche Infektion oft latent. Nur 1/3 der Erstinfektionen klinisch manifest. In Europa hohe Durchseuchung der Bevölkerung. Nach Eintritt des Erregers in die Rachen- oder Darmschleimhaut Vermehrung intrazellulär, bis zur Zerstörung der Wirtszelle, frei gewordene Trophozoiten werden lympho- bzw. hämatogen verschleppt. Befall neuer Zellen im gesamten Organismus.

Pathologie:
- **Erwachsenenform:** Während der Parasitämie evtl. Fieber und generalisierte, geringe Lymphknotenschwellung. Selten schwere Verlaufsformen (ty-

pisch für AIDS und andere Immunschwächen). Im Lymphknoten **kleinherdige Epitheloidzellreaktion** PIRINGER-KUCHINKA.

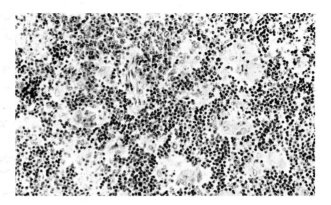

Abb. 70.17: Erwachsenenform der Toxoplasmose. Kleinherdige Epitheloidzellreaktion im Lymphknoten.

- **Konnatale Toxoplasmose:** Bei **Erstinfektion einer Schwangeren** können Toxoplasmen bei der initialen Parasitämie transplazentar auf die Frucht übertragen werden (eine Frau kann daher nur **ein** durch Toxoplasmen geschädigtes Kind haben; bei neuerlicher Infektion infolge Immunität keine Parasitämie).

Bei *Infektion in der frühen Schwangerschaft* nur selten *Embryopathia toxoplasmotica* (Frühabort, Totgeburt, Mißbildungen mit organogenetischen Differenzierungsdefekten), da die LANGHANS-Zellschicht der Plazenta eine wirksame Barriere darstellt.

Bei **Infektion in der 2. Schwangerschaftshälfte**, besonders im 3. Trimenon (Verschwinden dieser Zellen) Übertritt von Toxoplasmen ins fetale Blut möglich → Entwicklung einer **Fetopathia toxoplasmotica:**

1. **Viszerale Veränderungen:** Meist subnormales Geburtsgewicht, Ikterus, makulopapulöse Exantheme, Hepatosplenomegalie, Lymphknotenschwellungen.
2. **Meningoenzephalitis:** Lymphozytäre, plasmazelluläre und spärliche leukozytäre Infiltration der Leptomeningen und des Gehirns, Gliaproliferationen, Nekrosen. In den Nekrosen Pseudozysten mit zahlreichen Erregern. Durch Befall des subependymalen Gewebes und der Leptomeningen → Hydrozephalus. Sekundäre Kalkablagerungen in die nekrotischen Herde.
3. **Chorioretinitis:** Gefäßthrombosen, Nekrosen, Erreger in den Kapillaren, Exsudation, Infiltration und Synechien mit der Linse, Zerstörung der Chorioidea.

---

75 toxon (griech.), Bogen (hat mit „Gift – toxisch" nichts zu tun); Gondi ist ein afrikanisches Nagetier, in dem 1908 der Erreger gefunden wurde.

Durch Antikörperbestimmung im Blut der Schwangeren (für Österreich im Mutter-Kind-Paß vorgeschrieben) kann die Immunitätslage, das Risiko bei einer Infektion bzw. eine aktuelle Toxoplasmoseerkrankung diagnostiziert werden.

70.4.10 Pneumozystose

Erreger: **Pneumocystis CARINII**[76]. Rundlich-ovale, bis 10 μ große, zystische Gebilde mit Schleimkapsel. Als Opportunist latent in den Luftwegen vorhanden. Die Morphologie ist „protozoenähnlich", wahrscheinlich handelt es sich aber um einen Pilz.

Pathologie:
Meist lobäre, selten lobuläre **interstitielle Pneumonie**. Lungen stark vergrößert, schwer, blaßrot gefleckt.

Histo: Alveolen von feinwabigen, eosinophilen, knittrigen Massen erfüllt (Schleimzysten der Erreger). Interstitien stark verbreitert, von Lymphozyten, vor allem reichlich Plasmazellen und gelegentlich Histiozyten durchsetzt (plasmazelluläre interstitielle Pneumonie).

Erregernachweis: Meist erst bei der Obduktion, sonst Lungenbiopsie, Sputumuntersuchung fast immer negativ.

Man unterscheidet **2 Typen der Pneumozystose:**
1. **Interstitielle plasmozelluläre Pneumonie:** bei Kindern zwischen dem 3. und 6. Lebensmonat. In dieser Zeit ist die eigene Immunglobulinsynthese u. U. noch nicht voll angelaufen, und die maternal-diaplazentar erworbenen Antikörper sind aufgebraucht. Diese Säuglings-Pneumozystose ist selten.
2. **Hypoimmune Pneumozystose des Erwachsenen:** bei erworbenen Immuninsuffizienz-Zuständen, typisch z. B. bei AIDS. Die Entzündungsreaktion steht im Hintergrund, es dominiert eine komplette Ausfüllung der Alveolen durch zystische Erreger mit Schleimkapseln.

70.5 Erkrankungen durch Würmer

Helminthen = alle im Menschen oder in Tieren parasitierenden Würmer. Im Rahmen der Entwicklung der Parasiten oft ein- bis zweimaliger Wirtswechsel (Zwischenwirt – Endwirt). Geschlechtsreife wird im Endwirt erlangt. Aufnahme der Parasiten passiv (Nahrung, Wasser) oder aktiv (Einwandern durch die Haut). Reaktion des Wirtsorganismus abhängig von Entwicklungsdauer der Parasiten und Reaktionslage des Wirtes.

70.5.1 Bandwürmer (Zestoden)[77]

Ausschließlich Hermaphroditen. Bestehen aus Kopf (Skolex) mit Haftorganen und Körper mit Segmenten (Proglottiden). Proglottiden werden gegen das Ende des Wurmes größer und enthalten Eierstöcke, Uterus und Hoden.

Zwischenwirt = Träger des Larvenstadiums (Finne)
Wirt = Träger des reifen Parasiten.

Wirt scheidet **Eier** (meist mit Proglottiden) mit dem Stuhl aus. Orale Aufnahme der Eier durch den Zwischenwirt. Im Darm des Zwischenwirtes wird aus dem Ei eine **Onkosphäre** freigesetzt. Diese durchbohrt die Darmwand und gelangt hämatogen in verschiedene Organe, wo die entsprechende **Finne** (meist in Form einer Zyste) entsteht.
Nach Genuß von finnenhaltigem Fleisch entsteht im Darmtrakt des Wirtes der reife Parasit.

Taenia saginata[78] **(Rinderbandwurm)**
Vorkommen: Ubiquitär; selten in Ländern mit Fleischbeschau.
Zwischenwirt: Rinder.
Wirt: Mensch.
Parasit bis zu 20 m lang; Skolex ohne Haken, mit Saugnäpfen.
Finne: Cysticercus bovis. Erbsengroße, von Flüssigkeit erfüllte Zyste.

Taenia solium[79] **(Schweinebandwurm)**
Vorkommen: Ubiquitär.
Zwischenwirt: Schwein, selten andere Tiere.
Wirt: Mensch.
Parasit etwa 5 m lang, Skolex mit Hakenkreuz.

Die eigentliche Gefahr beim Bandwurmbefall liegt darin, daß sich der Mensch mit Eiern infiziert und dadurch zum Zwischenwirt = Träger der Finne wird.

Bei Aufnahme von reifen Bandwurmeiern durch den Menschen (kommt fast nur bei Taenia solium vor): **Zystizerkose:** Bis zu 1,5 cm große **Zystizerken** (Subkutis, Gehirn, Herzmuskulatur, Leber, Lunge) = **dünnwandige zystische Gebilde mit schleimigem Inhalt und eingestülptem Kopf eines jungen Parasiten.** Geringe Gewebsreaktion. Bei Absterben der Finne starke Granulationsgewebsbildung mit lymphozytärer, plasmazellulärer und eosinophiler Infiltration, Epitheloidzellen und Riesenzellen; später auch Verkalkung.

---

76 pneuma (griech.), Luft; kystis (griech.), Blase. Von CARINI 1911 erstmals beschrieben, der Entdecker war jedoch CHAGAS 1909.
77 kestos (griech.), Band.
78 taenia (lat.), Band, Streifen; saginare (lat.), mästen.
79 solium (lat.), Thron, Königreich, Lehnsessel, Sarg, Badewanne; der sprachliche Zusammenhang ist unklar.

Taenia echinococcus[80] (Hundebandwurm)
Zwischenwirt: Haustiere, Mensch.
Wirt: Hunde und hundeartige Raubtiere.
Parasit im ausgewachsenen Zustand ca. 5 mm lang, drei bis vier Proglottiden.

Die im Zwischenwirt (Mensch) aus dem Ei freiwerdenden Embryonen gelangen über die Pfortader in die Leber, manchmal nach Passieren der Leber auch in andere Organe (Lunge, Gehirn, Muskulatur, Herz, Niere, Knochen). Entwicklung der **Finnen (Hydatiden)** meist in der Leber, selten in anderen Organen.

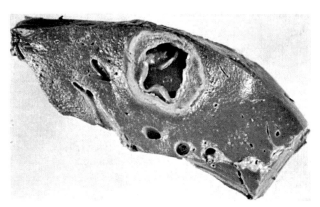

Abb. 70.18: Echinococcus granulosus in der Milz.

Zwei morphologisch verschiedene Typen
- **Echinococcus granulosus (hydatidosus[81], cysticus):**
  Langsam wachsende, bis 10 cm große **Zyste** mit einer äußeren, geschichteten Chitinmembran und einer inneren Keimschicht: In dieser zahlreiche Brutkapseln mit Scolices. Von der Wand der Mutterblase können nach innen und außen Tochterblasen gebildet werden. Später – nach Absterben der Parasiten – Verkreidung und Verkalkung.
- **Echinococcus alveolaris (multilocularis):**
  Zahllose, stecknadelkopf- bis erbsengroße Bläschen mit gallertigem Inhalt, durch Bindegewebe zu einem **geschwulstähnlichen Gebilde** vereinigt. Infiltrierendes Wachstum (wie ein maligner Tumor). Fast ausschließlich in der Leber.
  Diagnose: Komplementbindungsreaktion.

Diphyllobothrium[82] latum (Fischbandwurm)
Über zwei Zwischenwirte (Flußkrebse, diverse Fischsorten) gelangen die Finnen in den menschlichen Organismus → Mensch wird zum Endwirt.

Der Wurm wird bis 15 m lang und hält sich im oberen Dünndarm auf. Er spaltet enzymatisch das CASTLEsche Antiperniziosa-Prinzip und absorbiert Vitamin B 12 → „pseudoperniciöse", megaloblastische Anämie.

70.5.2 Saugwürmer (Trematoden)[83]

Entwicklung: Aus dem Ei entsteht ein bewimperter **Embryo (Miracidium)**, der in Schnecken eindringt. In der Schnecke entstehen **Zerkarien (Larven)**. Diese verlassen die Schnecke und setzen sich an Gräsern fest. Eindringen in den Endwirt (Tier, Mensch) passiv (Schlucken) oder aktiv (perkutan). Dabei oft Entzündung (Zerkariendermatitis). Nach peroraler Aufnahme Endstadium entweder im Darm oder – nach Durchbohren der Darmwand – in der Leber oder in anderen Organen. Bei aktivem Eindringen hämatogene Verschleppung in innere Organe.

Fasciola[84] hepatica (großer Leberegel)
Vorkommen: Süd- und Zentralamerika, Süd- und Osteuropa.
Erwachsene Würmer (bis zu 2,5 cm) leben in den intrahepatischen Gallengängen.

Pathologie: Leberzellverfettung und -Nekrosen; leukozytäre, eosinophile und histiozytäre Reaktion. Pericholangitis, Fibrose, biliäre Zirrhose.

Schistosomiasis[85] (Bilharziose)[86]
Als *Erreger* zahlreiche Arten: **Schistosoma haematobium, Sch. MANSONi, Sch. japonicum.**

Vorkommen: Afrika, Vorderasien, Malaysia, Südamerika, Ferner Osten.

Entwicklung: Zweigeschlechtlich, fadenförmig; bis 20 mm lang. Leben paarweise (Pärchenegel).

Parasiten halten sich in Venen auf (Mesenterialvenen, Blasenvenen, Uterus- und Prostatavenen). Eier werden mit dem Stuhl und/oder Urin abgegeben. Die aus den Eiern enstehenden Mirazidien dringen in Schnecken ein. Hier starke Vermehrung und Freisetzung von Zerkarien. Bei Kontakt mit verseuchtem Wasser, Eindringen von Zerkarien durch die intakte Haut innerhalb von wenigen Sekunden. Hämatogene Verschleppung in die Mesenterialvenen, Pfortader und Lebervenen. Reifung und Paarung in den intrahepatischen Pfortaderästen. Dann Auswanderung in die kleinen Wurzeln der Mesenterialvenen und der Beckenvenen. Hier vielfach submuköse Lagerung.

Klinik: Zerkariendermatitis an Invasionsstelle (Pruritus, Rötung, Entzündung); Schleimhautblutungen und chronische Entzündungen in Darm und Harnblase. Karzinomatöse Entartung der Schleimhäute (bes. Blasenkarzinom!).

---

80 echinos (griech.), Igel, gebraucht im Sinne von Stachel bzw. Haken; kokkos (griech.), Fruchtkern.
81 hydatis (griech.), Wasserblase.
82 phyllon (griech.), Blatt; bothrion (griech.), kleine Grube.
83 trematodes (griech.), durchlöchert.
84 fasciola (lat.), kleines Band.
85 schistos (griech.), gespalten; soma (griech.), Körper.
86 BILHARZ, Theodor (1825–1862), deutscher Tropenarzt in Kairo.

Pathologie:

- **Leber:** Hepatomegalie; Endothelproliferation mit Verschluß kleiner Venen; Leberzellnekrosen, Ausbildung breiter Bindegewebssepten und einer grob gehöckerten Hepar lobatum. Keine echte Zirrhose!
- **Darm:** Chronische Entzündung mit Blutungen, Ulzerationen und pseudopolypösen Wucherungen. Später Fibrosierung, Narbenbildung, Strikturen, evtl. maligne Entartung.
- **Urogenitaltrakt:** Schleimhautödem, Ulzerationen, Blutungen, granulomatöse Entzündung um Eier und reife Parasiten. Fibrosierung, Blasenpapillom → Blasenkarzinom.

70.5.3 Rundwürmer (Nematoden)

Oxyuris[87] (Enterobius)[88] vermicularis
Häufigster und am weitesten verbreiteter Darmparasit bei Kindern.

Morphologie und Entwicklung: 5–12 mm lang, weißlich. Weibchen kriecht zur Eiablage analwärts. Perianale Eiablage. Larven wandern wieder in den Darm zurück oder werden peroral aufgenommen (Übertragung mit Fingern).

Pathologie: Meist nur geringe Reizung der Analschleimhaut und der perianalen Haut, keine Darmveränderungen. Selten Kolpitis bei kleinen Mädchen. Häufig liegen Oxyuren fast reaktionslos in der Appendixbildung: **Oxyurenappendicopathie.**

Diagnose: Wurmnachweis im Stuhl, Einachweis am Anus.

Ascaris lumbricoides[89] (Spulwurm)
Erreger der Askariasis. Häufig und ubiquitär. In den Tropen bis zu 90 % der Bevölkerung befallen.

Morphologie und Entwicklung: Männchen bis 25, Weibchen bis 35 cm groß, regenwurmähnlich. Eier werden mit dem Stuhl abgegeben. Infektion mit kontaminiertem Gemüse oder Wasser. Larven werden im Dünndarm frei, wandern durch die Darmwand → Leber-Lungen-Passage → und gelangen mit dem Speichel wieder in den Darm. Hier Entwicklung zu geschlechtsreifen Würmern. Selten hämatogene Verschleppung in andere Organe.

Klinik und Pathologie: Oft asymptomatisch. Bei schwerem Befall abdominelle Koliken und Ileus. Selten Verlegung des Ductus choledochus oder pancreaticus. Gelegentlich Wurmerbrechen. Malabsorptionssyndrom (hoher Proteinverbrauch der Würmer, Bildung von Askarase = hemmt Verdauungsenzyme des Dünndarmes). Während der Lungenwanderung eosinophile Infiltrate (LÖFFLERsche eosinophile Lungeninfiltrate).

Diagnose: Wurm- und Einachweis im Stuhl.

Trichinella spiralis (Trichine)[90]
Erreger der Trichinose. Ubiquitär bei fleisch- und allesfressenden Tieren und beim Menschen. Häufigste Infektionsquelle = Schweinefleisch.

Morphologie und Entwicklung: Nach der Aufnahme trichinenhaltigen Fleisches Entwicklung der geschlechtsreifen Würmer (2 mm) im Dünndarm. Nach der Befruchtung bohrt sich das Weibchen in die Darmmukosa und setzt lebende Junge ab. Diese gelangen über Lymph- und Blutbahn in die Muskulatur. Hier (meist nahe der Sehnen) Einkapselung und später Verkalkung.

Muskeltrichinose: Lokale Zerstörung des Sarkoplasmas, die Trichinen liegen eingerollt und abgekapselt in den Muskelfasern; später Verkalkung.

Diagnose: Muskelbiopsie, Komplementbindungsreaktion, Hauttest, Antikörpernachweis.

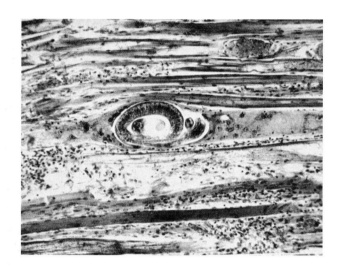

Abb. 70.19: Trichinella spiralis in einer Skelettmuskelfaser.

Wuchereria (Filaria) BANCROFTi[91]
Vorkommen: Afrika, Südostasien, Südamerika.
Erreger der Filariasis[92]
Morphologie und Entwicklung: Durch Insektenbiß (Moskitos) gelangen die Mikrofilarien in subkutane, später in größere Lymphgefäße

---

87 oxys (griech.), scharf; oura (griech.), Schwanz, dazu paßt die deutsche Bezeichnung „Pfriemenschwanz".
88 enteron (griech.), Darm; bios (griech.), Leben.
89 askaris (griech.), Spulwurm; lumbricalis (lat.), regenwurmartig.
90 trichinos (griech.), haarig, soll bedeuten „Haarwurm".
91 WUCHERER, Otto (1820–1873), Arzt in Brasilien; BANCROFT, Joseph (1836–1894), australischer Mediziner.
92 filum (lat.), Faden.

und Lymphknoten. Entwicklung zu geschlechtsreifen Würmern, bis zu 10 cm lang; in Lymphknoten und Lymphgefäßen, u. a. des Beckens, Genitalbereichs und der unteren Extremitäten.

Pathologie: Akute Lymphangitis und Lymphadenitis. Um abgestorbene Würmer Abszeßbildung, Nekrosen, Granulationsgewebe, Abkapselung und Verkalkung. Peripher der betroffenen Lymphgefäße Lymphangiektasien und schwere Lymphödeme (Elephantiasis arabum: untere Extremitäten, Skrotum, Labien, chylöser Aszites, Chylurie).

70.5.4 Ringelwürmer (Anneliden)[93]

Hochdifferenzierte Würmer. Haben keine humanpathogene Bedeutung.
Hirudo[94] **medicinalis** = medizinischer Blutegel.

REKAPITULATION

1. Schildere die allgemeinen Aspekte von Pilzerkrankungen (70.3)!
2. Erläutere die Candidiose (70.3.1)!
3. Gib einen Überblick der Protozoenerkrankungen (70.4)!
4. Was ist die CHAGAS-Krankheit? (70.4.2)
5. Welche Bedeutung haben hohe Lamblien? (70.4.4)
6. Was ist eine Trichomonadenkolpitis? (70.4.5)
7. Welche Erkrankungen können Amöben verursachen? (70.4.6 und 70.4.7)
8. Schildere die Erregerentwicklung bei Malaria (70.4.8)!
9. Was ist das Schwarzwasserfieber? (70.4.8)
10. Erläutere die 2 Formen der Toxoplasmose (70.4.9)!
11. Erläutere die 2 Typen der Pneumozystose (70.4.10)!
12. Erkläre die Unterschiede der einzelnen Bandwürmer (70.5.1)!
13. Was ist die Bilharziose? (70.5.2)
14. Erläutere die Oxyuren-Infektion (70.5.3)!
15. Wie manifestieren sich Trichinen? (70.5.3)

---

93 anneles (franz.), ringeln, kräuseln.
94 hirudo (lat.), Blutegel.

Index[1]

A

Ablatio retinae 413
Abortus 249
ABRIKOSSOFF-Tumor 408
Abszesse
– kalte A. 424 f.
– perinephritische A. 329
– paranephritische A. 329
– subphrenischer A. 194
Acanthosis nigricans 489, T 65
Acardius 481
Accretio cordis 36
ACE 308
Achalasie 140
Achondrogenesie 419
Achondroplasie 419
Adamantinom 135
ADAM-Komplex 245, 477
Adenoide Vegetationen 139
Adenoid-zystische Karzinome 136
Adenom
– pleomorphes A. 136
– tubuläres A. 169
– villöses A. 169
Adenomatoidtumor 225
Adenomatose 169
Adenomyosis 225
– A. uteri interna 238
Adenose
– sklerosierende A. 270
Adnexitis 215
Adoleszentenkyphose 435
Adrenogenitales Syndrom 351
Adventitiadegeneration
– zystische A. 48
Agranulozytose 100, 107, 132
Ahornsirupkrankheit 314
AIDS 532 ff.
air trapping 67, 72
Akanthose 482
Akardie 480
Akne vulgaris 491 f.
Akrodermatitis chronica atrophicans 487
Akromegalie 348 f.
Aktinomykose 132, 510 f.
ALBERS-SCHÖNBERG 420
Albinismus 488
ALBRIGHT-Syndrom 421
Aldosteronismus 350
Alkaptonurie 314
Alkoholische Fettleber 189
Alkoholische Hepatitis 189
Alpha 1-Antitrypsinmangel 65, 197
ALPORT-Syndrom 316, 327
Alterskyphose 435
Alveolarzellkarzinom 90
Alveolitis 86 f.

ALZHEIMER-Fibrillen-Veränderung 382
ALZHEIMER-Plaques 382
Ameloblastom 135
Aminoazidurie 314
Amnionbänder 245
Amniotische Exenzephalie 477
Amöbenabszeß 194
Amöben-Meningoenzephalitis 538
Amöbenruhr 537
Amputationsneurom 401
Amyloidose
– A. d. Niere 315
Amyotonia congenita 404
Amyotrophe Lateralsklerose 383, 405
Analgetikaabusus 329, 344
Anämie(n) 99 ff.
– aplastische A. 100 f.
– autoimmunhämolytische A. 104
– hämolytische A. 103
– perniziöse A. 101
– renale A. 309
– sideroachrestische A. 102
– sideropenische A. 102
Anenzephalus 397, 477, T 54
Aneurysma 54 f., T 10
– arteriovenöses A. 54 f.
Aneurysma dissecans 50, 54
Aneurysma spurium 54
Aneurysma verum 50, 54
Angiitis 48
Angina 137
– A. agranulocytotica 132
– A. intestinalis 160
– A. LUDOVICI 132
– A. pectoris 17
– A. PLAUT-VINCENT 138, 509
Angiofibrom
– juveniles A. 139
Angiofollikuläre Lymphknoten-
hyperplasie 118
Angiomatosis retino-cerebellosa
HIPPEL-LINDAU 59
Angioneuropathien 53 f.
Angiosarkom 59, 201, 463
angiotensin converting enzyme 308
ANITSCHKOW-Zellen 28, T 7
Ankylose 426
Anovulatorische Zyklen 229
Anoxiefolgen im ZNS 369
ANP 11
Anspannungsdilatation
– tonogene A. 14
Anthrakose 85
Anthrakosilikose 86, T 14
Anthrax 502
Antibiotikainduzierte Kolitis 165
Antibiotika-Kolitis 503
Anulussklerose 20

Anurie 309
Aortenisthmusstenose 41
Aortenklappeninsuffizienz 25 f.
Aortenklappenstenose 25
Aortenstenose
– subvalvuläre A. 41
– supravalvuläre A. 41
– valvuläre A. 41
APGAR-Schema 466
Apoplexia uteri 230
Apoplexie 369
Appendicopathia oxyurica 174
Appendizitis 173 f.
Arbo-Viren 528 f.
ARDS 76
Arhinenzephalie 479
ARIAS-STELLA-Phänomen 250
ARNOLD-CHIARI-Syndrom 397, 477
Arteriitis 48
– A. temporalis HORTON 52
Arteriolonekrose FAHR 317
Arteriomesenterialer Darmverschluß 145
Arteriopathien
– hypertoniebedingte A. 47
Arteriosklerose 43 ff.
Arteriosklerotische Myokardiopathie 20
Arthritis 425
– A. psoriatica 429
– A. urica 429
– reaktive A. 428
– rheumatoide A. 31, 487 f.
Arthrogryposis multiplex 404
Arthrogryposis multiplex congenita 421
Arthropathie
– neuropathische A. 433
Arthrose 432 ff.
Arthrosis deformans 432 ff.
Asbestose 86
Ascaris lumbricoides 542
ASCHOFF-GEIPELsche Riesenzellen 28, T 7
ASCHOFFsches Knötchen 28
ASD I (Primumdefekt) 39
ASD II (Sekundumdefekt) 39
ASKIN-Tumoren 457
Aspergillose 536
Aspermie 254
Asphyxie
– intrapartale A. 467
Aspirationspneumonie 83
ASSMANNsches Frühinfiltrat 522
Asthma bronchiale 67 f.
Astrozytome 391
Aszites 176, 198
Atelectasis neonatorum 470

---

1 Der Index bezieht sich auf Teil I und Teil II der Speziellen Pathologie; T 1 bis T 70 beziehen sich auf die Farbtafeln im Anhang.

Atelektase 69 f.
Atemnotsyndrom 470
 – A. des Neugeborenen 76
Atherom 43
 – ulzeriertes A. 44
Atherosklerose 43 ff., T 9
Atresia ani et recti 156
Atriales natriuretisches Peptid 11
AUSPITZ-Phänomen 484
Autoimmunhepatitis 193 f.
Azinus 70
Azoospermie 254

B
Bacillus 502
Bacteroides 509
BAKER-Zyste 431
Bakterienembolie 77
Balanitis 264
Balgabszeß 376
Balkenblase 342
Bambusstabwirbelsäule 430
Bandscheibenprolaps 435
Bandwürmer 540 f.
BARRETT-Syndrom 142
Bartholinitis 242
BARTHOLINsche Zysten 240
BARTTER-Syndrom 316
Basaliom 494
Bauernwurstmilz 128
BCG 339
BCG-Impfung 518
BCG-Zystitis 341
BENCE-JONESscher Eiweißkörper 113
BERGER-Erkrankung 326
BERNHEIM-Syndrom 25
Berylliose 86
Berylliumlunge 86
Bezoar 145
Bilharziose 339, 541 f.
Biliäre Zirrhose 196 f.
BLAND-WHITE-GARLAND-Syndrom 42
Bläschen 482
Blase 482
Blasendivertikel 343
Blasenmole 246 f.
blue bloater 72
Blutbildung 98
Blutegel 543
Blutergelenk 452
Blutungsanämie 104
BOERHAAVE-Syndrom 142
Bolustod 64, 141
Bordetellen 508
Borrelia BURGDORFERI 487, 509
Borrelien 509 f.
Borreliose 377
Botulismus 405, 502
BOURNEVILLE-PRINGLE-Syndrom 59
Bovine, spongiforme Enzephalopathie
 380
Boxer-Enzephalopathie 387
branchiogene Fehlbildungen 137
Braune Tumoren 443
BRENNER-Tumor 219
BRODIE-Abszeß 423
Bronchialkarzinom 90
Bronchiektasien 68 f.

Bronchiolitis 66 f.
 – B. obliterans 67
Bronchiolo-alveoläres Karzinom 90
Bronchitis 66 f.
Bronchopneumonie 80
Brucellen 507 f.
BRUNNsche Zellnester 342
BSE 380
BUDD-CHIARI-Syndrom 185
BURKITT-Lymphom 123, 531
Bursitis 431
Bürstenschädel 102
Bypass
 – aortokoronarer B. 47

C
CALL-EXNER-Bodies 219
Calymmatobakterien 507
Campylobacter jejuni 509
Candida albicans 487, 535
Candidiasis 131, 535
CAPLAN-Syndrom 86, 428
Caput Medusae 56, 198
Caput succedaneum 468
Carcinoma in situ 234
Carcinosis peritonei 179
Carcinosis pleurae 94
Caries carnosa 424
Caries caseosa 424
CAROLI-Syndrom 182
Carrier 191, 193
Caruncula urethralis 346
CASTLEMAN-Tumor 118
CASTLEsches Antiperniziosa-Prinzip
 101
Cervikale intraepitheliale Neoplasie
 234
CFU 98
CHAGAS-Krankheit 536 f.
Chalazion 410
CHARCOT-Gelenke 433
CHARCOT-LEYDENsche Kristalle 68
Cheilitis 130
Cheilognathopalatoschisis 130
Chlamydien 511 ff.
Cholangiolen 181
Cholangiozelluläres Karzinom 200
Cholangitis 190, 203
 – eitrige C. 203, T 37
 – nichteitrige C. 203
 – sklerosierende C. 203
Cholaskos 176
Cholelithiasis 203 f.
Cholera 509
Cholestase 184
Cholesteatom
 – echtes C. 417
 – entzündliches C. 416
Cholezystitis 205
Chondroblastom 456
Chondrodermatitis nodularis helicis
 416
Chondrodystrophie 419
Chondrome 89, 456
Chondromalacia patellae 435
Chondropathia patellae 435
Chondrosarkom 456 f.
Chorangiom 248

Chordom 394, 458
Chorea HUNTINGTON 383
Chorea minor SYDENHAM 30
Choriokarzinom 221, 248, 257, 394
Choristome 473
Chronische Polyarthritis 31, 426 ff.
CHURG-STRAUSS-Syndrom 51
Chylothorax 92
CIN 234
Cirrhose cardiaque 185
Cirrhosis carcinomatosa 200
Clostridium 502
 – C. difficile 165
CML T 17
CMV 531
COAD 66
Coarctatio aortae 41
COLD 66
Coli-Enteritis 506
Colitis ulcerosa 165
Coma hepaticum 199
Common cold diseases 62
Commotio cerebri 385
Concretio cordis 36
Condyloma acuminatum 242
Condyloma latum 242
Condylomata acuminata 172, 486,
 T 63
Conjunctivitis gonorrhoica neona-
 torum 411
CONN-Syndrom 350
Conquassatio cerebri 387
Contergan 480
Contre Coup 386
Contusio cerebri 386
COOLEY-Anämie 102
COPD 66
Cor bovinum 13, 34
Cor hypertonicum 13
Cor kyphoskolioticum 436
Cor mitrale 24
Cor pulmonale 13
COUNCILMAN-bodies 529
COURVOISIERsches Zeichen 184
COXSACKIE-Viren 528
Craniotabes rachitica 441
CREUTZFELDT-JAKOB-Krankheit 380
CRIGLER-NAJJAR-Syndrom 183
CRONKHITE-CANADA-Syndrom 172
Croup 63
CURLING ulcer 151
CURSCHMANNsche Spiralen 68
CUSHING-Syndrom 349 f.
Cutis laxa 489
Cystadenoma lymphomatosum
 papilliferum 136
C-Zell-Karzinom 359

D
DANDY-WALKER-Syndrom 398, 477
Darmtuberkulose 524
Darmverschluß
 – arteriomesenterialer D. 145
DE TONI-DEBRE-FANCONI-Syndrom
 314
Defektimmunopathien 96
Dekompensation
 – kardiale D. 15

DENGUE-Fieber 528
Dermatofibrosarcoma protuberans 462
Dermoidzyste 222
Deszensus uteri 228
Determinationsperiode
– teratogenetische D. 396
Diabetes insipidus 349
Diabetes mellitus 210
– Nierenveränderungen
bei D. m. 315
Diabetische Retinopathie 413
Dickdarmadenom 168 f., T 33
Dickdarmkarzinom 169 ff.
DIEULAFOY-Läsion 151
Diphtherie 63, 132, 501
– Myokarderkrankung bei D. 32
Diphyllobothrium latum 541
Diskushernie 435
Disseminiertes neuroendokrines
System 363 f.
Disseziierende Fibroosteoklasie 443
Distorsion 451
Divertikel 156
Divertikulose 156
DÖDERLEINsche Bazillen 227
DOPPLER-Sonographie 373
Dottersacktumor 221
DOUGLAS-Abszeß 177
DOWN-Syndrom 396
Dreiostienvitium 29
Drepanozyten 103
DRESSLER-Syndrom 19
DUBIN-JOHNSON-Syndrom 183
DUBOISsche Höhlen 515
Ductus arteriosus BOTALLI persistens
40
Ductus thoracicus 97
DUKES
– Stadium nach D. 171
Duodenalkarzinoid 155
Duodenalkarzinom 155
Duodenitis 154
Duplizitasbildungen 481
DUPUYTRENsche Kontraktur 264, 432,
461
Durahygrom 386
DUVALsche Körperchen 221
Dysenterie 505 f.
Dysgenesie
– testikuläre D. 213
Dysgerminom 221, 393
Dyskeratose 482 f.
Dyskeratosis follicularis 483
Dysmelien 420
Dysostosen 420
Dysostosis cleidocranialis 420
Dysostosis craniofacialis CROUZON 420
Dysphagia lusoria 140
Dysraphien 477 f.

E
early cancer 153
EBOLA-Virus-Krankheit 530
EBV 531
Echinococcus 541
ECHO-Viren 528
Ectopia cordis 478
EDWARDS-Syndrom 396

EHLERS-DANLOS-Syndrom 490
Einklemmung 367
Eisenmangelanämie 102
EISENMENGER-Komplex 41
EISENMENGER-Reaktion 38
Eklampsie 186, 248
Ekstrophia vesicae 338
Ektasien 54 f.
Ektopie 229
Ekzem 483
Elastolyse
– generalisierte E. 489
Elastose
– aktinische E. 489
Elektromechanische Koppelung 11
Elephantiasis 57
Embolus T 13
Embryonales Rhabdomyosarkom 239,
241
Embryopathia rubeolica 529
Emphysem 70
– bullöses E. 72
– interstitielles E. 73
– lobäres E. 72
– panazinäres E. 71
– paraseptales E. 71
– perinoduläres E. 71
– zentroazinäres E. 71
Emphysematöse Lungensklerose 73 f.
Empyem
– perityphlitisches E. 178
– subphrenisches E. 178
Empyema necessitatis 93
Encephalitis lethargica 534
Endocarditis lenta 23, 500
Endocarditis LIBMAN-SACKS 22
Endocarditis parietalis 21
Endocarditis parietalis fibroblastica
LÖFFLER 22, 33
Endocarditis polyposa 21
Endocarditis rheumatica 21, 29, T 8
Endocarditis toxica seu marantica 22
Endocarditis ulceropolyposa 21, T 6
Endocarditis ulceropolyposa acuta 23 f.
Endocarditis ulceropolyposa subacuta
23
Endocarditis valvularis 21
Endocarditis verrucosa 21, T 5
Endodermaler Sinustumor 221, 394
Endokard-Fibroelastose 27
Endokardfibrose 27
Endokarditis 21 ff.
– bakterielle E. 22 f.
– rheumatische E. 29, T 8
Endometriose 225, 238, 342
Endometriosezysten 216
Endometritis 230
– puerperale E. 230
Endometritis puerperalis 250
Endometrium
– Polypen d. E.s 232 f.
– E.-Hyperplasie 231
Endometriumkarzinom 236 ff.
Endomyokardfibrose 27, 33
Endophlebitis obliterans hepatica 185
Endoprothesen 453
Endstadiumnieren 330
Entamoeba histolytica 537

Enteritis 165
Enterokokken 500
Enterokolitis 165
Enterokystom 155
Enteroviren 528
Enzephalitis 374
Enzephalomalazie 369 ff.
Enzephalopathie
– bovine, spongiforme E. 380
– HIV-E. 380
– Prionen-E. 380
Enzephalo-trigeminale Angiomatose
STURGE-WEBER 59
Enzephalozelen 397
Eosinophiles Knochengranulom JAFFE-
LICHTENSTEIN 124
Eosinophiles Lungeninfiltrat LÖFFLER
82
Eosinophilie 106
Ependymitis granularis 375, 377
Ependymom 391 f.
Ependymzysten 394
Epheliden 489
EPH-Gestose 186, 248, 319
Epidermolyse
– toxisch-allergische E. 486
Epididymitis 254
Epidurales Hämatom 386
Epignathus 139
Epilepsie 389
Epiphyseolysis capitis femoris 452
Epispadie 264, 346
Epithelkörperchenadenom 362
Epithelkörperchenkarzinom 362
Epitheloidzell-Reaktionen 117
EPO 98
EPSTEIN-BARR-Virus 531
Epulis 130 f.
Erdbeerzunge 132
Erkältungskrankheiten 62
Erosionen 229
– E. d. Magen-Duodenal-
schleimhaut 148
Erysipel 487
Erythema anulare 30
Erythema chronicum migrans 487,
T 64
Erythema exsudativum multiforme
484
Erythema induratum BAZIN 491
Erythema nodosum 30, 490 f.
Erythroblastosis fetalis 105
Erythromelalgie 54
Erythroplasie QEUYRAT 265, 493
Erythropoetin 98
Erythrozytose 106
Escherichia coli 506
EULER-LILJESTRAND-Mechanismus 72
Eunuchismus 253
EWING-Sarkom 457 f., T 58
Exanthem 485
Exenzephalie
– amniotische E. 477
Exophthalmus 414
Exostosen
– E.-Krankheit 454
– kartilaginäre E. 454
Exstrophia vesicae 479

Extrauteringravidität 249 f.
extrinsic factor 101
Exzentrische Hypertrophie 14
Eythroblastosis fetalis 469

F

FABRYsche Erkrankung 316
FALLOTsche Tetralogie 40
Fasciola hepatica 541
Fasziitis
  – noduläre F. 461
Favismus 103
Feldflaschenmagen 153
FELTY-Syndrom 428
Femoralhernie 163
Fetofetales Transfusionssyndrom 245
Fettembolie 77
Fettleber 188
Fettleberhepatitis 188
Feuersteinleber 515
Fibrinoid 28
Fibroadenom 270 f.
Fibroelastose des Endokards 27, 33
Fibrom 461
Fibromatosen 461
Fibroosteoklasie
  – disseziierende F. 443, T 56
Fibrosarkom 457, 462
Fibröse Dysplasie JAFFE-LICHTENSTEIN 421
Fibrose
  – retroperitoneale F. 180
  – zystische F. 65, 197, 207 f.
Fibröser Kortikalisdefekt 454
Fieberblasen 486
Filariasis 542 f.
Filo-Viren 530
Fischbandwurm 541
Fischwirbel 437
Fissuren 450
Fleckfieber 512
Fleckfieberknötchen 378
floppy-valve 26
Fluor albus 240
FNH 199
Fokale noduläre Hyperplasie 199
Fokalinfektion 500
Fokaltoxikose 138
Follikulitis 486, 491
Folsäuremangel 101
Foramen ovale
  – offenes F. o. 38 f.
Foveoläre Hyperplasie
  – diffuse f. H. 152
  – fokale f. H. 152
Frakturen 449
Frakturheilung 450 f.
Francisellen 508
FRANK-STARLINGsches Gesetz 11
Freie Gelenkkörper 452
Fremdkörperembolie 77
FRIEDLÄNDER-Pneumonie 81, 506
FRIEDREICH-Krankheit 383
Fruchtwasseraspiration 470, T 59
Fruchtwasserembolie 77
Frühgeburt 465
Frühjahr-Sommer-Meningo-
  Enzephalitis 528

FSME 379, 528
Funikuläre Myelose 101, 384
Furunkel 486
Fusobakterien 509

G

Galaktosämie 197
Gallenblase
  – Hydrops der G. 204
  – Lipoidose der G. 205
  – Tumoren der G. 205
Gallengangsadenom 199
Gallensteine 203 f.
Gammopathie
  – monoklonale G. 114
Ganglion 431
Ganglioneurom 353
Ganglionneuroblastom 353
Gangliosidosen 384
Gangliozytom 392, 402
GARDNER-Syndrom 169
GARTNER-Gang-Zysten 240
GARTNERsche Gänge 212
Gasödem 502
Gastrektasie 145
Gastritis 145 ff.
  – akute G. 145 f.
  – chronische G. 146
  – Typ A-G. 146
  – Typ B-G. 146
  – Typ C-G. 147
Gastroptose 144 f.
Gastroschisis 156
Geburtsschäden des ZNS 388
Geburtraumen 468
Gefügedilatation 14
  – myogene G. 14
Gelbfieber 529
Gelenkchondromatose 459
Gelenkkörper
  – freie G. 452
Gelenkmaus 452
Gelenkprothesen 453
Gelenkrheumatismus
  – akuter G. 426
Germinale Einschlußzysten 215
Geröllzysten 432
Gerontoxon 412
Gerstenkorn 410
Geschlechtskrankheiten 515
Giardiasis 537
Gicht 429
Gichtniere 315
Gigantismus 348
Gingivitis 130, 134
Glandulär-zystische Hyperplasie 231 f.
Glaukom 413
GLEASON-Score 262
Glianarbe 365
Glioblastoma multiforme 391
Glioma apoplectiforme 372
Globoidzellige Leukodystrophie 384
Glomeruläre Minimalveränderungen
  310, 325
Glomerulonephritis (GN) 320 ff.
  – fokal-segmentale G. 324 f.
  – Folgen einer G. 326
  – G. bei Systemerkrankungen 325 f.

  – IgA-mesangiale G. 326
  – intramembranöse G. 327
  – membranöse G. 322
  – nekrotisierende G. 323
  – Poststreptokokken-G. 322
  – proliferative G. 322 f.
  – sklerosierende G. 323
Glomustumoren 59, 463
Glossitis 130
Glottisödem 62
Glukokortikoide 350
Glukose-6-Phosphat-Dehydrogenase-
  Mangel 103
Glykogenosen 384
Glykogenspeicherkrankheiten 406
GM-CSF 98
GOLDBLATT-Versuch 308
Gonadendysgenesie 212
Gonokokken 501
Gonorrhoe 501
GOODPASTURE-Syndrom 89, 326
GOORMAGHTIGHsche Zellen 307
Graft-Sklerose 47
Granularzelltumor 408
Granulom
  – rheumatisches G. 28, T 7
Granuloma anulare 488
Granuloma pyogenicum 59, 130
Granuloma teleangiectaticum 130
Granuloma venereum 507
Granulosazelltumor 219 f.
Granulozytopenie 107
GRASERsche Divertikel 156 f.
Grippe 63, 529
Grippepneumonie 81
Gummen 514
Gynäkomastie 199, 267
Gynandroblastom 220

H

Haarzellleukämie 111
Haematocephalus externus 386
Haematocephalus internus 388
Haematopoese 98
Haemophilus 508
Haemorrhagia cerebri 371
Hagelkorn 410
Halbmonde 321
Halsfisteln 62, 137
Halszysten 62, 137
  – mediane H. 354
Hämangioblastom 393
Hämangioendotheliom
  – malignes H. 201
Hämangiome 58, 463
Hamartochondrome 89
Hamartome 473
Hämaskos 177
Hämatom
  – epidurales H. 386, T 50
  – subdurales H. 386, T 51
Hämatoperikard 35
Hämatosalpinx 224
Hämatothorax 92
Hämoblastosen 107
Hämochromatose 197
Hämoglobinurie 104

Hämolytisch-urämisches Syndrom
GASSER 319
Hämorrhoiden 56, 174 f., T 34
HAND'sche Trias 124
HAND-SCHÜLLER-CHRISTIANsche Er-
krankung 124
HANSEMANN-Zellen 340
Harnabflußstörungen 334 f.
Harnblasenkarzinom 344, T 47
Harnsäureinfarkte 315, 330, T 44
Harnsteine 335 f.
HARTNUP-Syndrom 314
HASHIMOTO-Thyreoiditis 354
HAUDEK-Nischen 151
Hautemphysem 70
HEBERDEN-Arthrose 435
HEBERDENsche Knoten 433, 435
HEERFORDT-Syndrom 117, 136
Helicobacter pylori 146, 149, 154, 509
HELLP-Syndrom 248
HENLEsche Schleife 308
Hepatisation 79
Hepatitis 190 ff., T 36
– akute H. 192 f.
– anikterische H. 192
– chronische H. 193 f.
– fulminante H. 192
– Hepatitis A 191
– Hepatitis B 191
– Hepatitis C 191
– Hepatitis D 191
– Hepatitis E 191
– prolongiert verlaufende H. 192
Hepatitis-Viren 532
Hepatolentikuläre Degeneration
WILSON 314
Hepatorenales Syndrom 199
Hepatozelluläres Karzinom 199 f.
Herdpneumonie 79
HERINGsches Zwischenstück 181
Hermaphroditismus 212
Hernia funiculi umbilicalis 478
Hernien 162 ff.
Herpangina 528
Herpes genitalis 242
Herpes simplex 132, 486, 530
Herpes zoster 132, 401, 486, 530,
T 70
Herpes-Viren 530 f.
Herzatrophie 13
Herzbeutel 35
Herzbeuteltamponade 19, 35, T 4
Herzdilatation 13 f.
Herzerkrankungen
– rheumatische H. 28 ff.
Herzfehlerzellen 74
Herzgefäßmißbildungen 38 ff.
Herzgewicht
– kritisches H. 12
– normales H. 12
Herzhypertrophie 12 f.
– exzentrische H. 12
– konzentrische H. 12
Herzinfarkt
– paradoxer H. 18
Herzinsuffizienz 14 f., 20
Herzklappenersatz 37
Herzklappenfehler 24 ff.

Herzmißbildungen 38 ff.
Herzruptur 19, T 4
Herztransplantation 37
Herzwandaneurysma 19
HEUBNERsche obliterierende
Endarteriitis 377
Heuschnupfen 61
HEYMANN-Nephritis 322
Hiatus leucaemicus 109
Hiatushernien 143, 164
Hibernom 462
HIPPEL-LINDAU-Syndrom 393, 395
Hirnabszeß 376, 416
Hirnarterienaneurysmen 373
Hirnatrophie 367
– senile H. 382
Hirnblutungen 371 f.
Hirndrucksteigerung 366 ff.
Hirndruckzeichen 367
Hirngewicht 366
Hirninfarkt 369 ff., T 48, T 49
Hirninfarkttypen 370
Hirnmassenblutung 371
Hirnödem 366
Hirnschwellung 366
Hirnsklerose
– tuberöse Hirnsklerose 395
Hirntodsyndrom 368
Hirnvenenthrombosen 371
Hirnverletzungen 385
HIRSCHSPRUNGsche Erkrankung 157
Hirudo medicinalis 543
Histiozytom 462
Histiozytose X 124
Histoplasmose 535
HIV-Enzephalopathie 380
HIV-Infektionskrankheit 532 ff.
Hodendystopie 251
Hodentorsion 254
Hodentumoren 255 ff.
HODGKIN-Zellen 120, T 18
Hohlvenensyndrom
– oberes H. 57
– unteres H. 57
HOMEscher-Lappen 260
Homozystinurie 314
honeycomb lung 73, 87
Hordeolum 410
HORNER-Syndrom 90, 95
Hornhautdystrophie 411
Hornhauttransplantation 412
Hospitalismus 500
HPV 233, 486, 532
Hufeisenniere 311
Hühneraugen der Pleura 85
Humane Papilloma-Viren 233, 486,
532
humps 322
Hundebandwurm 541
HUNNERsche Zystitis 339
HUNTERsche Glossitis 101
HUTCHINSONsche Trias 515
Hyaline-Membranen-Syndrom 470
Hydatiden 253
Hydramnion 245
Hydrocephalus e vacuo 367
Hydronephrose 335
Hydroperikard 35

Hydrops universalis congenitus 105, 469
Hydrosalpinx 224
Hydrothorax 92
Hydrozele 253
Hydrozephalus 367 f., 399
Hygrom 431
Hyperimmunglobulinämien 114
Hyperkalzämie-Syndrom 443
Hyperkeratose 482 f.
Hyperostosen 445
Hyperostosis frontalis interna 446,
T 57
Hyperparathyreoidismus 362 f., 443 f.,
T 56
– primärer H. 443
– quartärer H. 444
– sekundärer H. 443 f.
– tertiärer H. 444
Hyperplasie
– fokale noduläre H. 199
– glandulär-zystische H. 231 f.
– lymphatische H. 116
Hypersensitivitätsangiitis 51
Hypersplenismus 105, 126
Hyperthermie
– maligne H. 407
Hyperthyreose 357, 360
Hypertonie
– maligne H. 317
– portale H. 187 f.
Hypertoniebedingte Arteriopathien 47
Hypertrophie
– exzentrische H. 14
– konzentrische H. 14
Hyphen 534
Hypoparathyreoidismus 363, 444
Hypopharynxdivertikel 137, 141
Hypophyse
– Adenome der H. 349
Hypophysenvorderlappeninsuffizienz
348
Hypopituitarismus 348
Hypospadie 264, 346
Hyposplenismus 126 f.
Hypothyreose 360 f.

I
Ichthyosen 482, T 61
Ikterus 183
Ileitis terminalis 166
Ileocolitis regionalis 166
Ileus 161 f.
Induratio penis plastica 264, 461
Indurativpneumonie 83
Infektionskrankheiten
– venerische I. 242
Influenza 529
Inguinal-Hernien 163, T 31
Inkarzeration 164
Intersexualität 212
Interstitielle destruierende Nephritis 328
Interstitielle, nicht-destruierende
Nephritis 329
Intestinale Lipodystrophie 159
Intestinale Metaplasie 147
Intrakranielle Drucksteigerung 366 ff.
Intrauteriner Fruchttod 249, 467
Intrauterinpessar 230

intrinsic factor 101
Invagination 161
IRDS 76, 470, T 60
Ischämie des Myokards 18, T 2
Ito-Zellen 181

J

Jet-Effekt 25
jet-lesion 46
Juveniles Nasen-Rachen-Fibrom 461

K

Kala-Azar 537
Kalkinfarkte 314, 330
Kalte Abszesse 424 f.
Kalzitonin 359
Kalzium-Nephropathie 314
Kapillaritis 48
Kaposi-Sarkom 59, 497
Kardiomyopathien 33 f.
   – alkoholische K. 33 f.
   – hypertrophische K. 33
   – kongestive dilatative K. 33
   – obliterative K. 33
   – sekundäre K. 33 f.
Kardiomyozyten 11
Karnifikation 83
Kartagener-Syndrom 65, 68
Kartenherzbecken 440 f.
Kartilaginäre Exostose 454
Karzinoid 171, 364
Karzinoidsyndrom 27, 172
Kasabach-Merrit-Syndrom 200
Katarakt 412
Katzenkratzkrankheit 118, 534
Kaverne 523
Kawasaki-Syndrom 53
Kehlkopfkarzinom 64
Keimzelltumoren 255 ff.
Kephalhämatom 468
Keratitis 412
Keratoakanthom 494
Keratose
   – aktinische K. 493
Kernikterus 389, 469
Kerzentropfenphänomen 484
Keuchhusten 508
Kieler Knochenspan 453
KIEL-Klassifikation 121
Kindbettfieber 230
Kindersterblichkeit 465
Kindstod
   – plötzlicher K. 472
kissing ulcer 150
Klappensklerose 20
Klatskin-Tumor 205
Klebsiella 506
Klebsiellen-Pneumonie 81
Klinefelter-Syndrom 213
Klippel-Feil-Syndrom 68
Klumpfuß 421
Knochenglatze 432
Knocheninfarkte 449
Knochenmarkstransplantation 115
Knochenmetastasen 459
Knochennekrosen 447 ff.
Knochentransplantat 453
Knochentuberkulose 424, 525

Knochentumoren 454
Knochenzysten 454 f.
Knopflochstenose 24
Koarktation 41
Kobaltchloridvergiftung 15
Kohlenmonoxid 384
Koilozytose 233, 482
Kolitis T 32
   – antibiotikainduzierte K. 165
   – ischämische K. 160
Kollagenosen 485
Kollodiumbaby 482, T 61
Kollumkarzinom 233 ff.
Kolpitis 240
Kompartmentsyndrom 407
Kompressionsatelektase 69
Kompressionsileus 161
Kondylome 172, 231, 242
Konglomerattumor 216
Konisationspräparat 234
Konjunktivitis 411
Kontaktdermatitis 483
Konzentrische Hypertrophie 14
Koronare Herzerkrankungen 16 ff.
Koronarembolien 17
Koronarinsuffizienz 15 ff.
Koronarreserve 11, 17
Koronarsklerose 16
Koronartod 16
Korpuskarzinom 236 ff.
Kortikalisdefekt
   – fibröser K. 454
Kossa-Färbung 340
Krampfadern 55
Kraniopharyngeom 139, 394
Kraurosis vulvae 243
Kretinismus 361
Kristeller-Schleimpfropf 229
Kropf 355
Krukenberg-Tumoren 179, 222
Kryptokokkose 535 f.
Kryptorchismus 251
Kugelberg-Welander 404
Kugelzellanämie 103
Kuhpocken 532
Kuru-Krankheit 380
Küttner-Tumor 135
Kyphose
   – anguläre K. 424
Kyphoskoliose 436

L

Lagophthalmus 410
Lambert-Eaton-Syndrom 405
Lambliasis 537
Lamblsche Exkreszenzen 27
Landry-Paralyse 402
Langerhans-Zellen 482
Langerhans-Zellen-Granulomatose
   124
Laryngitis 62 f.
Larynxödem 62
Larynx-Tracheal-Stenosen 65
Larynxtuberkulose 524
Lateralsklerose
   – amyotrophe L. 383, 405
Lauren
   – Typisierung nach L. 153

Lazeration 229
Lebensmittelvergiftung 165, 500, 503
Leberabszesse 194 f., T 37
   – tropische L. 537
Leberazinus (Rappaport) 181
Leberdystrophie 193
Leberegel 541
Leberkarzinom 200
Leberläppchen 181
Leberstauung
   – venöse L. 184 f.
Lebertransplantation 201 f.
Lebervenenverschlußsyndrom 57,
   185 f.
Leberzelladenom 199
Leberzellen 192
Leberzirrhose 195 ff., T 38, T 39
   – alkoholische L. 196
   – hepatitische L. 196
Leberzysten 182
Legionärskrankheit 81, 509
Legionella 509
Leiomyom 462
Leiomyosarkom 462 f.
Leishmaniosen 537
Leistenbruch 163
Lentigo 489
Lentigo maligna 495 f.
Lepra 401, 525 f.
Leptomeningitis 374, 416
Leptomeningitis purulenta 374 f.
Leptomeningitis tuberculosa 376, 525
Leptospiren 510
Letterer-Siwesche Erkrankung 124
Leukämie 105 ff., T 16
   – akute lymphatische L. 109
   – akute myeloische L. 108
   – chronische lymphatische L. 111
   – chronische myeloische L. 110
Leukenzephalitis 374
Leukodystrophie
   – globoidzellige L. 384
   – metachromatische L. 384
Leukoplakie 64, 131, 229, 243, 493
Leukosen 107
Leukozytopenie 106
Leukozytose 106
Leydigzell-Tumor 220, 258
Libman, Emanuel 22
Lichen sclerosus et atrophicus 243, 265
Linksherzversagen 15
Lipidpneumonie 83
Lipodystrophien 491
   – intestinale L. 159
Lipoidnephrose 310, 325
Lipom 462
Lipoma arborescens 459
Liposarkome 462
Lippenkarzinom 133
Lippen-Kiefer-Gaumen-Spalten 130
Listeriose 501 f.
Little-Syndrom 387 f.
Littresche Hernie 162
Lobuläres Karzinom 274
Lobulärpneumonie 80
Lobulus 70
Löffler, Karl Wilhelm 22
Löfgren-Syndrom 117

LÖHLEINsche Herdnephritis 23, 324
Lückenschädel 124, 420
Lues 49, 377, 513 ff.
Luftembolie 77
Lunetten 321
Lungenabszeß 83 f.
Lungenadenomatose 90
Lungenblutungen 75
Lungenembolie 76 f.
Lungenemphysem 70 ff.
Lungenfibrosen 86 f.
– HAMMAN-RICH 87
Lungengangrän 84
Lungenhämosiderose
– idiopathische L. 88 f.
Lungeninfarkt 77 f.
Lungenkarzinome 89 ff.
Lungenmetastasen 92
Lungenödem 75 f., T 12
Lungensequestration 65
Lungenstauung 74, T 11
Lungenvenenfehlmündungen 40
Lupus erythematodes 325
LUTEMBACHER-Syndrom 39
LUTZNER-Zellen 497
Luxatio coxae congenita 421
Luxation 451
LYELL-Syndrom 486
LYME-Borreliose 487
LYME-Erkrankung 377
Lymphadenitis 116
– akute L. 116
– chronische L. 116
– Lymphadenitis cervicalis nuchae
PIRINGER-KUCHINKA 118
– Lymphadenitis mesenterialis pseu-
dotuberculosa 118
– retikulohistiozytär-abszedierende
L. 117
Lymphadenopathie 116
Lymphangiitis 57
Lymphangiom 59
Lymphangiosarkom 59, 463
Lymphangiosis carcinomatosa
pulmonum 92
Lymphatische Hyperplasie 116
Lymphknotenhyperplasie
– angiofollikuläre L. 118
Lymphknotenmetastasen 124 f.
Lymphknotentuberkulose 117, 525
Lymphödem
– primäres L. 58
– sekundäres L. 57
Lymphoepitheliales Karzinom
SCHMINCKE-REGAUD 139
Lymphogranuloma inguinale 512
Lymphogranulomatose 119 f.
Lymphome 116
– maligne L. 119 ff.
Lymphozytopenie 106
Lymphozytose 106
LYNCH-Syndrom 170
Lyse 79
Lyssa 380, 530

M
Macula densa 307
Magenblutungen 144

Magenkarzinom 152 ff., T 29
Makroglobulinämie WALDENSTRÖM
114
Makroglossie 133
Malabsorption 158
Malakoplakie 340
Malaria 538 f.
Maldigestion 158
Maligne Hyperthermie 407
MALLORY-Körper T 36
MALLORY-WEISS-Syndrom 144
MALT 116, 123
MALT-Lymphome 123, 152
Mamma
– akzessorische M. 267
Mammakarzinom 272 ff.
Mandelzunge 133
MARBURG-Virus-Krankheit 530
MARCHESANI-Syndrom 412
MARCHIAFAVA-Anämie 104
MARFAN-Syndrom 48, 412
Marmorknochenkrankheit (ALBERS-
SCHÖNBERG) 420
Masern 529
Masern-Enzephalitis 380
Masernpneumonie 81
Massennekrosen 192
Mastitis 268
Mastopathie 269 f.
Mastozytom 498
Mastozytose 498
Maul- und Klauenseuche 528
MAYER-ROKITANSKY-KÜSTER-Syndrom
213
Mazeration 467
MECKELsches Divertikel 155 f.
Medianecrosis aortae
– ERDHEIM-GSELL 48
Medianekrose 47
– idiopathische M. 48
Mediastinalemphysem 70, 96
Mediastinitis 95
Mediastinoskopie 95
Medulloblastom 392
Megakolon 471
– angeborenes M. 157
– erworbenes M. 158
Mehrstienvitium 26
MEIGS-Syndrom 92, 176, 220
Mekoniumileus 471
Meläna 167
Melanom 496
– malignes M. T 66
– M. der Uvea 414
Melanoma in situ 495
Melanosis coli 168
Menikusrisse 451
Meningeome 393, T 52
Meningitis 374, 501
Meningoenzephalitis 374
Meningokokken 501
Meningomyelozele 398, 477
Meningomyelozystozele 398, 477
Meningozele 398, 477
Meniskusveränderungen
– degenerative M. 435
MERKEL-Zellen 482
MERKEL-Zell-Karzinom 494

MERSEBURGER Trias 357
Mesangiumzellen 307
Mesaortitis luica 49, 514
Mesenterialarterien-Verschluß 159 f.,
T 30
Mesenterialvenen-Verschluß 160
Mesotheliome 94, 179, 464
Metachromatische Leukodystrophie
384
Metaphysärer, fibröser Defekt 454
Metastasen
– osteoblastische M. 114, 459
– osteoklastische M. 114
– osteolytische M. 459
MICHAELIS-GUTMANN-Körperchen
340
Mikroglossie 134
MIKULICZ-Syndrom 136
Milch-Alkali-Syndrom 314
Miliartuberkulose 521
Milzbrand 502
Milzinfarkt
– hämorrhagischer M. 128
– ischämischer M. 128, T 21
Milzruptur 127
Milzschwellung
– chronische M. 128
– septische M. 128
– subakute M. 128
Mineralokortikoide 350
MING
– Typisierung nach M. 153
Mißbildungslehre 474
Mitralinsuffizienz 24 f.
Mitralklappeninsuffizienz 26
Mitralklappenprolaps 26
Mitralstenose 24
Mittellinien-Granulom 51, 61 f.
Molluscum contagiosum 486, 532,
T 62
MÖNCKEBERG, Johann Georg 25
MÖNCKEBERGsche Mediaverkalkung
47
MONDOR-Syndrom 56
Mongolenfleck 495
Mononukleose
– infektiöse M. 118
Monozyten-Makrophagen-System
116
Morbilli 529
Morbus ADDISON 351
Morbus ALZHEIMER 382
Morbus BASEDOW 357
Morbus BECHTEREW 430
Morbus BEHCET 53
Morbus BOECK 88, 117, 408, 488
Morbus BOURNEVILLE-PRINGLE 395
Morbus BOWEN 64, 493
Morbus CROHN 166 f.
Morbus CUSHING 349
Morbus FABRY 384
Morbus FELTY 31
Morbus GAUCHER 384
Morbus GILBERT 183
Morbus haemolyticus neonatorum
105, 469
Morbus HODGKIN 119 f., T 18
Morbus KAHLER 113

Morbus KIENBÖCK 448
Morbus KÖHLER I 448
Morbus KÖHLER II 448
Morbus KRABBE 384
Morbus LYME 378
Morbus MENETRIER 152
Morbus NIEMANN-PICK 384
Morbus ORTNER 160
Morbus OSGOOD-SCHLATTER 448
Morbus PAGET 446 f.
   – Morbus PAGET mammillae 275,
    493, T 41
Morbus PARKINSON 383
Morbus PERTHES 448
Morbus POMPE 384
Morbus RECKLINGHAUSEN 443, T 53
Morbus REITER 346, 429
Morbus RENDU-OSLER 168
Morbus ROGER 39
Morbus SCHEUERMANN 435, 448
Morbus STILL 31, 428
Morbus TAY-SACHS 384
Morbus WHIPPLE 159
Morbus WILSON 197
MORGAGNISche Hydatiden 211, 216,
   225, 253
MORGAGNI-Syndrom 446, T 57
Mosaikinfarkt 18
MOTT 525
Mottenfraßnekrose 193, 196
MOYAMOYA-Krankheit 373
MRSA 500
Mukopolysaccharidosen 384
Mukosaprolaps-Syndrom 168
Mukositis 142
Mukoviszidose 65, 197, 207 f.
MÜLLERsche Gang 211
MÜLLERscher Mischtumor 239
Multiple endokrine Neoplasie 364
Multiple Sklerose 381
Mumps 135, 529
Mundkrebs 133
Muskatnußleber 185
Muskelatrophien
   – bulbäre M. (WERDNIG-HOFF-
    MANN) 404
   – neurogene M. 405
   – spinale M. 404
   – spinale M. – Typ DUCHENNE-
    ARAN 404
   – spinale M. (KUGELBERG-WELAN-
    DER) 404
   – spinale M. WERDNIG-HOFFMANN
    383
Muskeldystrophien
   – progressive M. 405
Myasthenia gravis 97, 405
Mycosis fungoides 497
Myelitis 374
Myelodysplastisches Syndrom 112
Myelom
   – multiples 113
Myelom-Nephrose 113
Myelomnephrose 316
Myelose
   – funikuläre M. 101, 384
Mykobakterien 516 ff.
   – atypische M. 525

Mykoplasmen 511 ff.
Mykosen 534 ff.
Myoepithelien 267
Myoglobinurie 406
Myokardfibrose 20
Myokardinfarkt 16 ff., 19, T 1, T 2
Myokardiopathie
   – arteriosklerotische M. 20
Myokarditis 31 ff.
   – perinatale M. 471
   – rheumatische M. 28
Myome im Uterus 238
Myopathien
   – metabolische M. 406
   – paraneoplastische M. 407
   – primäre M. 405
   – sekundäre M. 406
Myositis 408
Myositis ossificans 407
Myotonien 406
Myxom 27
Myxo-Viren 529
Myzel 534

N
Nabelbruch 478
Nabelschnur 245 f.
Nabelschnurbruch 478
Nabelschnurknoten 246
Nachlast 11
Narbenhernie 163
Narbennieren 330
   – vaskuläre N. 317
Nasenrachenfibrom 139
Nasen-Rachen-Fibrom
   – juveniles N.-R.-F. 62, 461
Nävus
   – blauer N. 495
Nävuszellnävus 494 f.
Nebenhoden
   – Tuberkulose d. N.s 255, 525
Nebenmilzen 126
Nebennierenrindeninsuffizienz 351
Nebenschilddrüsenneoplasien 362
Necrobiosis lipoidica 488
NEGRI-Körperchen 365, 380
Neisserien 501
Nematoden 542 f.
Neoplasie
   – cervikale intraepitheliale N. 234
Nephroblastom 333
Nephrokalzinose 314
Nephrosklerose
   – benigne N. 317
   – maligne N. 317
Nephrotisches Syndrom 310
Netzhautablösung 413
Neurinome 393, 402
Neuritis 401
Neuroblastom 353, 392, 402
Neurodermitis 483
Neuroendokrine Tumoren 364
Neuroendokrines System 171
Neurofibromatose RECKLINGHAUSEN
   395
Neurofibrome 402 f.
Neurogene Sarkome 403
Neurolues 377

Neurom 401
Neuropathien 402
Nickelallergie 483
Nierenabszesse 329 f.
Niereninfarkt 318
Niereninsuffizienz 309 f.
Nierentransplantation 333
Nierentuberkulose 331, T 46
Nierenversagen 309
Nierenzellkarzinom 332 f.
Nierenzysten 313
NIKOLSKI-Phänomen 485
Noduläre Fasziitis 461
Nokardiose 511
Non-HODGKIN-Lymphome 121 ff.,
   T 19, T 20
NOONAN-Syndrom 213

O
oat-cell-Karzinome 89
Obturationsatelektase 69
Obturationsileus 161
Odontogene Tumoren 134
Odontom 135
Oesophagitis 142
Oidien 534
Okklusionsileus 161
OLDFIELD-Syndrom 169
Oligodaktylie 480
Oligodendrogliom 391
Oligohydramnion 245
Oligozoospermie 254
Oligurie 309
Ölpneumonie 83
Omphalozele 156, 478
Oophoritis 215 f.
Opportunisten 82
OPSI-Syndrom 127
Orbitaler Pseudotumor 414
Orbitalphlegmone 414
Orchitis 254
Organtuberkulose
   – postprimäre O. der Lunge 521 ff.
Orientbeule 537
ORMOND
   – Fibrose O. 180
OSLERsche Knötchen 23
Ösophagus
   – Ruptur d. Ö. 141
Ösophagusdilatation 140
Ösophagusdivertikel 141
Ösophaguskarzinom 143
Ösophagusstenosen 140
Ösophagustrachealfisteln 140
Ösophagusvarizen 56, 142, 198, T 25
Osteoarthropathie Pierre MARIE-BAM-
   BERGER 445
Osteoblastom 455
Osteochondritis dissecans syphilitica
   WEGNER 515
Osteochondrom 454
Osteochondrosis dissecans KÖNIG 448
Osteodystrophia fibrosa deformans
   446 f.
Osteodystrophia fibrosa generalisata
   RECKLINGHAUSEN 443
Osteogenesis imperfecta 420
Osteoid-Osteom 455

Osteoklastom 457
Osteom 455
Osteomalazie 440 ff.
Osteomyelitis 421 ff.
   – plasmozelluläre O. 423
   – Sonderformen der O. 423
   – unspezifische O. 422 f.
Osteomyelofibrose 112
Osteomyelosklerose 112
Osteopathie
   – diabetische O. 445
   – intestinale O. 445
   – renale O. 444 f.
Osteopetrosis 420
Osteoporose 436 ff.
Osteosarkom 455
Osteosklerosen 445 f.
Ostitis cystica multiplex JÜNGLING 117
Ostitis cystoides multiplex JÜNGLING 423
Otitis externa 416
Otitis media 416
Otosklerose 417
Ovarialfibrom 220
Ovarialgravidität 250
Ovarialkarzinom 218
Ovarialtumoren 217 ff.
Ovarialzysten 216
Ovarien
   – polyzystische O. 216
Ovula NABOTHi 229
Oxalose 314, 429
Oxyuris vermicularis 542
Ozaena 61

P
Pachydermie 64
Pachymeningeosis haemorrhagica interna 386
Pachymeningitis 374
Pagusbildungen 481
Panaritium 500
   – P. osseum 423
Panarteriitis
   – mikroskopische P. 51
   – P. nodosa KUSSMAUL-MAIER 50
PANCOAST-Tumoren 90
Pankarditis 28
Pankreas
   – Karzinom d. P. 209
   – Zystadenom d. P. 209
   – Zysten im P. 207
Pankreasgewebe
   – heterotopes P. 207
Pankreatitis T 40
   – akute P. 208 f.
   – chronische P. 209
Panmyelopathien 107
Panmyelophthisen 100 f., 107
Pannikulitis 490 f.
Pannus 411 f.
Panzerherz 36
   – inneres P. 27
Panzerkrebs T 42
Papilla VATERi
   – Stenose der P. V. 203
Papillarmuskeldysfunktionen 19
Papillarmuskelspitzenfibrose 20

Papillennekrosen 329
Papillomatose 482
Papilloma-Viren
   – humane P.-V. 532
Paradontose 134
Paragangliome 353, 403, 417
Parakeratose 482 f.
Paralysis agitans 383
Paranephritische Abszesse 329
Parathyphus 503
Parkinsonismus 383
Parotitis
   – bakteriell-eitrige P. 135
   – P. epidemica 135, 529
Parovarialzysten 216
PARROTsche Narben 515
PÄTAU-Syndrom 396
PAUTRIERsche Mikroabszesse 497
Peliosis hepatis 186
Pelveoperitonitis 216
Pemphigoid 485
Pemphigus vulgaris 485
Penis
   – Karzinom d. P. 265
Penisfibromatose 461
Perforationsperitonitis 177
Periarthritis humero-scapularis 431
Perikarditis 35 ff.
   – chronische P. 36
   – Pericarditis epistenocardica 19, T 3
   – rheumatische P. 29
Perinephritische Abszesse 329
Peritonealkarzinose 179
Peritonitis 177, T 35
   – P. carcinomatosa 179
   – P. tuberculosa 524
Perityphlitisches Empyem 178
Permigrationsperitonitis 177
Pertussis 508
Pest 507
PEUTZ-JEGHERS-Syndrom 131, 172, T 24
PEYRONIEsche Erkrankung 264
PFAUNDLER-HURLER-Syndrom 384
PFEIFFER'sches Drüsenfieber 118
PFEIFFER-WEBER-CHRISTIANsche Krankheit 491
Pfortaderthrombose 57, 187
Phakomatosen 58 f., 390, 395
Phäochromozytom 353
Pharyngitis 137 f.
Pharynx
   – Karzinom d. P. 139
Phenazetin-Niere 329
Phenylketonurie 314
Philadelphia-Chromosom 110
Phimose 264
Phlebektasien 55 f.
Phlebitis 48, 56
   – P. migrans 56
Phlegmasia alba dolens 56
Phlegmasia coerulea dolens 56
Phlegmone 487
Phokomelie 420, 480
Phthise 522
Phyllodestumor 271 f.
PICKsche Atrophie 382
Picorna-Viren 528

Pigmentinkontinenz 482
Pilzinfektionen 534
Pilzpneumonie 82
Pilzsporen 534
Pinealozytom 392
Pinguecula 410
pink puffer 72
Placenta accreta 245
Placenta increta 245
Placenta praevia 245
plaque 43
Plaqueruptur 45
Plaques 43
   – fibroatheromatöse P. 43
   – hyaline P. 43
   – lipoide P. 43
   – stabile P. 46
   – vulnerable P. 46
Plasmozytom 113
Plasmozytomniere 316
PLAUT-VINCENT-Erkrankung 132
Plazenta 466 f.
   – Entzündung d. P. 246
Plazentabildungsstörungen 244
Plazentainfarkte 244
Plazentainsuffizienz 244
Plazentalösung
   – vorzeitige P. 248 f.
Plazentapolypen 249
Pleomorphes Adenom 136
Pleuraempyem 93
Pleurafibrose 93
Pleuramesotheliome 94
Pleuratuberkulose 524
Pleuritis 93, T 15
   – P. carcinomatosa 94
Pleurodynia epidemica BORNHOLM 528
Plexuspapillome 392
PLUMMER-VINSON-Syndrom 100, 140
PNET 392
Pneumaskos 177
Pneumatosis cystoides intestini 168
Pneumocystis CARINIi 540
Pneumokokken 500
Pneumokokkenpneumonie 81
Pneumokoniosen 84 f.
Pneumonia alba 515
Pneumonie 78 ff.
   – chronische P. 83
   – hypostatische P. 75
   – interstitielle P. 80
   – interstitielle, plasmozelluläre P. 81, 540
   – käsige P. 519
   – lobäre croupöse P. 79
   – rheumatische P. 30
Pneumothorax 92 f.
Pneumozystispneumonie 81 f.
Pocken 532
Podozyten 307
Polioenzephalitis 374
Poliomyelitis 379
Polkissen 307
Polyarthritis
   – chronische P. 31, 426 ff.
   – rheumatische P. 30
Polycythaemia vera 111 f.

Polydaktylie 420, 480
Polyglobulie 106
Polyneuritis 401
Polyneuropathien 402
Polypose 169
Polyradikuloneuritis (GUILLAIN-BARRE) 401
Polysomie X 214
Polysomie Y 214
PONCET-Rheumatismus 428
Porenzephalie 398
Portale Hypertonie 187 f.
Postpaketleber 182, 514
Postperikardiotomie-Syndrom 36
Postprimäre Organtuberkulose der Lunge 521 ff.
POTTER-Sequenz 311
POTTscher Gibbus 424
Pox-Viren 531 f.
Priapismus 264
Primär biliäre Zirrhose 196 f.
Primärtuberkulose
  – P. der Lunge 519
  – P. im Magen-Darm-Trakt 519 f.
Primumdefekt 39
PRINZMETAL-Angina 17
Prionen-Enzephalopathie 380
Progressive Paralyse 377
Proktitis 175
Prolapsus ani et recti 175
Prolapsus uteri 228
Prostatahyperplasie
  – benigne P. 260
Prostatakarzinom 261 f.
Prostatakonkremente 260
Prostata-spezifisches Antigen 262
Prostatitis 259
Proteus 506
Protozoen 536 ff.
PSA 262
Pseudoazinus 196
Pseudo-BARTTER-Syndrom 316
Pseudocroup 63
Pseudoepitheliomatöse Hyperplasie 494
Pseudoerosion 229
Pseudogicht 429
Pseudolymphome 498
Pseudomonas 508
Pseudomyxom 27
Pseudomyxoma peritonei 179, 218
Pseudotuberkulose 507
Pseudotumor
  – orbitaler P. 414
Pseudoxanthoma elasticum 489
Psittakose-Ornithose 512
Psoriasis vulgaris 484
Pterygium 411
Ptosis 410
Puerperalsepsis 250
Pulmo lobatus 514
Pulmonalembolie 77
Pulmonalgefäßsklerose 74, T 11
Pulmonalklappenfehler 26
pulseless disease 53
Purpura anaphylactoides (SCHÖNLEIN-HENOCH) 326
Purpura cerebri 371
Pustel 482

Pyelitis 336
Pyelonephritis 328, T 45
Pylorusstenose
  – angeborene P. 144, 471
Pyometra 230
Pyonephrose 335
Pyosalpinx 224

Q
Q-Fieber 512
Quaddeln 484
Quarzstaub 85
Quellungsnekrose 45
Querschnittsläsion 387
QUINCKE-Ödem 484

R
Rabies 380, 530
Rachitis 440 ff.
  – blaues Band der R. 441
Rachitischer Glockenthorax 441
Rachitischer Rosenkranz 441
RATHKEsche Tasche 347
RAYNAUD-Erkrankung 53
REAL-Klassifikation 121
Rechtsherzversagen 15
Regenerat 196
REITER-Syndrom 506
Remodelling 19
RES 116
Retinoblastom 392, 414
Retinopathia diabetica 413
Retinopathia hypertonica 413
Retinopathie
  – diabetische R. 413
Retrolentale Fibroplasie 413
Retroperitoneale Fibrose 180
Retro-Viren 532 ff.
RETZIUSsche Venen 56
RETZIUS-Venen 198
REYE-SHEEHAN-Syndrom 348
Rhabdomyolyse 406
Rhabdomyome 408, 463
Rhabdomyosarkome 408, 463
Rhabdo-Viren 530
Rhachischisis 397 f., 477, T 55
Rhagozyten 427
Rheumafaktoren 426
Rheumaknoten 30
Rheumatische Endokarditis 29
Rheumatische Herzerkrankungen 28 ff.
Rheumatische Knoten 427, 488
Rheumatische Myokarditis 28
Rheumatische Perikarditis 29
Rheumatisches Fieber 28, 426
Rheumatisches Granulom 28, T 7
Rheumatismus 28
  – R. nodosus 30, 427
Rheumatoide Arthritis 31
Rheumatoides Granulom 488
Rhinitis 61
Rh-Inkompatibilität 469
Rhinophym 62
Rhinoviren 528
RHS 116
Rickettsien 511 ff.
RIEDEL
  – Eisenharte Struma-R. 355

Riesenulzera 151
Riesenzellarteriitis 52
Riesenzellenepulis 131, T 23
Riesenzellhepatitis 192
Riesenzellmyokarditis FIEDLER 32 f.
Riesenzelltumor 457
Rinderbandwurm 540
RINDFLEISCH-Zellen 504
ROKITANSKY-Divertikel 141
Rosazea 492
Roseolen 505
Röteln 529
Roter Körper 192
ROTOR-Syndrom 184
Rubeolen 468, 529
Rückenmarksverletzungen 387
Ruhr
  – bakterielle R. 505 f.

S
Säbelscheidentibia 447
Säbelscheidentrachea 65
SACKS, Benjamin 22
SAENGER-Fleck 242
Sakraldermoid 175
Salmonellen 503 ff.
Salmonellen-Gastroenteritis 505
Salpingitis 224
  – S. isthmica nodosa 225
  – S. tuberculosa 525
SALT 116
Samenblasen 263
Sanduhrmagen 153
Sängerknötchen 63
sarcoid-like reaction 117 f.
Sarcoma botryoides 239, 241
Sarkoidose 117, 408, 488
Satellitenmetastasen 496
Sauerstoffmangelinsuffizienz 15
Säuglingsdyspepsie 165
Säuglingssterblichkeit 465
Schädelbasisfrakturen 450
Schädel-Hirn-Trauma 385 ff.
Schafblattern 531
Scharlach 500
  – Myokarditis nach S. 32
Schaumzellpneumonie 83
Schilddrüse
  – Adenom d. S. 358 ff.
Schilddrüsenkarzinom 358 ff.
Schistosomiasis 339, 344, 541
Schlafkrankheit 536
Schlaganfall 369
Schmetterlingsgliom 391 f.
SCHMORLsche Knötchen 435
Schneegestöberlunge 85
SCHNITZLER-Metastasen 179
Schnupftabakkörner 260
Schnürfurchen 182
Schocklunge 76
Schockniere 318 f.
Schokoladezysten 225
SCHÖNLEIN-HENOCH-Syndrom 326
Schrittmacherimplantation 37
Schrumpfnieren 330
Schwangerschaftsfettleber 190
Schwannome 402
SCHWARTZ-BARTTER-Syndrom 316

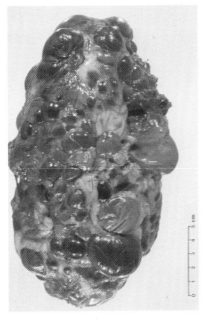

T 43: Zystenniere vom Erwachsenen-Typ POTTER III. Beachte die starke Vergrößerung des Organs.

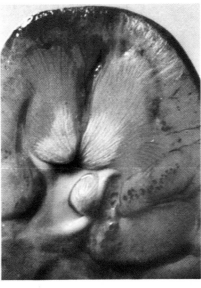

T 44: Gelbe, streifenförmige Harnsäureinfarkte an den Papillenspitzen.

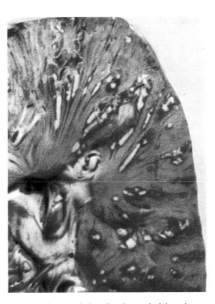

T 45: Akute, eitrige Pyelonephritis mit radiären Eiterstraßen.

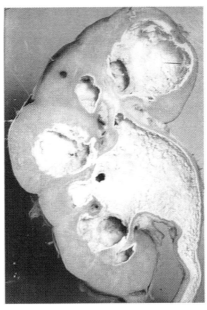

T 46: Käsige Nierentuberkulose mit Kavernen im Nierenparenchym und Befall des Nierenbeckens.

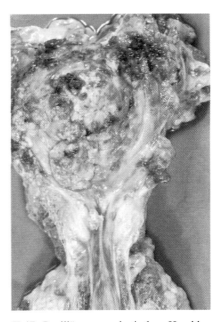

T 47: Papilläres, exophytisches Harnblasenkarzinom.

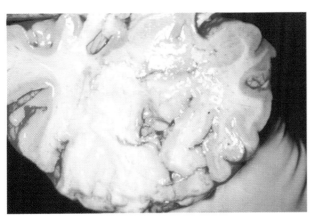

T 48: Ischämischer Hirninfarkt. Im Versorgungsgebiet einer Arterie ist die Hirnsubstanz blutleer, die präexistente Struktur zerstört, das Gewebe erweicht.

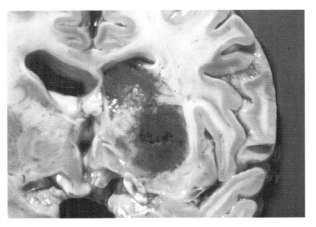

T 49: Hämorrhagischer Hirninfarkt. Das nekrotische Gewebe ist von zahllosen Blutungen durchsetzt.

Farbtafeln T 43–T 49

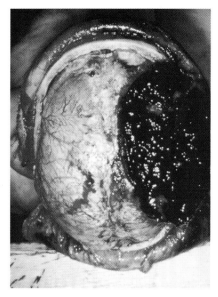

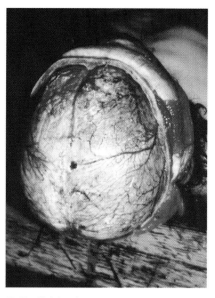

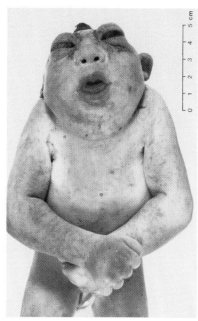

T 50: Epidurales Hämatom an der Außenseite der Dura.

T 51: Subdurales Hämatom an der Innenseite der Dura.

T 54: Anenzephalus, Vorderansicht.

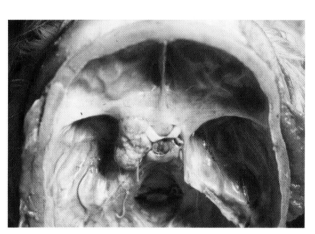

T 52: Meningeom am linken Keilbeinflügel.

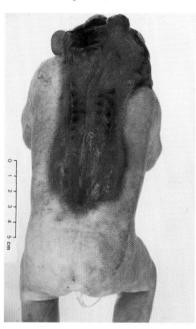

T 55: Rhachischisis, kombiniert mit
Anenzephalie. Vergl. T 54 und
Abb. 61.10.

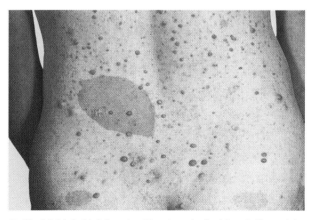

T 53: Multiple kleinknotige Naevi sowie flächige Café-aut-lait-
Flecken der Haut bei M. RECKLINGHAUSEN.

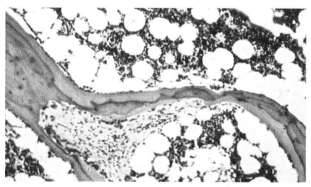

T 56: Hyperparathyreoidismus. Ein Knochenbälkchen wird
durch Osteoklasten und fibröses Mark aufgesplittert: disseziierende bzw. tunnelierende Fibroosteoklasie.

Farbtafeln T 50 – T 56

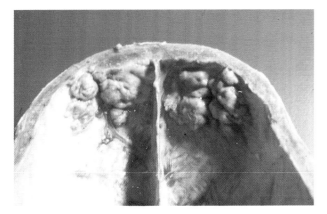

T 57: Hyperostosis frontalis interna bei MORGAGNI-Syndrom.

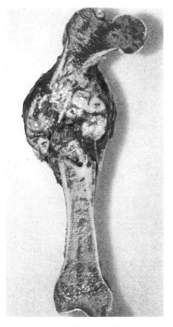

T 58: EWING-Sarkom in der Femurdiaphyse. Weißliches, weiches, knochenzerstörendes Tumorgewebe.

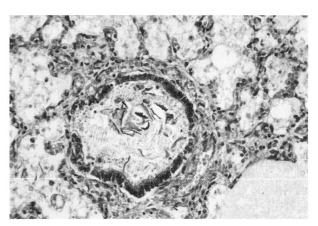

T 59: Fruchtwasseraspiration in einen kleinen Bronchus. Es finden sich abgeschilferte Plattenepithelien der Epidermis, Bestandteile von Lanugohaaren sowie fettiger Detritus.

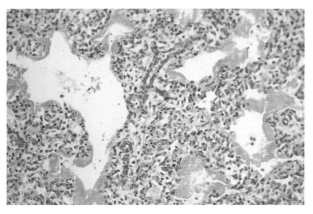

T 60: IRDS. Einerseits kleiden hyaline Membranen die Alveolen tapetenförmig aus, andererseits ist das Lungengewebe atelektatisch und hyperämisch.

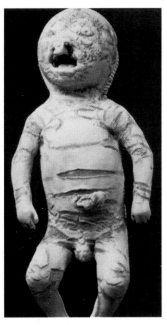

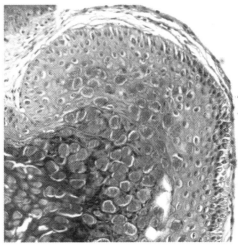

T 62: Molluscum contagiosum. Eosinophile zytoplasmatische Einschlußkörper sind für die Virusinfektion charakteristisch.

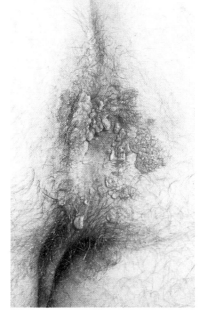

T 61: Lamelläre Ichthyose führt zum sog. „Kollodiumbaby" mit groben Einrissen der trockenen Haut. Hier zusätzlich eine doppelseitige Oberlippen-Kieferspalte.

T 63: Perianale Condylomata acuminata.

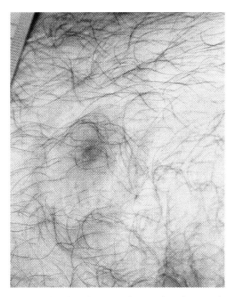

T 64: Ringförmiges Erythema chronicum migrans mit zentrifugaler Ausbreitung um den Zeckenbiß.

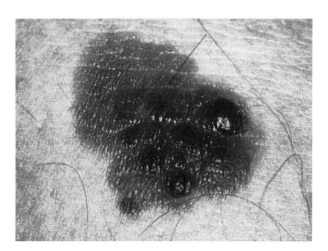

T 66: Malignes Melanom. Zentral noduläre Anteile, peripher SSM-Typ.

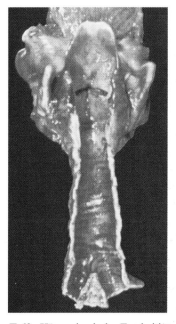

T 69: Hämorrhagische Tracheitis bei Grippe.

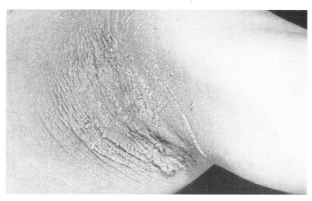

T 65: Acanthosis nigricans (Achselhöhle) als paraneoplastisches Syndrom.

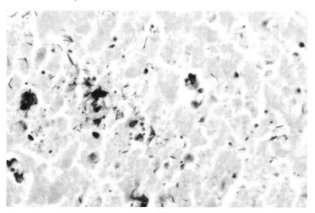

T 67: Durch ZIEHL-NEELSEN-Färbung werden Myokabakterien rot dargestellt.

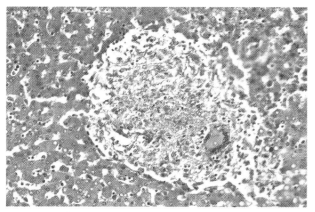

T 68: Tuberkel mit zentraler Verkäsung.

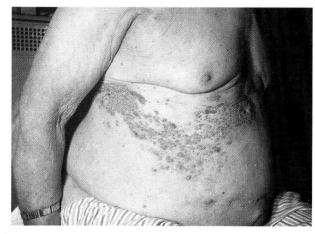

T 70: Herpes zoster an der seitlichen Rumpfhaut.